정통 정신분석의 기법과 실제

제 2권 :

Ralph R. Greenson 기념 도서

圖書出版 하나醫學社

샌디에고 정신분석 학회 및 연구소 산하

Ralph R. Greenson 기념 도서관

연구 총서 제 1 권

정통 정신분석의 기법과 실제

Ralph R. Greenson 기념 도서

편집자

ALAN SUGARMAN

ROBERT A. NEMIROFF

DANIEL P. GREENSON

역자 약력

역자대표 : 이만홍, 김수정

번역팀

이만홍
정신과 전문의
전) 연세대학교 정신과 주임교수

김수정
정신과 전문의
전) 로뎀정신과의원 원장

박지은
정신과 전문의
현) 상록병원 정신과 과장

이정혜
정신과 전문의
현) 반포라임정신과의원 원장

이태영
정신과 전문의
현) 서울대학교 정신과

목 차

역자 서문

드디어 Ralph R. Greenson의 〈정통 정신분석의 기법과 실제, 제2권〉을 번역을 마칠 수 있게 되어 기쁘게 생각합니다. 10년 전 제1권을 번역 출간한 직후부터 줄곧 가지고 있던 마음의 미션을 마무리 지은 느낌입니다. 그만큼 Greenson은 역자의 마음에 깊은 영향력을 드리우고 있었습니다. Greenson은 생전에 마릴린 몬로를 분석한 주치의로 대중적으로도 잘 알려져 있었지만 그가 저술한 60여 편의 주옥같은 저서들과 논문들은 오늘날에도 정신분석 분야의 연구소에서 가장 많이 쓰이는 교재 중의 하나입니다. Morton Shane은 본서 16장 서문에서 "Ralph Greenson은 우선 우리가 존경하고 사랑하는 스승이자 수퍼바이저이며 동료였음을 밝혀두는 바이다. 그가 우리에게서 뿐만 아니라 다른 많은 사람에게도 존경받았던 이유는 언제나 열려있는 마음과, 관대한 마음과 살아있는 정신을 가지고 그것이 새로운 것이든 오래된 것이든 정신분석의 개념을 늘 추구하는 사람이었기 때문이다."라고 표현하고 있습니다. 그는 자칫 기계적이고 메마른 고난도의 작업을 정통 정신분석의 틀을 벗어나지 않으면서도 극히 인간적인 따듯함의 치유행위로 끌어올린 사람이었습니다. 그는 본서 1장에서 "정신분석가는 분석작업을 잘 해나가기 위해서 환자를 좋아해야 한다. 만일 분석가가 환자를 좋아하지 않는다면 수백 시간을 다른 인간의 마음 깊은 곳에 들어가 공감하고, 그들의 우울하고 과장되며, 섬세하고, 추악하고, 공포스러운 판타지를 보고, 듣고, 느끼며, 그들의 기쁨과 실망을 함께 겪고, 그들의 애정과 존경뿐 아니라 증오와 경멸을 견뎌 내며, 자신의 심리적 균형을 유지할 수 없을 것이다."라고 주장하고 있습니다. 그렇다고 하여 그의 저작이 엉성한 휴머니즘만으로 포장된 것이 아니라 누구보다도 냉철하고 깊은 추론과 철저한 논증으로 분석가들을 가르치고 있음도 사실입니다.

제2권은 제목에도 나와 있는 것처럼 Greenson이 생전에 구상했지만 못다 이룬 정신분석의 중요한 주제들을 그의 동료와 후배, 제자들이 논문을 쓰고 그것을 모은 기념논문집입니다. 그러나 이 저서는 자칫 형식적일 수 있는 그렇고 그런 기념논문집이 아니라, Greenson의 인간애와 치열한 학문이 온전히 계승되어진 논문집입니다. 이 책을 저술한 저자들의 면면이 모두 한결 같이 우리 시대의 정통 정신분석을 주도하는 사람들로서 오늘날 정신분석의 중요한 주제들에 대하여 수준 높은 토론을 심도 있게 나누고 있기 때문입니다.

여러 저자들이 쓴 글이기에 번역상 어려운 점도 있었지만, 편집자들이 서문에 전체 논문에 대해 저자 별로 비교적 핵심내용을 잘 정리해 놓았기 때문에 서문을 잘 읽고 본문을 읽어 내려간다면 다소 이해하기 어려울 수 있는 논문도 그 핵심을 놓치지 않을 것이라고 말할 수 있습니다. Greenson은 제2권을 완성하지는 못했지만, 제2권의 전체적인 제목과 소주제들을 이미 생각해 놓았고, 일부, 즉 분석의 시작, 행동화와 역전이 및 종결에 대한 글을 생전에 이미 써 놓았습니다. 이를 바탕으로 그의 아들인 Daniel Greenson과 그 외 많은 저자들이 동참하여 Greenson이 원래 계획했던 제2권이 완성될 수 있었습니다. 이 책에는 정통 정신분석의 마지막 흐름인 Heinz Kohut의 자기심리학(self-psychology)의 출현 이후 아직 뚜렷이 정립이 되지는 않았지만 1960년대에서 1990년대 사이 정신분석 학술회의장에서 열띤 토론이 벌어지고 있는 따끈따끈한 주제들이 심도 있게 다루어지고 있습니다. 예비면담, 분석가능성의 문제, 분석의 시작, 정신분석과 정신치료의 효과, 해석의 역동적인 개념 진화, 절제의 원칙과 역할, 꿈의 해석기법과 환상의 방어적 역동, 훈습, 행동화, 역전이, 종결의 문제 등이 제2권에서 다루어지고 있으며, 편집자들은 이에 더 하여 Greenson이 생전에 특히 심혈을 기울여 탐구하였던 인간관계의 부분들을 추가하였는데, 즉 역전이와 역방어, 작업동맹의 상호주관주의적 개념 등을 통하여 독자들이 계속 진화하는 정신분석의 세계에 함께 참여할 수 있도록 하였습니다. 뿐만 아니라 Greenson이 생전에 그의 저서와 논문을 통하여 유감없이 보여주었던 그의 특성을 잘 살려 이 책 또한 각 장마다에서 매우 풍부한 사례제시에 노력을 하였는데, 특히 마지막에 발달적으로 미숙하고 심한 병리를 가진 환자의 치료증례를 심도 있게 토의하였고, 스크린 현상에 대한 장을 더 추가함으로써 정신분석의 지평을 확대하였습니다. 정신분석이라는 것이 책을 통해서만 배울 수 없고, 실제 개인분석의 경험과 환자를 보고 수퍼비전을 받는 경험을 통해 이해할 수 있는 것이 대부분이지만, 자칫 다른 사람들에게는 접근이 어려운 학문분야이나, 이 책을 통하여 독자들은 정신분석 대가들의 진료실을 면밀히 살펴볼 수 있는 흔치않은 귀중한 행운도 갖게 됩니다.

지난 10년 간 이 책을 번역하려는 의도는 한결같았지만 대가들의 귀중한 논문들을 번역한다는 중압감에 번역팀도 3번이나 바뀌게 되었습니다. 그 과정에서 일일이 거명할 수는 없으나 정기립 선생을 비롯한 몇몇 연세대학교 정신과학 교실 출신들과, 한국영성치유연구소 일부 연구원들의 기여가 있었음을 기억하고 싶습니다. 최종 번역팀에 참여한 박지은선생, 이정해선생, 이태영선생에게 감사를 드립니다. 이 분들은 한국정신분석학회 정신분석적 정신치료 심층과정을 이수하였기 때문에 정신분석에 대한 관심과 이해가 누구보다 컸고 그로 인해 6개월이라는 짧은 기간이었지만 번역을 마칠 수 있었던 것 같습니다. 그러나 무엇보다도 환자를 보느라 바쁜 중에도 이 책의 번역을 주도하고 역자의뢰부터 교정까지 꼼꼼하게 챙겨 준 김수정선생이 없었다면 이 책의 번역은 불가능하였을 것입니다. 또한 번역된 원고를 꼼꼼히 조언해 준, 현재 뉴욕에서 정신분석가 수련과정에 있는 김영일 목사님에게도 감사를 전하고 싶습니다. 아무쪼록 이 책이 지난 10년간 제1권이 사랑을 받았던 것만큼 임상을 하는 많은 분들에게 도움이 되고 사랑을 받게 되기를 바랍니다.

2011년 4월 저자대표

이만홍

저자들

Bernard Brandchaft, M.D.

: 로스앤젤리스 정신분석 연구소의 교육 분석가이며 수퍼바이저; 〈정신분석치료: 상호주관성의 관점〉의 공저자

Paul A. Dewand, M.D.

: 세인트 루이스 의과대학의 정신과 임상교수; 세인트 루이스 정신분석 연구소의 교육분석가이자 수퍼바이저; 세인트 루이스 정신분석 연구소의 전)의료책임자

Rudolf Ekstein, PH.D.

: 로스앤젤리스 정신분석 연구소, 남캘리포니아 정신분석 연구소, 및 정신분석을 위한 로스앤젤리스 연구소의 교육분석가이자 수퍼바이저; 캘리포니아-로스앤젤리스 대학의 임상심리학 교수

Daniel P. Greenson, M.D.

: 샌프란시스코 정신분석 연구소의 교육분석가이자 수퍼바이저; 캘리포니아, 버클리에 위치한 헤릭 병원의 CME 프로그램의 의장

Alexander Grinstein, M.D.

: 웨인 주립 의과대학의 정신과 임상교수; 미시간 정신분석 연구소의 교육분석가이자 수퍼바이저

Lawrence B. Inderbitzin, M.D.

: 에모리 의과대학의 정신과 교수; 에모리 대학 정신분석 연구소의 교육분석가이자 수퍼바이저

Sanford M. Izner, M.D.

: 캘리포니아-샌디에고 대학교의 정신과 임상교수; 샌디에고 정신분석 연구소의 교육분석가이자 수퍼바이저

Haig A. Koshkarian, M.D.

: 캘리포니아-샌디에고 의과대학의 정신과 부교수; 샌디에고 정신분석 연구소의 정교수

Steven T. Levy, M.D.

: 에모리 의과대학의 그래디 기념 병원 정신과 교수; 에모리 정신분석 연구소의 교육분석가이자 수퍼바이저

Jack Novick, PH.D.

: 미시간의과대학 및 웨인 주립의과대학의 조교수; 미시간 정신분석 연구소의 소아/청소년 수퍼바이저이자 교수; 안나 프로이트 센터의 전) 수퍼바이저이자 교수

Owen Renik, M.D.

: 샌프란시스코 정신분석 연구소의 교육분석가이자 수퍼바이저

Estelle Shane, PH.D.

: 캘리포니아-로스앤젤리스 의과대학의 정신의학 조교수; 로스앤젤리스 정신분석 연구소와 현대 정신분석 연구소의 교육분석가이자 수퍼바이저

Morton Shane, M.D.

: 캘리포니아-로스앤젤리스 의과대학의 정신의학 임상교수; 로스앤젤리스 정신분석 연구소의 성인 및 소아 정신분석분야 교육분석가이자 수퍼바이저; 현대 정신분석 연구소의 교육분석가이자 수퍼바이저

Alan Z. Skolnikoff, M.D.

: 캘리포니아-샌프란시스코 의과대학의 정신과 임상 부교수; 샌프란시스코 정신분석 연구소의 교육분석가이자 수퍼바이저

Vann Spruiell, M.D.

: 루이지애나 주립대학교와 튤래인 대학교 의과대학의 정신과 임상교수; 뉴올리앤즈 정신분석 연구소의 교육분석가이자 수퍼바이저; 정신분석 국제저널(IJPA)과 정신분석 국제리뷰(IRPA)의 북미 편집자

Robert L. Tyson, M.D.

: 캘리포니아-샌디에고 대학교 의과대학과 캘리포니아-어빈 대학교 의과대학의 정신과 임상교수; 샌디에고 정신분석 연구소의 교육분석가이자 수퍼바이저(성인 및 소아); 덴버 정신분석 연구소의 소아 분석 수퍼바이저; 전)소아정신분석학회장

Robert S. Wallerstein, M.D.

: 캘리포니아-샌프란시스코 대학교 의과대학의 정신의학 명예교수; 샌프란시스코 정신분석 연구소의 교육분석가이자 수퍼바이저; 전) 국제정신분석학회장 및 미국 정신분석학회장

Edward M. weinshel, M.D.

: 캘리포니아-샌프란시스코 대학교 의과대학의 정신과 임상교수; 샌프란시스코 정신분석 연구소의 교육 분석가이자 수퍼바이저; 전) 정신분석 국제저널(IJPA)와 정신분석 국제리뷰(IRPA)의 북미 편집자

Samuel L. Wilson, M.D.

: 캘리포니아-로스앤젤리스 대학교 의과대학의 정신분석 임상조교수; 로스앤젤리스 정신분석 연구소의 교육분석가이자 수퍼바이저

인사글

60여 개가 넘는 논문과 글을 쓴 Ralph greenson은 <정통 정신분석의 기법과 실제, 제1권>을 위해 14년간(1953-1967) 작업했다. 그는 능숙하고 빠르게 글을 썼고, 1권을 쓰는데 길고 힘든 시간을 투자했다. 한번은 내게 이렇게 말했다. "논문은 쉬운 편이야, 현재를 위한 것이니까. 하지만, 책은 후대를 위한 거지." 그를 아는 사람이라면 정신분석 기법에 대한 교과서를 쓰는 일이 힘든 일이지만 그 수고를 얼마나 좋아했는지에 놀라지 않는다. 열정적이고 힘이 넘치며 여러모로 생기있는 사람이기에, 자기 방에서 몇 시간이고 며칠이고 틀어박혀 있기보다는 논문을 내고 강연을 하며 혹은 잠재적인 "반대자"가 될 수도 있는 청중들과 얼굴을 마주하면서 패널로 참석하는 것에 더 잘 맞았다. 그는 청중과의 만남을 사랑했고, 어쩌면 후대는 너무 멀리 떨어져서 연결 짓기 어려웠던 것 같다.

기법에 대한 교과서는 어느 면에서는 그 말에 모순이 있다. 교과서는 보통 개인적이거나 생동감이 있기보다는 자세한 임상작업으로 가득 차 있고 그것이 그가 사고하고 글쓰는 방식이다. Otto Fenichel의 기법에 대한 책(Greenson보다 26년 전에 출간된)은 그 당시 문헌의 주류로 간주되었다. Fenichel은 Greenson의 분석가이기도 했고, Greenson은 누군가의 전철을 밟는다는 것이 결코 쉽지 않다고 말하곤 했다.

책이 완성되어가면서, 그는 점차 완벽주의를 드러냈고, 섹션 별로 반복 작업을 했으며, 빠진 부분이 있을지 걱정했다. 또한 어떤 것이 포함되었어야 하는 지와 어디서 그만두었어야 하는지를 우려했다. 그의 편집자인 Lottie Newman은 그의 고민을 덜어줄 필요가 있다고 느껴서 책을 두 권으로 내자고 하였다. 그 결과로 Greenson은 제 1권을 끝낼 수 있었지만, 2권에 대한 강한 압박을 느껴야 했다.

1970년에 그의 건강은 악화되기 시작했다. 심박동기가 필요해졌고, 1974년에는 심박동기의 배터리를 교환하는 수술을 받다가 뇌혈관장애까지 오게 되었다. 수술 후 그는 운동성 언어장애가 와서 다른 사람의 말은 이해했지만, 말을 할 수는 없었다. 일주일 만에 조금은 말하게 되었지만, 언어치료를 받고 일에 복귀해서 가르치고 강의도 하게 되는 데에는 수개월이 필요했다. 그를 아는 대부분의 사람들은 그의 강의가 전처럼 부드럽고 유창하지 않다는 것을 알 수 있었다. 그는 단어를 알아내려고 잠시 멈칫거리게 되었고, 비슷한 말을 찾아내면 다소 만족스러웠지만 맞는 말이 아니거나 원하던 단어가 아니었다. 글쓰기에서 자신을 표현하는 능력은 더욱 심하게 어려웠다. 제 1권을 저술할 때는 손으로 그 작업들을 했지만, 지금은 그렇게 쓸 수가 없었다. 그는 좌절했지만 그럴수록 제 2권에 대한 소망은 커졌다. 그는 받아쓰기를 하도록 했다. 그는 제 2권에 대한 자신의 개요를 가지고 기법에 대한 세미나를 열어 일련의 경험 있는 분석가들을 모으고 녹음을 하여 기록했다. 두 가지 방법에 모두 실망했지만, 그는 죽기 전까지 일년 가까운 시간을 계속해서 시도했다. 이 기념적인 제 2권 안에는 그가 언어장애를 갖게 된 후의 노력들이 묻어있다. 그의 초기 글들에 익숙한 독자라면 명확성과 유연성 그리고 리듬에서의 차이를 분명하게 느낄 것이다. 또한 자신의 한계와 싸우는 그의 모습도 느낄 수 있을 것이다. 그럼에도 불구하고, 이 책의 편집자들은, 전성기 때의 Ralph Greenson과는 동떨어졌을지 몰라도 기법적인 문제에 관한 그의 생각을 보여주는 데 있어서, 이 책이 충분한 가치가 있다고 생각한다.

Daniel P. Greenson, M.D.

감사의 글

이 책을 낼 수 있도록 헌신하고 인내심을 가져준 Hildi Greenson여사께 감사를 드린다. 남편의 논문과 강연 및 세미나자료들을 힘겹게 모아주었던 그녀의 헌신이 제 2권의 핵심이 되었고, 이것으로 우리는 이 책을 조직화할 수 있었다. 무엇보다 그녀의 책에 대한 지속적인 관심과 지지는 이렇듯 여러 저가가 쓴 책이 중단되기 쉬운 상태에서도 원동력이 되어서 작업을 이어갈 수 있었다. 그녀가 없었다면 이 책은 가능하지 않았다고 말하는 것은 그녀의 영향에 대한 거짓 없는 진심이다.

이 책에 핵심적인 지원을 해준 다른 분들도 있다. 샌디에고 정신분석 연구소 행정부의 Joyce Harding과 캘리포니아-샌디에고 대학의 정신과 수련 담당부서의 Phyllis Baumgart는 여러 단계별로 이 책이 열매 맺도록 하는 중요한 조직 능력을 보여주었다. Doris Osborne과 Jan Brewer는 정확성과 열정과 칭찬할만한 메모능력을 가지고 책에 필요한 것들을 타이핑해주었다. 그리고 Peter Graham은 참고자료들을 찾고 정리해주어서 독자들이 자료를 쉽게 접근할 수 있게 해주었다.

마지막으로 샌디에고 정신분석 연구소의 책임위원들에게 감사한다. 책임위원들은 처음부터 이 책을 지원했고 이 책의 정신분석적 학문성과를 분명하게 드러내주었다. 필요한 자료들은 언제든지 제공받을 수 있었다. 따라서, 이 책은 샌디에고 정신분석 연구소 산하 Ralph Greenson 기념 도서관의 논문연작들의 출발점이 되었다.

서문

Ralph Greenson은 최고의 미국 정신분석가였다고 많은 사람들이 생각한다. 정통 정신분석의 기법과 실제 제1권은 대부분의 미국 정신분석 훈련 프로그램에서 참고도서 일 순위를 지켜왔다. 수없이 많이 재판되었으며, 독일어, 이탈리아어, 불어, 스페인어, 네덜란드어로 번역되었다. 또한 정신분석에서의 탐색(Explorations in Psychoanalysis)이라는 제목으로 출판된 서른 두 개의 논문은 환자와 분석가의 만남의 의미와 정신분석 기법이론에 대한 그의 관심을 표명하고 있다. 그 중 몇 개의 논문만이 그의 임상과 이론적 주장을 나타내기 위해 언급될 것이다: "스크린 방어, 스크린 갈증, 그리고 스크린 동일성에 관하여(On Screen Defenses, Screen Hunger, and Screen Identity)" (1958a); "분석시간의 침묵과 소리에 관하여(On the Silence and Sounds of the Analytic Hour)" (1961); "작업 동맹과 전이 신경증(The Working Alliance and the Transference Neurosis)" (1965a); "훈습의 문제점(The Problem of Working Through)" (1965b); "기법상의 실수를 찾아내는 꿈 순서의 유용성: 임상 연구(The Use of Dream Sequences for Detecting Errors in Technique: A Clinical Study)" (1968b); "정신분석의 실제에서 꿈이 차지하는 탁월한 위치(The Exceptional Position of the Dream in Psychoanalytic Practice)" (1970). 이처럼 다양한 제목만 봐도 그가 특히 환자와 분석가 관계에 집중해서 얻은 명성을 넘어 얼마나 폭넓게 임상적인 관심을 가졌는지 알 수 있다. 그가 자신의 세대를 특징짓는 기법에 대한 글에서 덜 표현된다고 믿었던 현실적 관계와 작업 동맹, 그리고 전이와 같은 영역을 강조했기 때문에, 다른 모든 영역에 대한 그의 관심이 저평가되었던 것은 큰 실수일 것이다. Ralph Greenson은 분석의 복잡한 다양성을 잘 알 고 있었고, 꿈이나 스크린과 같은 전-오이디푸스기 현상에 대한 그의 작업에서도 잘 드러나고 있다.

이외에도, Greenson은 정신분석에서 교육의 증진을 위한 연구소 발전과 다른 분야로의 확장에 공헌을 했다. 그는 로스엔젤레스 정신분석 연구소의 교육분석가 및 수퍼바이저가 되었고, 연구학회의 회장 및 학장을 역임했다. 그는 또한 LA에 있는 캘리포니아 대학교 정신과 임상 교수로도 일했고, 정신분석 연구를 위한 과학적 자문위원회 의장을 수년간 이행했다. 정신분석적 지식을 다른 분야로 확장하는 것에 대한 그의 관심은 특히 대중 강연에서 분명했다(Nemiroff, Sugarman, and Robbins, in press). 라이스-데이비스 아동지도 클리닉(the Reiss-Davis

Child Guidance Clinic)이나, 조기 교육 센터, 그리고 UCLA 사회교육원에서 행해진 이러한 강연들은 교사와 학생과 지식인들에게 정신분석적 사고가 얼마나 유용한지 알리는 기회가 되었고, 분석적 관점이 임상 상황뿐만 아니라 인간의 다양한 문제를 이해하고 나아가 해결하는데 얼마나 도움이 되는지를 보여주었다.

이러한 관심으로, Ralph Greenson은 샌디에고 정신분석 학회에 처음 아동발달을 위한 한나 페니켈 센터(the Hannah Fenichel Center for Child Development)가 생길 때 스폰서로서 그의 이름을 올리게 되었다. 그와 그의 아내, Hildi가 Hannah Fenichel에게 가졌던 애정 때문에 그는 친구인 Emmanuel Riffet가 그녀를 기념하여 이 센터를 헌정하기로 했을 때 특히 감사했던 것이다. Greenson은 심지어 Anna Freud도 이 사업에 지지자가 되어 스폰서로 이름을 올리도록 설득했다. 그래서, Greenson은 샌디에고 정신분석 학회와 연구소가 처음 시작할 때부터 중요한 역할을 담당했던 것이다. 사실상, 그는 1970년 미국 정신분석 학회에서 교육기관을 조직한 후 그 첫 번째 연자로 이미 인정받고 있었다.

Greenson부부와 Emmanuel Riffet의 절친한 관계로 인해 Hildi여사가 Ralph Greenson의 전문 서재를 샌디에고 정신분석 연구소에 1985년 9월 기증하게 되었다고 할 수 있다. 기증된 책들 중에는 Hildi여사가 남겨두고 정리해 놓은 미출간 공개 강연기록들이 담겨있었다. Ralph Greenson과 같은 뛰어난 분석가의 미출간 저작들을 발견한다는 것은 경이로운 일이었고, 샌디에고 정신분석 연구소의 서적 위원회는 다른 미출간 저작들도 있는지 요청하게 되었다. Hildi는 그들에게 자신이 정리하고 남겨놓았던 남편의 논문들을 열람하도록 했다.

이러한 조사로 인해 값진 보물들이 발굴되어 제 2권이 나오게 되는 동력이 되었다. Greenson이 의도했던 정통 정신분석의 기법과 실제 제2권의 밑그림과 미완성 장들이 발견되었던 것이다. Greenson 박사의 건강이 악화되어 1권에 이어 자신이 의도한 대로 2권을 완성할 수 없었다. 그러나, 그는 이 책을 계획했고 자세한 소제목까지 완성한 상태였다. 더 나아가서, 그는 분석과정의 일부분인, 행동화와 역전이와 종결에 대한 장을 벌써 시작해 놓았던 것이다. 이렇게 해서, Greenson 박사가 건강에 문제가 없었다면 제 2권에서 어떻게 진행했을지 예측할 수 있게 되었다.

결론적으로, 우리는 Greenson 박사가 계획했던 제 2권의 주제별로 다른 동료들이 각각의 장을 써서 그를 기념하고자 했다. 그가 쓰려고 의도했던 각 장들의 주제와 제목은 다음과 같다:

5.0 예비 면담

5.1 역사적 고찰

5.2 목표

5.3 위험요소들

6.0 분석가능성의 문제

7.0 분석의 시작

8.0 해석

이 책의 저자들이 이러한 Greenson의 임상과정에 대한 관심을 유지하면서 자신들에게 할당된 주제의 임상적 관점을 강조하였기를 바랬지만, 이 계획을 진행하면서 그 의도와 상황은 변화되었다. 우리는 Greenson 박사가 의도하지 않았던 정신분석의 목표에 관한 글도 포함되는 것이 타당하다고 생각하였다. 그래서 Wallerstein과 Weinshel 및 Renik에 의해 이 부분에 관한 장들이 포함되었다. 또한 해석과정에 더 자세한 설명을 덧붙이는 것이 좋겠다고 생각했다. Skolnikoff와 Levy와 Inderbitzin에 의해 해석의 일반적 주제에 관한 두 장에 덧붙여서, 우리는 Tyson의 재구성에 대한 장과 Dewald의 절제에 대한 장을 포함했다. 이렇게 해서 우리는 해석과정에 대한 핵심적인 면을 모두 포괄하려고 하였다. 전이에 관해 쓰지 않고 역전이를 설명할 수는 없을 것 같아서 Shane부부에게 이 부분을 맡아달라고 요청했다. 그런데, 또한 작업 동맹을 이야기하지 않고 이 주제가 완전해지지 않을 것 같았는데 Bernad Brandchaft가 자발적으로 논의를 맡아주었다. 마지막으로는 다른 동료들이 Greenson 박사를 기념하기를 원했지만 그가 관심을 가졌던 다른 영역에 대해 쓰기를 원했다. 그래서 Ekstein은 심한 병리의 치료에 관해 글을 썼고 Spruiell은 스크린 현상에 관한 Greenson의 관심을 확장시켰다.

결과적으로 이 완성본은 우리가 의도했던 것보다 더 많기도 더 부족하기도 한데, 이는 편집본을 만들 때는 흔한 일이다. Ralph Greenson이 관심을 가졌던 모든 영역은 포함되었고, 그의 미완성 장들은 가능하면 Sugarman이 잘 편집해서 이곳에 실었다. 편집이라고 해도 문법상의 오류와 개념적인 일치성을 확인하는 정도였다. 어떤 그의 아이디어도 변형되지 않았고, Greenson 자신의 언어로 가능한 그의 독특한 방식이 그대로 전달될 수 있도록 노력하였다. 그러나 모든 공헌된 장들이 Greenson이 썼다고 가정했을 때의 임상적인 초점과 맞아 떨어지지는 않는다. 어떤 분석가들은 이론적인 내용을 좀 더 다루고 싶어해서 자신들의 영역에서의 경험을 제공했다. 또 다른 분석가들은 임상적인 부분에 더 다가가서 Greenson과는 다소 다르게 접근했다. 그럼에도 불구하고 우리는 Greenson이 분명 자랑스러워할 그런 내용을 담았다고 확신한다. 모든 임상 상황에서의 복잡성이 Greenson이 작업했던 그 깊이만큼 논의되었고, 그 접근방식도 정신분석 기법에 대한 미국적 관점의 대표성을 띄고 있다. 이 책이 부디 Greenson이 의도했던 그리고 희망했던 제2권의 교육적 기능을 충분히 채웠기를 바란다.

그래서 우리는 "분석의 시작"이라는 그의 첫 제목으로 시작하게 되었다. 이 장에서는 Greenson이 정신분석을 일부 제한된 환자를 위한 적절한 치료로 보고 있음이 분명하게 드러난다. 따라서 환자가 정신분석치료에 적합한지와 유용한지를 치료초기부터 평가할 수 있도록 그는 하나의 맥락을 구성하였다. 즉 분석가와 환자간의 맞춤을 치료의 필수요건으로 보았고, 분석을 시작하기로 했다면 긍정적인 치료 동맹을 높일 수 있는 그런 전망 있는 환자들과 분석적 분위기를 만들기 위해 정성을 쏟았다. 이러한 목적을 위해 그는 환자와의 초기 접촉과 첫 전화면담을 다루는 일에 대한 확실한 원칙을 발전시켰다. 이러한 이유 때문에 전화로 접촉할 수 있는 특정 시간을 알려주었고, 환자를 보는 동안은 전화를 걸지 않으며, 망설이는 환자에게는 저항에 대해 잠정적인 해석도 제공하였다.

이어지는 자문 면담은 분석에의 적합성을 결정하는 목표를 향해 구조화되어 있다. Greenson은 증상과 진단을 강조하는 전통적인 정신과 체계에서는 그러한 결정은 거의 내리지 않는다고 믿었다. 대신에 환자가 분석 상황에서 생산적으로 작업하기 위해 필요한 능력과 자질을 명확히 하려고 애를 썼다. 여기에는 세가지 주요한 기준이 있다: (1) 환자의 동기와 (2) 환자의 능력과 (3) 환자의 성격적 특질이다. Greenson은 정신분석적으로 잘 알려진 심리검사가 이러한 요인들을 명확히 하는데 유용할 수 있다고 믿었다. 하지만 그는 또한 면담을 통해 그런 요인들을 파악하는 것에 전문가였고 이런 점에서 그가 끝내지 못한 이 첫 번째 장은 유용한 가이드라인을 제공한다.

그의 아들인 Daniel Greenson은 "분석가능성의 평가"라는 장에서 이러한 주제를 확장시킨다. 그도 또한 전통적인 정신과적 진단 체계가 그러한 평가에 유용하지 않다는 것을 알게 되었다. 대신에 그는 진단적인 면담을 하면서 분석가에게 보이는 환자의 반응을 평가하였고, 풍성한 분석을 보장하는 요인들에 대한 이런 반응의 영향을 고려하였다. 그런 요인들로는 환자의 분석 작업 능력, 관계의 긍정적인 측면, 객관적 현실에서 주관적 현실을 구분하는 능력, 그리고 증상의 심각한 정도이다. 대상관계는 특히 평가에서 중요한데 이는 분석 가능한 전이를 형성할 수 있는 환자의 능력을 의미하기 때문이다. 정동의 내성(tolerance)과 조절(modulation)이 또 다른 중요한 요인인데, 이는 환자가 자신의 전이반응에 대해 관찰하는 자아로서의 자세(an observing ego stance)를 취할 수 있느냐를 결정하는 능력이 되기 때문이다. 어떤 성격 특질은 환자의 분석가능성을 평가하는데 또한 중요하다. 그런 특질로는 심리적 소양(psychological-mindedness), 갈등이 내면에 존재한다고 경험하는 것, 문제점에 대한 어느 정도의 책임감, 문제점을 구체화하는 능력, 적절한 충동조절력, 수동성을 견디는 것과 완전히 수동적이 되지 않는 것 사이의 균형감, 그리고 과제가 완성될 때까지 볼 줄 아는 능력이 있다. 동기도 중요한 요인 중 하나이다. 마지막으로 초자아와 그것의 강력한 피학적 영향도 부정적 치료반응(negative therapeutic reaction)을 예상하기 위해 평가가 필요하다.

Wallerstein은 정신분석의 목표를 검토하였고 지난 반세기 동안 이루어진 기법적 진보와 연구들을 설명하기 위해 1959년에 출간한 자신의 관점을 수정 보완하였다. 그는 정신분석을 통해 얻을 수 있는 것과 정신분석적으로 해박한 다른 치료형태를 통해 얻을 수 있는 것 사이에서 목표를 정하는 일이 필수적이라고 하였다. 이러한 목표를 위해서는 완치라는 완벽한 환상을 포기할 필요가 있음을 환기시켰다. 메닝거 정신치료 연구 프로젝트에서의 발견은 이러한 정신분석에 기초한 치료들에서 현실적으로 기대할 수 있는 결과가 차별적임을 연구한 시도였다. 그 연구결과는 정신분석뿐만 아니라 정신치료를 통해서도 구조적인 변화가 올 수 있음을 시사했고, 또한 갈등

해결과 통찰이 반드시 좋은 결과를 예측하게 하는 것은 아니라는 점도 밝혀냈다. 특히 그 연구를 통해 분석의 지지적인 요소가 기대한 것 보다 더 많은 치료적 변화를 설명해준다는 점이 드러났다. 이러한 이유로 Wallerstein은 분석가가 자신들의 치료에 대해 더욱 완화되고 겸손한 기대치를 고안할 때라고 주장하였다.

Weinshell과 Renik은 정신분석의 목표를 다른 관점에서 검토하였다. 그들은 치료적 목표와 과학적 목표 사이의 명백한 상호관련성에도 불구하고 전자로부터 후자를 구분할 필요성을 강조한다. 그럼에도 불구하고 목표에 대한 이해는 병리생성에 대한 정신분석적 이론이 발전하고 있음을 고려해야만 한다. 왜냐하면 증상은 본능과 방어 사이의 갈등에서 기인하기 때문에, 증상완화의 목표는 방어 과정의 변화를 필요로 한다. 정신적 갈등은 소멸될 수 없다. 대신에 방어가 더욱 유연하고 강한 자아를 허용하는 방식으로 변형되어야만 한다. 그러한 목표의 설정은 자아 심리학에서 나왔으며 정신분석의 목표는 최저의 고통으로 최선의 만족을 주기 위해 타협형성의 균형을 변화하는 것이다. 그러한 변화는 자기-인식의 증가를 요구하고 정신분석적 성공이라는 중요한 문제에 통찰을 준다. 따라서, 통찰과 증상 해소는 하나의 목표로 통합된다. 마침내, Weinshell과 Renik은 환자의 삶의 목표를 강조하기 보다는 환자가 자신의 잠재력에 다가가는 치료적 목표로 우리의 관심을 제한하는 일이 얼마나 가치 있는지 강조한다.

Levy와 Inderbitzin은 해석 과정의 전략적 접근을 강조한다. 그들은 해석 과정을 분석가가 피분석가의 주관적 인생이 논의될 수 있는 측면을 점차 넓혀가는 그런 대화라고 정의한다. 피분석가가 점점 활발한 참여자가 되면서 양측은 환자의 감정의 역사에 대한 서술을 창조해 나간다. 분석적 표면에 대한 강조는 이런 과정에서 어느 특정한 치료회기에서도 개입할 수 있는 시점을 결정하는 유용한 가이드라인이다. 분석적 표면은 중요한 갈등적 이슈에 대해 더 알 수 있도록 주의를 기울이게 되는 환자의 언어적 및 비언어적 행동의 측면이라고 정의할 수 있다. 분석가들마다 서로 다른 분석적 표면에 강조를 둘 지 모른다. 그들의 이론적 모델이 서로 다른 강조점을 두고 있기 때문이다. 즉 분석가는 자신이 따르는 개념에 의해 특정 방식으로 듣고 또 해석을 시도한다. 분석적 표면에 대한 강조는 피분석가가 그 표면을 만들어내고 참여하는 일에 적극적으로 관여하게 만든다. 또한 서로 다른 형태의 환자와 작업할 때 필요한 가이드라인을 발전시키는 데 필수적이라 할 수 있는 해석에 대한 전략적 접근을 하게 만든다. 분석가는 해석을 하는 동안 정신적 요소의 다중 결정된 본성을 탐구하면서 그러한 전략적 접근과 동시에 여전히 중립적으로 남아있게 된다. 다시 말해 분석가는 어느 방향으로 해석할 지 선택할 많은 다양한 결정인자들에 대해서 중립적일 수 있다.

Skolnikoff는 해석의 과정을 다소 다르게 바라봤는데 그는 정신분석적 사고가 어떻게 진화했는지를 추적한다. 그는 문헌 고찰을 통해 두 평행선, 즉 정신분석 과정의 개념이 해석에 대한 개념과 다르게 진화하는 것을 설명한다. 전통적인 모델은 해석에 대한 정적 개념에서부터 환자가 분석가의 개입에 미묘한 반응을 보이는 것을 강조하는 쪽으로 진화했다. 반대로 Skolnikoff는 분석가가 참여자이면서 관찰자가 되는 정신분석 과정에 대한 상호작용 모델을 천명하면서, 해석을 이러한 관점에서 바라보는데 마치 아이를 돌보는 사람이 아기와 관계를 맺으려고 시도하는 것과 유사하게 환자에게 시험적 해석을 연이어 한다는 것이다. 그래서 중립적인 분석가에 의해 전해지는 것이 아닌 상호작용에 기초하여 환자에 의해 직접적으로 통찰이 발달하게 된다. 나아가서 그러한 상호주의 모델은 환자의 갈등에 대한 통찰을 발전시키기 위해 분석가의 역전이를 관찰하는 것이 중요하다고 강조한다. Skolnikoff에 의하면 분석가의 내면 세계에 대해 초점을 두는 것은 객관적인 분석가의 실수를 명료하게 한다. 해석은 세련된 방식으로 통찰을 주는 것이 아니라 분석 상황을 이해하고자 마련된 환자에 대한 반응이다. 이러한 견해는 분석가와 피분석가 사이에 내용에 대해서 상호 존중을 이끌어 낸다.

분석과정과 해석과정에서 절제의 역할은 Dewald가 자세히 설명하였다. 그는 고전적 입장에서 절제의 필요성은 분석가가 자신의 방법론이 과학적임을 방어하려는 시도라고 지적한다. 그 방법론이란 통찰의 내용은 계속해서 강조하면서 인격이나 상호개인간의 연결은 덜 강조하는 것이다. 그러나 치료에 대한 분석적 기법이 더욱 와해된 환자에게로 확장되면서 분석가와 피분석가 사이의 관계가 매우 중요하게 강조되고 있다. 전-오이디푸스기 발달의 정신내적 영향에 대한 발견을 수용하고자, 그는 절제를 분석가가 충동과 초자아와 자아와 현실 사이에 동일한 거리를 유지하는 어떤 자세로 정의한다. 그렇게 해서 그는 이러한 요인들 중에 그것을 만족시키거나 반응하지 않으면서 그 순간에 가장 관련된 요인에 주의를 기울이도록 개입한다. 특히 Dewald는 분석가가 전이를 분석하는 동안은 중립성을 유지해야 한다고 믿는다. 절제는 분석가의 무기 중 다음과 같이 다양하게 사용되는 유용한 도구가 된다. 충동의 내적 압력을 증가시키고, 환자가 전이 소망을 안전하게 표현하는 일을 증대시키고, 분석 과정을 깊어지게 하고, 분석가의 견해에 대한 환자의 의존성을 낮추고, 사고와 행동 사이의 구분을 촉진시키고, 저항을 더 분명하고 쉽게 해석하게 하고, 구조적 변화를 가능하게 하고, 발달적 멈춤을 보상하도록 도와주며, 퇴행의 만족감을 피하게 한다.

재구성은 Tyson이 조숙한 지능을 가진 한 남자 증례에서 밝힌 것처럼 다양한 해석을 통합하고 해석된 다양한 요소의 운명이 명확해지는 과정이다. 그의 재구성을 통해 환자는 네 살 때 겪었던 외상적 사건에 대한 정서적 기억을 회복할 수 있었다. 이러한 기억의 회복으로 자기애적 성격 특질의 갈등적 기원을 밝히는 새로운 자료가 나오게 된다. 이런 식으로 Tyson은 갈등의 해석에 대한 고전적 강조의 가치를 밝힌다. 나아가 그의 재구성은 오이디푸스 및 전-오이디푸스 이슈 모두를 포함하는 것이 가치 있음을 보이고 있다. 마침내 재구성된 사건과 그 기억은 스크린기억으로 작용하여 환자의 자기애적 갈등과 오이디푸스 갈등을 이끌어 내어 조직화하였다. 따라서 재구성은 중요한 정신분석 자료를 제공하고 정신분석 과정을 원활히 하는데 필수적인 해석 과정이라 할 수 있다.

Grinstein이 쓴 꿈 해석의 원칙에 관한 장은 Greenson이 분석 과정에서 강조한 꿈의 중요성과 일치한다. 왜냐하면 꿈이 매우 유용하기 때문에 Grinstein은 초기 꿈에 대한 적극적인 접근을 옹호하면서 꿈의 가치를 설명하고 어떻게 작업해야 하는지를 설명하였다. 그는 꿈의 요소가 고려될 수 있는 네 가지 기준 또는 관점을 정의하였다. 상징적 관점은 그 복잡성에 견주어 상당히 길게 논의 되었다. 환자의 분석가나 분석과정에 대한 시각과 관련 있는 상징은 특히 중요하다. 발현몽에서 잠재적 의미를 알아내려고 할 때는 방어 기제가 또한 고려되어야만 한다. 단지 꿈의 내용만이 드러날 수 있는 것은 아니다. 꿈의 구조와 형태도 무의식적 분투를 드러내는데 사용된다. 꿈 해석의 과정을 복잡하게 하는 것은 다중 결정론의 원칙이다. 그래서 꿈의 어떤 요소도 여러 가지의 잠재적 의미를 가질 수 있다. 마찬가지로 환자가 꿈을 말하면서 다는 주석이나 반응이 종종 의미를 주기도 한다. Grinstein은 꿈의 상징적 함축성에 대한 작업 과정을 그의 두 번째 장에서 밝히고 있다. 그는 남성 성기가 "위장되지 않은 채"로 나타난 꿈이 특별한 의미를 가진다고 보고했다. 몇 개의 증례를 통해 그는 남성 성기가 꿈에서 직접적으로 나타난 것은 남근과 관련한 어떤 사건에 얽힌 특별히 강력한 정서를 드러낸다고 하였다. 그래서 이런 내용이 검열벽의 균열을 나타낸다.

Wilson은 훈습을 정신분석 과정의 필수적 부분으로 보고 이를 검토하였다. Greenson이 훈습 과정을 강조했음에도, Wilson의 분석 문헌 고찰은 그 개념이 너무나 일반적으로 사용되는 경향이 있어서 마치 정신분석의 과정과 동일하게 사용된다고 밝히고 있다. 대조적으로 Wilson은 Greenson의 훈습 정의를 발전시키고 있다. Greenson이 **정통 정신분석의 기법과 실제 1권**을 출간했을 때, 그는 훈습을 통찰이 주어진 후에 일어나는 분석 과정의 한 부분이라고 보았다. 또한 통찰이 변화를 이끌지 못하도록 방해하는 저항에 대해 반복적이고도 점진적으로 상세히 탐구하는 것도 포함된다. Wilson은 훈습에서의 기법적 문제를 자기심리학에서 말한 자기애적 저항이라고 생각하게 되었다. 그는 결론 내리기를 훈습의 개념을 축소시켜 정신적 갈등을 분석하는 것과 동일하게 보기보다는 분석과정에서 자신의 위치를 유지하는 방식이라고 생각하는 것이 유용하다고 하였다.

Wilson의 훈습에 관한 문헌고찰에 덧붙여서 Izner는 훈습이 자위환상의 방어적 측면으로서 유용함을 주장하고 있다. Izner는 분석 동안 자위 환상의 내용에 일어나는 변화의 중요성을 말하고 있다. 내용의 변화는 전이에 대한 방어를 분명하게 보여주고 전이신경증이 해소되는 정도의 지침을 제공해주는데 도움이 된다. 그는 이러한 훈습의 한 예로서 다른 남자들의 성기를 노려보고 싶은 강박적인 욕구 때문에 남자들 주변에서는 불안해지는 한 남성의 증례를 들었다. 이 환자의 자위 환상의 내용이 변화하는 것을 지속적으로 훈습하면서 분석은 촉진되었고 전이신경증 속에서 발달이 가능하였다. 또한 환자의 방어적 구조화의 중요한 측면들을 더욱 일반적으로 묘사하였다. 두 명의 다른 환자는 원초적 장면(primal scene) 정서를 방어하고자 적절하게 자위나 환상을 사용하지 못하는 환자에서 방어 구조의 영향을 보여주기 위해 간략하게 묘사되었다.

우리는 Greenson이 쓴 행동화에 대한 장의 한 부분을 가지고 있다. 그는 이 핵심적인 기법상의 문제에 관한 그의 입장을 밝히고 있다. Greenson은 행동화를 다른 분석상황에서의 신경증적 행동표현(enactments)과 구분할 필요가 있음을 애써 강조하였다. 특히 그는 행동화와 증상적 행동과 제반응 경험을 구분 지었다. 행동화는 억압된 유아기적 충동이나 죄책감이 방출되는 현재의 행동을 나타낸다. 분석 동안 행동화의 과정은 전이관계의 친밀성과 관련이 있다. 저항적인 측면에도 불구하고 행동화는 성인의 신경증과 환자의 유아기적 신경증 사이의 관계를 표현하는데 유용할 수 있다. Greenson은 행동화를 촉진시키는 분석과정의 기법적 특징을 기술하면서 부정적 전이가 긍정적 전이보다 더 자주 행동화하게 된다고 말하였다. 그는 경고하기를 저항의 증가가 종종 행동화의 불길한 징조라고 하였다. 서로 다른 형태의 행동화를 고찰한 후 그는 경계성 병리의 성격 특성인 만성적이고 습관적인 행동화와 신경증적 행동화를 구분하였다. 마지막으로 그는 행동화를 어떻게 다룰 것인지 기법적 문제를 이야기한다.

Koshkarian은 행동화가 분석 과정의 흔한 특징이라는데 동의한다. 또한 행동화는 저항의 기능과 소통의 기능을 모두 항상 포함한다는 점에도 동의한다. 행동화 개념의 진화를 추적하다 보면 전이가 발전하는 관점과 평행선을 이룬다. 그러나 지금은 각각의 길이 다양해져서, 행동화를 이제는 기억에 대한 저항보다는 전이 감정을 경험하는 것에 대한 저항으로 본다. 전이 개념의 발전과 지속적으로 발맞추어가려면 행동화를 경멸적으로 바라보던 관점에서 좀 더 긍정적이고 수용적인 분석적 태도를 취하는 것으로 변경되어야 한다. 이제는 이해 가능한 하나의 정보로서 행동화를 바라보게 된다. 그럼에도 불구하고, 때로는 행동화를 지속적으로 분석하면서 제한을 설정해야 할 때도 있다. 또한 Koshkarian은 환자의 행동화에 대한 역전이 반응이 분석가에 의해 이해되기도 전에 어떻게 행동으로 표현되는지(enacted) 논의한다. 주의를 기울이지 않으면 역전이 반응은 환자의 행동화를 지연시키고 복잡하게 만든다. 그는 행동화가 분석 관계를 유지하려는 목적으로서 나타난 증례를 토론하면서 특별히 조심하고 있다. 환자가 전이 속에서 표현하기 전에 도망치려는 감정을 터뜨리는 안전 밸브로 행동화가 작용될 수 있다. 그는 전이와 역전이의 분석이야말로 행동화를 완화시키는 기본적인 도구라고 결론 내린다.

역전이에 대한 부분은 Greenson이 쓴 글에서 말하려고 했던 것에서 시작한다. Greenson은 역전이의 좁은 정의에 동의하면서, 이 용어가 환자 안에 있는 무언가에 의해 직접적으로 자극되어 분석가에게 일어나는 반응이라고 하였다. 그것은 항상 분석가 자신의 무의식의 신경증적 갈등에 기초한 것이다. 따라서 역전이는 분석가의 모든 반응과 동의어가 아니다. Greenson에 의하면, 역전이 반응의 부적절성이야말로 임상 상황에서 맞닥뜨릴 때 그것을 간파할 수 있는 열쇠가 된다. 반대로, 환자에 대한 적절한 반응은 공감반응이라고 할 수 있다. Greenson은 역전이의 특징적인 신호를 고찰하고 나서 분석에서의 교착상태는 인식되지 못하고 교정되지 않은 역전이에 의해 야기될 때가 많음을 경고했다.

Izner는 Greenson과 비슷한 방식으로 그가 선호하는 용어인 역방어라는 분석가의 성격적 반응과 역전이를 구별하고 있다. 그는 한 증례를 통해 자신 안에 일어나는 진정한 역전이 반응을 탐구하면서 분석 과정을 진행하였다. Izner에게 있어서 진정한 역전이 반응은 환자의 전이 신경증적 반응과 분석가의 미해결된 신경증적 갈등의 재생, 두 가지 모두를 의미한다. 나아가 그러한 반응은 항상 감정적으로나 행동적으로 표현된다(enacted). 반대로 역방어 현상은 진정한 역전이 반응에 앞서서 나타난다. 그러한 역방어 반응의 무의식적 동기는 불안과 불안을 야기시키는 전이 현상의 발전을 막으려는 것이다. 즉 역전이 반응은 본능의 표현이 부분적으로 방출되게 하는 반면, 역방어 반응은 그것을 막는다. 역방어 기제는 자주 전-오이디푸스기의 색깔을 띤다. 더욱 중요하게는 환자의 퇴행적인 전이 신경증에 의해 역방어가 작동하기 시작한다는 것이다. 역방어는 성격특질적이며 따라서 자아동조적이다. 이렇기 때문에 진정한 역전이 반응과 달리 분석가의 맹점이 되기 쉬운 것이 역방어 기제이다.

Shane부부는 다소 다른 관점에서 전이와 역전이가 분석 상황에서 상호작용한다고 말하고 있다. 그들은 자기심리학적 관점에 Greenson의 좀 더 "고전적인" 접근을 나란히 놓고 보려고 한다. 그들은 특히 Greenson이 강조한 이런 현상에 대한 방어적 기능과 해석을 쟁점으로 삼고 있다. 정신구조의 세 가지 모델에 대한 Greenson의 강조가 오히려 그 현상의 전이본성을 보지 못하게 막았다고 그들은 생각했다. 그는 작업동맹의 개념 밑에 포함되는 현상이라고 보았고, 이런 현상의 많은 부분이 그들 관점에서는 자기-대상 전이로써 더 잘 이해된다고 하였다. 그들은 Greenson이 역전이를 분석에서 정보의 원천이 된다고 본 관대함과 환자에게 고통을 일으킬 땐 분석가의 실수를 기꺼이 사과하는 태도는 옹호한다. 그러한 접근은 Kohut의 태도와 일치한다고 보았다. 그들은 Kohut이 주의한 자기-대상 전이에 대한 역전이의 두 가지 주요 반응을 논하면서, Greenson을 Kohut의 아이디어의 전조를 보였다고 논하고 있다.

Brandchaft는 Greenson의 작업동맹에 대한 의견을 상호주관주의적 관점에서 재검토하면서 유사한 관점을 취하고 있다. 그는 분석가의 의도보다는 분석가를 환자가 어떻게 경험하느냐로 환자에 대한 분석가의 영향을 이해하는 Greenson의 강조를 옹호한다. 그럼에도 불구하고, 그는 Greenson이 실수한 것은 분석가를 이러한 상호교환의 현실에 대한 궁극적인 중재자로 본 것이라고 믿었다. 분석가에게 알려진 이러한 객관적 현실의 원칙은 Brandchaft가 옹호하는 상호주관주의적 관점과는 대조가 된다. 그러한 입장은 환자가 치료순응으로 완치되어야 한다고 요구하는 위험을 무릅쓰는 일이다. 대신에 그는 분석가와 피분석가 모두의 주관적인 세계를 고려하는 상호주관주의적 입장을 옹호한다. 상호주관주의적 접근은 작업동맹의 기초를 바꿔서 분석가가 환자의 정서와 반응의 의미를 이해하려는 헌신이 있어야 한다고 말한다. 즉 전이는 환자의 주관적인 준거틀 안에서 이해된다는 것이다. 그는 전이를 왜곡되거나 부적절한 것으로 해석하지 말아야 할 필요를 강조했다. Brandchaft의 접근은 정신내적 갈등에 대한 자기-분화 영역에서 발달상의 방해를 강조한 정신병리의 결핍모델에 기초한 것이다. 오직 상호주관주의적 원칙 위에 세워진 작업 동맹만이 발달적으로 결정된 변함없이 조직화된 원칙을 훈습해 나가게 만들고, 성공적인 분석에 필요한 구조적 변화를 증진시킬 것이다.

종결에 관한 Greenson의 짧은 노트만이 존재하지만, 그는 네 가지 종결 과정의 지침이 되는 원칙을 분명하게 언급하였다: (1) 종결에 관한 환자의 자료를 항상 고려해야만 한다; (2) 전이와 작업 동맹과 환자가 분석가와 맺는 현실적 관계의 상태에 항상 주의를 기울여야 한다; (3) 우울 반응을 예상하고 찾아야 하며, 마지막으로 (4) 종결 기간에 더 많은 행동화를 예상해야 한다.

Novick은 종결 과정이 최근까지 거의 연구되지 않았음을 지적했다. 특히 그의 관심을 끈 종결의 한 측면은 끝이 없는 분석이라는 문제이다. 이와 관련해서 그는 10년 이상 주 5회로 분석해 온 한 남자의 종결기에 관한 심도 있는 증례 연구를 제시하고 있다. 이 환자의 전능한 자기 이미지를 유지하려는 욕구가 분석을 끝이 없게 만들었으며, 특히 피학적인 환자들에서 그렇다고 말하고 있다. 종결기를 다룬 이 환자는 결국 자신의 "전능 망상"을 심도 있게 분석한 후에야 종결 날짜를 잡을 수 있었다. Novick은 이 환자에게 종결 날짜를 정하도록 하고 이러한 환자의 분투를 분석함으로써 끝이 없는 분석이 될 뻔한 환자로 하여금 그가 청소년기에 해결했어야 할 마술적 통제를 포기하는 과제를 해결하게끔 하였다. 이런 환자들에게는 종결기가 오히려 자극이 되고 생산적인 작업 시기가 되기도 한다.

Ekstein은 Greenson을 기념하기 위해 제 2권에 포함되지 않았던 주제를 다루는 장을 썼다. 그는 미숙하게 조직화된 남자 환자의 분석 증례를 자세하고 탁월하게 기술하였는데 이는 거장 임상가에게 걸맞는 헌정이다. 시적인 태도로서 Ekstein은 자신의 환자가 심각한 자기애적 어려움을 극복하도록 절묘하게 도운 해석 과정에 대해 묘사하였다. 발달적으로 미숙하고, 일차적으로 전-오이디푸스기의 문제를 훈습하면서 이 환자는 자신의 진정한 관심이 무엇인지 결정하게 되었고 현실의 한계도 수용하게 되었다. 중립성과 역전이의 문제들은 이로 인해 혼란을 겪는 환자들을 치료할 때는 심각해진다. 언제 치료를 중단할 지와 어떻게 적절한 치료 목표를 정할 지에 대한 어려운 기법적 문제가 생겨난다. Ekstein은 이런 모든 문제를 다루고 있다.

Spruiell의 마지막 장은 다소 다른 종류에 속한다. 이 장은 Greenson에게 헌정하는 것으로 스크린 현상에 대한 Greenson의 관심을 확장하고 있다. 진정 한 명의 거장 임상가가 다른 거장에게 바치는 훌륭한 증례 토론이 아닐 수 없다. 그는 정신 기능들이나 체계들간의 소통이 분리된 정신병리를 정의하면서 글을 시작한다. 체계는 각 체계들을 통해 반향을 일으키고 외부 현실에 맞추기 어려운 문제도 야기시킨다. 그의 환자가 드러낸 것 같은 심각한 성격 병리조차도 Spruiell에 의하면 갈등에서 비롯되었다고 한다. 그 때문에 Spruiell은 분열하기(spiltting)보다는 그 함축의미가 구금(arrest)과 영원히 통합할 수 없음을 나타내는 스크린이라는 용어를 선호한다. 이 환자는 고통받는 전능 야망에 대해 이야기하였다. 수 년간 분석에 나타난 스크린 환상은 분석 과정의 촉매역할을 하였다. 스크린을 광범위하게 사용하는 환자들은 정신적 균형을 유지하려고 그렇게 한다고 Spruiell은 말한다. 이런 환자들은 근원적인 우울을 위장하게 해주는 새로운 경험에 만족하지 못한다. 이러한 가설을 설정함으로써 Spruiell은 Greenson이 옹호한 것과 매우 일치하는 임상 기술을 추구하게 되었다.

결론적으로, 우리는 이 책이 임상 정신분석의 거장에게 바치는 알맞은 헌정이자 기념이 될 것이라고 믿는다. 숙련된 정신분석가들이 자신의 생각과 경험을 Ralph Greenson이 **정통 정신분석의 기법과 실제 제 2권**에 계획했던 모든 주제 영역에 쏟아 부었다. 또한 몇몇 가까운 동료와 친구들은 그가 관심을 가졌던 임상 현상을 포함하는 기타 주제도 헌정하였다. 따라서 우리는 이 책이 정신분석을 실천하고 배우는 사람들에게 Greenson이 의도했던 제 2권의 역할처럼 유용하게 사용되기를 희망한다. 그렇게 된다면 Greenson이 바라던 꿈도 완성될 것이다.

제 2권에 대한 서문글

내가 **정통 정신분석의 기법과 실제**를 쓰기 시작했을 때는 정신분석치료과정에 나타나는 기법상의 실제적 문제를 연대기 순으로 풀어보려는 의도였다. 그러나 곧 나는 이 과정이 우선적으로 저항과 전이와 작업 동맹, 그리고 정신분석적 상황에 대한 철저한 논의 없이는 어떤 기법상의 기술도 깊이 있고 자세하게 쓸 수 없다는 것을 발견하게 되었다. 제 1권이 정신분석을 공부하는 분들에게 이러한 기본적인 기법을 이해하는데 도움이 되기를 바라며, 그렇게 해서 적어도 부분적으로나마 정신분석치료 동안 부딪히게 될 복잡하고 의도하지 않았으나 전형적으로 일어나게 되는 문제들을 다뤄갈 최소한의 준비가 될 것이다. 어떤 교과서도 그 책이 아무리 광범위하게 잘 쓰여진 책일지라도 환자를 대면하는 일의 복잡성을 대신할 수 없다.

어떤 두 증례도 그 표면을 뚫고 들어가보면 똑 같은 것이 하나도 없다는 점이 정신분석이라는 작업의 기쁨이자 골칫거리가 된다. 또한 어떤 두 명의 분석가도 같은 방식으로 작업하지 않으며 어떤 두 명의 주어진 환자도 같은 분석가에 의해 정확히 같은 방식으로 다뤄지지도 않는다(A. Freud, 1954a). 이는 환자에 대한 분석가의 느낌, 환상, 태도가 의식적이든 무의식적이든 영향을 주고, 분석가의 이론적 배경, 스타일, 그의 인격과 성격에서의 차이 때문이기도 하다. 결과적으로 기법에 대한 모든 글은 분석가의 개인적 특성에 의해 좌우된다. 또한, 기법에 대한 모든 세부적인 기술이 분석가 내면의 지극히 개인적인 반응을 상당히 표출하게 만든다. 이로 인해 분석가는 자신의 작업에 대한 견해를 신뢰하지 못하거나 무의식적으로 이상화 또는 폄하하게 된다. 나는 제 1권의 서론에서 주장했던 것, 즉 이 모든 자질에도 불구하고 정신분석가가 실질적으로 무엇을 하며 왜 하는지를 설명하고자 하는 이러한 책이 정신분석적 기법에 대한 지속적이고 완전히 열린 논의를 자극할 것이라는 믿음을 반복하게 될 것이다(Greenson, 1967).

Ralph R. Greenson

1장

분석의 시작: 환자와의 예비 접촉[1]

Ralph R. Greenson, M.D.

서문

정신분석의 다른 측면들에 비하여 예비 환자와 첫 만남을 다루는 문제는 더 많은 가변성이 있다. 이는 몇 가지 밀접한 요인들 때문인데, 가장 중요한 것은 우리가 낯선 사람과의 만남을 다룬다는 것이며, 환자와 분석가 모두에게 있어 새로운 사람, 근본적으로 모르는 사람과 만난다는 데 어떤 특정한 스트레스가 있다는 것이다. 낯선 사람을 대하는 능력은 익숙한 사람을 대하는 능력과는 매우 다를 것이다. 일단 분석을 시작하면 어려운 분석도 잘 해내는 능력을 가진 분석가들도 사전 면담에서는 특정한 어려움을 겪을 수 있다. 어떤 분석가들은 환자와 얼굴을 마주 대하는 상황에 불편을 느끼며, 또 다른 이들은 그러한 상황을 즐길 수도 있다. 아마도 너무 즐거워할 수도 있다. 나는 몇몇 분석가들이 사전 면담을 완전히 생략하고, "단지" 자문 및 또는 의뢰만을 원하는 환자를 다른 전문가가 바로 의뢰하도록 만드는 것이 바로 불안감 때문이라고 생각한다. 그래서 어떤 사람들은 최소한의 면대면 사전 면담을 하려고 애쓰는데, 이는 그들의 이론적 또는 임상적 고려사항 때문이 아니라 자신의 수줍음 때문이다. 어떤 유능한 분석가들에게 불안감 또는 흥분은 예비 환자들을 형편 없이 평가하도록 만드는 데 있어서 결정적인 역할을 한다.

또 다른 복잡한 요인은 통찰지향적 치료를 받는 환자들의 치료 동기를 고려할 필요가 있다는 것이다. 정신분석가가 예비 환자에게 정신치료가 필요한지, 그리고 만일 필요하다면 어떤 특정한 형태의 치료가 그들에게 가장 적합할 지를 결정하는 데 있어 환자의 사전 면담이 필수적이다. 나는 개인적으로 이러한 면담을 하는 것을 선호하는데, 이는 면대면 만남이 전화나 편지로는 전달할 수 없는 미묘한 차이를 끌어낸다는 것을 알기 때문이다. 나는 나에게 자문해 오는 각각의 환자들을 위해 치료법과 치료자를 추천하는 것 또한 나의 책임이라고 믿는다. 비록 동료들이 추

주

1 이 글은 1979년 Ralph Greenson이 죽고 난 후 미완결 상태로 발견되었다. 이것을 Alan Sugarman, Ph.D.이 저자의 스타일을 그대로 담으려고 노력하면서 문법적 교정을 하고 참고문헌을 정리하여 편집하였다. Dr. Greenson이 충분하게 발전시키지 않았기 때문에 자료가 삭제된 부분은 본문에 표시하였다

천하는 참고사항을 존중하기는 하지만, 내 자신의 평가가 다른 이들의 평가보다 나에게 더 중요한 타당성을 가진다는 것을 경험을 통해서 배웠다(특정한 경우에 내가 잘못된 평가를 함에도 불구하고). 환자를 재평가 하고 싶어하는 나의 바람에 놀란 환자들에게, 나는 모든 환자 및 분석가들이 스스로의 결론에 다다를 기회를 가져야 한다고 설명한다. 그 결과 그러한 면담을 위해 일주일에 한 시간을 남겨 놓으려 한다. 내가 그러한 시간적 여유가 없을 때는 환자의 상황이 긴급한지를 물어서 만일 그렇다면 평가를 위해 다른 분석가에게 환자를 보내기도 한다.

면담의 기법은 일반적인 정신분석 절차와는 다르다; 그것은 과학이라기보다는 차라리 예술이다. 새로운 환자를 면담하는 일은 곤경에 빠져 있는 낯선 사람과 효과적으로 관계를 맺을 수 있는 능력을 필요로 한다. 그 일은 규칙을 따르기보다는 특정한 개인 자질의 사용과 더 관련이 있다. 그러므로 정신분석 자체를 가르치는 것보다 면담 및 평가를 가르치는 것이 더 어렵다. 이는 초기 면담에 대한 Gill, Newman과 Redlich의 매우 중요한 책이 1954년에 출판되기 전까지 이 주제에 대한 정신분석 문헌이 거의 드물었던 이유 중 하나일 것이다. 이 주제에 대한 유일한 체계적이고 상세한 문헌은 정신분석 그 자체 보다는 역동적 정신치료에만 극도로 한정되어 있다(Saul, 1972; Langs; 1973).

그러한 진단을 위한 면담과 엄밀한 의미의 정신분석 간에는 몇 가지 중요한 차이가 있다. 이는 분석가가 누워 있는 환자의 뒤에 앉아서 면담하는 전통적인 위치 대신에 얼굴을 마주 대고서 사전 면담을 한다는 사실; 환자들은 정신분석에 관여하고자 하는 실제 바람과는 거리가 멀지도 모르는 동기를 가지고 온다는 사실; 그리고 자신들의 목적 또는 목표에 대하여 환자측 또는 분석가측에 어떠한 합의나 약속이 없다는 사실을 포함한다. 그럼에도 불구하고 사전 면담을 실시하는 것과 관련된 문제를 주의 깊게, 분석적으로 탐구하는 것이 필요하다. 이는 환자 치료의 향후 과정을 결정하는 데 결정적인 역할을 할 수도 있기 때문이다. 만일 정확하게 다루어졌다면, 분석가는 첫 만남에서 환자에게 최고의 치료자와 가장 적절한 형태의 정신치료를 선택해 줄 고유한 기회를 가진다. 또한 그러한 첫 만남은 환자에게 분석가에 반응하고 분석가를 평가할 기회를 제공하며, 환자가 분석가의 추천 사항을 따르고 싶은지 아닌지를 결정할 기회를 제공한다. 서로에게 낯선 사람으로서 각 당사자는 특히 그들이 불러 일으키는 인상에 민감하고 새로워한다. 무엇보다도 초기 면담은 치료적이어야 하며, 상처가 되어서는 안 된다(Gill 외, 1954; Klauber, 1972)

불행히도 환자 또는 분석가의 주요한 결정은 사전 면담 동안에 발생하는 예상치 못한, 표면상으론 사소해 보이는 사건에 기반하고 있다. 예를 들어 내가 유능한 분석가를 소개해 주었던 대단히 분석적이었던 한 예비 환자는 대기실에서 그가 앉아 있던 의자가 딱딱하고 곧 부서질 듯 하며 편안하지 않았다는 이유로 분석가를 거절하였다. 그는 분석 사무실 바깥에서 환자의 편안함을 고려하지 않는 분석가는 분석 회기에서도 혹독할 것이라 느꼈다. 불행히도 그 환자는 그 후 나에게 적대감을 표시하였고, 나의 소망을 무시하였으며, "원기왕성한" 절충적인 치료자에게로 갔다. 내가 원래 그 환자에게 추천했던 분석가는 젊은 분석가였으며 "베버리 힐스" 정신분석가가 되지 않으려고 너무도 신경을 썼던 것이다.

나는 또한 경험이 풍부하고 보통은 관대한 한 정신분석가를 알고 있는데, 그는 한 환자를 한 회기가 끝난 후에 집으로 돌려 보낸 적이 있다. 그 이유는 초기 면담 때 그가 그녀의 억양과 세련되지 못한 말투를 참을 수 없었기 때문이었다. 이 분석가는 아마도 장기적으로 호의적인 작업 관계를 성립하는 데 있어서의 몇 가지 어려움을 올바로 예측한 것일지도 모른다. 하지만 아마도 몇 가지의 간단한 자기 분석만으로도 초기의 부정적인 감정을 줄여줄 수 있으며, 생산적으로 함께 일하는 것이 가능했을지도 모른다. 그 환자는 다시 추천을 위해 나에게 와서 이렇게 말했다, "그 분석가가 나를 좋아하지 않는다는 것을 알고 있었어요. 그것이 피부에 와 닿았죠."

초기 면담에 있어서 특별한 요구 사항과 예측 불허의 변동 사항, 그리고 그것들이 이후의 치료에 미치는 중요한 영향 때문에 그것들은 정신분석가에게 많은 책임을 부여하며 정신분석치료의 다른 단계만큼 세심한 정밀 조사를 요구한다.

초기 전화 통화

한 눈에 보기에 사소하거나 지극히 평범해 보이는 주제에 대한 기법에 관하여 책을 시작하는 것이 이상해 보일 수도 있다. 그러나 이러한 강조는 분석의 기본적인 측면을 분명히 보여 준다: 어떤 사람이라도 무엇이 중요하고 그렇지 않은지에 대한 전통적이거나 엄격한 기준을 따를 수 없다. 초기 전화 통화는 환자의 사무실 첫 방문 시 접근법에 결정적으로 부정적인 영향을 끼칠 수 있다. 나는 치료 과정 후에 환자들에게서, 그들이 어떤 정신분석가를 보는 데 대한 오래동안 지속되는 심각한 저항을, 적어도 일시적으로라도 극복할 수 있도록 도와준 것이 바로 그들의 초기 전화에 응답한 나의 방법이라는 것을 알게 되었다. 그리고 나는 유능한 정신분석가들이 첫 전화통화에서 그들의 개인적인 특이한 성격에 대해 환자들이 불안해 하도록 만드는 영향력을 깨닫지 못하여 좋은 분석 환자를 잃었던 증례들을 알고 있다. 내가 환자와 전화로 동의했던 첫 약속 시간에 환자가 나타나지 않으면, 이러한 일이 나에게도 일어난다고 확신한다.

나는 수많은 임상 증례들을 통해 주요한 고려 사항 중 몇 가지를 설명할 것이다. 내가 유용하다고 생각하는 몇 가지 일반적인 지침을 설명하면서 이야기를 시작하겠다. 한 가지는 내가 환자와 만나고 있을 때에는 전화를 받지 않는다는 것이다. 이것은 환자의 시간을 침해하는 것이며, 환자와 나의 주의를 분산시키는 것이고, 누군지 모르는 사람의 전화 때문에 환자의 용무를 모욕하는 것이다. 집중해서 주의를 기울여 전화 상대방의 이야기를 들으려면 의자에 앉아 있는 환자를 간과할 수밖에 없다. 대안적으로 두 사람에게 단지 부분적인 주의만을 주는 것 또한 두 사람 모두에게 몹쓸 짓을 하는 것이다. 또한 전화에 응답하는 것에는 위선의 요소가 있다. 이는 아무리 사소한 일이라도, 환자의 모든 생각을 이야기하려 시도하는 것의 중요성에 대해 환자가 초기에 들은 이야기와 모순되기 때문이다. 내가 정한 환자의 분석 회기 동안에 전화를 받지 않는다는 규칙의 유일한 예외적인 경우는, 나의 비서나 자동 응답기가 긴급 상황임을 알려올 때이다. 그러면 나는 환자에게 양해를 구하고 긴급 상황인 것 같다고 설명을 한다. 때때로 중요한 장거리 전화를 예상할 경우, 나는 곧 닥칠 전화 통화에 대해 미리 환자에게 이야기 한다. 그리고 전화를 할 동안 방 밖에서 기다려 달라고 부탁한다.

나는 조심성 없이 전화를 받는 위험에 대한 한 슬프고도 재미있는 일화를 기억한다. 나는 어떤 여성을 치료하고 있었는데 그녀의 남편도 다른 분석가에게서 치료를 받고 있었다. 어느 날 아침 난데 없이 그녀는 내가 X 박사의 서프라이즈 칠십세 생일 파티에 가게 되냐고 물었다. 나는 그녀에게 어떻게 그것을 알았냐고 물었다. "오", 그녀는 무심코 대답했다. "제 남편이 치료 시간에 Y 박사(그녀 남편의 치료자)가 전화 통화하는 것을 들었어요." 분별력 있는 것이 용기보다 더 나은 것이라 느껴져서 나는 침묵을 지켰다.

나는 보통 환자들 면담 간의 5분에서 10분 내지의 휴식 시간에 전화를 받는다, 그래서 주의 깊게 귀를 기울일 충분한 시간이 있다. 최근 몇 년에 나는 일하는 동안 전화 통화에 충분한 시간을 두지 못하기 때문에 아침 저녁으로 30분씩 시간을 비워 둔다.

다음의 임상 장면은 몇 가지 문제점을 보여 준다. 내 비서가 M 박사에게서 전화가 왔다고 알려주었는데 내가 바쁘다고 말했다. 그는 언제 다시 전화를 걸면 되겠냐고 물어서, 매 정각 5분 전 또는 오전 11시와 11시 반 사이, 또는 저녁 6시와 6시 반 사이가 좋겠다고 말했다. M 박사는 11시와 11시 반 사이에 전화하겠다고 하였고, 그 시간에 다시 전화를 하였다. 내 비서는 11시가 막 지난 시간에 다시 나를 불러서 머뭇거리는 목소리로, 그 사람은 Ben M. 이며, 친한 친구인 Nicholas S.에게서 나에게 전화할 것을 추천 받고 전화했던 것이라 말했다. Nicholas S.는 3년 전에 나와 함께 수 차례 자문을 위한 면담을 했던 사람이었다. Mr. S.는 Mr. M.에게 정신분석 또는 일종의 정신치료가 필요할 것이라 조언하였고, 그를 면담할 사람으로 내가 가장 적합할 것이라고 말했다는 것이다. Mr. M은 잠시 멈추었다. 이 때 나는 Mr. S.를 기억하고 있다고 하면서 친구가 나를 만날 것을 제안했을 때 Mr. M.이 어떤 기분이었는지 궁금하다고 말했다(나는 환자가 첫 전화를 거는데 어떤 압박이 있었을 것 같은 경우를 제외하고는 보통 환자가 오게 된 동기에 대한 논의는 사전 면담 때까지 유보한다.). 그는 자신이 어떤 종류의 치료가 필요한데, 다양한 종류의 치료에 대해 완전히 당황하였다고 대답했다. 그는 정신과 의사나 정신분석가와의 실제 경험이 없었고, 매우 아는 것이 많아 보이는 그의 친구 Nicholas에 비하면 초보 수준이었다. 나는 Mr. M.에게 그가 겪고 있는 곤란이 긴급하다고 느끼는지 물었고, 그는 "꼭 그렇지는 않아요. 나는 자주 그러한 엉망인 상황에 놓일 때가 있어요. 하지만 빠르게 약속을 잡아 주시면 감사할 거에요. 나는 수 개월 동안 시간을 끌었는데 다시 미루고 싶지 않아요. 단지 내 자신을 믿지 못하겠어요. 당신이 바쁜 사람이라는 것은 알지만 다른 사람에게는 가고 싶지 않아서 당신을 기다리고 싶어요."

나는 그 시점에 정규 시간에는 시간을 낼 수 없고, 단지 가끔 시간을 낼 수 있다고 대답하였고, 5일 정도 후 10시쯤 내 첫 자유 시간까지 그가 기다릴 수 있다면 만나서 그의 상황에 대해 이야기를 나누면 좋겠다고 말했다. 그는 좋다고 하였고 나의 주소를 물었으며, 나는 그가 출발할 위치를 고려하여 방향과 주소를 알려 주었다. Mr. M.은 나에게 감사하였고, 수요일 오전 10시에 만나러 오겠다고 하였으며 그 시간에 나타났다. 나는 이 책 뒤에서 개인 면담에 대해 더 자세히 설명할 것이다. 그러나 일단 분석시간 초반에 걸려온 전화에 대한 그의 반응 몇 가지를 서술하겠다.

Mr. M.은 처음에 나에게 전화할 때 매우 불안해 했다. 왜냐하면 그의 친구인 Nicholas가 분석가들은 매우 바쁘기 때문에 환자들은 매우 간략하고 간단 명료하게 이야기해야 한다고 충고했기 때문이었다. 내가 그와의 전화 통화를 위해 30분의 시간을 내었고, 그래서 그는 정각 5분 전을 맞추기 위해(사람들이 얼마나 자주 전화 통화를 위한 정각 5분 전을 놓치게 되는지 주목할 필요가 있다; 저항은 항상 사람의 주의를 분산시킬 준비를 하고 있는 것처럼 보인다.) 끊임없이 시계를 볼 필요가 없다는 사실에 Mr. M.은 안심하였다. 내가 그의 친구인 Nicholas를 기억하고 있다는 사실은 Mr. M.를 기분 좋게 만들었다. 그것은 그에게 나는 잠깐 만난 사람이라도 잊지 않는다는 것뿐 아니라, 그가 생각하고 있는 것처럼 말을 잘 안 하거나 비밀스러운 사람이 아니라는 것을 의미했다. 내가 그에게 정규 시간은 낼 수 없고, 가끔 시간을 낼 수 있으며 5일을 기다려 줄 수 있는지, 그리고 그 날 시간이 괜찮은지 친절하게 말했을 때 그는 실망감과 안도감을 동시에 느꼈다. 그에게 내 사무실에 오는 방법을 설명해 준 일은 사려 깊게 느껴졌으며, 그의 친구인 Nicholas가 설명했던 엄격한 분석가들에게서는 기대할 수 없는 일이었다. 이는 특히 그를 예민하게 만들었는데, 내가 매우 바쁘다고 들었고 그는 나에게 생전 처음 보는 사람이었기 때문이었다. 그는 확실히 덜 불안하고 첫 약속에 오기를 덜 꺼리는 듯한 기분으로 전화를 끊었다. 분명히 분석가들이 어떻게 행동하고 일하는지에 대한 그의 불안은 내가 그의 전화에 응답한 방법에 의해 적어도 일시적으로는 누그러졌다. 추측하기로 그는 아이와 같은 느낌을 덜 받았으며, 내가 엄격하고 엄청난 어른이 아니라고 느꼈다. 또는 환자의 언어로 빌리자면, "정신분석가들은 보통 사람같다."라는 것이다.

이 상황을 다른 상황과 대조해 보자. 나는 Mr. C.라는 사람에게서 전화를 받았는데, 그는 수년 동안 정신분석치료를 받아 온 다른 도시의 한 분석가에게서 나를 추천 받았다고 했다. 나는 그 즈음에는 정규 시간을 낼 수 없고, 그의 상황이 긴급한 것인지 궁금해했다. Mr. C.는 긴급한 상황은 아니지만 자신은 무척 마음이 상해 있으며 빠른 시간 약속을 원한다고 대답했다. 나는 그에게 즉시 시간을 내기는 힘들지만 바로 시간을 낼 수 있는 다른 사람을 소개해 줄 수 있다고 말했다. Mr. C.는 자신의 〈이전〉 분석가로부터 몇 명의 이름을 받았고, 이미 그중 두 명에게 전화했다고 대답했다. 그리고 나서 그는 좀 더 자신과 이야기 할 시간을 낼 수 있느냐고 물어서 나는 그렇다고 대답했다, 나에게는 5분 정도의 시간이 있었다. 그러자 한숨을 쉬면서 Mr. C.는 처음 전화했던 분석가는 매우 일에 시달리고 있는 것처럼 보였고, 그가 원하는 것이 분석인지 퉁명스럽게 물었으며, 그가 분명치 않다고 대답하자 분석가는 일주일에 단지 2시간밖에 낼 수 없다고 말했다. 만일 그 조건이 받아들일 수 있다면 그는 오전 11시 55분에 그 분석가에게 다시 전화해 주어야만 했다. Mr. C.는 모욕감을 느꼈으며 "무시당했다"고 느꼈다. 그는 분석가가 자신을 단지 두 시간의 여유 시간을 채워 줄 "물건"으로 취급했다고 느꼈다. 그는 그 분석가에게 다시 전화하지 않기로 결정했다.

Mr. C.가 두 번째로 전화했던 분석가는 전화를 받지 않았다. 대신에 그의 자동 응답 전화기가 대답했다. 자동 응답 전화기는 그 분석가는 지금 회의 중이며 "돌아오는 대로 전화할 것이다" 라고 말했지만, 그 시간이 언제일지는 확실하지 않았다. 다시 Mr. C.는 그가 물건처럼 취급 받았다고 느꼈으며, 일회용 인간 같다는 느낌을 받았다. 그는 자동 응답 전화기가 물론 분석가는 아니라는 것을 알고 있었지만, 성실한 분석가라면 자동 응답기에 다른 멘트를 남겼을 것이고, 또한 고통에 빠진 사람들의 전화에 응답하기 위해 제 시간을 엄수하여 사무실을 떠나는 일정을 정하든가 아니면 적어도 더 정확한 시간을 지킬 것이라 생각했다.

나는 Mr. C.에게 그의 감정에 동감할 수 있다고 말했지만, 또한 그에게 두 분석가 모두 수준 높고 능력 있는 사람들이라고 확언하였다. 또한 10일 후까지는 예상할 수 있는 남는 시간이 없다는 데 대해 거듭 사과하였다. 다시 나는 더 일찍 시간이 나는 다른 이를 찾아 주겠다고 제안하였지만, Mr. C.는 기다리는 편이 낫겠다고 말했고, 우리는 10일 후에 만날 약속을 잡았다.

나는 Mr. C.가 연락했던 두 명 분석가의 행동을 논의해 보려 한다(내 논점을 강조하기 위해서 Mr. C.가 정확하게 사실을 보고했다고 가정하겠다.). Mr. C.와 이야기했던 첫 번째 분석가는 몇 가지 뻔한 실수를 저지른 듯 보였다. 그는 Mr. C.가 전화했을 때 환자가 있었고, 그 치료 업무에 침해 및 방해가 되기 때문에 전화를 받아서는 안 되었다. 또한 그가 전화를 받는 방법에 영향을 미치는 것처럼 보였다. 만일 그가 전화를 받았다면, 그는 단지 지금은 자신이 바쁘니 다음 번 전화 통화 약속을 잡는 것으로 끝내야 했다. 그는 Mr. C.에게 실례했을 뿐 아니라, 그가 치료하고 있던 환자에게도, 우리가 본 것처럼 비인간적인 방법으로 그의 시간을 낭비했음을 드러내 보인 것이다.

Mr. C.가 전화했던 두 번째 분석가는 뛰어난 분석가였다, 그는 50분의 "조립 라인" 일정에 따라 일했는데, 즉 환자들 분석 시간 간에 시간적 여유가 전혀 없었다. 그의 근무일은 매우 꽉 차 있어서 그는 실제로 언제 전화를 받을 수 있는지 알지 못한다. 나는 그와의 경험을 통해 그것을 알고 있다. 다시 Mr. C.는 이 사람은 엄청난 압박 하에 있다는 것을 알아차렸고, 그와 분석하지 않겠다고 결정하였다. 비록 그 역시도 매우 강력히 추천을 받기는 했지만, 분석가들은 얼마나 바쁘든지 간에 전화를 받을 수 있는 특정 시간을 갖고 있어야 한다고 생각한다. 예비 환자들은 우리 자신이 만드는 외적 장애에 의해 더 복잡해져서는 안 되는 충분한 내적 저항을 갖고 있다. 그리고 언제나 긴급 상황이 될 가능성 또한 있다.

환자에게서 저항을 불러 일으키는 정반대의 전화 행동 유형이 있다. 일반 환자, 또는 특정한 환자를 너무나 받고 싶어해서, 예비 환자들에게 과장된 혜택을 제시하는 분석가들이 있다. 한 분석가는 일요일 또는 저녁 늦게라도 기꺼이 새로운 환자를 면담하였다. 환자는 이러한 행동이 전문적인 관심 이외의 것을 표현한다고 느껴서 약속을 취소해 버렸다. 분석가가 환자를 필요로 한다는 생각만큼 환자를 겁주는 것도 없다. 그러한 상황은 종종 예비 환자들에 의해 정확하게 감지되며, 때로는 "환자에 목마른" 교육중인 분석 수련생들, 또는 여유 시간이 너무 많은 분석가들에서 뻔히 들여다 보이는 상황인 것이다.

나는 Mr. C.의 목록에서 세 번째였고, 비록 그가 만나고 싶어하는 요구가 상당히 긴급했음에도 불구하고, 내가 그에게 내 시간 중 5분을 통째로 할애하였으며 더 일찍 여유 시간이 나는 다른 사람을 찾는 데 도움을 주겠다고 제시했기 때문에, 그는 나를 기다리기로 결정했다. 그는 이 만남에서 내가 그의 곤경에 대해 적절하게 관심이 있다고 느낀 것처럼 보였다. 나의 행동은 우리의 약속까지 그가 기다릴 수 있도록 했다.

한 내과 전문의, Dr. X.는 나에게 전화하여 그의 환자 중 한 명인 Mrs. Cathy F를 분석할 시간이 있는지 물어보았다. 그는 만성 피로를 가진 그 젊은 여성을 1년 넘는 시간 동안 치료해 왔으나, 그의 부정적인 소견 및 그녀의 과거력으로부터, 그녀가 신경 우울증을 앓고 있다고 확신하게 되었다. 그는 그 사실을 그녀에게 말해 주었고 그녀도 동의했다. 그 내과 의사는 그녀를 위해 나와 약속을 잡길 원했다. 왜냐하면 그 당시에 그녀는 매우 적극적으로 보였고, 그는 그녀를 이해하길 소망했기 때문이었다. 과거에 그녀는 그가 화제를 꺼낼 때 마다 미루어왔었다. 나는 Dr. X.에게 그녀가 직접 내게 전화를 걸도록 하는 것이 낫겠다고 하였으며, 보통 다른 이들에 의해 분석하러 올 것을 권유 받거나 설득 당한 환자들은 장기적으로 치료를 받은 경우가 거의 없다고 이야기 하였다. 그 내과 의사는 당황한 듯 보였지만, 나의 제안에 따르기로 했다.

다음 날 Mrs. Cathy F.는 나에게 전화하여 이름을 말하고 자신이 Dr. X.의 환자라면서 그가 나에게 자신에 대해 말하였고, 또한 그녀도 면담을 위해 나를 볼 것에 동의했다고 이야기하였다. 나는 약속을 잡은 것이 그녀의 바램이었는지 아니면 Dr. X.의 강한 설득 때문이었는지를 물었다. Mrs. F.는 망설이다가 면담하러 오는 데 열의는 없지만, 오지 않을 합리적인 이유 또한 없다고 대답하였다. 나는 열의 부족은 실제로 오기를 두려워하는 것의 완곡한 표현이 아니냐고 말했다. 그녀는 웃으면서 아마도 그럴 것이라고 동의하였고, "그래서 우리가 그것에 대해 무엇을 할 거죠?"라고 응수했다. 우리는 몇 가지 선택권이 있다고 나는 말했다. 우리는 그녀의 피로 및 우울증이 시간이 지나면서 약화되는지를 기다려볼 수 있고, 만일 그렇다면 그녀는 전혀 면담을 받으러 올 필요가 없을 것이다; 또는 그녀가 분석을 받으러 와서 정신분석가와 면담하는 것이 그녀에게 그토록 무서운 일이 되도록 만드는 것이 무엇인지 탐구해 볼 수도 있다. 나의 대답은 Mrs. F.의 기분을 맞춰준 것처럼 보였다, 그녀는 말했다: "좋아요, 두 번째 생각이 말이 되네요. 만일 우리가 두려움을 극복할 수 있다면, 나는 갈 수 있을 거에요. 만일 그럴 수 없더라도 양심의 가책은 분명 없겠네요." 나는 그 명확한 표현에 동의했고, 우리는 만날 약속을 잡았다.

Mrs. F.가 도착했을 때 그녀는 피로해 보이거나, 우울하거나 불안해 보이지 않았다. 실제로 그녀는 미소를 지으며 말했다: "당신은 매우 영리한 분이로군요. Dr. X.는 나에게 선택의 여지란 없어서 정신분석가를 찾아 가야 한다고 느끼게 만들었고, 그러한 강요의 느낌은 나를 더 우울하게 만들었어요. 그것은 답답했어요. 나는 마치 코너에 몰린 것처럼 무서웠어요. 우리에게 선택의 여지가 있다는 당신의 말은 안도감으로 다가왔죠. 그래요, 당신은 매우 영리한 사람이에요." 나는 내 말이 영리하다고 생각하지 않는다고 대답했다. 나는 단지 내가 믿는 것을 말할 뿐이었다. 수 년의 경험을 통해 나는 예비 환자들이 "찾아오는 데 열의를 보이지 않는" 것은 보통 그들이 대면을 두려워하기 때문이라는 것을 알고 있었다. 또한 나는 증상은 사그라지고 흘러가 버릴 수 있으며, 고통 받고 있는 환자들에게 자신의 고통을 알아볼 기회를 제공하면 환자는 자신의 고통이 충분히 커지고 알려지지 않은 두려움을 탐구할 지적 호기심과 용기가 있을 때 결국 분석가에게 찾아온다는 것을 알고 있다. 정신치료에 관심이 있는 대부분의 사람들은 두려워하는 것이 무엇인지 아는 것이 알지 못하는 공포에 의해 압박감을 받는 것보다 더 낫다고 느낀다. Mrs. F.는 동의하였고, 우리의 전화 통화 이후로 그녀는 스스로에게 자신의 공포가 무엇인지 질문하기 시작했다고 덧붙였다. 사실 그녀는 심지어 몇 가지 답을 얻었다고 믿었다.

이 시점에서 단지 두 가지 점을 강조하고 싶다. 나는 항상 자신의 약속을 직접 나와 정하는 환자를 선호한다. 예를 들어 남편과의 만남 약속을 부인과 정하지 않는다(반대의 경우도 마찬가지다.). 남편이 전화할 수 없어 보이는 분명히 믿을 만한 이유들에도 불구하고, 나는 그것이 강한 저항을 나타낸다는 것을 알게 된다. 그러한 저항감이 나에게 전화하기 힘들 정도로 심각하다면, 그녀는 그 시점에서 남편을 위한 정신치료의 유용함에 대해 스스로를 속이고 있는 것일 뿐이다. 이는 내과 의사들이 마지못한 환자들과 약속을 정할 때에도 역시 진실이다. 두 번째, 나는 환자들에게 면담에 오거나 치료 과정에 들어가는 것만이 그들이 할 수 있는 유일한 행동 과정이라고 느끼도록 하지 않으려 애쓴다. 나는 항상 다른 선택이 있음을 시사한다. 더 나은 것이든, 더 나쁜 것이든, 선택은 선택이다. 환자들에게 아무런 선택권도 주지 않는 것은 공포, 도피, 또는 순종을 위함이지, 치료에 개방적인 마인드로 접근하도록 하기 위함이 아니다(Klauber, 1972). 마지막으로 초기 전화 통화에서 분명하게 보이는 저항을 해석할 필요가 있다고 믿는다.

나는 간혹 일어나는 다음과 같은 상황에 대해 완전히 만족스러운 대답을 찾지 못했다. 알지 못하는 환자가 전화를 해서, 가능한 시간에 약속을 잡고 나서 "선생님, 진료비는 얼마인가요?" 라고 묻는다. 이것은 보통 불길한 조짐의 신호이다. 왜냐하면 이것은 충분하지 못한 자금을 가진 실제적인 문제이거나, 돈 문제에 관련된 비합리적인 과잉 걱정 중 하나를 나타내기 때문이다. 첫 전화 통화(또는 후에)에서 진료비를 묻는 환자의 질문에 대한 내 대답은 다음과 같다: "나는 정해진 진료비는 없습니다, 내 진료비는 다양합니다." 나의 몇몇 가난한 환자들은 내 대답에 두려웠었다고 후에 말하였다. 그것은 마치 함정 수사와 같았다고 한다. 더 부유한 환자들, 특히 매우 부유한 환자들은 다른 환자들이 지불하는 것보다 더 많은 진료비를 청구 받았다는 것을 알았을 때, 더 비싼 진료비를 내면서 또한 더 혜택을 받는다고 느낀다. 그들은 내가 그들의 재정 상태를 알기도 전에 할인을 받을 거라는 희망에서 전화로 진료비에 대해 문의를 한다. 나는 부유한 환자들에게 더 많은 진료비를 청구하고 적절한 시기에 그들에게 그렇게 말을 한다.

만일 환자가 경제적 고통으로 인해 나의 진료비에 대해 문의한다고 느낄 때, 나는 "정해진 진료비는 없다"라는 대답에 "당신은 진료비를 지불할 수 없을까 봐 걱정하십니까?" 라는 질문을 덧붙인다. 환자의 대답이 "예" 라면, 한 번 방문에 대한 진료비는 그의 재력 내에서 해결될 것이라 확신시킨다. 나는 우리의 일 중 일부는 진료비를 거의 받지 않거나 아예 받지 않는 선에서 이루어져야 한다고 믿는 분석가 집단의 한 사람이다. 만일 내 질문에 대한 대답이 재정적 곤란함에 대한 문제가 아니라면, 나는 단지 내 진료비는 다양하며 우리는 다음 약속 때 그 문제에 대해 더 완벽히 논의할 수 있을 것이라 대답한다. 나는 이것이 돈 문제에 관한 환자들의 그러한 불안을 가라앉히지 않을 것을 알고 있지만, 환자는 잘못된 확신을 가지지 않고 진료비에 대한 내 태도를 마주하는 것이 더 나을 것이다. 재정적으로 궁핍하지 않으나 여전히 전화 상으로 정확한 진료비를 알아야겠다고 주장하는 몇몇 환자들은 종종 첫 번째 약속을 취소한다. 그러나 나는 그러한 환자들은 차라리 빠르게 일을 그만두는 편이 낫다고 생각한다.

초기 전화 통화는 대화를 통해 당신이 환자의 요구를 채울 수 없다는 것을 알게되면, 당신과 환자의 불필요한 방문의 수고를 덜어줄 수 있다. Mr. C.와 같은 환자들은 몇 가지 외부 원인으로 인해 중단해야만 했던 분석을 계속하도록 추천 받은 분석가에게 전화할 것이다. 당신이 사용 가능한 시간을 충분히 확보하지 못한다면 이는 딜레마를 야기한다. 그들이 전 분석가에게서 다른 분석가들의 이름을 받았을 경우, 그들은 자신들의 목록에 있는 다른 분석가들에게 전화를 해 보도록 충고 받았을 것이다. 때로 환자들은 내가 시간이 없을 것이라 알려져 있을 때에도 그들이 분석이 필요하면 면담을 위해 나를 만날 약속을 하라는 얘길 듣는다. 그들의 분석가들은 의뢰할 목적으로 자문을 하는 것이 두 번째 분석가를 선택하는 데 있어 종종 가치 있는 일이라고 믿으며, 나 역시 동의한다. 나는 얼굴을 마주 대하고 환자와 면담을 함으로써 이 특정한 환자와 잘 맞는 분석가를 선택하는 데 도움을 줄 수 있다는 견해를 갖고 있다. 환자와 분석가를 "연결"해 준다는 개념은 모호한 것이지만, 많은 분석가들이 그 일이 유용하다는 것을 알게 되었다(Tyson and Sandler, 1971; Klauber, 1972; Holzman and Schlesinger, 1972). 그것은 개업 또는 세미나 강연 등의 경험이 거의 없는 분석가들에게는 힘든 일이다. 그러나 경험 많은 교육분석가 및 수퍼바이저들도 실수를 한다. 나는 종종 잘못된 선택을 하지만, 모든 것을 감안할 때 단일 탐구 회기의 도움을 받아 좋은 선택을 하는 데 있어 잘못되기보다는 더 올바른 선택을 해 왔다. 일반적으로 나는 어떠한 추천을 하기 전에 한 시간만이라도 환자 만나는 것을 선호한다. 이렇게 하는 일이 힘들 경우에는 환자들에게 내가 높이 평가하는 몇몇 사람들의 이름을 알려 줄 것이라 말하지만, 그렇게 하는 경우는 꺼리는 편이다. 그리고 나서 그 당시에 여유 시간이 있는 것으로 알고 있는 분석가들을 제시한다. 그리고 마지막에 가서 마음을 바꾸지 않도록 그 분석가들에게 직접 전화하는 것을 선호한다.

초기 전화 통화는 또한 치료에 대해 비현실적인 기대를 하는 사람들을 일찍 걸러내는 기회가 될 수도 있다. 나는 또한 환자가 나를 만나기로 어떻게 결정하였는지에 대한 생각을 듣는 것을 좋아한다. 때로 그들은 정신분석 동료들, 다른 치료자 그리고 전 환자들에게 추천을 받았다고 말한다. 이러한 추천은 보통 도움이 되지만, 출판된 기사를 읽거나 내가 대학 강의를 하는 것을 듣고 환자들이 나에게 온 경우, 전화로 좀 더 이야기를 하는 것이 좋다. 나이 들고 활동적인 목소리의 한 여성이 전화를 해서 나를 꼭 만나야 한다고 말했다. 그녀는 그녀를 오랫동안 괴롭혀 온 질병, 그리고 어떠한 의사도 "다룰 수" 없었던 그녀의 질병을 내가 고칠 수 있을 것이라 들었다. 내가 그녀에게 어떻게 나에게 전화하게 되었냐고 물었을 때, 그녀의 친구 중 하나가 강연회에서 나를 보았고 "당신의 최면을 거는 듯한 분위기를 극찬하였다. 당신은 사람들을 똑바로 바라보았고, 엑스레이 같은 눈을 가졌으며, 당신이 나를 도울 수 있을 거란 걸 나는 안다." 고 설명했다. 나는 그녀 친구의 추천을 감사하게 생각하지만, (1) 나는 최면술을 사용하지 않으며, (2) 엑스레이 같은 눈을 갖고 있지도 않다고 그녀에게 확인시켜주었다. 그리고 나서 나는 마지막으로 의사의 진료를 받은 게 언제인지 물었다. 그 연세 있는 여성은 적어도 5-10년은 되었을 것이라고 대답했다. 그리고 나는 그녀와의 만남에 동의하기 전에, 그녀가 먼저 의사의 진료를 받고, 그 의사가 나를 추천한다면 기꺼이 그녀를 만나겠다고 제안하였다. 그녀는 매우 실망하였고 딱 한 번만 자기를 만나달라고 애원했다. "당신이 무엇을 잃을 수 있죠?" 그녀가 자신의 상황을 설명한 것을 듣고, 나는 그녀가 자신의 시간과 돈을 낭비할 수도 있음을 걱정하였고, 내 의견으로는 그녀의 문제에 대한 올바른 접근법은 먼저 의사를 만나는 것이었다. 그 후 그녀는 다시 전화를 걸지 않았다.

한 남자가 떨리는 목소리로 면담을 위해 전화하였다. 그의 멈칫거리고 불분명한 목소리 때문에 다소 이르지만 내가 그의 나이를 물어보게 만들었다. 그는 76살이라고 대답했다. 나는 어떻게 내게 전화하기로 결정하였는지 물어 보았다. 그 남자는 고등학교도 졸업하지 못했지만 의학 서적의 애독자라고 대답했으며, 우연히 내가 쓴 책 '정통 정신분석의 이론과 실제'를 읽게 되었다고 했다. 그는 내가 책 한 권을 쓸 수 있는 사람이라면, 아마도 그의 건망증, 불면증, 우울증 및 수 년 동안 그를 괴롭혔던 많은 다른 증상들을 치료할 수 있을 거라 판단했다. 나는 그에게 다른 정신과 의사의 면담을 받아본 적이 있냐고 물었을 때 그는 받아 보았으나, 그가 10년 이상 동안 만나왔던 정신과 의사가 최근에 죽었다고 했다. 직업적으로 내가 알고 있던 그 정신과 의사는 그의 증상에 대해 많은 부분을 실제로 도와주지는 못했지만, 한 달에 한 번 그와 이야기하는 것을 즐겼으며, 그 시간은 그를 행복하게 했다. 나는 그에게 그의 정신과 의사를 알고 있고, 그를 높이 평가하긴 하지만, 그와 같은 방법으로 내가 해 줄 수는 없다고 대답했다. 그러나 그의 예전 정신과 의사와 같은 방법으로 일하는 능력 있는 정신과 의사를 기쁘게 그에게 찾아줄 수 있을 것이라고 했다. 나이 든 남성은 실망하였지만 내가 믿고 있는 사람을 소개해 준다는 데에 만족해 했다. 이렇게 함으로써 우리가 불필요한 만남을 갖는 것을 방지할 수 있었다.

현재 치료 중인 환자에 의해 누군가 자문 또는 의뢰를 요청한 경우 분석가는 특별한 문제에 직면하게 된다. 대체로 이러한 상황은 치료 중인 환자에 대한 다양한 전이 문제를 만든다. 새로운 의뢰는 뇌물이나 선물일 수 있으며, 분석가 자신의 "훌륭함" 또는 다른 형태의 행동화를 보이는데 사용되기도 한다. 어떠한 경우라도, 새로운 의뢰를 받으면 이는 전이 및 역전이를 오염시킨다. 경험으로 보건대 전화를 건 사람에게 다른 분석가와의 면담이 가장 좋을 것이라고 말하는 것이 훨씬 더 좋다. 누군가가 당신에게 자문을 요청하면서, 다른 치료자에게 치료 중이라는 것을 비밀로 해달라고 말할 때는 딜레마가 생긴다. 만일 그 분석가가 운이 좋으면 전화 통화 상에서 밝혀질 수 있다. 나는 환자들에게 매우 솔직하게 그러한 일은 나에게 또는 그들의 현재 분석가에게 정당하지 못한 일이라고 말한다. 의료 윤리는 내가 어떻게 도움이 될 지에 대해 환자와 얘기하기 전에 환자들이 현 분석가에게 허락 받을 것을 요구한다.

이 규칙에는 예외가 있다. 자살 충동을 느끼는 환자, 또는 매우 파괴적으로 행동하는 사람들은 새로운 분석가에 의해 도움을 받을 수 있으며, 때로는 친구, 배우자 또는 친척에 의해 도움을 받을 수 있다. 의료 윤리와 더불어 환자의 요구, 곤경 및 신뢰성을 따져 봐야 한다. 때로 분석가는 비밀 지키는 것을 포기하고, 환자의 동의가 있든 없든 현재의 분석가에게 얘기할 수도 있다.

나는 특정 기본 요점을 강조하면서 초기 전화 통화에 대한 간단한 조사를 마무리 하겠다. 전화 통화는 심각하게 받아들여야 하며, 사소하게 취급되어서는 안 된다. 그러므로 전화 통화가 산만해지지 않고 집중될 수 있도록 한 번에 하나의 일에만 집중해야 한다. 첫 전화 통화는 적시되거나 최소한 부분적으로 다루어질 수 있는 강한 저항을 드러내 보일 지 모른다. 초기 전화 통화는 당신에게 찾아오는 것 외에는 다른 선택의 여지가 없다고 느끼는 환자의 비현실적인 감정을 드러내 보일 수도 있다. 그러한 상황에서 분석가는 환자들에게 다른 선택의 여지가 있다고 안심시킬 수 있다. 때로 당신 또는 정신분석가가 환자가 필요로 하는 인물이 아님을 깨달을 수도 있다.

이 모든 것은 당신이 전화를 걸어 온 환자에게 충분한 시간과 주의를 기울이면 요령 있게 간단히 다루어질 수 있다.

나는 내가 말하고자 하는 것들 중 몇몇은 모든 정신분석가들에게 받아들여지지 않는다는 것을 알고 있다. 어떤 사람들은 비서나 자동 응답기가 없을 것이다. 많은 사람들 특히 환자들 사이에 휴식 없이 일하는 사람들은 자동 응답기가 있더라도 일하는 회기 중에 전화가 걸려오면 받는다. 다른 분석가들은 치료를 계속할 시간이 없다면 환자를 아예 안 보는 것이 더 좋다고 믿는다. 많은 사람들은 전혀 면담 업무를 하지 않으며, 동료들의 소개에 의존한다. 정신분석에서의 이론적 성향, 분석 방법 및 성격에 있어서 개인 차이에 대한 여지가 있음을 잊지 말아야 한다. 나는 내가 실천하는 정신분석의 기본 원리에 일치하기 때문에 그러한 상황을 내가 하는 방법으로 다룬다.

결국 전화상이든 면담실 안에서든 나는 분석 상황의 "분위기"에 큰 가치를 둔다. 내가 무엇을 하려 하든 간에 간단하고 개방적이어야 하며 혹독하거나 직설적일 필요는 없다. 요령이 있다는 것은 얼버무리거나 위선적인 것을 의미하지 않는다. 첫 전화 통화에서부터 결국 환자는 분석가가 환자의 안녕에 신경 쓰고 있음을 느낄 수 있어야 한다(Gill et al., 1954). 이러한 관점은 개인적으로 나에게 적합하다. 나는 그렇게 할 때 편안함을 느낀다. 이렇게 일하는 방식은 자체의 문제점을 갖고 있을 수 있으며 다른 이들에게는 맞지 않을 수도 있다. 심지어 미래에는 이러한 상황을 다루는 내 방식을 바꿀 만한 이유를 찾게 될 수도 있다. 그러나 지금은 이런 관점은 도움을 구하는 환자들에 대한 내 접근법의 논리 정연하고 일관적인 부분이라고 나는 생각한다.

분석가의 사무실

분석가의 작업 공간은 두 가지 최소한, 그렇지만 기본적인 요구 사항을 충족시켜야 한다: (1) 분석가에게 편안하고 효율적이어야 한다. 그리고 (2) 환자에게 불필요한 저항감을 불러 일으키지 않아야 한다. 특히 환자가 강하게 동기 부여되지 않았을 경우에, 치료의 첫 시간에는 후자의 고려 사항에 더 큰 주의를 두어야 한다고 강조하고 싶다. 일단 치료가 잘 시작되고 환자와 분석가 모두 계속 치료를 해 나갈 강한 마음을 먹은 후에는 가장 불리한 환경 하에서도 치료를 계속할 수 있다. 나는 제 2차 세계 대전 중에 편집증적 의미를 지닌 극심한 동성애자에 대한 공포를 가진 한 동료 장교와 긴급한 분석적 작업을 했던 때를 기억한다. 우리가 사용할 수 있는 유일한 방은 잠금 장치가 없어서 매 번 분석을 시작할 때에는 문에 못을 박아 잠그고 분석이 끝나면 못을 뽑아 문을 열어야만 했다. 그 환자는 매우 도움을 필요로 했으며 나는 기꺼이 도움을 줄 준비가 되어 있었기 때문에, 우리의 사적 면담을 보장하는 이러한 이상한 방법은 우리 둘에게 전혀 방해가 되지 않았다.

그러한 상황은 분석가와 환자가 가지는 선택의 수에 비례하여 더 복잡해 진다. 병원 또는 대학에서 일하는 분석가들은 보통 개인 사무실에서 일하는 치료자에 비해 훨씬 더 적은 편안함과 효율성을 견뎌야 하지만, 보통 극복할 수 없는 어려움을 야기하지는 않는다. 환자와 분석가는 그들의 한정된 선택을 인지한다. 다음의 설명은 주로 개인 사무실에서 일하는 분석가와 "보통의" 개인 환자를 대상으로 하며, 내 환자들과의 경험과 의뢰 이후 나에게 보내진 다른 분석가의 환자들의 반응, 그리고 내가 방문했던 분석가 사무실에 대한 나의 관찰과 반응으로부터 나온다.

우리가 직면해야 되는 주요한 문제점 중 하나는 분석가의 "분석적 익명성"을 손상시키지 않으면서 사무실이 얼마나 편안하고 쾌적하게 만들어질 수 있는가 하는 문제이다. 결국 우리의 개인적인 선호 또는 특이한 성격을 너무 많이 드러내지 않음으로써 환자의 전이 반응을 오염시키지 않길 원한다고 배웠다. 불행히도 사무실 공간의 위치, 정돈 및 실내 장식을 우리가 어떻게 선택하든 간에, 최종 결과는 분석가의 성격, 심지어 익명성에 대한 그의 열정에 대해 많은 부분을 드러내게 될 것이다. 또한 비록 잘 준비된 곳이더라도 사무실이 마치 수도원이나 수녀원에서 볼 수 있는 것처럼 너무 삭막하면 분석가가 방의 분위기를 닮았다고 여겨질 수 있다. 관찰력 있는 환자라면 그러한 과장된 엄격함이 분석가에게서 어떤 감춰진 공포를 불러 일으켜 불편하게 만들 것이라고 느낄 것이다.

다른 분석가들은 매우 단조롭고 별 특징이 없어, 사무실이 마치 여행하는 세일즈맨의 호텔 방과 같은 환경과 장식을 선택함으로써 자신의 익명성을 보호하려 노력한다. 이렇게 취향을 희생하면서까지 하는 것은 민감한 환자들에게는 뭔가를 방어하는 듯이 여겨진다. 그 반대 또한 똑같이 좋지않다. 너무 화려해서 헐리우드 영화 세트장의 잘못된 화려함을 상기시키는 사무실. 이러한 모든 경우에, 많은 환자들은 분석가의 가구 배치 방식에 무언가 잘못되거나 강제적인 것이 있다는 것을 감지할 것이다. 이는 초기 면담 시간 동안 생산적인 분석 분위기의 발달을 당연히 방해한다.

감추고자 하는 바람을 무심코 드러내는 정형화된 것을 따르지 않는다면, 우리의 개인적인 취향을 완전히 감출 수는 없다. 또한 우리는 모든 환자들의 미적 선호에 부응할 수 없다는 것도 안다. 우리가 할 수 있는 것은 우리를 만족시키고, 업무를 용이하게 하고, 환자의 기분을 상하지 않게 하는 것들을 배치하는 것이다. 어떤 종류든 극단적인 것은 피해야 한다. 나는 내가 잡았던 가장 커다란 물고기의 사진을 전시하는 대신에, 나의 정원에서 꺾어 온 싱싱한 꽃을 책상에 전시하는 것은 유쾌하고 해가 없는 일이라 생각한다.

사무실은 일하는 공간이고 신체적으로 편안하고 우리의 눈을 유쾌하게 해야 한다. 그러나 사무실은 거실, 침실 또는 굴이 아니다. 이러한 고려 사항은 긍정적 전이, 치료 동맹, 그리고 치료과정이 자리를 잡기 전, 시작 단계, 치료의 첫 시간에 특히 중요하다고 되풀이하여 강조하고 싶다. 몇 가지 임상 증례를 들어 보도록 하겠다.

이 전 섹션에서, 대기실에 단지 오래되고, 딱딱하고, 곧 부서질 듯하며, 단단한 나무 의자만을 준비해 두어서 환자들이 그 사무실에 다시는 가고 싶어하지 않았기 때문에 능숙하고 분명히 유능한 분석가가 좋은 예비 환자를 잃게 되었다는 것을 설명하였다. 나는 대기실에 가본 적이 있으며 환자가 느꼈던 바를 확인할 수 있었다. 이 환경을 더 불안하게 만든 것은 사무실의 위치로 보아 분석가는 안정된 수입을 올리고 있음을 알 수 있다는 사실이었다. 나는 대기실과 치료실을 왜 그렇게 불편하고 허름하게 만들었는지 그에게 물어보고 싶었지만 그런 질문을 할 수 있을 정도로 그를 잘 알지 못한다. 나는 단지 한정된 사적 경험 및 그와의 좀 더 광범위한 과학적 교류로부터 그의 사무실 배치는 그의 "반 베버리 힐즈" 강박 관념과 그의 환자들 내면에 깊게 감춰진 정신병리에 대한 헌신을 반영한다고 추측할 뿐이다.

나는 나의 사무실이 환자들에게 부당한 고통을 유발하지 않고, 또한 나에게도 즐거운 쪽으로 꾸미려고 노력한다. 내 사무실 안에 있는 모든 가구들은 내가 좋아하는 것들이지만 너무 사적인 것들은 아니다. 나는 세 사람은 편안히 앉을 수 있을 정도로 충분히 커다란 대기실을 갖길 원한다. 이는 때로 부모들이 아이와 함께 오거나, 부부가 나이 든 부모와 함께 오기 때문이다. 대기실에는 항상 최근 잡지들이 구비되어 있는데 보통은 뉴스 잡지나 사진이 많은 잡지들로, 전문 잡지들만 있는 것은 아니다. 나는 또한 환자를 동반한 보호자들을 위해 그림 또는 만화책 한 두 권도 구비해 놓고 있다.

치료실에는 책상 한 개와 나와 환자를 위한 편안한 의자 두 개를 구비해 놓았다. 두 개의 의자는 환자가 책상 너머로 내게 가까이 또는 멀리 앉을 수 있도록 배치되어 있다. 나는 책상을 선호하는데, 이는 겁 먹은 환자들이 일종의 보호를 위한 거리를 둘 수 있고, 자신의 몸의 일부를 감출 수 있도록 해 주기 때문이다. 또한 이는 내가 종종 책상 아래에서 다리를 떨 수 있는 자유를 준다. 나는 책상을 두지 않거나 낮은 책상을 둠으로써 더 많은 솔직함을 줄 수 있다고 들었지만, 분석 초기에는 처음 우선권을 두어야 하는 것은 환자의 취약한 감정이다.

내 소파는 충분히 커서 환자들이 떨어지지 않고 어느 정도 움직일 수 있도록 해 준다. 또한 분석시 환자가 잠들지 않고 작업을 할 수 있도록 푹신하지 않게 만들어졌다. 나는 낮은 소파를 선호하는데, 뒤에 앉아서 내가 원할 때 환자의 얼굴을 볼 수 있도록 해 준다. 또한 그 소파는 환자가 고개를 돌려 나를 볼 수 있도록 해 준다. 나는 환자들의 편의를 위하여 목을 편안하게 할 수 있는 베개(wedge pillow)를 준비해 두었고, 지갑, 장갑 또는 소지품과 같은 개인 용품을 놓아 두기 위한 사이드 테이블을 놓아 두었다.

화장실이 복도에 있던 예전의 몇몇 내 사무실에는, 출입구 앞에 거울과 크리넥스를 둔 작은 공간이 있어서, 속이 상한 환자들이 바깥에 나가기 전에 얼굴의 평정을 되찾을 수 있도록 하였다.

나는 내 치료실의 출입구를 분리해 두어서 환자들이 서로 마주치지 않도록 하는 편을 선호한다. 비록 다른 환자들을 만나게 되더라도 자신의 반응이 즉시 분석 상황으로 들어오고 그들의 잠재적인 저항에 대해 분석되는 한 다른 환자들과의 만남을 참아내는 것처럼 보이지만, 내 환자들은 일반적으로 이러한 분리된 배치를 좋아한다. 대기실을 공유하는 분석가들은 다른 환자 또는 다른 분석가에 대한 자기 환자들의 반응에서 많은 저항을 발견하지 못한다고 들었다.

요약하면, 분석가는 개인적으로 자신에게 맞는 환경에서 일해야 하며, 그러한 환경에서 분석가는 쾌적함과 편안함을 동시에 느낄 수 있어야 한다. 나는 또한 분석가는 사무실을 잘 정돈하려 노력해야 하며, 그래서 새로운 환자의 현실적인 기대에 부합하고, 특이하게 인간미가 없거나 특유하게 기이하거나 해서 강한 불안감을 조성하지 않도록 해야 한다. 사무실은 사적이고, 편안하며, 미학적으로 쾌적한 업무 영역의 느낌을 주어야 한다. 지나치지도, 부족하지도 않아야 한다.

나는 병원 건물의 내 사무실에서 대부분의 업무를 하지만, 이른 아침이나 저녁 때 집에서 몇 명의 환자를 보기도 한다. 나는 전문 건물 또는 자신의 집에서 일하는 분석가에게 환자를 보내거나 수퍼비전한다. 그 결과 나는 두 가지 상황의 장점과 단점에 대한 느낌을 가지고 있다. 예를 들어 전문 또는 병원 건물에서 진료하는 것은 정신분석이라는 것이 전문적 또는 의학적 치료라는 환자의 인식을 강조한다. 그래서 이는 사회적으로 용인할 수 있다. 그러나 이는 또한 일주일에 4-5번 정도 방문하는 정신분석 환자들이 주차장의 사람들, 엘리베이터 작동자, 비서, 내과 의사 및 건물에서 일하는 다른 직원들에게 정신분석 환자로 인식이 강해질 위험이 있다. 이는 수줍은 환자들이나 자신들의 치료를 비밀로 하고 싶어하는 환자들에게는 고통스러운 일일 수 있다. 이는 더 많은 분석을 위한 분석가들, 분석가의 아내, 그리고 유명 인사들에게도 일어날 수 있는 일이다. 그러한 잠재적 "노출"은 분석 초기에 강한 저항감을 환기시킬 수 있지만, 빠르고 철저히 관리된다면 지장을 주는 요인은 아니다.

자신의 정신분석 활동을 비밀로 유지하고 싶어하는 환자들에 대한 이야기를 간단히 해 볼 가치가 있다. 결혼한 사람들에게 그들 또는 자신의 배우자가 정신분석이 그들의 결혼 생활에 위협이 될 거라 생각한다는 것을 의미한다. 많은 사람들에게 있어 정신분석치료는 무언가 부끄러운 것, 감춰야 할 것으로 인식된다. 그들은 정신분석은 자신이 "약한 마음을 가졌거나," 아마도 심지어는 "미쳤다"는 것, 의지력 부족, 성적으로 타락함, 또는 적어도 성적으로 기이함, 거의 신경쇠약 직전, 또는 정신적으로 불완전함을 드러낼까 봐 두려워한다. 분석가한테 가는 데 대한 부끄러움은 제 2차 세계 대전 이전 년도에 매우 널리 퍼져 있었으며 강렬한 것이었다. 1950년대와 1960년대에 그러한 의식은 약해졌으며, 그 경향은 심지어 역전되었다. 정신분석 중에 있음을 자랑하던 환자들을 알고 있다(때로 그들은 사실이 아님에도 그렇다고 주장하기도 했다). 이제 1970년대 동안, 미국에서 정신분석은 한번 더 인기가 없어졌다.

정신분석 환자가 되는 데 대한 부끄러움과 이러한 부끄러움의 원인이 무엇인지 알아내는 것이 중요하다. 이는 꿈에 있어서 발현몽처럼 간주되어야 한다. 그리고 특정한 표면 징후를 생기게 하는 환타지는 추적될 필요가 있다. 다음에 몇 가지 전형적인 예를 제시한다: "나는 마음이 약하다.”는 말은 종종 사람들이 그 환자가 광범위하게 자위행위를 한다, 또는 몹시 의존적이 되고 싶어한다고 여길 것이라는 생각에서 비롯한다. 그들이 두려워하는 신경 쇠약은 종종 자신의 내적 제어를 잃는 것에 대한 두려움이다. 다른 사람들이 아는 것을 부끄러워하는 것은 방어적인 외부화 및 투사를 반영한다.

이런 현실적인 불안은 분석가들이 분석치료를 받을 때 자신의 환자들이 그 사실을 알길 원하지 않는 것이다. 그리고 나는 가능하다면 그들의 환자들로부터 그 나이 든 분석가들을 보호하려 노력할 것이다. 나는 집에서 그들을 만나거나 그들의 시간을 따로 마련해 둠으로써 그렇게 한다. 그러나 심지어 이러한 상황에서도 그 비합리적인 공포는 여전히 분석할 필요가 있다. 이는 그들이 분석 과정의 효율성을 저해하는 중요한 저항감을 야기하기 때문이다.

젊은 동료들은 또한 환자들에게 그들이 분석 또는 감독을 받고 있다는 사실을 숨기려 한다. 나는 불필요하게 그들에게 모욕감을 줄 생각은 없다. 그러나 그들이 느끼는 부끄러움은 그들 자신의 분석에서 계속되어야 한다. 만일 훈련 분석 요구 사항에 대해 아는 것에 관해 환자들이 민감해 한다면, 나는 진실되게 이야기 하고 거짓말을 하거나 얼버무리지 않는 것이 최선이라 믿는다. 환자에게 거짓말을 하거나 얼버무리는 것은 실제 관계, 작업 동맹 및 환자가 전이신경증을 발달시키는 능력에 회복할 수 없는 피해를 주게 된다.

환자가 분석치료를 받는다는 것의 의미를 진정으로 이해하고, 분석가의 성격에 대해 진실한 감정을 발전시킨다면, 그는 분석가가 자신이 겪고 있는 불안과 우울에 대해 공감적인 기분을 느끼는 것과 유사한 방법으로 또한 고통 받고 있음이 분명하다는 것을 서서히 인식하게 될 것이다. 잘 진행되는 분석에서, 환자 자신은 정신분석은 협력적인 노력이며, 환자와 분석가의 상당한 노력을 필요로 한다는 것을 깨달을 것이다. 결국 환자들은 환자와 치료자 간의 거리가 “분석되지 않는” 것에 비해 “분석되는”것 만큼 그렇게 대단한 것은 아니라는 것을 깨닫게 된다. 그럼에도 불구하고 나는 분석가들을 위해 많은 시간을 할애하여 그들이 자신의 환자들과 너무 자주 접촉을 하지 않도록 하려고 한다.

개인의 집에서 일하는 것은 환자들의 사생활을 더 존중해 주지만, 또한 분석가의 사생활은 덜 존중받게 된다. 환자는 문을 열어 주는 사람들을 보게 되고 다른 방이나 사람들을 무심코 보게 될 수 있으며, 다른 사람들 특히 아이들의 소리를 들을 수도 있고, 요리하고 있는 음식 냄새를 맡게 될 수도 있다. 그러한 자극은 강한 호기심과 관음증적 환상 또는 충동을 환기시킬 수 있으며 이는 충족될 수도 있는 욕구인 동시에 금지되어야 할 것이며, 그 결과 억압되거나 거부되어야 한다. 예를 들어 나의 집에 있는 사무실 입구에서는 정원의 조망이 보이며 부엌 일부도 보인다. 한 남성 환자가 종종 부엌 테이블에서 커피를 마시고 있는 여성의 모습을 보았다고 인정한 데는 수년이 걸렸다. 그 모습이 나의 아내일지도 모른다고 인정하는 데에는 더 오래 걸렸다. 그리고 나서 그는 그녀가 매력적이지 않을 까봐 두려워한다는 것을 깨닫기 시작했고, 나에게 그렇게 말하게 되어 무척 미안해 하였다. 후에 그는 만일 그녀가 매력적이어서 그녀에 대해 성적 환상을 갖게 되는 것이 더욱 안 좋은 일이라 깨닫게 되었다. 내가 그에게 자신의 꿈 속에서 두 종류의 환상을 이미 모두 체험했음을 보여준 후에야, 그는 4년 동안 그 곳에서 그녀를 보아왔음을 깨달았으나, 자기가 인식한 것의 실체를 거부했다. 왜냐하면 그는 금지된 영역을 들여다 보았기 때문이었다. 그는 "오이디푸스적" 상황을 경험한 것이다. 길고 긴 분석의 끝으로 향해 가면서 그는 종종 차에 타면서 그녀에게 손을 흔들어 인사를 했다.

한 가지 재미있는 사건이 떠오른다. 나는 이를 검열해 낼 수 있지만, 정신분석가들은 자신의 업무를 너무 심각한 것으로 묘사하는 경향이 있다. 그러나 우리가 즐거운 시간을 보낼 때뿐 아니라 우연한 경험으로부터도 즐거운 순간을 느낄 수 있다. 이들은 분석된다면 매우 도움이 될 수 있다. 아침 8시에 약속한 내 환자가 도착했음을 알았을 때, 나의 3살짜리 손자가 문으로 달려갔다. 내가 미처 그를 붙잡기도 전에 그 아이는 문을 활짝 열고 내가 그를 저지할 때까지 계속해서 기쁘게 외쳤다: "안녕하세요, 환자님, 안녕하세요, 환자님." 그 환자는 처음에는 놀랐으나 크게 웃으면서 말했다. "안녕." 이 시간은 나의 환자가 얼마나 즐거움이 없는 삶을 살았는지, 그리고 그가 얼마나 나를 질투하는지를 설명하였다.

이러한 문제보다 훨씬 더 중요한 것은 적절한 방음장치의 필요성이다. 대기실에 있는 환자가 치료실에서 환자 또는 분석가가 일상적인 목소리로 이야기하는 것을 듣는다면, 이는 분석에 도움이 되지 않는 저항감을 불러 일으킬 수 있다. 남의 이야기를 엿들을 현실적인 가능성은 환자의 머리 속에 계속 맴돌 것이며, 그가 마음을 털어 놓는 것을 방해하며, 특히 감정적으로 개방하는 것에 있어 더욱 그러하다. 남이 나의 이야기를 엿듣는 것은 단지 신경증 적인 왜곡의 문제일 뿐 아니라, 비밀 유지의 실제적인 사실 및 사생활에 대한 환자의 권리와도 관련된 문제이다. 분석가는 치료실에서 들려오는 소리를 감추기 위해 대기실에 음악을 틀 수도 있다. 나는 자신의 대기실에 라디오를 설치하거나 음악을 틀어 주는 몇몇 동료 분석가를 알고 있다.

정신분석치료를 위한 환자 선택 : 분석 가능성

개요

정신분석가에게 있어 환자를 선택하는 것은 다양한 원천에서 발생하는 많은 문제들로 괴로운 일이다. 혼란의 일부는 정신분석 이론과 기술의 고르지 못한 발달에 기반한다. 몇몇 영역에서는 우리가 사용할 수 있는 것 이상으로 많은 것을 이론적으로 알고 있으며, 다른 영역에서는 우리가 충분히 설명하지 못하는 기술을 이용하는 것처럼 보인다. 예를 들어 자아심리학 이론은 우리가 분석 상황에 적용할 수 있는 능력 보다 훨씬 더 진보한 것으로 보인다. 반면에 우리는 단지 이론을 부분적으로밖에 설명할 수 없는 행동에서 직관, 감정 이입 및 "예감"을 종종 사용한다.

그리고, 일종의 짧은 명칭이기 때문에 종종 사용하지만, 구체적으로 풀어보면 다양한 사람들에게 다양한 의미를 가지는 용어의 문제가 있다. "자아 강도, 나르시즘, 대상 관계 및 자기"라는 용어에 대해 의견 일치를 보기는 매우 힘들 것이다(Noewald, 1973).

1권에서 나는 "정신분석치료의 적응증과 금기: 예비 관점"(1967, p.51-58)이라는 장을 쓴 적이 있다. 나는 그 때 분석 가능성의 문제는 복잡한 것임을 깨달았다. 프로이트 자신은 이 중요한 주제에 접근하는 데 있어 다양한 기준을 사용하였다(1905b, 1913, 1916-1917). 아무리 중요하거나 명백하다 해도, 하나의 척도나 기준으로는 분석 가능성을 정확히 예측할 수 없다. 환자의 병리학과 건강 자원을 모두 평가해야 한다(A. Freud, 1965). 그것은 몇 번의 사전 면담 후에 이루어지는 꽤나 어려운 것이다. 그러나 분석가가 치료자와 치료법의 선택으로써 추천을 해야 하는 때는 바로 이 때이다. 그리고 이미 연장된 면담, 시험 분석과 심리 검사는 때로 도움이 될 수 있다. 그러나 그들 역시 방해가 되는 특정 부작용을 야기할 수도 있다(Knight, 1952; Glover, 1955; Kernberg, Burnstein, Coyne, Appelbaum, Horwitz, and Voth, 1972).

정신분석의 확장된 영역은 정신분석 치료의 믿을 만한 지표로써, 특정 증상 및 진단 분류에 대해 지금까지 용인되어 온 강조에 의문을 제기한다(A. Freud, 1954a; Jacobson, 1954; Stone, 1954). 지금까지 정신분석에 접근하기 힘들다고 알려진 임상적 증후군을 가지고 있는 환자들은 이제 정당하게 배려 받고 있다. 게다가 자아심리학의 급증은 분석을 일차적으로 심층심리학이었던 것에서 자기심리학이나 전체 인격의 심리학으로 그 방향을 바꾸어 놓았다. 이렇게 환자의 성격이 이제는 성인환자의 진단적 평가에 포함되었다(A. Freud, 1969b). 동시에 수많은 분석가들은 언어 이전의 경험들이 전이를 통해서 재현되고 있고 이를 정신분석학적으로 다룰 수 있다고 확신하게 되었다(Winnicott, 1958; Rosenfeld, 1965; Lampl-de Groot, 1967; Balint, 1968; Klein, 1975). 자기애성 성격의 치료 가능성에 대한 Kohut의 강조 및 경계성-자기애성 환자에 대한 Kernberg의 관심은 전통적인 가이드라인을 흔들어 놓는다.

선택 과정에서 또 하나의 복잡한 요인은 지난 20년 동안 중요하게 인식되어 온 다른 "이야기 치료"의 과잉이다. Anna Freud(1969b)는 또한 정신분석은 혁명적인 진전으로서의 그 매력을 상실하였고, 특히 젊은이들에 의해 격하되었다고 지적하였는데, 이는 정신분석이 "기득권층"에 의해 옹호되는 치료 방법으로 여겨지기 때문이다. 간단한 정신분석학 중심의 치료, 행동치료, 바이오피드백 치료, 집단치료, 지역사회 치료 및 선험적 명상은 또한 도움을 필요로 하는 환자들 대다수에게 더 인기가 있다. 그들은 감정 투입의 측면에서 덜 부담을 주며, 시간이 덜 걸리고 재정적으로 그리 비싸지 않다. 우리가 환자를 평가할 때 이제 우리는 환자의 삶의 현재 시점에서 특정 환자의 요구를 가장 잘 충족시키는 치료법이 무엇인지 스스로 물어보아야 한다.

이러한 모든 다양한 원천으로부터 우리의 기준은 정신분석 환자를 선택하는 과정에서 더 불분명해졌다. 이제 순서를 정하거나, 적어도 분석 가능성이 더 잘 이해되도록 노력할 것을 확실히 해야 할 때이다. 기술을 진행하기 전에, 우리는 먼저 개념과 전문 용어를 명백히 해야 한다. 문제의 더 상세한 그림을 위해 5 가지 작업을 참고할 수 있다: (1) 정신분석의 적응증에 대한 Kris Study group의 논문, 이것은 1957년과 1958년에 열린 세미나의 결과이며 1967년에 Waldhorn이 보고하였다; (2) "정신분석치료를 위한 적응증과 금기", 이는 1968년 Guttman이 의장을 맡은 패널이다(Panel, 1968); (3) 정신분석을 위한 환자 선택에 있어서의 문제점: 1971년 Tyson과 Sandler에 의한 적응증, 적합성 및 분석 가능성의 개념 적용에 대한 논평; (4) "정신치료 및 정신분석, Menninger Foundation의 정신치료 연구 프로젝트 최종 보고서" 1972년 Kernberg 외, 특히 Kernberg의 요약; 그리고 (5) Stone(1973)의 논문 "정신분석 과정에 대한 저항: 그 본질 및 동기 부여에 대한 몇 가지 고찰." 미국과 유럽 모두에서 교육 기관의 정신분석 교과 과정에 분석 가능성에 대한 세미나가 얼마나 적었는지 주목할 필요가 있다(Limentani, 1972).

아마도 분석에 대한 적합성을 결정할 때 가장 어려운 진단적 딜레마는 우리가 일정 진단에 이르기 전에 즉, 사전 면담 과정 동안에 치료에 대한 추천을 해야 한다는 점이다(Knight, 1952; A. Freud, 1954a). 심지어 연장된 사전 면담, 심리 검사 및 시험 분석으로도, 우리는 본질적으로 주 증상 또는 주 진단 분류에 기반하여 분석 가능성에 대한 믿을만한 예측을 하기 어렵다. 우리 환자들의 대부분은 단순한 한 가지 신경증으로 고통 받는 것이 아니라, 더 깊은 병리적 구조를 반영하는 복합적인 신경증의 조합을 가지고 있다.

다음의 임상적 증례는 이 점을 설명해 줄 것이다. 한 여성이 비행에 대한 공포로 불평하면서 분석을 시작하였다. 곧 이는 발기 불능의 남편에 대한 억압된 적대감과 성적 자유를 위한 갈망의 징후로 밝혀졌다. 결국 이는 궁지에 빠지거나 무기력해지는 데 대한 광범위하지만 인식하지 못하는 공포로 그녀를 이끌었다. 후에 우리는 그녀의 강한 근친상간적인 열망과 아버지에 대한 공포, 그리고 어머니를 향한 죄의식을 알아내었다. 이는 여전히 더 깊고 억압된 공포와 어머니에 대한 공생적인 친밀함에 대한 소망을 감추고 있었다. 그런 점에서 그녀의 정신분석에 있어 두드러진 임상적 인상은 강한 자살 충동을 느끼는 우울증 중 하나였다. 그녀의 공포증과 불안 상태는 무시해도 될 정도로 지엽적인 것이 되었고, 마침내 우울증에 대해 우리가 면담한 시간에 따라 사라져갔다. 이를 더 진단적인 용어로 설명하자면, 그녀는 부모님에 대한 억압되고 해결되지 않은 오이디푸스적인 투쟁과 관련한 불안감, 죄의식, 적대감과 억제를 가진 히스테리적인 특성을 보여 주었다고 말할 수 있다. 그러나 분석 몇 년 후 그녀가 가진 오이디푸스적 부모에 대한 삼자간의 질투, 증오와 사랑에 대한 집착인 듯 보이는 것은 미약해졌으나, 그녀의 우울증적 의존에 대한 훨씬 더 강하고 지속적인 투쟁은 그녀의 어머니와의 결합 및 분리에 관한 그녀의 애증이 엇갈리는 갈망으로부터 나온 거대한 분노와 죄의식이었다.

때로 분석 과정 중에, 우리는 초기 또는 두 번째의 방어적 또는 반응적인, 그리고 기본적이거나 부수적인 우리의 관점을 계속해서 변화시켜야 한다. 믿을 만한 진단은 종종 치료 끝에서야 가능하다.

이러한 모든 이유 때문에, 그리고 다른 것들은 언급하기엔 너무 많지만 정신분석가들은 징후 및 증상, 진단에 기반한 적응증과 금기에 대한 그들의 주요한 의존성을 변화시키고 대신에 다음의 질문에 대답하려 애쓴다: 분석 상황에서 생산적으로 활동할 수 있기 위해서 환자는 어떠한 능력과 자질을 갖추어야 하는가? 우리는 정신분석치료가 환자들에게 요구하는 것을 따로 떼어놓으려 하고, 분석 상황에서 효율적으로 활동할 수 있는 환자 능력의 관점에서 환자들을 평가한다. 이것이 분석 가능성의 개념의 핵심이다.

환자는 세 가지 주요한 기준에 의존하여 분석이 가능하거나 가능하지 않을 수 있다: (1) 동기 부여 수준; (2) 그의 능력; 그리고 (3) 그의 성격적 특성(Waldhorn, 1967; Greenson, 1967, 4장). 당장의 시기동안 결정적일 수 있는 네 번째 고려 사항은, 실행 가능성이다; 즉, 환자의 외적 상황이다. 환자는 그의 현재 재정, 직업, 가족 또는 결혼 상태 때문에 분석이 힘들 수도 있다. 우리는 또한 다음의 질문에 대답해야 한다: 정신분석이 이 시기에 이 환자에게 최적의 치료인가?

심리검사

개요

약 30년 전에는 새로운 환자가 비교적 괜찮은 요양원이나 정신 병동, 또는 클리닉에 도착하면, 그는 그 곳의 더 높은 기준에 따라 일련의 심리검사를 받게 되는 것이 표준적인 운영 절차였다. 이러한 검사는 Wechsler-Bellevue, Babcock 이야기회상검사, 대상분류검사, 단어연상검사, 로샤검사, 주제통각검사를 포함한다. 개인 병원 의사들 사이에서는 이러한 검사는 그다지 일반적이지 않다. 심리검사는 시간이 많이 소요되는 작업이며 비용이 들고, 때로는 유능한 심리검사 전문가를 찾기가 쉽지 않다.

개인 병원의 정신과 의사 또는 정신분석가는 법정에 서야 할 때 심리검사를 사용했는데, 이는 심리검사의 결과는 전문 지식이 없는 일반인들에게는 "확실한 정보"라 인식되기 때문이다. 개인 병원의 정신과 의사 또는 분석가는 또한 몇 번의 면담 후에 정확한 진단을 내릴 수 없을 때 심리검사를 사용하기도 한다. 이는 환자가 통원 치료를 받아야 하는지 입원 치료를 받아야 하는지 결정하기 어려울 때 특히 그러하다. 이를 Knight의 용어로 말하면: 환자가 신경증적 환자인가 정신병 환자인가(1953)- 당신은 임상적 진단을 내릴 충분한 시간이 있는가 아니면 환자가 불안정한 상태에 있어서, 신경증적으로 또는 정신병적으로 발현하려는, 즉 신경 쇠약 상태인가?

나는 심리검사 훈련을 받은 적이 없었고, 이 늦은 시기에 그에 대해 후회했다. 그러나 나는

Rapaport, Gill, Schafer의 글에서 영향을 받았다. David Rapaport, Merton Gill과 Roy Schafer은 심리검사에 대한 두 권의 대표적인 책을 출판했고, 이를 1968년에 Robert Holt가 개정했다. 이 작업은 Menninger Foundation에서 Shevrin과 Shectman(1973)의 훌륭한 논문에 의해 계속되었고, 그 책은 (1) 심리검사를 둘러싼 논란들, 그리고 (2) 진단 과정의 본질에 대한 내용이었다[여기에서 Dr. Greenson은 분석 가능성의 결정에 있어 심리검사의 유용성에 대해 분명히 설명하려 했다. 불행히도, 그는 이 섹션을 끝내지 못했다.]. 그러나 Shevrin과 Shectman이 옹호했던, 병력에 대한 여러 사실들 또는 증상에 대한 설명을 청취하는 진단 과정에서 의사 소통이 취하는 형태를 강조하는 접근법은 나 또한 면담에서 사용하는 것이다.

적응증과 금기

정신분석 또는 다른 형태의 정신치료를 처방하는 데 적응증과 금기를 적용하는 것은 치료를 규정하는 의학적 모델로부터 나온 것이다. 비록 오늘날 우리가 정신분석 상황과 정신분석 과정에 대한 환자의 반응이 어떤지 질문하지만, 이는 프로이트와 그의 초기 동료들에 의해 치료법의 선택에 대한 기본적인 접근법으로서 사용되었고, 꽤나 최근까지도 전적으로 포기된 적이 없다.

개념 및 전문 용어의 혼동에 명확성을 부여하기 위해서, 나는 이 논의에서 우리가 사용할 용어에 대한 정의를 시도할 것이다. 나는 애매모호하게 설명하기보다는 세세한 것에 얽매이고 지루하다고 여겨지는 위험을 감수할 것이다.

적응증은 적절한 해결책 또는 일종의 치료법으로 분석가를 안내하는 역할을 하는 질병 또는 이상의 증상이나 징후을 의미한다. 금기는 특정 해결책 및 치료법으로부터 분석가를 떨어뜨려 놓는 역할을 하는 질병 또는 증상이나 징후를 의미한다.

징후는 환자 이외의 다른 사람이 언급하는 기능 장애 또는 질병의 증거이다. 이는 종종 그 존재 또는 그 병리학적인 특질을 인식하지 못하고 있는 환자의 이력 또는 행동에서 끌어낼 수 있다. 예를 들어 성불능으로 고통 받고 있는 45세의 한 의사는 어릴 때부터 침실에서 나와 우유를 마시고 크래커를 먹곤 했는데 마치 그러한 행동이 그가 잠을 편안히 잘 수 있도록 해 주는 것같아서라며 아무렇지 않게 말한다. 그 환자는 그러한 행동이 단지 해롭지 않는 버릇이 아니라 충동적 욕구이며, 그의 어린 시절 어머니에게서 얻은 구강 쾌락에 대한 고착의 남은 부분일 수 있다는 인식을 갖고 있지 않다. 그는 이러한 행동이 20년 이상 결혼 생활을 유지해 온 45세의 남성에게는 적절하지 못한 행동이라는 것을 전혀 의식하고 못하고 있다.

다른 증례로 35세의 이혼녀는 매 시간 치료실에서 의자에 앉을 때와 나갈 때 손수건으로 의자를 닦곤 한다. 그녀는 일상적으로 그 행동을 하며 의식하고 있는 것처럼 보이지 않으나, 이로 인해 나는 그녀가 다른 사람의 하반신에 닿았던 부분과 신체적으로 접촉하는 것 – 심지어 옷이라도 – 에 대해 두려움이 있는 것을 의식하지 못한다는 것을 안다. 이는 그녀가 어떤 형태의 더러운 성생활로 인해 접촉되는 것에 대한 공포를 가지고 있을 가능성을 시사하였다. 내가 그 환자에게 이 "습관"에 대해 물었을 때, 그녀에게는 일반적인 일이며 깔끔을 떠는 행동이 아니라고 주장했다.

증상은 정상적인 기능, 기분, 또는 반응에 있어서의 변화를 의미하며 환자가 의식하는 것이다. 증상은 보통 불안, 우울 또는 고통을 동반한다. 그들은 보통 통증으로 느껴지며, 환자를 치료 과정으로 몰아간다. 때로 환자는 증상을 받아들이거나 자신을 증상에 적응시킨다(이는 자아동질적이다). 예를 들어 37세의 한 남성은 나와의 면담 약속을 잡았는데, 그의 아내가 지난 2년 동안 그가 모든 성적 욕망을 잃었다고 화를 내고 불평을 했기 때문이다. 그 환자는 아내의 말이 진실임을 인정하였지만 그것을 유전적 특질이라 받아들였다; 그는 어머니에게서 그러한 특질은 "가족내력" 이라고 들었다.

진단은 증상과 징후의 집단에 부여된 이름이며, 증상과 징후는 그들 공통의 병인에 의해서, 또는 그들이 반복적인 형태로 나타나고 공통의 임상 과정을 공유하기 때문에 서로 연결되어 있다. 예를 들어서 나는 개략적인 형태로 이를 강박 신경증에 적용할 것이다. 이는 모든 다른 신경증(외상성 신경증 제외)처럼 해결되지 않은 무의식적인 갈등의 왜곡된 파생물이 자아의 방어 기제를 압도하여 의식으로 접근한다. 표면으로 떠오른 충동과 방어의 타협 형성은 강박신경증의 증상과 징후를 형성한다. 자아이질적 사고는 반복적으로 의식을 방해하며 사고로부터 느낌이 분리되는 전형적인 방어와 반동 형성뿐 아니라 그들의 항문 가학적인 유산의 특징을 가진 것으로 보일 수 있다. 강박적인 사고는 불경스럽고 어디에나 편재하는 것일 수 있으나, 표면적으로 환자는 극도로 경건하고 독실하다. 그러한 사람의 전형적인 성격 특질은 가끔 실수를 하긴 하지만, 지나치게 청결하고, 인색하고, 융통성 없이 공손하고, 질서 정연하며 시간을 엄수한다는 것이다. 분석 초기에 그 특질들은 자아동질적이다. 이러한 것들이 그의 기본적인 항문 가학적 충동에 반하여 과잉보상이라는 것을 환자가 깨닫는 데에는 오랜 시간이 걸릴 수 있다. 환자의 모든 증상과 성격 특질은 타협 형성으로서 이해될 수 있다. 이는 사람에 대한 애증이 엇갈리는 관계로, 본능적 충동 발달의 항문 가학적인 단계로의 회귀 및 또는 고착으로부터 나온다. 더 종합적인 설명을 위해 Fenichel(1945b), A. Freud(1965), 그리고 Brenner (1973)를 참고하라.

진단 분류는 하나 이상의 진단 양상을 포함한다. 예를 들어, 프로이트는 신경증을 전이 신경증과 자기애적 신경증으로 세분하였다(1916-1917, 강의 XVI). 그의 관점에서 전이 신경증은 정신분석에 의해 치료할 수 있었다. 왜냐하면 이 분류에 속하는 환자들은 대상 관계에 대한 갈증으로부터 그들의 분석가에게 전이 신경증을 발달시키고 지속할 수 있으며, 또한 그것을 해결하기 위해 분석적으로 일할 수 있기 때문이다. 자기애적 신경증은 정신적인 대상 관계를 발달시키지 않았거나 이를 조직하고 지속할 능력을 상실하였으며, 사람들과 일관된 외적, 내적인 관계를 갖고 있지 않은 환자들에게 적용하였다. 그 결과 자기애적 신경증으로 고통 받는 사람들은 전이 신경증을 발달시킬 수 없으며 훈습을 위한 작업동맹도 지속할 수 없었다(Greenson and Wexler, 1969; Greenson, 1974b).

진단 분류의 다른 예시들로는 성도착, 심신 장애, 충동 장애, 중독, 비행 그리고 모든 분류 중 가장 큰 범주에 "경계선" 증례들이 있다. 최근에 Kohut(1971)는 카리스마가 있고 창조적이거나 훌륭한 대상 관계를 형성할 능력을 가진, 그래서 경계선적이거나 정신병 환자가 아닌 자기애적 인물의 형태를 설명함으로써 중요한 기여를 했다. 그는 리비도의 이원적인 이론을 상정하였다. 무엇보다 리비도가 더 높고 더 건강한 형태의 자기애로 이끈다는 것이다(p.220). (분석 가능한 자기애적 환자들에 대해서는 Loewald [1971b], Hanly and Masson [1976]를 참고하라) 모든 분류에 있어 우리는 증상론과 분석 가능성 간의 광범위한 불일치를 깨닫게 되었다. 이러한 각 분류에 있는 몇몇 환자들은 고전적인 정신분석 기술로 분석이 가능하며, 다른 환자들은 수정 또는 준비가 필요하며 여전히 어떤 환자들은 치료가 불가능하다. 이는 분석 가능성에 대한 논의에서 더 분명해질 것이다.

분석 가능성 : 개요

분석 가능성(analyzability)이라는 말은 수많은 저자들에 의해 다양한 방법으로 사용되어 왔으나, 가장 간단하고 분명한 의미는 사전적 정의라 생각한다. 즉 정신분석이 가능한 사람인지, 정신분석치료가 적절하고 잘 맞는 사람인지를 의미한다. 분석 가능한 환자는 정신분석가에게 분석적 의미로 이해 가능할 뿐 아니라, 분석가의 개입을 효율적으로 이용할 수 있는 사람이다. Tyson과 Sandler(1971)는 분석 가능성과 적합성(suitability)간의 차이를 구분하였다. 그들은 분석 가능성은 정신분석가에 의해 이해될 수 있지만, 정신분석 과정을 이용할 능력이 없는 사람을 의미한다고 주장한다. 그들은 정신분석치료에 참여하고 그로부터 혜택을 받을 능력이 있는 환자를 언급할 때는 적합성이라는 용어를 선호한다. 나에게는 분석 가능성에 결정적인 것은 두 번째 조건이다. 모든 실용적인 목적에서 볼 때, 정신분석가에 의해 이해될 수 있지만 분석적 상황에서 일할 수 없는 환자들은 분석이 불가능하다. 최근에 Limentani(1972)가 표현한 관점에서 보면 분석 가능한 환자들은 또한 적합한 환자들이다. 환자들이 정신분석치료에 더 적합하거나 덜 적합할 수 있지만, 이는 어떤 환자들은 더 분석 가능하거나 덜 분석 가능하다고 말하는 것과 동등하다. 그러나 현실적인 이유 때문에, 우리는 종종 적합하다고 생각하는 환자들이 피상적인 범위에서만 분석 가능함을 알게 된다; 즉, 어떤 면에서는 분석가에게 이해 가능하지만, 변화할 수는 없다(Angel, 1971; Applebaum, A., 1972; Lower, Escoll, and Huxster, 1973; Applebaum, S., 1973).

정신분석을 위한 환자를 선택하는 과정은 환자의 징후, 증상 및 진단에 전적으로 의존하는데에서 점차적으로 벗어나기 시작했다. 프로이트는 이미 1905년에 정신분석에 대한 그의 적합성을 결정하는 데 있어 환자의 유연성(placiticity)과 도덕적인 특성을 고려하기 시작했다(1905a). "성욕에 관한 세 편의 에세이"에서 프로이트는 "자신의 동성애적 성향으로 괴로워하는 이들, 즉 자아이질적인 동성애자들이 정신분석에 더 열의를 보일 것이다" 라고 언급하였다(1905b). 1945년에 Fenichel은 특히 심한 성격 장애, 도착, 중독 및 충동적 신경증의 중간 영역에서, 분석 가능성의 중요한 지표로서 접근 가능성(accessibility)의 개념을 도입하였다. 여기서 그는 Glover(1954)와 연합하였는데, 그는 '접근 가능' '적당히 접근 가능' '다루기 힘든' 이라는 용어를 추가함으로써 진단 분류를 수정하였다. 접근 가능성은 이 저자들에 의해 설명되지 않았지만, 그들은 분석가의 해석을 이해할 뿐 아니라 환자 자신 내에서 전의식 및 무의식의 정신 활동에 접근하기 위해 환자의 의식적이고 합리적인 자아의 능력을 언급하고 있다.

예를 들어 어떤 환자들은 자신들이 얼버무리거나 죄책감을 가지거나 유혹적임을 자연스럽게 인식할 수 있다. 몇몇 환자들은 분석가가 이를 지적할 때 선뜻 인정할 것이다. 그들은 접근 가능하다. 다른 이들은 분명해 보이고 그러한 반응의 증거가 반복되어도 의식하지 못한 채 남아 있다. 그들은 분석가에 의한 주기적인 대면 후에도 이러한 상황에 대해 둔감하다. 나는 접근 가능성은 오늘날 우리가 심리적 마음 가짐, 인물의 특정한 특질 및 치료 동맹을 확립하기 위한 환자의 능력이라 부르는 것에 기반한다고 생각한다(Tyson and Sandler, 1971). 접근 가능성 하나로는 분석 가능성을 나타내지 않는다.

증상과 징후에 의존하는 것에서 벗어나기 위한 근거들은 증상이 이전에 생각했던 것만큼 진단 분류와의 관련성이 뚜렷하지 않음을 증명한 수많은 저자들의 결과물로부터 나온다. 증상은 우리가 처음에 인식했던 것 이상으로 많은 방법과 연합될 수 있다. 예를 들어 공포증은 히스테리 발작, 강박증, 우울증 및 망상성 정신 분열증에서 발견될 수 있다(Kubie, 1948; Greenson, 1959; Rangell, 1959; Aarons, 1962). 증상은 분석 가능성을 나타낼 수 있지만, 다른 필수 자질의 부재는 환자를 적합하지 않게 만들 수 있다(Tyson and Sandler, 1971). 그러나 증상은 꿈의 분명한 내용과 동일시 될 수 있다는 Anna Freud(1970b)의 생각을 상기할 필요가 있다. 다른 분석가들은 진단이 반드시 치료 결과에 대한 좋은 예측인자는 아니라는 점을 증명하였다. Knapp, Levin, McCarter, Wermer 및 Zetzel(1960)은 후속 연구에서 히스테리의 진단은 반드시 환자가 성공적으로 분석될 수 있음을 의미하지는 않는다는 것을 보여 주었다. Zetzel(1968)은 훨씬 더 깊이 들어갔고, 매우 좋은 분석 가능성에서부터 극도로 나쁜 분석 가능성을 다양하게 가진 히스테리 환자들을 4 가지 다른 종류로 구분하였다. 이제 많은 분석가들은 진단보다는 분석 가능성에 대한 더 중요한 기준으로써 정신분석을 추구하는 사람들에 있어 대상 관계의 발달을 매우 소중히 여기고 있다. 인간 관계의 질은 분석으로부터 혜택 받을 능력을 예측하는 데 중요하다; 즉 그들은 어머니 또는 아버지와 3자간의 관계를 형성할 수 있는가, 아니면 기본적으로 한 쪽 부모와 자식 간, 또는 자기애 중심적으로 1대 1의 관계의 영향 하에 있는가?(Kernberg, 1972; Fleming, 1972; Kantrowitz, Singer, and Knapp, 1975; Shevrin and Shectman, 1973; Schlesinger, 1973)

분석 가능성의 기준 : 치료동기

환자의 치료동기. 치료동기의 연구와 함께 분석 가능성에 대한 기준의 논의를 시작하는 데에는 몇 가지 이유가 있다. 먼저, 그리고 가장 확실하게, 환자가 초기 접촉을 하도록 움직이는 것은 환자의 치료동기이다. 더 중요하게는 가능한 한 성공적인 분석을 만드는 것은 높은 수준의 치료동기를 유지하는 것이다. 나는 Greenspan과 Cullander(1973)가 분석 가능성의 열 두 가지 기준 중에 치료동기를 아홉 번째로 평가한 데 대해 놀랐다. 강하게 동기 부여된 환자만이 정신분석이 요구하는 확신과 인내를 가지고 작업할 수 있으며 기꺼이 작업할 것이다. 신경증적 증상 또는 조화를 이루지 못하는 성격특질은 환자가 정신분석치료를 시작하도록 유도하는 데 있어 많은 고통 또는 불만족을 야기할 것이 분명하다.

대략 20년 전까지는 대부분의 환자들은 고통스러운 증상 때문에 정신분석치료를 하러 왔다(Greenson, 1955). 이는 변화하고 있으며, 오늘날 그것은 예외이다. 환자들이 자신들을 비참하게 만드는 특정 증상에 대해 정신분석치료를 위해 오는 것은 유쾌하고 놀라운 일이다. 대신에, 우리 환자들 대부분은 더 일반화되고 모호한 불만에 대해 면담을 한다. 그들은 보통 일반적인 불만족, 불만감, "그것이 무엇인지" 모르는 기분, 목적 없는 삶을 사는 듯한 느낌, 방향감각 상실, 또는 유사한 상태를 보이는데, 우리는 이들을 성격장애로 분류할 것이다. 그럼에도 불구하고 분명한 증상을 가진 환자는 분석환자로 간주되며 나는 그들에 대한 논의를 시작할 것이다.

증상을 보이는 환자는 공포, 죄의식, 우울 또는 억제 등의 특정 심리적 고통을 호소하면서 면담 또는 치료에 응한다. 그는 자신의 고통을 극복하거나 줄이는 데 우리가 도움이 되길 원한다. 이는 치료 단계에 진입하는 데 중요한 동기이며 그러한 환자들은 보통은 아주 열심히 치료를 시작한다. 그러나 만일 환자의 동기 부여가 강화되기 전에 그 증상이 사라지거나 개선될 경우, 정신분석에 대한 환자의 욕구 또한 사라질 수 있다는 것이다.

이러한 환자들은 적절히 평가되지 않거나, 또는 적절히 다루어지지 않는다. 만일 그들이 자신의 주요한 불만 거리에 대해 단지 즉각적인 완화만을 위해 오고, 오직 정신분석만이 제시할 수 있는 장기적인 변화에 대한 진정한 욕구가 없다면 이는 사전 면담에서 감지되어야만 한다. 이런 경우에는 분석가로부터 정신치료에 대해 대략적 설명을 듣는다면 더 나은 치료를 제공받을 수 있을 것이다. 다른 가능성은 분석가가 환자의 극심한 고통에 가리워 환자 내에서 진행되는 조용하지만 고통스러운 기능 장애를 인식하지 못하는 경우이다. 이러한 기능 장애가 충분히 일찍 감지되어 환자에게 설명된다면 환자가 장기적인 치료를 계속하도록 동기 부여 수준을 강화시킬 것이다(Gill, Newman, and Redlich, 1954).

예를 들어 한 젊은이가 긴급하게 나를 만나길 요청하였다. 그는 캘리포니아에 있는 자리에 가야 할 지 아니면 뉴욕으로 가야 할 지에 대해 고민하고 있었다. 그는 이를 수 일 내에 결정해야 했다. 우리가 이야기 하는 동안 그는 무심코 그의 약혼녀가 뉴욕에 살고 있으며, 그의 홀어머니는 로스앤젤레스에 살고 있다는 것을 암시하였다. 그의 망설임에 대한 고민은 본질적으로 그의 마음이 어디에 더 놓여 있는지 불확실한 것에 기인한다고 내가 말해 주자 그는 매우 안심하는 것처럼 보였다. 그 후 몇번의 면담에서 나는 그의 일생을 통해 그가 어떻게 하여 어머니로부터 떨어지게 되는 결정을 결코 할 수 없었는지를 보여줄 수 있었다. 그는 집에서 떨어진 대학에서 낙제하였고, 20대 중반이 될 때까지 성관계를 가진 적도 없었으며, 마을을 떠나고 나서야 그럴 수 있었다. 그 환자는 중요한 결정이란 캘리포니아나 뉴욕에 있는 직장이 아니며, 또한 그의 애인이냐 어머니냐 하는 문제도 아니라는 것을 깨달았다. 정말로 중요한 것은 치료를 시작하고 싶어하는 그의 간절함이며, 그래서 어머니에 대한 유아기적인 고착으로부터 자유로워 질 수 있도록 하는 것이었다. 그 환자는 이는 중대한 문제라는 데에 동의했고 나는 그를 위해 분석을 시작할 약속을 정했다. 요점은 만일 내가 단지 그가 두 가지 직업에 대한 망설임의 괴로움으로부터 안심할 수 있도록 했다면 그는 치료를 계속하지 않았을 것이라는 점이다.

여기서 누군가는 "건강으로의 도피" 또는 "전이 치료"(Oremland, 1972)의 문제를 제기할 것이 분명하다. 건강으로의 도피는 환자는 일종의 통찰력을 사용하여 그의 증상의 더 깊은 결정 요인을 가리거나 부인하기 위해 자신의 피상적인 이해를 사용한다는 것을 의미한다. 전이 치료는 환자가 자신의 분석 태도와의 빠른 동일시를 위해 정신분석가와의 기대하지 못했던 관련성을 사용하거나, 그들의 더 뿌리 깊은 병적 측면을 감추는 마법의 망토로서 사용하는 현상을 의미한다. 그러한 증례들은 모두 좋은 결과가 피상적이고 일시적이다. 이러한 환자들은 증상의 재발로 고통 받으며 다시 정신분석으로 돌아가게 되거나, 내적 현실을 거부하고 그로부터 도피하는 삶을 살게 될 것이다.

정신분석가의 임무는 그러한 즉각적인 개선에 단호하게 대처하고, 얼버무리는 특성을 지적하며 끊임 없이 환자가 더 깊고 더 널리 퍼진 병적 측면을 인식하도록 만드는 것이다. 신경증적 증상은 표면에 드러나는 것을 제외하고는 국소화할 수 없다. 사전 면담 기간 동안 정신분석가의 중요한 책임은 증상에 대한 환자의 시야를 넓히고, 깊고 장기적인 목표를 위한 환자의 치료동기를 상기시키고 유지하는 것이다(Gill et al., 1954; Waldhorn, 1967). 나는 환자의 의식적인 고통의 중요성을 무시하길 바라지 않는다. 그것은 깊은 정신분석치료를 받고자 하는 환자의 욕구가 연장되는 가장 가치 있는 원천이 될 수 있다. 그러나 환자가 장기적인 정신분석치료의 혹독함을 견뎌야 하기에는 증상에 의한 고통만으로는 충분하지 않다. Ann Applebaum은 환자는 그가 행동하고 느끼는 방법과 그가 행동하고 느끼길 원하는 방법 간의 차이를 고통스럽지만 인식할 수 있어야 한다고 함으로써 이를 잘 표현하였다(1972, p.56). 게다가 환자는 정신분석치료에 대한 훌륭한 지원자가 되고 싶다면, 자신의 고통에 대해 일종의 책임 의식을 가져야 한다(Winnicott, 1963). 환자는 자신의 불안감과 죄의식이 담긴 사적인 경험을 털어놓는 고통을 기꺼이 감수할 수 있어야 한다; 환자는 또한 그의 질병으로부터 이차적인 획득을 포기하고, 빠르고 일시적인 결과를 포기하는 데 상당한 양의 돈과 시간을 기꺼이 투자해야 한다(이 문제에 대한 전반적인 논의를 위해, Greenson[1967]의 1권 4장을 보라.).

적절한 치료동기 수준을 가진 환자를 선택하는 일은 단순한 작업이 아니다. 그러나 특정 환자를 고르는 데 참고가 될 수 있는, 숨길 수 없는 특징들이 있다. 예를 들어 비록 정신분석치료는 그 지식이 가치있는 자산이지만 심리적 응급 처치에는 적합하지 않다. 분석가는 고통을 경감시키는 방법을 알고 있을 수 있지만, 이는 두통을 치료하기 위해 신경외과 의사를 이용하는 것과 같다. 따라서 절박함은 정신분석에는 좋지 않은 암시이다.

잘못된 이유로 정신분석을 선택하는 다른 환자 집단이 있다. 그들은 잘못하여 정신분석치료에 투입되고, 모든 분석가의 진료에서 교착 상태가 끝까지 계속되는 환자가 된다. 이러한 환자들 중 일부는 정신분석치료가 그들에게는 엘리트적 치료법을 의미하고, 개인적 가치감을 확인시켜주기 때문에 정신분석치료를 고집한다(Holzman and Schlesinger, 1972). 정신분석을 위해 받아들여진다는 것은 환자들의 특별한 가치 있음, 우월 의식, 그리고 열등감에 대한 안심을 의미하는 것으로 느낀다. 카리스마적인 환자들, 매력이 넘치거나 부유한 사람들은 종종 이러한 분류에 들어간다(Klauber, 1972). 어떤 환자들에게 정신분석은 그들이 “미치지” 않았고 정신 건강의 보증서로서 해석됨을 의미한다(Waldhorn, 1967). 그리고 외로움 때문에 더 연장된 정신분석치료를 추구하는 사람들도 있다. 그들이 진짜로 원하는 것은 믿을만 하고 플라토닉하며, 귀를 기울이는 사람이며, 그들 중 몇몇은 분석가의 수락을 얻길 바라면서 자신의 증상을 오래된 골동품인 것처럼 보여준다. 그들은 강한 자기애적인 요소를 가진 환자들이다(Angel, 1971; Kohut, 1971; Kernberg, 1974). 어떤 사람들은 자신들에게는 몸과 마음이 허물어지는 것처럼 보이는 세상에서 안전 장치로서의 분석가를 필요로 한다. 환자는 감정적 재충전을 위해 엄마에게 가는 아기와도 같은 마음으로 온다(Fleming, 1972). 환자가 자신의 재력을 넘어서는 진료비를 기꺼이 지불하거나, 심한 고통을 야기하는 장거리를 여행하여 올 때마다 그 환자들은 적합한 분석 환자가 아닐 가능성을 경계해야 한다. 이 영역의 반대편에는 연체된 채무자들이 있는데, 이들은 분석가를 공범 또는 그들의 변호를 위한 목격자로 전환하길 원한다. 맨 처음 면담에서 카우치로 바로 걸어가는 환자들이 종종 그러한 이유로 분석을 받는다.

환자의 치료동기를 평가하기 위해 한 가지 최종 고려 사항을 설명해야 한다. 즉 질병으로 인한 이차적 이득이다. 이는 가장 중요한 저항 원천이 될 수 있다. 프로이트는 1926년에 다음과 같이 말했다: "이제 자아는 증상이 머무르기 시작하였고 해야 할 유일한 일은 상황의 좋은 부분을 받아들이고 가능한 한 많은 이득을 끌어내는 것임을 깨달은 것처럼 계속해서 행동해야 한다" (1926a, p.99). Tyson과 Sandler(1971)는 계속해서 다음과 같이 말했다: "증상이 고통의 원천일 수 있다는 사실은 그것이 이차적인 이득으로부터 자유롭다는 것을 보장하지 않는다. 몇몇 장애에 있어 환자가 경험할 수 있는 만족감의 유일한 원천은 증상에 축적된 이차적인 이득과 관련이 있다(Fenichel, 1945)"(p.222). 분석 자체는 특정 환자에게 이차적인 이득의 잠재 원천을 제공할 수 있으며, 특히 피학적인 만족감의 원천으로서 사용될 때 더욱 그러하다. 또 다른 매우 의존적인 환자들은 그러한 방법으로 분석 환경을 이용하여, 의존적인 관계의 결과로 인해 일어나는 웰빙의 욕구를 충족시킨다. 환자들이 얼마나 많은 도움을 바라느냐와 상관 없이, 그는 매우 많은 이차 이득을 갖고 있어서 분석이 그에게 실행 가능한 명제가 아닐 수 있다. 그래서 분석가는 예를 들어, 신경증이 그렇지 않았다면 불안한 결혼을 단결시켜 주거나, 또는 환자가 자신의 문제가 다른 이들에게 미치는 영향 때문에 어떤 힘을 가질 수 있도록 해 주는 범위까지 탐구해야 한다.

나는 다음의 증례를 가지고 이를 설명할 수 있다. 40세의 한 여성이 계속해서 변화하는 복합적인 신체적 질병 치료를 위해 그녀의 내과 전문의 제안으로 왔는데, 그 질병은 자연 치료에도 반응하지 않았고, 결국 그녀를 매우 피로하게 만들어 그녀는 거의 하루 종일 침대에서 지내야 했으며, 남편이 동부 해안가로 출장을 가거나 휴가를 갈 때에도 같이 다니지 못했다. 그녀가 주장하기를, 이는 그녀를 우울하게 만들었으나, 자신의 질병 때문에 남편을 "가두어" 두는 것은 정당하지 못한 생각이라고 말했다. 초기 면담에서 그녀의 신체적 질병은 그녀가 사랑하는 남편이 수많은 성생활 문제를 일으키기 시작했을 때 시작되었음이 서서히 나타났다. 남편과 대면하였을 때 그는 아내를 친구로서 사랑하기는 하지만 그녀는 더 이상 자기에게 성적으로 매력이 있지는 않다고 인정하였다. 환자는 상처받았고 화가 났으며, 모욕을 당했다고 느꼈으며 우울했지만, 더 이상 남편이 좋아하는 더 젊은 여자들과 경쟁할 수 없다고 느꼈다. 그녀는 원래의 의사에게로 돌아가 그녀의 젊은 열정과 생기, 그리고 특히 수 년에 걸쳐 사라진 성욕을 회복시켜 줄 비타민이나 호르몬 약물을 처방해 주길 바랬다.

그녀 남편의 고백 후 5년 동안, 그 부부는 성관계를 갖지 않았으며, 종종 별거나 이혼 가능성에 대해 이야기하였지만, 누구도 결정을 강요하지 않았다. 그 환자는 새로운 신체적 질병을 발전시키거나, 예전의 병을 악화시킴으로써 반응을 보일 것이다. 그녀의 남편은 그녀가 아픈 한에는 결코 그녀를 떠나지 않겠다고 장담했다. 그녀는 남편이 자신과 같은 집에서 산다면, 기꺼이 남편과 플라토닉한 관계를 유지할 것은 꽤나 분명했다. 내가 정신치료가 그녀의 불안감과 우울증 그리고 심지어는 신체적 고통 또한 감소시킬 수 있는 가능성에 대해 이야기했을 때, 그녀는 더 두려워하고 우울해 했다. 그 환자는 자신의 신경증은 표면적인 결혼을 유지하는, 체면을 세우기 위한 수단이 되었음을 인식하고 있었다. 그녀는 자신의 신경증과 남편 잃을 위험을 감수하고 싶지 않았다. 나는 그녀에게 힘이 되는 비분석적인 치료법을 추천하였고, 그녀는 성의 없이 동의하였다. 분명히 그 환자는 자신의 남편을 잃을지도 모른다는 사실을 견뎌낼 능력이 있다고 생각하지 않았으며, 또한 다른 사람을 찾을 희망도 없다고 생각했다. 그녀의 신경증은 그녀가 기대한 실제 고통보다 덜 나쁜 것이었다.

몇 개월 후에 한 남성이 나에게 면담을 요청하였다. 그 남자가 예전 환자의 남편이라는 사실을 알기 전에 그 면담 제의에 동의하였다. 만일 그 사실을 미리 알고 있었더라면, 나는 누군가 다른 사람을 추천하였겠지만, 확실하지는 않았다. 어쨌든, 그는 아내가 우리의 만남에 대한 이야기를 보고했기 때문에 매우 불안해 하면서 면담에 나타났다. 그녀는 남편에게 그녀의 신체 상태가 "연약"하여 "신경 쇠약"을 야기할 수 있는 어떤 갑작스럽거나 과도한 감정적 스트레스를 받아서는 안 된다고 내가 생각하고 있다고 말했다. 나는 다소 당황스러웠고, 그에게 어떠한 종류의 "갑작스럽거나 과도한 감정적 스트레스"를 가지고 있는지 물어보았다. '아니오' 라고 그는 대답했다. 그는 평지풍파를 일으키길 원하지 않았다. 나는 그에게 만일 지금까지와 마찬가지로 점잖고 성생활 없이 아내와 계속 살아가고, 이혼이나 별거에 대해 이야기하지 않는다면, 평지풍파가 일어나지는 않을 거라고 생각한다고 말했다. 그는 매우 안심하였고, 나에게 매우 감사하였으며, 개방적인 마인드에 감사하다고 말했다. 그는 내가 프로이트 학파이며 행복한 결혼 생활을 하는 사람이라고 들었기 때문이었다!

나는 그와의 짧은 만남을 통해 그가 자신의 성적 문제 및 결혼 생활의 문제에 대해 신경증적으로 해결하는 것이 당시에 정신치료가 제공할 수 있다고 생각한 것보다 더 나았다고 추정할 뿐이다. 나는 그들의 정신적 평정 상태를 방해할 권리가 없으며, 그것은 그들이 내려야 할 결정이라고 느꼈다.

이 증례에서 이차적인 이득은 강조할만 하다. 그 아내는 결혼이 체면을 세워주기 때문에 사회적으로 용인되는 결혼 생활의 허울을 얻었다. 그녀는 또한 오랜 기간 동안 결코 혼자가 아니었다. 그녀의 남편이 성적으로 접근하지 않았기 때문에 부부의 성생활 악화에 책임이 있다는 사실에 정면으로 마주할 필요가 없었다. 의사를 찾아 가는 것, 그리고 육체적 봉사 활동을 받아들이는 것은 그녀에게 어떤 간접적인 감각적 쾌락을 주었음이 틀림없다. 신체적 고통과 아픔은 스스로에게 벌을 주는 일이었으나, 또한 그녀에게 남편에 대한 압도적인 권력을 행사하도록 만들었다. 그녀는 신경 쇠약 가능성이라는 거대한 죄책감을 불러 일으키는 이미지로 남편을 위협함으로써 그를 꼼짝 못하게 만들었다.

결혼에서 성생활을 분리함으로써 남편이 얻은 이득은 청소년기 생활방식처럼 아무 근심할 것

없이 집밖에서 섹스를 즐기고, 섹스 이외의 필요를 위해 단지 "엄마 같은 아내"에게 돌아가는 것으로 이해될 수 있다. 그는 안전한 결혼을 한 셈이고, 어떠한 "멋진" 여성이라도 그가 자신의 "훌륭한" 결혼관계를 깰 것이라 기대하지 못할 것이다. 남편은 심지어 아픈 아내 옆에 있어 준다는 데 대해 주변 사람들에게서 우쭐함을 느낄 수 있었다. 두 사람이 분석치료를 시도하는 데 따르는 변화의 위험을 감수하길 원하지 않은 것은 놀랄만한 일이 아니다.

40세의 이 여성이 플라토닉한 남편 잃을 위험을 감수하고 아마도 더 나은 다른 사람이나 다른 것을 찾을 능력이 있다고 느낀다면 모든 것이 얼마나 달라질 것인가? 남편이 그녀의 질병에 대한 죄책감에 압도되지 않고, 한 여성과 완전한 삶을 원한다고 느낀다면 무엇이 달라질 것인가? 그러나 분석가는 신처럼 행동할 수 없으며, 우리가 만나는 환자들이 비록 왜곡된 모습이라도 그들 능력의 더 진실한 내부를 보고 있으며, 우리에게는 비참한 삶이라도 그런 삶을 선호할 수 있다는 사실을 존중해야 한다. 우리에게 낯설긴하지만 자신만의 신경증적인 생활 방식에 대한 환자의 개인적 권리를 존중해야 한다. 무엇보다 환자의 저항이 접근가능하지 않은 것이라면 그들에게 정신분석 또는 어떠한 형태의 정신치료를 "판매"하려 시도하는 것은 심각한 실수이다(Gill et al., 1954; Klauber, 1972).

분석가의 치료동기. 처음에는 분석가가 환자에게 갖고 있는 치료동기가 무엇인지 설명하는 것이 단순한 일처럼 보인다. 환자는 분석 가능하고, 호감이 가고 재미있으며, 희망했던 진료비를 지불할 수 있으며, 분석가의 여유 시간에 올 수 있다. 그러나 분석가가 임상적 판단을 내리는 데 방해가 될 수 있는 어떤 문제가 발생할 수 있다. 예를 들어 강렬하지만 무의식의 역전이 반응에 의해 정신분석치료를 강요 받는다는 사실을 인식하지 못한 채 환자의 정신분석치료를 수락할 수도 있다. 몇 가지 경우에 나는 분석에 적합하지 못한 몇몇 여성 환자들과 일하고 있음을 알게 되었다. 그러자 나는 초기 면담으로 돌아가 놀랍게도, 그들이 분석치료에 나쁜 위험성을 가졌다는 분명한 증거를 깨달았다. 몇 가지 자가분석의 도움으로 나는 각 경우에 환자가 나에게 기질, 버릇 또는 신체 형태에 있어 내 여자 친척 중 하나를 상기시켰음을 알게 되었다.

우리는 환자에게 정신분석을 추천하는 우리 자신의 동기에 대하여 신중한 주의를 기울여야 한다. 환자의 무력함은 분석가에게 환상 및 전능감을 불러일으킬 수 있으며, 이런 감정은 분석가의 판단을 왜곡시킬 수 있다(Holzman and Schlesinger, 1972). 금전적 이득과 자기애적 쾌락은 환자를 받아들이는 데 있어, 금기사항은 아니지만 좋지 않은 기반이다. 내가 젊은 정신분석가였을 때, 정신분석에 적합하지만, 나에게는 적합하지 않은 환자를 정신분석치료에 투입하였다. 그녀는 한 시간에 10달러를 지불할 수 있었고, 이는 그 당시에 내가 다른 환자들에게서 받는 것보다 더 많은 돈이었다(그때는 1938년이었다). 나는 기뻤으나, 그녀를 잃게 될까 봐 조바심 나기도 했으며, 이러한 감정을 내 수퍼바이저는 예상하였다. 그때 나는 지나치게 열성적인 분석가보다 더 빠르게 환자를 떠나게 만드는 것은 없다는 것을 배웠다.

정신분석가는 분석작업을 잘 해나가기 위해서 환자를 좋아해야 한다. 만일 분석가가 환자를 좋아하지 않는다면 수백 시간을 다른 인간의 마음 깊은 곳에 들어가 공감하고, 그들의 우울하고 과장되며, 섬세하고, 추악하고, 공포스러운 판타지를 보고, 듣고, 느끼며, 그들의 기쁨과 실망을 함께 겪고, 그들의 애정과 존경뿐 아니라 증오와 경멸을 견뎌내며, 자신의 심리적인 균형을 유지할 수 없을 것이다. 좋아한다는 감정은 사랑의 파생물이며, 한정적이고, 통제 가능하며 지속적인 것이다. 이는 돌봄을 의미한다. 분석가는 또한 분석작업을 즐겁고, 지루하지 않게 만들기 위해 자신에게 흥미가 있는 환자를 찾아야 한다. 또한 그것은 치료적 상황에 유익한 한도 내에서 분석가가 환자를 싫어할수도 즉, 필요할 경우 고통을 줄 수도 있다(Winnicott, 1949). 예를 들어 적당한 치료비를 청구하는 것과 적절한 시기에 면담을 끝내는 것은 적개심에서 나오며, 죄의식 없이 이루어져야 한다. 이는 환자에 대해 긍정적인 감정을 유지할 때 더 쉽다.

친밀한 방법으로 다른 인간을 이해한다는 것은 다른 사람의 내면 안으로 기꺼이 들어간다는 것을 의미한다. 이는 성욕과 공격적인 욕구로부터 나온다(Sharpe, 1930). 환자들에게 통찰력을 줌으로써 환자를 치료하고, 분석가에게 보이는 빈번한 비합리적인 반응을 참을성 있게 견뎌내는 일은 어린아이 같은 환자를 먹이고, 보호하는 어머니의 양육행동과 비슷하다. 이는 분석가의 어린시절 동생들과 관계에서 형성된 죄책감의 보상 수단일 수 있다. 부분적으로, 이는 항우울적이거나 역 공포적인 반응일 수 있다. 분석가는 환자 자신의 걱정에 관련된 불안감을 극복하고, 자신의 분석을 계속하기 위해 환자가 알지 못하는 것을 탐구한다(Freud, 1937, p.249). 그 기원이 어디든 간에 그 활동은 기본적으로 승화이어야 한다.

분석가의 치료적인 의도는 '꼬마 한스' 의 증례 이후에 논란의 대상이었다: "그러나 치료적인 성공은 우리의 주요한 목적이 아니다; 우리는 환자가 무의식적 소망을 의식할 수 있도록 하는 데 노력해야 한다" (1909b, p.120). 후에 프로이트는 다음과 같이 썼다:

> 지난 41년에 걸친 의료 활동을 돌아보면, 나는 순수한 의미에서 의사였던 적이 없었던 것 같다... 나는 어린 시절에 고통 받고 있는 사람들을 돕기 위한 어떠한 갈망을 가져본 기억이 없다... 그러나 나는 이런 진심어린 의학적 기질의 부족이 내 환자들에게 많은 손실을 입혔다고는 생각하지 않는다. 의사의 치료적 관심이 지나치게 감정적이면 환자에게 큰 이득이 되지 않기 때문이다. 분석가가 자신의 업무를 차분히 수행하고 가능한 한 규칙에 가깝게 유지할 때 환자들은 가장 큰 도움을 받는다[1926, p.253-254].

그러나 프로이트는 몇몇 경우에 대해서는 이러한 견해와는 다른 모습을 보였다.(Greenson [1967]의 4.223장을 보라). 여기서 나는 내가 1권에서 말했던 것의 일부를 거듭 말하고 싶다. 프로이트의 태도에도 불구하고, 나는 분석가의 치료적인 의도는 그가 치료의 방법으로써 정신분석을 실시할 때 필수적인 요소라고 주장한다. 아프고 고통 받는 자들의 치유자가 되고자 하는 이러한 강한 욕구는 오직 의대의 훈련으로부터 얻을 수 있다고 생각하지는 않는다. 그러나 그 기원이 어디든 간에, 그것은 치료의 목적으로 정신분석을 실시하는 데 필수적인 요소이다. 내 개인적인 경험으로 환자의 고통을 경감해 주려는 강하지만 통제할 수 있는 욕구를 가지지 않은 유능한 정신분석치료자를 본 적이 없다. 나는 의학박사 출신의 정신분석가를 만난 적이 있는데, 그들은 기본적으로 부적절한 연구자 또는 자료 수집가였고, 그들의 치료 결과는 기대 이하였다. 나는 전문지식이 없는 분석가를 알고 있는데 그들은 환자를 보는 일에 오히려 의사 같았으며, 그들의 환자는 분석가들이 의학박사 학위가 없다는 사실로 고통 받는 것처럼 보이지 않았다. 내가 언급하는 것은 Stone이 말한 솔직하고 뚜렷한 치료적이고, 의사와 같은 헌신, 도움을 주거나 치유하기 위한 깊고 사려 깊은 소망이다(1961, p.119-120). 내가 의미하는 것이 미친 듯한 치료 열정은 아니다. 정신분석의 힘에 대한 그러한 과대 평가는 분석가들이 지혜롭지 못하게 분석치료를 권유하도록 유혹한다(Greenacre, 1966).

그러나 나는 분석가의 치료 의도는 분석 상황에서 환자뿐 아니라 분석가에게도 특히 중요하다고 생각한다. 환자에게 있어 의사와 같은 분석가는 작업 동맹과 전이 신경증을 강력하게 불러일으킬 수 있다(Stone, 1961). 의사에 대한 환자의 이미지는 전지전능한 부모의 권력을 가진, 권위적이고 독단적이며, 이해할 수 없는 마법 같은 인물이라는 어린 시절의 기억, 환상 및 감정을 환기시킨다. 부모님이 아프거나 두려워할 때 그 상황을 장악하는 사람은 의사이다. 벗은 몸을 살펴볼 권리를 갖고 있으며, 피, 점액, 토사물, 소변 또는 대변을 두려워하거나 역겨워 하지 않는 사람이 의사이다(Freud, 1926b). 의사는 고통과 공포로부터 구해주는 사람이며, 혼돈에서 질서를 만들어 내며, 생애 초기에 어머니의 역할처럼 긴급한 도움을 제공해 주는 사람이다. 게다가 의사는 고통을 주고 살을 째며, 안을 들여다볼 수 있는 몸의 구멍을 모두 탐색한다. 그는 신체적 친밀함으로 치면 어머니를 연상시키고, 부모에 관련한 가학 - 피학적인 환상을 준다.

분석가가 정신분석이 요구하는 다양한 "자연스럽지 않은" 수단을 의례적이거나, 독단적이거나, 동떨어지거나, 지루하지 않게 일관되게 사용할 수 있도록 하는 것은 다름 아닌 환자에 대한 치료적 헌신이라는 것이 내 주장이다. 나는 여기서 자유연상 및 부자유한 연상에 대해 매 시간 듣고, 모든 세부 내용에 주의를 기울이며, 주로 침묵하면서 이야기를 듣고, 오직 잘 조절된 감정적 반응만을 보이며, 자신이 환자의 강력한 감정적 폭풍의 대상이 되는 것을 허락하며, 오직 환자의 안녕을 위해서만 개입하며, 유혹하지 않으면서 언어적으로 사랑을 표현하도록 허락하고, 방어하거나 맞서 싸우지 않으면서 비난받는 것을 허용하는 일을 말하고 있는 것이다.

분석가가 이러한 상황 하에서 어머니처럼 과잉보호 하거나, 연구자처럼 관련 없이 행동하지 않으면서 환자에 대한 감정적인 배려 및 연민을 유지하도록 해 주는 것은 주로 도움과 치유의 작업에 대한 분석가의 근본적인 헌신이다. 의사와 같은 태도는 치료 결과에 필수적인 수단, 절차 및 과정뿐 아니라, 환자의 기본적으로 고통스럽고 무력한 상황을 끊임 없이 인식하는 것을 의미한다. 의사는 환자가 참을 수 있는 고통의 양을 평가하는 데 있어 어머니, 아버지 또는 연구자보다도 훨씬 더 믿을만 하다.

그러나 분석가의 태도는 부분적으로 어머니와 연구자 모두의 태도를 취한다(나는 이 논의에서 아버지는 제외한다. 이는 논의를 너무 멀리 가져가기 때문이다.). 나는 이상적인 분석가란 어머니와 같은 아버지의 모습 또는 아버지와 같은 어머니, 성적 구분이 아닌 기능에 있어서 존재하는 이중성이라 생각한다. 분석가는 환자와 감정이입적인(어머니와 같은) 관계를 유지하여, 환자의 잠재력을 키워 주고 그들의 권리와 존엄성을 보호하며, 해로운 만족감과 해롭지 않은 만족감 간의 차이, 환자의 박탈 내성을 알고, 자신의 노력의 결실을 위해 수 년을 기꺼이 기다릴 수 있어야 한다. 치료자로서, 그는 또한 자신과 환자 간의 거리를 유지할 수 있어서, 환자의 자료를 "연구"할 수 있어야 한다. 즉 환자를 기억하고, 분류하고, 생각하고, 판단하고, 이론화 하고 추측할 수 있어야 한다. 결국 분석가는 어머니와 연구자 위치 모두에 쉽게 접근해야 하며, 두 가지 능력 모두에 개입할 수 있어야 한다. 즉 그러나 그 두 위치 모두에서 명백하게 활동하지 말아야 하며, 두 위치를 합하여 – 치료자로서 활동해야 한다.

나 분석가는 성공적인 정신분석을 실시할 수 있도록 환자에 대한 기본적인 애정을 갖고 있어야 된다고 재차 강조함으로써, 분석가의 치료동기에 대한 이 장의 결론을 낼 것이다. 정신분석가는 치료과정 동안 역전이 반응으로 인해 일시적으로 다양한 사랑, 미움, 무관심의 기미를 경험할 것이다. 그러나 분석가와 환자 간의 실제 관계는 기본적인 애정과 관심이어야 한다. 만일 분석가와 환자 사이에 실제적인 관계가 없다면, 일관된 협동 작업은 이루어질 수 없으며 치료는 효과가 없게 될 것이다. 너무 강한 애정, 무관심, 중립성과 끈질긴 미움은 환자에게 적합하지 않은 분석가가 되게 만든다. 분석가는 너무 쉽게 조급해지거나 실망하지 않을 정도에서 환자를 돕고자 하는 바람을 가져야 한다. 비록 자신의 노력의 결실이 연구적인 가치가 있을지라도, 분석가는 기본적으로 의사처럼 수용과 연민의 분위기에서 통찰력을 실행함으로써 신경증적 고통을 치료하는 사람이다(Greenson, 1972). (이 문제에 대한 상세한 논의를 위해서 Greenson의 책 1권 4.23장을 보라.

2장

분석 가능성의 평가

Daniel P. Greenson, M.D.

청소년일 때, 나는 할아버지와 그 친구분들이 신문을 읽거나 라디오로 뉴스를 듣는 것을 보았다. 놀라운 뉴스에 대한 그들의 첫 반응은 "이게 유대인에게 좋은 건가?" 였다. 그 사실이 확인되거나, 혹은 확인될 수 없다고 판단이 된 후에 그들은 더 완벽하고 균형 잡힌 관점에서 그 뉴스의 사건에 대한 이야기를 하곤 했다. 수 년 후에, 나는 샌프란시스코 정신분석 협회에서 첫 해 지원자에게 분석 가능성에 대한 과정을 가르칠 것을 제안 받았다. 나는 참고 문헌을 읽고, 나 자신의 증례 및 내가 감독했던 증례들(분석 가능하다고 판명된 것과 그렇지 않다고 판명된 것 모두)을 검토하면서, 내가 분석 가능성을 평가하면서 경청하는 방식이 치료 과정에서 나의 환자들로부터 이야기를 듣는 것과 다르다는 것을 분명히 알게 되었다. 보통 분석가들은 정해진 계획이 없이, 또는 환자의 자료를 이해하려는 노력에 필요한 만큼의 계획을 가지고 이야기를 듣고 나서 환자가 말하는 것을 우리가 환자, 그의 이력, 분석 과정 자체, 그리고 우리가 어느 과정에 있는지 알고 있는 것과 합하려 노력한다. 때때로 우리는 이론적인 개념을 사용하여 현재의 자료를 가지고 가설을 세우려고 노력한다. 즉 우리는 역동적으로 생각한다. 그러나 분석 가능성의 평가는 중심이 되는 의제로 이끈다. 역동적으로 생각하면서 환자들과 단지 어울리기만 할 수는 없다. 내가 초점을 맞추는 이러한 방법에 대한 모델을 연구하면서 나는 어린 시절 유대 어른들을 기억했다. 내가 이 논문에서 펼친 논지는 개인이 환자의 분석 가능성을 평가할 때 그의 계획은 "이 특정 자료가 분석 가능성을 "위한" 것인가, "반하는" 것인가"?, "그것은 유대인에게 좋은가, 나쁜가?" 여야 한다. 나는 이 점을 강조하는데 이는 그것이 우리가 일반적으로 듣고 생각하는 방법이 아니라고 느끼기 때문이다. Anna Freud(1965)는 심지어 분석가들은 이러한 종류의 듣고 생각하는 일을 잘 하지 못한다고 주장하기까지 했다. 평가에 대한 이러한 접근법이 가장 유용하다고 내가 생각하는 곳은 몇 번의 초기 면담 이후에 환자에게 분석을 제시할 경우이다. 종종 서두르지 않고는 할 수 없다고 느낀다. 그러한 일은 저렴한 진료비의 병원 또는 상급자에 의해 예비 환자를 소개 받은 분석 수련생들에게 종종 일어나는 일이다. 그 범위의 다른 쪽 끝에서 이는 또한 교육 분석가가 분석 수련생을 보는 것에도 진실일 수 있다. 종종 분석 수련생들은 추천 받은 분석에 대해 다소 빠르게 결정하기 위해서 약간의 압박을 느낀다(내적, 외적, 실제적, 비실제적). 우리가 압박을 받고 있을 때는 우리의 주의가 "고르게 머물도록(evenly hover)" 할 수 있는 가능성이 더 적어진다.

어떤 종류의 환자가 분석이 가능하고 어떤 종류의 환자가 그렇지 않은지 하는 문제에 관여하는 것은 이 논문에서의 내 목적이 아니다. 또한 "아픈" 환자들, 심한 정신 병리를 가진 환자들에 대한 알맞은 선택이 무엇인지 하는 문제를 설명하지도 않을 것이다. 꽤 많은 분석을 진행한 후에 분석에 적합한 사람과 그렇지 않은 사람이 있으며, 우리가 "좋은 환자" 라고 불러야 할지, 아니면 더 진단적인 이름을 붙여야 할 지를 알게 된다. 심지어 경험이 많은 사람이라도 우리는 이제 시작할 여정의 종류가 무엇인지에 대해 가능한 한 많은 것을 알 필요가 있다. 우리가 무엇을 하게 될 것인지에 대해서 아는 것은 도움이 된다. 분명히 대부분의 환자들은 분석이 어떤 것인지에 대해 현실적인 개념이 없다. 그래서 어떤 종류의 사람들이 분석 가능하며 어떤 종류의 사람들이 그렇지 않은지에 대해 우리가 갖고 있는 개념이 무엇이든 간에 여기서 내가 제안한 접근법은 유용할 것이라 생각한다.

참고 문헌 검토

분석 가능성의 주제에 대한 철저한 검토는 "분석이란 무엇인가"라는 질문으로 시작되어 약간 덜 무거운 주제로 진행할 것이다. 더 자세히 말할 필요도 없이 이 장은 분석 가능성의 평가에 대한 실제적인 접근법의 간단하고 훨씬 더 한정된 작업을 계속할 것이다. 만일 누군가 참고 문헌을 통해 분석 가능성에 대한 내용을 읽는다면 많은 논문들이 구체적인 제안을 하고 있는 것을 알 것이다(예: 먼지 공포증은 동작 공포증보다 분석하기가 더 어렵다). 그러나 내가 강조할 논문들은 나의 목적인 초점에 부합하는 것들이다.

프로이트는 분석 가능성에 대해 직접적으로 거의 언급하지 않았고, 언급한 대부분의 내용은 진단과 관련이 있다. 좋은 환자는 "좋은 성격"을 갖고 있어야 하며, "전이 신경증"을 발달시킬 수 있어야 한다. 그러므로 히스테리 환자가 "최고의" 환자이다(구체적인 논의를 위해 "정신분석에 적합한 성격 유형 Some Character Types Met with in Psychoanalysis [1916]"을 참고하라). 이러한 생각은 Anna Freud, Fenichel과 Glover에 의해 동의되었고 개선되었으며, 그들은 주로 증상과 진단에 초점을 맞추었다. Stone조차도 "확장되어가는 시야"에 대한 1954년의 논문에서 분석가의 시야가 넓어지면서 분석을 통해 누가 이득을 얻게 될 지 어떻게 알 수 있는지에 대한 문제를 직접적으로 논의하지 않았다.

1950년대 후반에 Kris Study Group의 작업에 대한 Waldhorn(1960)의 글은 진단과 증상에 기반하여 분석 가능성을 평가하려 시도할 때의 문제점을 자세히 설명하고 있다. 그는 자아의 조직과 기능을 가장 먼저 그리고 중요하게 평가하는 것의 중요성을 강조하였으며, 초자아는 다루기가 더 힘들고 이드는 "거의 불가능에 가깝다"고 지적하였다(따옴표는 나의 견해이다.). 충동의 힘은 내가 보기에 평가 기간에만 추측할 수 있는 것으로 보인다. 비록 자아 평가를 강조하였고 임상적 징후가 풍부하지만, 그의 생각은 구체적인 조직 및 초점이 부족하다.

Zetzel (1968)은 그의 역작 "소위 말하는 좋은 히스테리"에서, 다음과 같은 질문을 하였다, "히스테리적인 성격과 증상을 보이는 환자들은 왜 '매우 좋거나', '매우 나쁜' 분석 환자가 될 수 있는가?" 그리고 그녀는 히스테리 환자의 4 가지 하위 집단을 설명하였다: 좋은 히스테리, 미성숙 히스테리, 우울 성격, 그리고 (소위) 경계성 성격. 논문 말미에서 그녀는 경계해야 할 다섯 가지 단서를 열거하였고, 이는 심한 병적 측면을 나타낼 수 있다.

1. 삶의 첫 4년 동안 한쪽 부모 또는 양 부모 모두의 부재 또는 의미 있는 분리
2. 종종 불행한 결혼 또는 이혼과 관련, 한쪽 부모 또는 양부모 모두에 있어서 심한 정신 병리
3. 어린 시절에 심각하거나 (그리고) 장기화된 신체적 질병
4. 평가 절하되거나, 혹은 거부하거나 평가 절하하는 것처럼 보이는 어머니와의 지속적인 적대적 - 의존적 관계
5. 남녀간의 의미 있거나 지속적인 대상 관계의 부재

그녀는 상기 단서 중 한 개 이상이 있으면 예후적으로 불길하다고 생각한다.

Huxster, Lower 및 Escoll(1975)은 필라델피아 정신분석 연구소 위원회에 의해 검토된 분석 가능성 평가 논문에서 분석 가능성을 평가하는 분석가들은 매일같이 내적 갈등의 증거를 찾기 위해 듣는 일에 매우 익숙해 있기 때문에 다른 발달순서의 정보가 또한 분석 가능성을 평가하는 데 필요할 것이라는 사실을 무시하기 쉽다고 결론 지었다. 너무 자주 그들 위원회의 업무에서 회원들은 자료가 오이디푸스 콤플렉스 또는 전-오이디푸스 콤플렉스인지에 대한 논의에 사로잡히며, 해결되지 않는 갈등이 생겨나는 정신성적 발달 단계의 수준이 분석 가능성과 같다고 보고 이것에 지나친 관심을 두고 있다. 문제는 예비 면담에서 오이디푸스적인 병리를 얼마나 잘 평가하느냐 하는 것이다. 저자들은 또한 그들의 위원회에서, 때로 예비 환자들을 면담하는 분석가들은 그들 자신의 보고서에서 의미 있는 부정적인 정보에도 불구하고 수락을 추천하는 방향으로 환자에 대한 긍정적인 감정에 의해 동요된다는 사실을 환기시킨다. 반면 환자를 보지 않은 위원회 회원들은 "좀 더" 객관적이다.

Tyson과 Sandler(1971)은 분석 가능성이라는 용어는 분명하지도 정확하지도 않은 용어라 생각한다. 그들이 보기에 이전 문헌의 대부분은 분석에 대한 적응증을 설명하기는 하는데 무엇을 평가해야 되는지 명확하게 하지 않는다고 본다. 그들은 "분석에 대한 적합성 평가" 라는 개념

을 사용하는 것을 더 좋아한다. 그리고 그들은 환자가 분석에 적합하다는 추천을 하기 위해서 무엇을 평가할 필요가 있는지 상세하게 설명한다. 그들의 초점은 자아의 강점과 약점에 있다.

Bachrach와 Leaff(1978)는 참고 문헌을 검토한 논문에서, 대부분의 저자들은 이제 자아의 강점과 대상 관계를 평가해야 한다고 말하는 것 같으나, 대부분 임상적, 경험적으로 기술하기보다는 메타심리학적인 용어로 다룬다고 지적한다. "자아강도의 중요성에 대해 추상적으로 논의하는 것이 확신을 가지고 그것을 평가하는 것보다 쉽다."

나는 임상적 자료에 다가가고, 추상적 표현에서 멀어지고자 하는 바람으로 참고 문헌을 체계적으로 검토하는 Bachrach의 조직적인 형식 중 몇 가지를 빌려 왔다.

매우 간단한 이 참고 문헌 검토에서 볼 수 있듯이 우리는 진단, 역학 그리고 증상에서 자아 강점 및 약점의 평가로 이동하였다.

평가

내가 분석 수련생들에게 분석 가능성을 평가하는 과목을 가르쳤을 때 분석을 하는 일과 분석 가능성을 평가하는 일 간의 차이에 대한 나의 생각을 설명하였다. 자아 강점을 평가하는 데 대한 초점을 강조하기 위해서 나는 분석 수련생들에게 "유대인에게 좋거나" "유대인에게 나쁜" 자질의 목록이나 체크시트를 만들어 볼 것을 요청했다. 평가 시간에 대한 발표(나의 발표 또는 분석 수련생들의 발표)를 들은 후, 우리는 목록에 있는 항목에 따라 환자를 평가하였고, 그 후 계속 진행 중인 평가에 대한 강조를 하면서 시간에 대한 논의를 하였다. 분석 수련생들은 초점을 확립하는 데 이 일이 도움이 된다는 것을 알게 되었다.

누구든 분석 가능성을 전반적으로 평가할 수는 없지만, 자신이 평가를 하고 있는 특정한 성격 특성을 마음 속에 가지고 있어야 한다. 예를 들어 "이 사람이 감정을 어떻게 다루는가?" 하는 질문들이다. 이 논문에서 나는 가능한 의문을 제기할 것이고, 분석 가능성을 평가하는 분석가가 그들의 의문에 대한 답을 찾는 방법에 대해 제안할 것이다. 이 논문의 영역이 아니기 때문에 내가 다루지 않을 것은 예를 들면, 만일 환자가 이런 저런 감정에 의해 완전히 압도되어 있거나 특정 감정을 인지할 수 없다면, 분석 가능성이라는 측면에서 그게 무슨 의미인가라는 것이다. 위에서 확인될 수 있는 것처럼 나는 예비면담은 여러 가지 면에서 분석 회기와 다르다고 생각한다. 나는 장래 환자들에게 간단한 평가 기간을 통해 분석 관계를 시작하며, 그렇게 해서 환자에게 치료를 추천할 지, 만일 그렇다면 어떤 종류의 치료를 추천할 지 알아낼 수 있다고 말한다. 또한 환자들에게 나와 함께 작업하는 일이 어떤지도 평가해 보기를 바라며, 이것이 치료자체와 같다기 보다는 몇 가지 정보를 그들에게 제공해 준다고 말한다. 이 기간 동안 내가 평가하는 것의 하나는 내가 말한 것이나 말하지 않는 것에 대한 환자의 반응이다. 나는 회기를 구조화하지 않는다. 맨 처음에 나는 종종 한동안 침묵을 지킨다. 그러나 또한 자유롭게 질문하며, 아마도 분석 기간 동안보다 더 자유롭게 질문할 것이다. 나는 평가 회기 동안 질문하고 환자가 대답하는 식으로 진행되길 바라지 않는다; 그것은 그 자체로 문제가 있다. 그러나 내가 제기하는 주요 요점은 우리는 자유롭게 환자에게 질문해야 하며, 질문 그 자체에 환자가 어떻게 대답하는지 그리고 내가 질문한다는 사실에 어떻게 반응하는지 보아야 한다는 점이다. 평가의 일부는 환자가 당신에게 어떻게 반응하느냐 하는 것임을 염두에 두길 바란다. 내 목록은 다음과 같다:

1. 세상에서 기능하기. 내가 참고 문헌 검토 부분에서 언급한 대로 분석 가능성에 대한 분석적 사고는 진단 또는 질병에 대한 초점에서 질병을 가진 사람에 대한 초점으로 이동하였다. 그래서 자아 강점을 평가하는 우리의 임무는 환자들을 괴롭히는 영역을 살펴보는 것뿐 아니라 환자들이 잘 기능하는 영역을 살펴보는 것이며, 강점이나 능력 및 갈등으로부터 자유로운 영역을 평가하도록 애쓰는 일이다.

a. 일(Work). 분석 가능성이나 분석 결과에 대해 논의한 대부분의 저자들은 환자의 일에 있어서의 성공을 예후에 대한 단일 지표로서 강조한다(만일 한 개의 지표를 선택해야 한다면). 성공의 실적이 있는 사람들은 더 성공적일 가능성이 있다. 일은 직업에 한정된 것만을 의미하지 않는다. 그것은 학교 공부, 가사, 아이 양육일 수도 있으며, 때로는 한 가지 이상일 수 있다. 그것은 개인이 중요한 시간과 에너지를 기울이는 삶의 영역이다. 우리의 질문은 첫째, 환자가 그 일을 얼마나 잘 하는가, 그리고 그가 잘하는 일을 할 수 있도록 해 주는, 그가 가진 강점을 우리가 어떻게 확인할 수 있는가 하는 것이다. 이는 분명하게 들리지만, 내 경험 상 우리 스스로에게 먼저 그 질문을 해 볼 가치가 있다, "환자는 무슨 일을 하고 있는가?" 그리고 "무엇이 그가 성공하도록 만드는가?" 초기 면담에서 환자들은 자신을 괴롭히는 삶의 영역을 강조하는 경향이 있다. 환자의 인도와 정신 병리에 있어서 우리 자신의 관심에 따라 우리는 환자의 어려움과 단점에 대해 많은 것을 생각할 것이다. 성공을 찾을 것을 기억하라! 바로 이런 이유로 나는 세상에서 기능하기라는 내용으로 평가 부분을 시작하였다.

b. 관계(Relationships). 당신의 생각을 어려운 관계뿐 아니라(뒤에서 이에 대해 자세히 설명할 것이다) 효과가 있는 관계에도 초점을 맞추어라. 왜 이러한 관계가 효과가 있는지 궁금해 하라. 그 관계들 안에서 어떤 일이 일어나는지도.

c. 현실 검증력(Reality testing). 현실 검증력에 관한 명백한 문제들은 임상의에게 잘 알려져 있으며 여기서 강조할 필요도 없다. 자아 기능을 관찰하는 능력을 평가하는 것은 유익한 일이다. 이는 환자들이 증상 또는 문제가 있는 관계에 대해 이야기할 때 평가할 수 있다. 분

석가는 환자가 외적 현실에 대하여 느끼는 방식에 있어서의 차이를 알아채는지를 구별하고 싶어한다. 예를 들어, 한 환자가 "자신을 문제 상황에 빠뜨리며" 속상하게 하는 상사와의 반복적인 전쟁에 대해 이야기한다. 그 환자가 "나를 진짜로 곤란하게 만드는 상사한테 문제가 있다"가 아니라, "상사가 자신을 궁지로 몰아넣는 것처럼 느낀다. 즉 문제는 내 안에 있는 감정이다" 를 구별할 수 있는지 알아보려는 시도를 해야 한다. 만일 환자가 그 문제는 현실에 대한 것임을 확신한다면, 다른 관계에 있어서 이를 확인해 보는 것도 좋은 생각이다. 전이를 분석하기 위해서, "당신이 이를 느끼는 것처럼 나는 느낀다." 와 "당신이 실제로 그러할 것이라고 나는 확신한다." 간의 구별을 할 수 있어야 한다. 환자가 증상에 대해 생각하는 것에 대하여 환자가 경험하는 증상을 탐구하는 데에 같은 종류의 생각 및 질문을 해 볼 가치가 있다. 그는 자신을 고통스럽게 하는 감정으로부터 거리를 둘 수 있는가? "여기 앉아서 나는 엘리베이터 안에 있을 때 나에게 아무 일도 일어나지 않을 거라는 걸 안다, 하지만 내가 엘리베이터로 다가갈 때 엘리베이터를 타면 죽을 것 같은 기분이 든다." 심지어 공포스러운 상황에서 이 사람은 "내가 죽을 것 같은 기분이다." 와 "무슨 일이 일어날 지 안다." 간의 구별을 할 수 있다. 어떤 사람들은 사무실에 앉아서 그러한 구별을 할 수 없다. 그것은 여전히 그들에게는 실제와 같은 기분이다. 자아 기능의 관찰을 확인하는 데 있어, 분석가는 "그것이 그럴 것 같은 기분이다." 와 "그것이 그렇다는 것을 나는 안다." 간의 구분을 위해 환자가 얼마나 많은 능력을 갖고 있는지 분명히 하려 노력해야 한다.

d. 증상의 심각도(Severity of symptoms). 자아 강도의 관점에서 분석가는 증상이 어떻게 작용하고 있고 어느 정도 소모적인지를 확인하고 싶어한다. 불안감 때문에 로맨틱한 관계를 충분하게 즐기지 못하는 것과, 아예 로맨스를 시작하지도 못하는 것은 별개의 일이다. 후자는 "훨씬 소모적이다." 하나의 공포증은 일반화되어 있고 편재하며, 개인의 삶에 필요한 공간을 주지 않는 공포증(예를 들면 심한 광장공포증)과 대조적으로 구분이 가능하며 꽤 쉽게 피할 수 있다. 같은 방식으로 사람이 방어적으로 유연성을 갖고 있다는 것은 자아 강도의 징후이다. 방어가 드물고 자동적이며 엄격하게 사용된다면 그것은 자아가 약한 징후이다.

2. 대상 관계. 많은 분석가들은 분석 가능성의 필수 요소는 분석 가능한 전이를 발달시키는 능력이라고 생각한다. 그러므로 관계에 있어서의 환자의 경험과, 타인과의 관계에서 환자가 자신을 어떻게 바라보는지, 그리고 자신의 삶에서 중요한 사람에 대해 환자가 어떻게 느끼는지에 대해 우리가 관심을 갖는 것은 당연하다.

a. 의미 있는 관계(Meaningful relationships). 먼저 환자가 그러한 관계를 맺고 있는가? Zetzel의 불길한 징후 중 하나는 남녀 간에 의미 있는 관계를 맺지 않는 사람들이다. 만일 그들이 자신의 삶에서 중요한 사람들과 관계를 맺고 있다면 그에 대해 어떻게 이야기하는

가? 그러한 사람들은 활기를 띠고 사실처럼 보이는가, 아니면 현실적이지 못하고 평범하고 로봇 같아 보이는가? 환자가 친밀함을 경험할 수 있는 것처럼 들리는가?

b. 부모(Parents). 대부분의 사람들은 부모에 대하여 꽤 고정된 관념을 가지고 있지만, 그 안에서 부모가 완벽하고 모나지 않으며 실제적인 사람이라 묘사되는가? 그들이 얼마나 이상적으로 들리는가, 그리고 잠재적 적응성을 감지할 수 있는가? 과거력의 관점에서 보면 적어도 한 명의 부모라도 건전하게 기능하였다면 플러스이다. 죽거나, 정신병 또는 정신 병리를 가진 부모와의 동일시는 마이너스이다.

c. 분리와 상실(Separations and losses). 초기에 중대한 상실은 보통 가족과 어린 시절에 대해 환자가 이야기하면서 나오겠지만, 부모로부터의 중대한 분리는 이야기하지 않을 수도 있다. 어린 시절의 심각한 질병에 대해서도 또한 질문을 해야 할 것이다. 나는 종종 학교, 캠프 및 "외박"과 같은 일반적인 분리를 포함하여 분리에 대해 물어본다. 다른 종류의 질문은 죽음에 대해 부모가 어떻게 반응하는가 하는 것이다. 대부분의 사람들은 그들에게 의미가 있는 누군가를 "잃어 본" 적이 있거나, 적어도 애완동물이 죽은 경험이 있다. 나는 성인 환자가 부모, 배우자 또는 아이들에게 "너무 친밀한" 것이 느껴지면 특히 물어볼 것이다.

d. 이전의 치료(Previous therapy). 이전의 치료자들은 과거 환자에 중요한 대상이 되어야 한다. 나는 치료가 어떻게 진행되었는지 뿐 아니라 환자가 그 치료자에 대해 어떻게 느꼈는지에 대해서도 관심이 있으며, 그 환자가 전이를 넘어 치료자의 현실적인 속성을 볼 수 있는지도 주의를 기울인다. 종종 불만족했던 환자들은 자신의 불만족을 이전 치료자의 "문제"로 설명한다(이론적, 기술적 또는 개인적으로). "당신은 이해할 것이라 확신해요." 라는 의미와 함께 "내 이전 치료자는 나를 이해하지 못했어요." 라는 생각은 유혹적일 수 있다. 나는 종종 환자가 이러한 오해를 어떻게 이해하는지 종종 물어볼 것이며, 환자가 문제에 대한 통찰력을 가지고 있는지 또는 주로 표면화하고 탓하는지에 세심한 주의를 기울인다. 이전 치료가 교착 상태에 있거나 막혔거나 불행하게 끝났다면, 이 영역에 대한 정보는 풍부하다. 만일 환자가 어려움에 대해 관여하고 싶어하지 않는다면 이는 불길한 징후일 수 있다.

e. 대상으로서의 분석가(The analyst as object). 예비 환자들은 종종 이미 발현된 전이를 가지고 첫 시간에 나타난다. 나는 그것이 어떻게 보이는지에 대한 희미한 표시라도 얻으려 노력한다. "왜, 나에게?"는 유용한 첫 질문이며, 특히 나를 만나기 전에 확정적이고 확신하는 환자들에게는 더욱 그러하다. "당신이 유일한 사람이에요."는 가장 골칫거리이다. 분석 가능성에 대해 글을 쓴 많은 저자들은 환자의 삶에 있어 중요한 사람과 신체적 또는 심리적으로 닮은 분석가는 문제가 될 수 있다고 말한다. 당신과 빠르게 동일시하는지를 살펴보아야 한다. 나의 아버지(R. Greenson)는 첫 시간에 한 환자에게 담배를 권했다(그 당시에 분석가와 환자는 담배를 피웠다). 그 환자는 20년 동안 한 브랜드의 담배만 피웠으며, 그 담배

에 반했다고 말하면서 거절하였다. 그 다음 분석 회기에 그녀는 아버지가 피우는 브랜드의 담배를 가져왔고 그 이유는 설명하지 않았다. 평가 기간 동안 내가 스스로에게 하는 질문은 "환자가 나를 현실적인 사람으로 인식하는 것처럼 보이는가?"이다. 이는 대답하기 쉽지 않은 질문이지만 환자는 인식하지 못하는데, 중간에 내가 다른 분석가에 의해 대체될 수 있겠다고 느낄 때 나는 이를 "유대인에게 나쁜" 역전이 조짐이라 여긴다.

3. 정동. 환자가 자신의 전이를 분석하기 위해서는 그것을 볼 수 있어야 한다. 정동을 견뎌내지 못하면 전이가 분석의 일부가 되는 것이 어려울 수 있다. 정동을 조절하지 못하면 환자가 자신의 감정을 바라보기 위해 충분한 거리를 두지 못할 수 있다. 원시적인 정신 병리를 가진 환자들은 종종 정동을 조정하는 충분한 자아 강도가 부족하다.

a. 인내와 정동의 조절(Tolerance and modulation of affects). 환자들이 불안감, 좌절, 분노, 우울 및 흥분과 어떻게 씨름하는지 평가하는 것은 쉽고 분명할 수 있다. 때로 환자들은 예비 면담 동안 오래 생각했던 복잡한 이야기를 갖고 있기 때문에 정동의 영향이 분명하게 드러나지 않는다. 누군가는 이렇게 물어볼 수 있다. "화가 나면(또는 우울하면 등) 어떤 일이 일어나나요?" 또한 누군가는 예비 면담 중에 정동을 평가하려 할 수도 있다; 예를 들어 환자가 침묵에 어떻게 반응하는지, 특히 환자가 이야기를 마치고 기대하며 분석가를 바라볼 때 평가를 시도해 볼 수 있다. 종종 다음 번 약속 또는 치료비와 관련된 질문에서 냉정한 순간이 있다. 나는 의도적으로 환자를 대기실에서 기다리게 하거나 치료시간 동안 아무 말 없이 환자를 초조하게 내버려두라는 말이 아니라, 환자가 첫 약속을 지킬 수 없을 때나 다른 시간을 제시하기 전 신중히 생각하는 짧은 시간 동안 많은 것을 알아낼 수 있다고 제안하는 것이다. 또한 초기 전화 통화에서 정동의 조절에 대해 알아낼 수 있으며 치료비에 대한 질문을 할 수도 있다. 고통스러운 감정을 참아내는 능력은 침묵에 대해 질문으로 반응하는 환자 및 감정을 표현할 때 빠르게 안심시키는 말을 요구하는 환자들에게서 고려할 사항이다. 사람들이 좋아하지 않는 것에서 혐오로 빠르게 옮겨갈 때 나의 역전이는 "오-오"이다. 이와 반대 끝에는 면담 동안 감정이 없어 보이는 환자들이 있는데, 특히 그들의 이야기가 감정에 대해서는 짧을 경우에 더욱 그러하다.

4. 성격 특성

a. 심리적 소양(Psychological mindedness). 몇몇 긍정적인 암시는 다음을 포함한다: 마음이 어떻게 작용하는 지에 대한 진정한 관심의 증거, 통찰력에 대한 능력, 그리고 심지어 더 좋은 것은 통찰이 생길 때 기쁨을 느끼는 것이다. 경험을 의미 있고, 서로 연결되도록 개념화하는 능력, 자신을 타인이 보는 것과 같이 볼 수 있는 능력, 그리고 다른 사람들은 어떻게 이해되는 지에 대한 관심은 공감 능력을 반영한다. 환상에 대해 접근 가능하고 관심 있는 것, 꿈이 심리적으로 중요하다는 것을 알지만 지적인 것만은 아님을 아는 것이다. 상기 특

성이 분명하다면 초기 면담은 즐거울 수 있으며, 심리적 소양에 대한 더 자세한 질문은 필요가 없을 것이다. 만일 불분명하다면 한 두 가지를 타진한다. 나는 중대하거나 심오한 해석은 하지 않는데 이로 인해 환자가 불안해지거나, 내가 분석 "작업"의 대부분을 할 것이라는 인상을 주길 원하지 않기 때문이다. 그보다는 환자가 이미 말한 것을 환자가 생각하지 못한 방법으로 서로 연결시키려 애쓴다. 종종 나는 일반적이고 개방적인 방식으로, 예를 들면: "이것은 당신이 지난 번에 말한 것을 떠올리게 하네요." 라고 말하면서 환자가 연결의 특정 내용과 지난 번 내용이 관련될 수 있다는 점에 대해 생각해 보도록 한다. 나는 환자가 이번 시간과 지난 시간을 연결하는지, 한 주제와 다른 주제를 어떻게 연결하는지를 아는 것은 매우 유용하다고 생각한다. 우리가 일주일에 단지 한 번 만날지라도 환자들이 한 회기와 다음 회기 간의 연속성을 감지할 수 없어 보일 때 나는 우려가 된다.

b. 내부 대 외부(Inside versus Outside). 나는 문제가 무엇이든 간에 자신의 내부 안에서 문제를 설명할 때 강한 인상을 받는다. 내적 갈등에 대해 말하는 사람들은 타인과의 문제를 강조하는 사람들이나 "타인" 내에서의 문제를 경험한 사람들과는 대조적이다. 생각에 있어서의 그러한 경향은 가장 분석하기 어려운 외재화 경향의 전조일 수 있다. 관찰하는 자아는 환영 받는 협력자이다.

c. "불공평(Unfair)." 이 단어를 좀 더 관대하게 사용하면 나에게는 역전이라는 "전문 용어"가 된다. 이 단어는 종종 스스로 예외를 느끼는 사람들, 운명에 의해 학대 받는다고 느끼는 사람들, 인생에서 괄시 받는데 대한 보상을 추구하는 사람들에 의해 남용된다. 그러한 사람들은 종종 관찰하면서 거리를 두는 일을 할 수 없다; 그들은 통찰력이 아니라 마법을 추구한다.

d. 과도한 모호성(Excessive vagueness). 모든 사람들 특히 히스테리 환자들은 불안해 질 때 방어적으로 모호해질 수 있다. 더 불길한 징후는 보편적인 모호성과 일반론으로 말하는 습관적인 언어 사용이다. 평가 기간에 환자가 과도하게 모호하면 나는 환자가 보이는 것보다 더 불안한지를 알아내려 애쓸 것이다. 만일 그렇다면 나는 그것을 구분하려 애쓸 것이다. 그렇지 않다면 환자가 좀 더 명확해질 수 있는지 알아보기 위해 갈등이 가득하지 않은 영역을 골라내려 애쓸 것이다. 그렇지 않은 경우는 주의해야 한다.

e. 행동화(Acting out). 충동조절을 못하고 행동해버리는 것을 선호하는 사람들은 보통 분석적으로 좋지 않은 환자가 된다. 전이가 활발해지면 그들은 생각하고 말하기보다는 실행해버리기 쉽다. 이러한 성향에 대한 단서는 종종 속상하게 만드는 삶의 사건에 대한 반응을 설명할 때 나온다. 물질 남용의 병력은 물어볼 가치가 있다; 오늘날 대부분의 사람들은 법적 또는 불법적인 정신에 변화를 주는 물질에 노출되어 왔다. 평가 기간 동안에 행동표현(enactment)의 도발이 일어날 수 있다. 많은 질문을 하는 환자들, 특히 불안감에서 나오는 듯 보이는 질문과는 대조적으로 "지나치게 밀어붙이는" 듯 보이는 질문을 하는 환자들에 있

어 이러한 가능성을 잊지 말아야 한다. 자신이 느끼는 방식에 관심을 갖기보다 당신이 생각하거나 원하는 것에 너무 빨리 초점을 맞추길 원하는 환자들을 조심하라. 내가 수퍼비전했던 한 분석 수련생은 두 번째 평가 회기 초반에 분석에 대해 양가적인 환자로부터 다음과 같은 질문을 받았다, "오늘은 내가 카우치에 누워있어도 괜찮을까요?" 그 분석 수련생은 갑자기 벽에 부딪친 것 같은 느낌을 받았다: 내가 환자에게 그렇게 하라고 허락해야 하나 아니면 먼저 이 요청에 대해 우리는 논의해 보아야 한다고 미미해 보이는 말을 해야 할까? 이는 첫 번째 행동표현(enactment)이었다. 만성적이고 물어 볼 것도 없는 반항의 병력을 가진 사람들은 심지어 기본적인 규칙을 지키려 애쓰는 것조차도 불가능하다는 것을 알게 된다.

f. 수동성(Passivity). 수동적인 것을 참지 못하거나 수동적 위치에 있을 때 극단적인 증상악화를 보였던 환자들은 분석에 대해 나쁜 징조가 될 수 있다. 범위의 다른 쪽 끝에는 과도한 수동성을 보이는 사람들이 있는데 이들은 스스로 시작할 능력을 보이지 않는다. 이러한 문제들은 평가기간 동안 환자가 결코 멈추지 않고, 당신이 멈추는 것 또한 참지 못할 때 발생할 수 있다. 그리고 환자가 당신 또는 그들 자신의 침묵의 순간을 깨지 못할 때도 단지 당신을 기다릴 것이다.

g. 끈기(Stick-to-it-iveness). 나는 분석에 좋은 징조가 되는 성격 특성을 설명하면서 이 장을 끝낼 것이다. 삶의 역경에 직면하였을 때 용기를 보이는 환자들, 어려운 문제로 고심할 때 "끈기"를 보이는 환자들, 가야 할 길이 길어 보일 때 끈질긴 사람들; 그러한 사람들은 "실로 유대인에게 좋은" 사람들이다.

5. 치료동기. 아마도 나의 편견, 전문성, 사적 및 집안 내력 때문이겠지만, 내가 생각하기에 분석으로부터 유익을 얻기에는 너무 "정상" 이거나 "잘 적응된" 사람들을 나는 많이 만나보지 못했다. 만일 우리가 다르게 느낀다면 어떻게 우리가 분석 수련생들에게 분석을 요구할 수 있을까? 그럼에도 불구하고 분석가들은 환자의 고통의 정도가 정당한지, 그리고 그렇게 비용이 드는(시간, 돈 그리고 에너지) 노력을 지속할 수 있을 것인가를 확인해야 한다고 생각한다. 이는 정신치료와 정신분석 간의 차이에 대해 많이 알지 못하는 단순한 환자들에게 특히 그러하다. 프로이트는 초기에 분석에 대해 보류하고 있는 사람들을 분석해서는 안 된다고 말했다. 그는 부정적인 전이를 분석할 필요를 발견한 후에는 그렇게 말하지 않았다. 대부분의 사람들은 삶의 주요한 사건에 대하여 보류하고 있다.

a. 마법(Magic). 분석가는 마법과 같은 변화를 추구하는 환자들의 환상을 주의 깊게 들여다보아야 한다. 환자의 문제에 대해 함께 작업할 감정과는 대조적으로, 환자가 당신이 그를 치료해 줄 것이라며 분석 받으러 온다면, 그 자체는 그 사람에 대해 많은 것을 이야기해 줄 수 있다. 환자가 자신에 대해 무엇이 달라지길 원하는지, 그리고 분석가가 어떻게 그러한 변화를 가져다 줄지 기대하는지를 명확하게 검토하는 것은 평가 면담에서 가장 유용한 일이다.

Bob Wallerstein의 말을 기억할 필요가 있다: "우스운 일이지만 그들이 분석을 받은 후에도 우리는 여전히 우리 친구들을 알아 본다."

b. 타인을 위한 변화(Change for others). 변화를 위한 동기가 환자 내에 있을 때 분석은 충분히 어렵다. 동기가 외부에 있을 때, 다른 사람, 책, 이론, 집단에 있을 때, 그 일은 더 어려워진다. 이러한 사람들에게는 첫 번째 분석과제가 그들이 환자가 되도록 돕는 일인데, 이는 쉽지 않다. 어떤 사람이 다른 사람(배우자, 부모 등)을 변화시키길 원할 때, 분석은 불안한 출발을 하게 된다. 자신에게 중요한 사람이 분석을 받고 있기 때문에 분석을 받으려 할 때 또한 유사한 어려움이 발생할 수 있다. 때때로, 정신분석적인 사고 또는 이론에 대한 매혹 때문에 분석을 찾기도 한다. 이는 훈련 분석의 잘 알려진 어려움과 유사하며, 이는 분석 수련생이 아닌 사람들에게도 일어날 수 있기 때문에 독자들의 주의를 요하는 바이다.

6. 초자아. 긍정적인 초자아의 자질을 평가하는 과정을 분명히 설명하는 것은 내게는 어려운 일이다. 우리가 매일 보게 되는 혹독하고 가혹하며 위태로운 초자아의 기능성을 설명하는 일이 더 쉽다. 비도덕적인 초자아는 따로 설명할 필요가 없으며, 때로 잘 감춰져 있으나 우리는 무엇을 찾아야 하는지 안다. 강하지만 "사랑스러운" 초자아 ? 그것을 어떻게 평가하는가? 지금 내가 할 수 있는 최선은 사랑의 관계에서 기쁨을 경험할 능력이 있으며, 직업을 즐길 능력, 얻어진 보상을 음미할 능력을 가진 사람에게서 이러한 초자아의 존재가 느껴진다는 것이다.

a. 피학성(Masochism). 분석으로부터 치료적으로 혜택을 받기 위해서 환자는 나아지길 원해야 한다. 프로이트(1937)가 지적한 대로 피학적 성향을 가진 환자는 자신의 증상과 고통으로부터 무의식적인 만족감을 얻는다. 이는 분석 문제의 가장 어려운 상태인 부정적 치료반응(negative therapeutic reactions)으로 연결될 수 있다. 증상으로부터의 이차 이득은 보통 매우 분명하지 않지만 피학적 성향을 가진 환자를 평가하는 데 분석가가 숙고해야 할 문제이다. 피학성의 문제는 성공 이후에 악화된 증상, 또는 중대한 신체적 질병 동안 또는 외적 사건이 부정적일 때 줄어든 증상을 분석가가 들었을 때 생각나야 한다. 사랑하던 사람의 죽음 이후에 중요한 우울증의 시작은 우울증이 되는 애도 및 극도로 가혹한 초자아의 존재를 암시할 수 있다. 다른 사람, 집단 또는 상황에 대한 힘을 얻기 위해 개인의 정신적 증상을 사용하는 것은 "약자의 압제"일 수 있으며, 의미 있는 이차 이득의 조짐일 수 있다. Tyson 및 Sandler(1971)는 외적 현상을 유지하는 데(예를 들어 불안한 결혼을 유지하기 위한 것) 있어 환자의 증상이 어떤 역할을 하는지 평가해야 한다고 지적한다.

b. 부정직(Dishonesty). 노골적인 부정직은 따로 설명할 필요가 없으며, 분석적으로 극도로 문제가 있다. 우리의 편견 때문에 아마 우리가 놓치기 쉬운 미묘한 부정직은 환자가 우리에게 말하는 것을 믿는 것이며, 그들이 믿는 것을 믿는 것이다. 평가 기간 동안 우리가 할 수 있는 최선은 실수, 모순, 그리고 특히 공모하려는 의도를 알아야 하는 것이다. 제3자에게 속

임수를 쓰고 교묘하게 이용하는 것은 철저한 조사를 필요로 한다. 가능성 있는 초자아의 결핍을 경계하라. 평가 기간 동안(1970년대에) 지금은 법대에 다니는 한 급진적인 학생이 시간을 맞추려고 서두르는 바람에 슈퍼마켓에서 무언가에 대한 금액을 지불하지 않고 왔다고 말했다. 내가 물었을 때 그는 솔직한 얼굴로 이렇게 말했다, "Safeway(슈퍼마켓 이름)에서 훔치는 것은 괜찮아요; 그들은 당신한테서 무언가를 훔치거든요." 그리고 내가 질문하기 전에 그가 이야기하고 있던 것을 계속 이야기했다. 나는 다시 Safeway에 관한 이야기로 돌아와서 어떻게 괜찮다는 생각이 떠올랐는지 그에게 물어보았다. 그는 그들이 어떻게 "사람들로부터 무언가를 훔치는지" 설명하였다. 100% 중립적은 아니었지만 나는 그에게 물었다, "그래서 당신이 그들에게서 무언가 가져오면 그들은 돈을 잃는 것이 아닌가?" 처음에 그는 "예"라고 대답했다가, "아니오, 그들은 그것을 소비자에게 떠넘기거든요." 라고 말했다. 그리고 나서 그는 내가 자본주의를 옹호한다고 화를 내었다.

임상적 실례

만일 상기 내용이 분석 가능성을 평가하는 데 대한 접근 "방법"으로써 인정받을 수 있다면, 다음의 두 가지 증례는 당신이 "그렇게 하지 않을 때" 일어나는 일이라 불릴 수 있다. 이 두 가지 증례에 공통적인 것은 분석에 매우 열성적이며, 평가에는 초점을 두지 않는 분석가와 관련된 환자들이다.

28세의 사무직 노동자인 Mr. T.는 전 치료자에게서 세 명의 분석가를 소개 받았고, 분석을 해 볼 것을 권유 받았다. 그는 특이하게 분석을 받겠다고 나에게 전화했던 최초의 사람이었다. 나는 단지 얼굴을 맞대고 그 사람을 세 시간 만났을 뿐이었다. 그는 잘 차려 입었으며, 매력적이었고 점잖은 말씨를 사용했다. 그는 호감이 가고 명랑한 사람이라 느껴졌다. 그는 그의 실패한 치료, 분석가 추천 및 그의 "분석가 선택"에 대한 이야기를 시작으로 치료를 시작하였다. 그가 치료를 받는 이유는 여성과 의미 있는 관계를 맺지 못하기 때문이었다; 그는 안 좋은 선택을 하는 것처럼 보였다. 그는 또한 자신의 직업에도 만족하지 못하고 있었다. 비록 치료(그에게는 세 번째)가 충분히 조짐이 좋게 시작되긴 했지만, 곧 교착 상태에 빠졌다. 그의 치료자(60대)가 그를 너무 몰아 부쳤고, 그래서 그에 대해 짜증이 났다고 느꼈다. Mr. T.의 행동이 바뀌지 않자 그 치료자는 그에게 충고를 하고 야단쳤으며 잔소리를 했다. 또한 그 치료자는 자신과 자기의 삶에 대해 너무 많은 이야기를 했으며, 일을 하는 옳은 방법과 잘못된 방법에 대한 예시로서 자신을 들었다. Mr. T.가 더 많이 강요당하고 회유된다고 느낄수록 그는 치료를 하고 싶은 마음이 적어졌으며, 치료가 막히고 있다고 더 많이 느끼게 되었다. 그는 자신의 치료자에게 애착을 느꼈지만 그가 매우 유능하다고 생각하지는 않았다. 그 치료자가 분석을 추천했을 때 그는 분석에 대한 책을 몇 권 읽었다. 그리고 나서 Mr. T.는 분석이 그를 도울 수 있을 것인지 다소 퉁명스럽게 나에게 물었다. 나는 잘 모르겠다고 말했다; 나는 그의 문제에 대해 더 많이 들어야만 했다. 그리고 나서 그는 빈도, 카우치 및 자유 연상과 관련된 분석에 대해 몇 가지 피상적인 질문을 했다. 나는 그의 질문에 대해 그가 어떻게 알고 있고 생각하는지를 되물었다. 그러자 그는 "옳은 대답"을 했다. 그는 경영 수준에 있는 어려움에 대한 상세한 설명을 하고, 사업 경영상의 모순과 관리자의 개인적인 단점을 이야기하면서 두 번째 면담을 시작하였다. 그의 관찰은 통찰력 있는 것처럼 들렸다. 그리고 그는 그가 관리하는 사람들의 단점을 강조하면서 그들에 대한 어려움을 이야기하였으나, 적어도 내가 보기에는 그가 관리자가 되는 데 대해 불편해 하는 것이 내포되어 있었다. 내가 이에 대해 그에게 물었을 때 그는 그게 사실이라고 말하였고, 사실 그는 직업을 바꿀 것에 대해 생각하고 있었다. 그리고 그는 그에게 관심이 있는 다른 회사에서의 다른 일의 몇 가지 가능성에 대해 이야기하였다. 그는 세 번째 시간에는 다른 두 명의 분석가를 만났고 나를 선택했다고 이야기하였다. "우리는 언제 시작할 수 있나요?" 다소 놀라서, 나는 그에 대해 더 많은 것을 알고 싶다고 말했다: "나는 보통 분석을 시작하기 전에 몇 번의 예비 면담을 갖습니다." 그는 그것을 좋아하지 않는다고 말했으며, 이는 그를 시험하는 것처럼 느끼게 했지만 나는 알고 싶어하는 일이었다. "어린 시절은 어땠나요?", "끔찍했죠." 그는 대답했다. 그리고 남서부에서 군에 복무하는 직업 군인의 아들로서의 성장 과정을 이야기하였다. 그는 군대를 싫어했고 아버지를 좋아하지 않는 사람이었다. 그는 수년 동안 아버지를 만나지 않았다. 그의 부모는 그가 7살 때 이혼했다. 그는 또한 자기보다 3살 어린 여동생을 싫어하였다. 그녀는 "겁쟁이"였으며, 그의 편이 아니었다. 그는 어머니에 대한 애착이 꽤나 강했다. 사실 그들은 그가 고등학생 때 이 지역으로 이사해 왔다. 그의 치료자는 그가 어머니와 "너무 가깝다."고 생각하는 것처럼 보였으며, 이는 여성과 관계를 맺는 데 있어서 그가 어려움을 겪는 원천이라 생각했던 것 같다. 나는 이에 대해 그가 어떻게 생각하고 있는지 물었으며, 그는 그럴 수도 있겠다고 대답했다. 그는 이야기를 계속했으며, 자신의 어머니가 자신의 여자 친구들에게 매우 비판적이었다면서 "그 여자들은 내게 적합하지 않았죠."라고 한 마디로 말했다. "물론 그녀는 적어도 부분적으로는 좋을 수도 있어요." 그리고 나서 그는 그녀들이 얼마나 적절하지 못했는지 이야기했다, 이 시점에서 시계를 보면서 그는 다시 분석에 대해 내가 어떻게 생각하는지 물었다. 내가 기억하는 가장 최선은, 왜 안되겠어? 라고 생각했다는 것이다. 사실 나는 그에 대해 그렇게 많이 알지 못하지만 그는 분석을 하고 싶어했고 (즉, 동기 부여되었고), 시간과 돈이 있었다; 그 나머지는 "곧 알게 될 것이었다." 나는 "좋다."고 말했다.

곧 알게 된 것은 다음과 같았다: 그는 불길한 예후에 대한 Zetzel의 5 가지 단서를 모두 갖고 있었다. (1) 그의 아버지는 그의 생애 첫 5년 동안 거의 집에 없었고, 생애 첫 해에 6개월 동안 어머니로부터 분리 상태에 있었다. (2) 그의 아버지는 잔혹했으며 가학적이었고, 정신병이 있었다. 그의 어머니는 극도로 자기애적인 것 같았으며, 누구와도 친해질 수 없었다. 이혼 후에 그녀는 "여러 명의 남성과 교제했다." (3) 그는 일종의 치명적인 설사 때문에 생애 첫 해 6개월 동안 병원에 있었고, 이 병은 많은 의료 절차를 필요로 했다. (4) 어머니와의 관계는 적대적 - 의존적이었고, 그녀는 평가 절하하고 거부하는 사람으로 보여졌다. (5) 그는 의미 있는 관계를 가진 적이 없다. Zetzel의 "5가지"뿐 아니라 그는 병을 조절할 능력이 없었으며, 불안감에 쉽게 휩싸이고, 분노에 쉽게 압도되었다. 문제들은 그 자신 안이 아니라 타인 안에 있었다. 삶은 "불공평"했고, 그는 끊임없이 부당한 대우를 받고 있다고 느꼈다. 그의 통찰력은 그에 대해서는 거의 작용하지 못했으나, 그가 생각하기로 타인 안에서 진행되는 일에 국한되었다. 그는 "분석"이 그를 치료할 거라 기대했으며 분석 내에서 기꺼이 협력할 것이었다. 매우 똑똑하긴 했지만 그는 대학에 떨어졌으며 몇 번의 직장을 잃었다.

나는 그가 분석으로부터 혜택을 입지 않았다고, 또는 분석은 적절한 치료가 아니었다고 말하려는 것은 아니다. 평가하는 일을 더 잘 했더라면, 시간을 갖고 더 길게 평가를 했을 것이다. 그랬다면 일주일에 4번 하는 분석을 더 천천히 진행했을 것이다. 더 매끄럽게 최소한도로 분석은 시작되었을 것이다. 그렇게 했다면 나는 덜 놀랐을 것이다.

다음의 임상 증례는 한 분석 수련생이 나에게 보고한 것으로, 그는 훈련 초기에 이 환자를 만났다. 그 당시 그는 가능한 한 많은 분석을 하려는 열정이 있었다. 그리고 나는 그가 꽤 재능이 있으며 "잘 들어주는" 사람이라 생각했다. 그는 그 이후 졸업을 했고, 나는 그의 분석작업을 높이 평가하고 있었다.

22세의 미혼 대학원생인 Ms. A.는 저렴한 비용의 분석 클리닉에서 Dr. L.을 소개 받았다. 그녀는 그 전 해에 저렴한 클리닉에 지원하였고 허락을 받았으며, 대기자 명단에 올랐다. 몇 달을 기다린 끝에 그녀는 지방 병원의 단기 치료 프로그램의 치료 과정에 들어가기로 결정했다. 그녀가 분석에 대한 관심을 한 번 더 전하기 위해 저렴한 비용의 분석 클리닉에 전화했을 때, 그녀는 Dr. L.의 이름을 받았다. 그 날 그녀는 그에게 전화했다. 그가 다음 날 아침까지 그녀에게 전화해 주지 않아서 그녀는 다시 전화를 하였고, 다음의 메시지를 남겼다, "저는 여전히 관심이 있어요."

그녀는 첫 회기에 사무실에 정시 도착했고, 사무실을 찾는 데 어려움이 있었다고 말했다. 긴장되어 보이는 그녀는 "제가 무슨 이야기를 해야 하죠?" 라고 물었다. Dr. L.이 왜 분석가를 찾게 되었는지 그 이유를 말해보라고 하자 Ms. A.는 자신에 대해 더 많은 것을 알고 싶다고 말한 후 침묵을 지켰다. Dr. L.이 더 자세히 말해 보라고 하자 그녀는 톡 쏘는 목소리로 말했다. "당신이 알고 싶은 게 뭐죠? 당신이 질문하는 편이 더 쉽겠네요." 그녀는 한 시간 내에 자신의 생애에 대해 다 이야기하지 못할 까봐 걱정이라고 말했다. 그리고 나서 그녀는 직장에서 거절당했으며, 그 이유를 모르겠다고 말했다. 그녀는 자신이 스스로를 훼손시킨다고 생각했으나, 어떻게 그러는지는 알지 못했다. 그 고용주가 자신은 경험이 있는 사람을 찾는다고 설명했지만, 그녀는 경험이 없음에도 불구하고 그를 믿지 않았다. 그녀는 자신을 지지해 주지 않는 남자 친구와 친구들에게 실망했다고 말했다. 치료는 그녀를 더 편안하게 만들어 주었으나 아무것도 바꾸지는 못했다. 그녀의 성생활은 따분했다. 그녀의 어머니는 아마도 아버지와만 성생활을 하는 듯 했다. "나의 아버지는 불치병 환자와도 같은 삶을 살아요; 그에게 다가서기도 어려워요." 면담 시간이 끝나고, Dr. L.은 분석이 좋은 생각인지 둘 다 동의할 것인지 알아보기 위해 다시 만날 것을 제안했다. Ms. A.는 놀란 듯 보였고 무엇 때문에 Dr. L.이 그렇게 생각하는지 알고 싶어했다.

Ms. A.는 두 번째 시간에 와서 Dr. L.이 "아마도 분석을 해서는 안될 것 같아요." 라고 말해서 불안했다고 말했다. Dr. L.은 대답했다, "아마 당신은 자신만의 의문이 있는 것 같군요." 그 환자는 자신의 꿈에 대해 분석하고 싶어하는지 항상 확신할 수 없다고 말하며 Dr. L.이 자신에게 맞는 사람인지 모르겠다고 했다. 그리고 나서 그녀는 엉성하고 예산이 적은 결혼에 대해 꿨던 꿈을 이야기하였다. 그녀는 그 꿈은 그녀가 10대 일 때의 한 사건과 다소 관련이 있다고 생각했다. 한 친구는 그녀가 그의 가족과 함께 해외에서 지내도록 하는 데 동의하였다. "처음에 그는 그 일을 무료로 하기로 했어요. 그런데 그 후에 나의 부모님에게서 돈을 받았죠. 그는 사기꾼이었어요; 그는 내가 그에게 의존하도록 만들었고, 나를 성추행했어요." 면담이 끝나고 그녀는 말했다, "나는 카우치에 있는 편이 더 좋을 것 같아요. 그렇게 하면 나는 당신을 쳐다볼 필요가 없을 거에요."

Ms. A.는 다음 약속 시간 몇 분 전에 사무실 문을 두드렸다. 그녀는 클리닉에서 치료비가 10달러라는 이야기를 들었다면서, "돈 문제를 확실히 하고 싶다."고 말했다. Dr. L.은 10달러는 적당한 비용이며 월말에 비용을 지불하면 좋겠다고 말했다. Ms. A.는 월 중반에 월급을 받기 때문에 그렇게 할 수 없을 것 같다고 말했으며, 그녀는 돈이 생기면 써버린다고 말했다. "나는 누군가의 돈을 대신 맡아줄 수 없어요." Dr. L.은 규칙적으로 비용을 지불하기만 한다면 지불 날짜를 선택할 수 있다고 대답했다. 그녀는 그렇게 할 수 있을지 확신하지 못했다. 몇 가지 어려움을 가지고 Dr. L.은 그 환자가 치료비를 지불할 수 있을지 확신할 수 없다고 말하고 있음을 깨닫고, 그에 대해 그녀에게 물어보았다. 그 환자는 말했다, "그건 사실이에요, 눈에 보이지도 않는 것에 지불하기에는 많은 돈이에요." Dr. L.이 물었을 때 그녀는 안도하였는데, 그녀는 자신의 금전 문제를 드러내지 않을 계획이었다. 그리고 나서 그녀는 자신의 상사에 대해 화난 일을 이야기하였다, 그 상사는 근무 시간표에 실제로 일한 것보다 더 많은 시간을 적도록 허락하지 않았다. "내가 얼마만큼의 돈을 필요로 하는지 그가 알면서 그러는 것은 부당해요."

Ms. A.는 남성 분석가를 만나는 데 대한 불안감에 대해 이야기하였다; 그럼에도 불구하고 그녀는 열성적으로 분석을 시작하고 싶어했다. Dr. L.은 분석을 시작하는 것에 동의하면서 취소

정책에 대해 설명하였고, 일정을 잡을 필요가 있다고 말했다. Ms. A.는 "바가지를 쓰고 싶지" 않다며, 이른 아침 시간이 좋겠다고 말했다. Dr. L.은 오전 7시 30분에 만날 수 있다고 말했다. 그녀는 대답했다, "그건 좋지 않네요; 좀 더 일찍 출발해야 할 일이 있을 것 같아요(그녀가 염두에 둔 특별한 일은 없었다.). 오전 7시로 해야 할 것 같네요." Dr. L.은 무언가 잘못되었음을 느끼고 오전 7시 반은 되지만 7시는 안 된다고 말했다. Dr. L.이 동의하지 않자 그녀는 격분하였다. "나는 당신에게 매우 실망했어요. 당신은 분명히 차가 있으니 7시까지 여기에 올 수 있을 거에요. 왜 그렇게 하지 않으려는지 이해할 수 없네요." 그녀는 화가 나서 밖으로 나가 버렸다.

Dr. L.은 다른 분석을 시작할 수 있는 자신의 열정을 잘 알고 있었다. 그는 환자의 분석 가능성에 대한 어떤 불안감과, 초기 면담은 "잘 되지 않았다."는 어떤 기분을 인식하게 되었다. 그는 평가 기간 동안 그가 생각하기에 그녀의 그에 대한, 또한 분석에 대한 두려움을 야기시키는 환자의 역동, 오이디푸스 수준의 애착에 초점을 맞추었다. 그녀는 제어하고 도발적으로 행동함으로써 이러한 공포로부터 방어하였다. 그는 이러한 문제는 일단 분석이 시작되면 더 분명해지고, 설명할 수 있을 거라 생각했다. Dr. L.은 평가에 대해 신중한 접근을 하지 못하였다. 그는 자신과 자기의 환자 안에서 진행되는 것을 분명히 해 줄 수 있는 특정한 질문을 스스로에게 던져볼 수 있도록 도와 주는 초점을 갖지 못했다. 돌이켜 생각해보면 Dr. L.이 면담 회기를 진행해 감에 따라 그는 환자의 자원과 그의 행동에 대해 많은 의문을 갖게 되었다. 그 중 많은 부분은 그의 머리에 떠올랐으나 그는 그에 대해 충분히 주의를 기울이지 않았다. 이 장의 목적은 평가를 진행하는 분석가들에게 분석 평가를 위한 어떤 구조를 제공할 수 있는 초점을 제시하는 것이다.

3장

정신분석의 목표에 대한 재검토

Robert S. Wallerstein, M.D.

1965년에 나는 "정신분석의 목표: 분석적 관점에서의 조사"라는 논문을 발표하였다. 이 논문은 "정신분석의 한계"에 대한 미국 정신분석 학회의 패널 논의를 위해 씌어 졌다. 왜냐하면 "치료의 한 양태로서 정신분석의 한계에 대한 모든 논의는 반드시 정신분석치료의 이상적이고 실제적인 목표의 문제를 제기하며, 또한 그 목표에 반하는 필연적인 단점들도 평가된다" (p.748). 나는 논문의 초반부에서, 내가 "목표 문제와 불가피하게 뒤섞여 있다고"(p.748) 인정하면서도 그 발표에서 특별한 논점들로 배제해 놓았던, "그 논점들은 논쟁에서 잠시 동안은 중심이 되었던 것을 제외하고"(p.749), 다양한 고려 사항들을 개괄하였다. 이렇게 배제된 고려 사항은 다음과 같다: (1) 기법의 이론, 수단과 목적의 관계; (2) 정신분석과 역동적 정신치료 간의 차이와 유사점 ? 그들의 목표를 포함하여; (3) 결과(결과 연구)에 대한 평가; (4) 정신 건강의 이상적인 상태에 대한 우리의 다양한 가치 판단적인 개념들; 그리고 (5) 분석 종결의 기준, 또는 이론적 또는 실제적인 목표에 도달하였는지 알 수 있는 방법.

이러한 제한점을 가지고, 나는 정신분석의 목표 문제에 대한 참고 문헌들을 검토하였다. 나의 평가는 세 가지 주요한 축을 중심으로 이루어 졌고, 각각은 얼핏 보면 모순된 듯 보이지만 적어도 상호보완적인 관점을 가지고 있다. 이 세가지는 다음과 같다: (1) 목표 없음(절제, 치료적 열정을 삼가는 것)이라는 역설이 기법의 핵심 요소라는 것은 얻고자 하는 결과(즉 가능한 어떤 정신치료적 접근이라도 근본적인 인격의 재구성이라는 가장 높은 목표를 가지는 것처럼)에 대한 열정과는 상반된다; (2) 결과 목표(결과의 이론)가 과정 목표(변화를 겪는 수단의 이론)와 연결되어 전체적인 치료 이론을 형성하는 방법뿐 아니라, 얻고자 하는 결과에 있어서의 목표(다양하게 제기되지만, 정신분석 내에서 다양한 이론적 전망, 메타심리학에 관하여 항상 야심차게 제기되는)와 그러한 결과가 성취되는 과정에 대한 목표(변화 또는 치료 효과, 그리고 정신 내적인 변화가 어떻게 야기되는지에 대한 우리의 다양한 이론에 관해 다양하게 제기되는) 간의 차이; 그리고 (3) 잘 알려진, 더 실용적이고 현실적인(또는 비관주의적인) 프로이트의 입장과, 더 패기 만만하게 낙관적인 Ferenczi의 입장 사이에서 분석의 "평균적으로 기대할 수 있는 성취" (p.765)이다.

내가 분석의 현실적 및 또는 이상적 목표라는 동일한 문제들에 대한 나의 입장을 오늘날, 25년이 지난 지금 이론적 진보와 누적된 임상 및 실증 연구를 고려하여 검토하고 재고할 때, 나는 수많은 요소들에 놀라게 된다. 실제 결과(그리고 결과 연구)의 문제, 종결 기준(이상적이든 현실적이든)의 문제, 그리고 정신분석적으로 현실에 기반을 둔 일련의 치료법 내에서 성취 가능한, 서로 다르거나 유사한 목표의 문제로부터 상대적으로 분리된 목표를 내가 고려하는 것(이상적이든 심지어 실용적이든)은 더 이상 가능해 보이지 않는다. 이 범위는 정신분석에 기초한 표현적 정신치료에서 범위의 다른 쪽 끝에는 정신분석에 기초한 지지적 정신치료까지를 포괄한다. 목표는 타당하고 실제적인 맥락 내에서 설정될 필요가 있다. 설사 이론적이고 임상적인(그리고 리서치에서의) 진보가 무엇이 타당하고 실제적인가에 대한 우리의 이해를 점진적으로 바꾸고 확장시킬 수 있다 해도 말이다.

이러한 개념적인 체계 안에서, 나는 우리 지식 분야의 창조자인 지그문트 프로이트가 우리에게 준 설명과 지침을 가지고 목표의 문제를 재검토하려고 한다. 명확하게 목표나 목적에 대한 프로이트의 말 중 가장 많이 인용되는 것은 1923년의 "두 권의 백과사전 논문. (A) 정신분석에 관하여"이다. 거기서 그는 말하기를,

> 치료의 목표는 환자의 저항감을 제거하고 그의 억압을 검토하여 환자의 자아가 강화되고 통합되는 가장 최선의 목표를 이끌어 내는 것이고, 환자가 내적 갈등에 소비하는 정신적 에너지를 아낄 수 있도록 하고, 그의 타고난 능력이 허락하는 한 자신을 최대한 활용하여, 환자가 가능한 한 능률적인 사람이면서 즐길 수 있도록 하는 데 있다. 질병의 증상을 없애는 것은 특별히 목표하지 않아도 있는 그대로 성취되는 것이고, 이는 분석이 적절히 진행된다면 그 부산물과도 같은 것이다[1923 (1922), p.251; 강조 추가].

분석의 평균적으로 좋게 기대되는 결과에 대한 이러한(합리적으로) 낙관적이거나 현실적인(?) 설명은 프로이트가 말년에 치료로서의 정신분석의 효능에 대한 마지막 회의적인 자화상으로 언급한 "끝이 있는 분석과 끝이 없는 분석"(1937)에서의 많은 경고와 대치되어야 한다. 하나의 치료법으로서 분석에 대한 이러한 평가는 평생에 걸쳐 축적된 임상적 경험의 개관일 뿐만 아니라, 프로이트의 분석 작업 초기에 나온 기발한 형태이긴 하지만, 유사하게 표현되었다는 것이 잘 기억되지 않고 있다. 문제가 되는 이러한 초기 문장은 – 비록 여기에서 그 문장을 인용한 맥락을 삽입하지 않았지만 실제로 잘 알려져 있는 – 1895년에 출판된 "히스테리아에 대한 연구"의 마지막 단락에 있으며, 이 책에서 그는 분석으로부터 환자가 어떻게 도움을 기대할 수 있는지에 대한 환자의 질문에 대답하는 자신을 인용하였는데, 이는 다음과 같다: "아마 내가 하는 것보다 운명이 당신의 질병을 치료하는 것이 더 쉽다는 것을 알게 될 것이다. 그러나 만일 우리가 당신의 히스테리적인 질병을 보통의 불행으로 변화시키는 데 성공한다면 많은 것을 얻게 될 것이라고

당신은 확신할 수 있을 것이다"(Breuer and Freud, 1893-1895, p.305).

비록 "끝이 있는 분석과 끝이 없는 분석"에서, 프로이트의 활동적인 정신분석 경력의 시작과 끝 부분 모두에 나타난 매우 신중한 논조에도 불구하고, 프로이트는 분석에 의해 존재하게 되는 중요한 새로운 자아기능을 언급하였다:

> 우리의 논의는 자아와 본능 사이에서 동시에 발생하는 과정으로부터 추론되며, 그들은 분석치료는 정상적이고 좋은 조건 하에서 저절로 발생하지 않는 것은 어떤 것도 성취할 수 없다고 전제한다. 그러나 그것이 실제로 그러한가? 분석은 자아 안에 저절로 일어나지 않는 상태를 만들며, 이 새롭게 창조된 상태는 분석을 받는 사람과 그렇지 않은 사람 간의 본질적인 차이를 만든다는 것이 분명히 우리 이론의 주장이 아닌가?[p.227; 강조 추가]

그리고 환자가 분석을 받기 전보다 그 이후에 경험하는 변화무쌍함을 다르게 다루는 기초를 형성하는 것이 바로 이러한 새롭게 창조된 상태이다; "우리는 환자가 자신을 분석하는 동안, 그리고 분석이 끝날 때에도 멈추지 않는 자극을 예상한다. 또한 환자 안에서 자발적으로 계속되는 자아 재구성의 과정과 이렇게 새롭게 획득된 감각 안에서 모든 차후의 경험을 활용하는 과정을 예상한다. 이는 실제로 일어나는 일이다..."(p.249).[1] 아마도 이 문제에 대한 프로이트의 최종 평가는 그의 입장에 대한 우리의 일반적인 인식처럼 한쪽으로 비관적이지 않으며, 보다 비즈니스적인 톤으로 기술되고 있다.: "분석 작업은 자아의 기능을 위해 가능한 최선의 심리적 조건을 형성하는 것이다; 그와 함께 분석의 임무는 마쳐진다"(p.250).

주

1 이는 프로이트가 말한 저절로 생겨나지 않는 새롭게 창조된 자아 상태에 대한 설명으로, Kramer(1959)가 분석 과정이 분석 후에도 계속된다는 그녀의 개념을 정리하면서 발전시킨 것이다. 그녀는 이렇게 새롭고 "독립적이며, 비-의지적인 자아기능이 자동적으로 무의식 안에 강력하게 집중되어 있는 것이면 무엇이든 간에 [분석적으로] 다루게 되어"(p.19), 이러한 자아 기능을 통해 분석 작업이 지속된다고 하였다. 또한 주장하기를, 이것은 "정신분석에 의해서 시작된 새로운 기능이며, 정신분석을 받지 않고는 이런 특정한 형태로 나타나지 않는 기능이다. 무의식적 갈등을 의식화함으로써 해결하는 이러한 특별한 능력은 분석을 통해 얻어진다. 새로운 자아 기능으로 분석이 지속되는 것은 현재 역 - 카덱시스에 관련된 에너지의 방출뿐만 아니라, 분석을 받고 나서 그러한 에너지가 충분히 해방되는 것에 달려 있다."(p.22) Kramer는 이를 진행 중인 분석 내에서 그녀가 설명했던 자동 분석적 기능의 시작이 가능한 징후라고 여긴 "좋은 정신분석적 시간"에 대한 E. Kris(1956a)의 개념에 비유하였다

G.Ticho(1967)는 자기-분석이라는 제목 하에, 비록 Kramer의 다소 자동적이고 비-의지적인 개념보다는 더 통제적이고 직접적이긴 하지만, 유사한 분석 후 과정을 묘사하였다. 그녀는 자아의 개조 과정이 저절로 이어지는 것에 대한 프로이트의 동일한 인용문을 기반으로 하여 주장하기를, "피분석가가 동일시하는 세 가지 주요한 정신-분석적인 기능으로 자유 연상, 객관적이고 존중하며 듣기 그리고 해석이 있다. 이러한 세 가지 기능이 하나의 통합된 전체로서 마지막에 조직화되는 것은 피분석가 자신에 의해서 성취되어야 한다."(p.309) 그녀는 이 모든 것은 "주로 전의식 수준"(p.318)에서 발생한다고 말했고, 이는 "새로운 기술의 습득이라는 많은 특징을 갖는다."(p.317)고 말했다. 그녀는 자기-분석 작업의 잠재 범위에 대해 경고하였다: "자기 분석이 단지 핵심적인 신경증적 갈등과 복합적인 기능을 수행하는 과잉 결정된 증상 및 행동 패턴의 새로운 파생물을 지속적으로 훈습하는 과정에 한정되는지, 아니면 필수적으로 새로운 통찰력이 성취될 수 있는지 말하는 것은 어렵다."(p.316) 그리고 그녀는 "자기 분석의 필요성에 대한 불쾌한 함축"(p.309)을 비판하였으며, 이는 완벽하거나 완전한 분석이라는 근거 없는 믿음에서만 나올 수 있다고 하였다. 그리고 최근에 그녀는 흥미로운 의문을 제기하였다: "정신분석이라는 과학이 많은 부분 그 창조자의 자기-분석에서 기인하였는데, 분석 문헌에서는 자기- 분석을 대체적으로 무시한다는 것은 흥미로운 현상이다."(p.308) 그리고 다른 저자들도 또한 이러한 일련의 문제들을 다루었다: 항상 불완전할 수 밖에 없는 분석(그리고 끝이 없는 이론에서), 분석 작업의 종결 후 공고화 과정, 그리고 진행 중인 자기-분석적 기능: 예를 들어, 미국 정신분석 협회의 1954년 정기 총회 패널의 4개 논문 중 3개에서(Benedek, 1955, p.623; Weigert, 1955, p.639; Windholz, 1955, p.648). 또한 Grinberg(1980, p.27) 및 Rangell(Panel, 1973, p.190)을 보라.

분석의 기대 가능한 결과에 대해 프로이트는 많은 언급을 하였다. 이러한 결과가 발생하는 과정에 대한 그의 견해는 그의 저작들 여러 곳에서 명쾌하게 표현되었다. 그것은 두 가지 매우 잘 알려진, 끊임 없이 반복되는 경구체의 설명에서 가장 압축적이면서 분명하게 나타난다. 첫째로, 분석치료의 과정이 무의식을 의식화 하는 것으로 구성된다는 것은 히스테리아 연구(1893-1895)의 전체적인 최종 부분("히스테리아의 정신치료)의 주제이다. 두 번째, 이 지형학적인 개념은 구조적 용어로 재구성하였는데 1920년대에 원본능, 자아, 초자아로 이루어진 정신적인 장치의 모델의 창조 이후 1933년에 쓴 새로운 정신분석 강의에 있는 문장이 그것이다: "원본능이 있는 곳에 자아가 있다."(p.80)

Balint(1950)는 이러한 연속성을 분석적 변화와 치료의 과정에 대한 프로이트의 생각에 있어 실로 중대한 이동이라 특징 지었다. 이는 증상의 역학(지형적으로 표현된)에 대한 초기의 관심에서 성격의 형식적이고 구조적인 요소(구조적으로 표현된)에 대한 후기의 관심으로 전환한 것을 뜻한다. 그는 말했다: "이론적으로, 모든 정신-분석적인 치료의 목적은 프로이트에 의해 다음 세 가지 서로 비슷한 공식으로 정의되었다.-그때 우리가 생각하기로는[1922년] 이것이 이후 모든 시기에 걸쳐 결정적인 것으로 여겼다-: '환자의 저항감 극복', '유아기 기억 상실의 제거, 그리고 '무의식의 세계를 의식의 세계로 끌어올리기'"(p.117). 그러나 Balint는 프로이트가 새롭게 정립한 "원본능이 있는 곳에 자아가 있다."는 표현을 가지고 다음과 같이 설명했다: "실제로 이는 새롭고 추가적인 과제를 의미한다: 환자가 그의 자아 구조 내에서 불완전한 곳을 고치도록 도우며, 특히 환자가 대가가 큰 방어 메커니즘 중 몇몇을 버리도록 도우며, 덜 비용이 드는 메커니즘을 발달시키도록 돕는 일"(p.117). Balint는 프로이트가 이전 내용에 대한 강조, 억압에 대한 강조, 무의식에 대한 강조, 즉 원본능에 대한 강조를 특징으로 하는 역동적인(그리고 지형적인) 접근을 지향했던 것에서부터, 습관적인 방어 메커니즘, 정신 구조에 있어 발달적인 결점, 즉 자아와 초자아의 상대적인 강점에 대한 "국소적"(그리고 구조적) 접근으로 운명적인 이동을 한 것으로 묘사하였다(p.118).

나는 1965년 내 논문 "정신분석의 목표"(특히 p.752-759를 보라)에서 하나의 치료법으로써 정신분석의 야심 찬 목표에 관련하여 암묵적으로는 성공적인 혹은 충분히 성공적인 종결의 기준에 관하여 프로이트 이후 중요한 문헌들을(1964년까지) 상당히 자세하게 검토하였다. 나는 자아 심리학적 메타심리학 패러다임 내에서 개념화된 것에 대해 강조점을 두고 논하였다. 거기서 나는 Knight의 치료목표에 대한 상세한 논의를 광범위하게 인용하였는데, 제시된 증상의 사라짐이나 정신적 기능에서의 실제적인 향상, 진보된 현실적응 등 10가지 소제목으로 나누어 치료목표를 구체화하였다(Wallerstein [1965, p.753], Knight [1941-1942] 인용). 1965년의 내 논문 이후에, 일련의 더 최근의 논문들(Aarons, 1965; Panel, 1968, 1969; Dewald, 1972; Ekstein, 1965, 1966; Firestein, 1974; Gaskill, 1980; E. Ticho, 1972)이 같은 자아 심리적인 구조 안에서 이러한 고려 사항들을 더 정교히 설명하였다. Dewald(1972), Firestein(Panel, 1969), F. Robbins(Panel, 1968), 그리고 E. Ticho(1972)는 적당한 결과 기준 및 목표에 대한 자신만의 목록을 제시하였다(각각 10, 10, 8, 10개). 이 목록들은 Knight의 원래(1941-1942) 노력의 변형에 불과했다.[2] 이 모두는 Aaron(1965)의 세 가지 관심사로 통합될 수 있다, 그 세 요소는 (1) 현실과의 관계와 관련된 자아 기능이 비갈등적이 되는 정도; (2) 환자가 이제 "종종 가혹한"(p.101) 외부 환경에 파괴적으로 반응하는가 아니면 건설적으로 반응하는가(즉, 적응적으로); (3) 환자가 이제 현실을 왜곡하지 않고(즉, 비갈등적으로) 삶에 필수적인 선택을 실행하는

주

2 나는 내 자신의 주요한 설명을 방해하지 않기 위해 이를 각주로 인용한다. Robbins(Beigler, Panel, 1968)은 그가 주요 연구자로 참여했던 Chicago 연구에서 성공적인 분석을 위한 다음의 기준을 제시하였다: "(1) 분명한 종결 시기; (2) 전이 신경증의 발달과 해결; (3) 긍정적이고 부정적인 갈등 모두의 해결; (4) 해결 및/또는 격리의 꿈; (5) 특히 초자아와 자아-이상의 구조적인 변화의 증거; (6) 환자에 대한 분석가의 감정 완화; (7) 일과 성에 사용 가능한 더 자유로운 에너지; (8) 자가-분석적인 기능의 발생" (p.97-98).

Firestein(Panel, 1969)는 성공적인 분석을 위한 종결 기준에 관한 그의 질문에 응답한 세 명의 뉴욕 정신분석 연구소(New York Psychoanalytic Institute)의 원로 교수진들의 견해를 다음과 같이 요약하였다:

> 평가 개요는 대상관계의 질, 자아와 초자아의 상태, 그리고 증상의 형태에 강하게 의존한다. 대상관계의 제목 하에, 분석가는 (1) 정신성적 성숙도; (2) 전이왜곡을 지연시키는 정도; 그리고 (3) 죄의식 또는 다른 억제 요인들 없이 쾌락을 경험할 능력을 살펴본다. 자아와 초자아에 대한 추가적인 관점은 (4) 너무 에너지가 넘치는 방어에 의한 에너지 고갈의 정도; (5) 생산적으로 일할 능력 그리고 (6) 만족감 지연을 견딜 능력; (7) 현실과 이상을 구분할 더 날카로운 능력; (8) 불안감 척도를 견딜 능력과 다른 불쾌한 정동이 신호 감정 정도로 감소시키는 강화된 능력; 그리고 (9) 승화의 안정성을 검토한다. 비록 (10) 증상의 형태가 환자들에게는 더 큰 관심을 가짐에도 불구하고, 가장 적은 의존을 보이긴 하지만 누군가는 당연히 이 요인의 유의미한 감소에 주의를 기울일 것이다. [p.225].

Dewald (1972)는 "구조적인 변화"(p.316)의 특성을 명백히 하기 위해서 실례가 되는 일련의 임상적 예시(p.316-323)를 제시하였는데, 이는 좋은 분석에서 보통 일어날 수 있다. 그 예들은 (1) 유아기적 억압을 취소하면서 유아기 및 어린 시절의 환상과 기억의 풍부한 회복; (2) 핵심 갈등이 해결된 후, 파생물 표현의 자발적인 변화; (3) 〈이전〉에 외상적인, 또는 불안을 일으키는 자료에 대한 환자의 변화된 반응; (4) 근본적인 꿈의 생각 및 소망이 표현될 수 있는 증가된 자유와 솔직함; (5) 분석 바깥에서 다른 사람과의 변화된 (더 현실적인) 관계; (6) 〈이전〉에 만족을 주던 유아적 대상 또는 관계의 포기; (7) 환자의 감정적 생활과 반응의 증가 또는 심화; (8) 초기에 나타났던 증상의 사라짐, 그것이 비록 지속적이거나 "근원적인" 변화의 신뢰할 수 없는 기준일지라도, 핵심 갈등이 드러나고 훈습된 후에는 더 믿을 만한 지표가 될 수 있다; (9) 〈이전〉의 자아 - 동조적인 신경증적 성격 특질의 변화; 그리고 (10) 이제 "전이 신경증을 나타내는 왜곡으로부터 벗어나, 현실의 사람으로서" 보이는, 분석가로부터 분리 및 철회(decathexis)이다 (p.322).

E. Ticho(1972)는 종결 단계의 시작에 대한 지표를 다음과 같이 설명하였다:

> (1) 전이 신경증이 얼마나 많이 감소하였는가? (2) 환자의 증상과 성격병리가 충분히 분석되어, 그것들이 환자의 기능을 방해하지 않는가? (3) 환자의 치료 목표가 달성되었는가? (4) 분석가와 환자 간의 관계 ('실제적 관계') 특성은 무엇인가? 환자가 자신의 삶에서 타인과 동등하게 성숙한 관계를 맺을 수 있도록 해 주는 대등한 관계가 되는 방향으로 이동하였는가? (5) 환자는 현실적인 의미에서 분석가를 인식하는가? (6) 환자의 분리 불안과 새로운 시작에 대한 그의 접근법이 분석되었는가? (7) 환자는 자신의 완벽주의적인 기대와 다른 유아적인 기대를 포기하였는가? (8) 환자의 자아 기술은 충분히 향상되었는가? (9) 전이의 잔여분은 무엇인가? (10) 환자의 미래 잠재력과 삶의 목표를 정의하고 창조적으로 그를 추구하기 위한 환자의 능력은 무엇인가?[p.323-324].

분석의 완성 기준들에 대한 이러한 다양한 구성은 물론 이러한 문제의 논의가 집중된 대회에서 Kohut의 관찰을 뒷받침할 뿐이다(1966a). 즉,

> 예를 들어, 분석 과제에 대한 단일축의 접근법은 종결에 대해 비교적 단순한 이론적 기준을 우리에게 줄 것이라는 데에는 의문의 여지가 없다(임상적 변이는 매우 복잡함에도 불구하고). 그래서 우리가 만일 Rankian 식으로 정신분석 과제를 단지 분리 불안의 훈습과 궁극적인 지배로만 본다면, 종결을 위한 본질적인 기준은 심리 사회적인 독립에 대한 능력의 성취와 관련이 있을 것이다; 만일 우리가 정신분석의 과제를 ...로 본다면... 등 [p.198-199]

가 그렇지 않은가 이다. 개선되고 더 적응적인 현실과의 관계를 정신분석의 성공의 기준이라 보는 이러한 전반적인 요인들은 정신분석에서 자아심리학적 전망의 두드러진 특징이다.

Ekstein(1965, 1966)은 또한 자아심리학적인 구조내에서부터, Aaron의 서술과 충분히 일치하면서도 다소 다른, 대단히 포괄적인 기준을 설명하였다. 성공적인 정신분석에서는 신경증적, 부적응적인 행동의 강박적인 반복("실패의 반복", 1965, p.68)이 통제감 있는 자발적, 적응적인 반복으로 변모된다. 그의 재치 있는 표현을 빌면, "성공적인 분석이란 환자 안에서 성장의 동력을 작동시킴으로써 인생의 새로운 국면을 향해 나아가도록 해준다. 환자는 새로운 창조적 역량과 자발적 태도로 삶을 대면하며, 퇴행적이고 손상된 정신에서 비롯되는 반복적 행동이 아니라 선율을 타는 자발성에 이끌려 인생의 주기에서 만나게 되는 삶의 과제를 이행하기를 바랄 수 있게 된다."(1965, p.68). 이러한 맥락에서 Ekstein은 성공적인 분석의 종결 시기를 묘사하는 말로 셰익스피어의 작품 〈태풍The Tempest〉에서, "과거는 프롤로그이다" 라는 말을 인용하였다. 정신분석의 에필로그가 환자의 새로운 인생의 프롤로그가 되는 것이다. 확실히 Ekstein의 경구는 지금까지 인용된 사람들의 표현 이상으로, 정신분석의 다른 이론적 배경 안에서 종결, 목표, 결과에 대한 여러 관점들과도 완벽하게 호환되는 것으로 보인다. 예를 들어 성공적 정신분석의 결과를 묘사한 Balint(1936)의 "새로운 시작"이란 개념은 매우 유사하다(Balint에게 있어 가장 중대한 변화는 대상 관계적인 용어로 개념화되어, 사랑을 받기만 원하는 것에서 사랑을 줄 수 있는 것을 뜻한다[p.216].).

Ernst Ticho(1972)는 그의 널리 알려진 논문에서 치료목표와 인생의 목표에 대한 Ekstein의 구분을 확장하여 담론의 폭을 넓혔다. "삶의 목표는 환자가 자신의 잠재성을 사용함으로써 성취하길 바라는 목표이다. 달리 말하면 환자가 자신의 '진정한 자기' ... 그리고 창조성이 자유롭게 될 때 달성하고자 하는 목표이다. 치료 목표는 환자가 자신의 잠재성이 무엇인지에 대해 깨닫는 것을 방해하는 요소를 제거하는 것과 관련이 있다"(p.315). 나아가 삶의 목표는 전문적인 목표와 개인적인 목표로 나눌 수 있다. 전문적인 삶의 목표는 개인이 선택한 직업에서의 성취를 말한다. 개인적인 삶의 목표는 어떤 종류의 사람이 되고자 하는가를 뜻한다. 물론 두 가지 목표 모두 의식적인 이상과 무의식적인 이상에 의존한다(p.320). 그리고 물론 "우리는 환자의 자아 지식을 증진시키는데 관심이 있을 뿐 아니라, 그러한 지식을 일상 생활에 적용하는 데에도 관심이 있으며"(p.328), "충분히 좋은" 분석에서, "치료 목표의 성공적인 성취는 환자가 정신분석을 종결할 수 있도록 하며, 자신의 삶의 목표를 성취하는 방향으로 계속 나아가게 한다."(p.332)(종결 기준에 대한 Ticho의 목록은 인생의 목표 대 치료 목표에 대한 강조에 의해 중요하게 영향을 받았다; 각주 2를 보라.)[3].

이러한 모든 저자들 중에, Dewald만이 정신분석의 최대 성취 가능한 목표와 정신분석적 정신치료의 범위의 흔히 더 적은 목표를 주의 깊고 예리하게 구별하려고 하였다. Dewald 이전에 Gill(1954)[4]이 이러한 관심을 표현하기도 하였다. 기본적으로 Dewald는 정신치료는 "파생적인 구조들" 내에서 변화를 만들 수 있지만, 오직 정신분석만이 억압의 장벽과 유아적인 기억 상실을 뚫고 들어갈 수 있으며, "핵심 구조들" 내에서 변화를 만들 수 있다고 말했다. – 물론 확립, 훈습, 그리고 퇴행적인 전이 신경증의 해결을 통해서. 정신분석적인 정신치료에 대해 그는 대조적으로 "이러한 형태의 치료는 분명히 유아적 신경증을 노출하고 탐구하기 위해 설계된 것이 아니라, 핵심 신경증 및 구조가 파생적인 형태로 반복되는 다양한 행동들에 초점을 맞춘다고 말했다. 새로운 행동 패턴의 확립은 더 효율적인 방식의 적응을 이끌 수 있으며, 특히 이러한 행동이 만족감을 증가시켜 주거나 현실과의 갈등을 감소시키고, 그래서 자기 강화적이고 자립적이 될 때 더욱 그러하다"(p.310).

이와 대조적으로 정신분석에서는 변화가 "핵심 구조"와 "파생된 구조" 모두에서 발생한다: "핵심 구조적 변화의 또 다른 지표는 일단 핵심적 갈등이 해결되면 그 갈등의 다양한 파생 징후는 환자에 의한 특정한 분석적 검토 또는 의식적인 노력 없이 자발적으로 변화한다는 것이다... 핵심 갈등의 파생적 징후들이 이러한 방법으로 변할 때 이는 흔히 구조적인 변화가 실제로 발생하고 있다는 긍정적인 신호이다"(p.317). 이는 정신분석에서 기대할 수 있는 변화와 그와 비교하여 정신분석적 정신치료들에서 기대할 수 있는 변화의 종류가 어떻게 다른지에 대한 이슈라고 할 수 있는바, 나는 Menninger Foundation(Wallerstein, 1986, 1988)의 정신치료 연구 프로젝트의 실증적 발견에 기반하여 이것을 논의하고 이 논문의 결론부에서 나의 현재 관점을 기술할 것이다.

주

3 Buhler 는 다른 이론적인(Honeyan)구조 내에서 글을 썼는데, 그녀의 표제("삶과 치료의 목표 Goals of Life and Therapy")에 포함된 매우 유사한 공식을 초기에 제기하였다. "우리 치료의 적절한 능력을 갖춘 모든 사람이 자신을 위해 자신이 믿고 싶은 가치를 명백히 하고, 그가 추구하고자 하는 삶의 목표를 명확히 할 수 있도록 하는 것이며, 그가 그러한 목표를 실현하는 것을 돕는 일이라 말해왔다"(1962, p.168).

4 다른 논문에서(1989), 나는 정신분석에 근거한 모든 정신치료(표현적 그리고 지지적)와 정신분석 관계의 전체 역사를 검토하면서, 1950년대 초기의(적어도 미국에서) 관점을 구체화시켰다. 이때는 정신분석과 정신분석적 정신치료(가장 표현적인 것에서 가장 지지적인 것까지의 모든 스펙트럼에서) 간의 유사점과 차이점, 각각의 개별적인 특징, 그리고 그 목적과 목표에서의 유사점과 차이점에 대한 정신분석적인 순열 내에서 유의미한 일치를 이끌었다
그 모든 문헌에서 내가 여기에 선택한 것은 오직 Gill의 1954년 논문(그 시대의 의견 일치를 잘 반영하는)으로, 내가 인용한 Dewald의 1972년 논문이 명백하고 날카롭게 유사한 구분에 대한 강조를 하였는데 이에 비견할 만하다. 정신치료의 목표를 매우 잘 설명한 Gill의 문장은 이 논문 앞부분에서 인용한, 정신분석의 목표에 대한 1923년 프로이트의 설명과 대조된다. Gill은 1954년에 다음과 같이 말했다:

> 정신치료의 목표는 매우 광범위하게 확장된다. 정신치료에서 우선되는 목표는 상대적으로 강한 자아이다. 그 목표는 위기의 해결, 힘든 시기를 통한 도움, 또는 증상의 개선일 수 있다. 목표가 더 제한적일수록, 그리고 상황이 더 위급할수록, 치료는 탐색적이 되기보다는 지지적이 되는 경향이 있으며, 치료자는 더 활동적이 되기 쉽다. 그러나 압박하는 문제가 없는 경우에 목표는 더 야심 찬 목표로 나아갈 수 있으며, 외적인 이유로 인해 정신분석은 불가능하거나 사용되지 않을 수 있다. 그러한 경우에 환자들은 예를 들어, 1년 또는 그 이상의 기간 동안 일주일에 한두 번 오고, 그들에게 있어 목표는 증상 완화적 정신치료보다 훨씬 더 야심 차며, 그리고 뒤에서 내가 언급하겠지만, 내가 기대했던 것보다 더 중요한 결과가 성취되는 일이 때로 가능하다.
> 환자의 자아가 이론적으로 정신분석에 적합하지 않은 사람들에 대한 탐색적인 정신치료의 목표는 매우 다양한 범위로 확장될 수 있다. 여기서도 물론 정신병적 성격에서의 공황증상과 같은 위급 상황이 있으며, 치료는 다시 탐색적이라기보다는 지지적으로 되는 경향이 있고, 치료자는 더 많은 상호작용을 하게 된다. 그러나 재구성에 대한 야심찬 시도는 정신병 환자나 범죄 성향을 보이는 환자와 같이 정신분석에 적합하지 않은 자아를 가진 환자들에게 실시될 수 있다. 여기서 궁극적인 목표는 치료자가 할 수 있는 한 멀리 가는 계획을 하면서도 오랫동안 회의적일 수 있음을 기억해야 한다[pp.785-786].

Leo Stone(1954)는 "확장된 관점"이라는 그의 초기 논문에서 정신분석의 목표를 지나치게 이상화된 일련의 목표로 나열하지 않고 가장 완화되고 인간적인 진술로 묘사하였다. 그의 논문은 "목표"에 대한 1965년 나의 논문 이후의 시기로부터 내가 인용한 모든 일련의 논문들보다 훨씬 앞선 것으로, 좋은(완벽하게 성공적인) 분석의 성취에 대한 관심에서, "단지" 충분히 좋은 분석으로의 미묘한 이동을 보여주고 있다. 분석 경험의 마지막까지 매우 아픈 환자들, 때로 분석가로부터 미묘한 정서적 기법적 양보를 요구하는 – Essler의 용어로는 "변수들(Parameters)"(Eissler, 1953) 증례들을 설명하면서 Stone은 다음과 같이 말했다.

만일 그러한 환자들에게 분석의 본질적인 구조와 관계가 생겨난다면, 충분히 발달된 전이 신경증이 나타난다면, 만일 환자가 이것과 거리를 둘 수 있다면, 유아적인 상황과의 효과적인 관계로 나아간다면, 자아 안에서 호의적인 변화가 해석과 훈습의 결과로서 발생한다면, 만일 전이가 사라지거나 가능한 한 최대 정도로 감소된다면, 나는 그 환자는 분석되었다고 말할 수 있다[p.576].

Stone이 초기에 이처럼 분명히 설명한 것은 이제는 아주 흔한 인정이다. 1950년대는 정신분석의 사기충천한 성장시기로 외견상 정신분석의 가능성이 계속 확장될 것처럼 보였으나[5]비록 1937년 "끝이 있는 분석과 끝이 없는 분석"에 있는 프로이트의 신중한 접근의 유산이 있었지만 이제는 완전한 목표에 대해 받아들이지 않는 현실적인 조율이 이루어졌다. 예를 들어 Gaskill(1980)은 그의 논문에 "완벽주의의 신화" 라는 제목을 붙였으며, 심지어 그들이 자신의 분석으로부터 큰 혜택을 받았을 때라도 "불완전한 영역은 거의 모든 환자들에게서 발견된다. 그러한 정도에서 그들은 이상적이거나 완벽주의적인 목표에 미치지 못한다" 고 지적하였다(p.19). 그리고 그보다 이전에 Weigert(1955)는 "오직 분석가와 피분석가 두 사람이 이러한 가치 실현으로부터의 거리를 충분히 이해한 채, 초인적인 것이 아니라 인간적인 목표와 가치를 향해 자유롭게 협력해나갈 때에만" 적절한 종결 시기에 도달할 수 있음에 대한 의견 일치에 대해 이야기하였다(p.638). Ekstein(1965)는 이러한 입장을 간명하게 요약하면서 다음과 같이 말했다. "완벽한 치료 결과의 가능성에 대한 연구가 쌓여짐에 따라 우리는 완벽한 프로이트적 인간, 의심할 여지없이 성기적 인격이라는 환상을 포기하게 만들었으며, 우리는 이상적인 마무리에 관한 종결에 대하여 점점 더 회의적이 되어 가고 있다... 이러한 이상적인 종결은 예를 들어 전이 신경증의 완전한 해결, 모든 증상의 사라짐, 구조적 변화들, 완벽하게 통합된 성격 등 지나치게 이상화된 목

---

5 이에 대한 좋은 예는 같은 논문인 "확장되어가는 시야"에서 나온 Stone의 비꼬는 주석이다(1954):

이러한 [열정적으로 정신분석에 헌신하는] 집단 안에... 어떠한 인간적인 문제도 정신분석 이외의 해결책을 허락하지 않는다; 마찬가지로, 그 방법으로부터 오는 도움에 대해 거의 마법 같은 기대가 있다. 희망이 없고 심각한 현실 상황, 재능 또는 능력의 부족(보통 "억제"라고 여겨지는), 적절한 삶의 철학의 부족, 그리고 거의 모든 만성적인 신체적 질병은 치료를 위해 정신분석을 행할 수 있다[p.568].

표이다"(p.59-60).

그리고 E. Ticho(1966)는 분석가의 "연구 불안"(p.172), 즉 자신의 분석 작업의 결과에 대한 평가에 참여하길 꺼리는 것을 분석가의 감춰진 완벽주의적인 환상 때문으로 보았다. 이런 환상은 필연적으로 노출될 수밖에 없고 실망하게 되어있다. 1972년의 논문에서 그는 완벽주의의 이슈를 치료목표 간의 구분과 연결하였다: "너무 긴 분석의 경우 인생 목표와 치료목표를 구분하지 못하는 분석가의 무능과 혹은 완벽주의가 역할을 하는 것은 분명해 보인다"(p.328). 그리고 "연구 불안에 기여하는 중요하지만 일반적으로 간과되는 한가지는 분석가가 무의식적으로 치료 목표와 삶의 목표를 혼돈하는 것이다"(p.319); 즉, 불가능한 완벽주의를 추구하는 것이다.

E. Ticho가 여기서 힌트를 준 것처럼, 치료에 대한 완벽주의적인 환상의 포기는 쉽게 이루어지지 않는다. 적절하게 겸손한 기대에 대한 조언은 분석에 있어 쉽게 얻어지지 않으며, 항상 취약하다. 하지만 그 틀 안에서 다양한 관찰들이 이제 일반적으로 받아들여지고 있다. 1965년 논문에서 나는 만족스럽게 종결되었다고 판단되는 증례에 대한 Pfeffer의 주의 깊은 후속 면담 연구를 인용하였다(1959, 1961, 1963). 거기서 그는 갈등의 소멸을 이야기하지 않고, 오래된 갈등의 강렬함과 신랄함이 상실되고 새롭고 수정된 해결책을 찾게 된다는 것, 한편 그럼에도 여전히 후속 면담에서 일시적으로 재점화된 전이에서 갈등이 분명하게 감지되는 것에 대해 논의하였다. 이러한 구분은 우리가 정신분석의 목표가 정신 내적인 갈등의 최대한의 해결이라고 말할 때 무엇을 의미하는지에 있어서 매우 중요하고, 소위 "Pfeffer 현상" 이라 불리는 이것은 그것을 모사하려는 다양한 노력들을 불러 일으켰다. 두 곳의 정신분석 연구 집단, 각각 Chicago(Schlesinger and Robbins, 1974, 1975, 1983)와 San Francisco에 있는 (Norman, Blacker, Oremland and Barrett, 1976; Oremland, Blacker, and Norman, 1975) 연구소에서 본질적으로 같은 방법으로 약간의 수정만 가하여 연구에 착수했는데, 본질적으로 같은 관찰과 결론을 내놓았다. 미국 정신분석 협회(Panel, 1973)의 Panel과 그 후 다음 회의에서 토론 집단(Panel, 1974)은 단지 이 확인 내용을 확장시킬 뿐이었다. 여기서 내가 제시하는 것은, Pfeffer의 원래 관찰을 반복하려는 이러한 정신분석을 위한 욕구는 완벽주의적 환상처럼 만족할만한 종결을 기대하는 것에 제한을 두자는 Pfeffer의 조언을 이해하는 것을 꺼리는 것을 반영한다는 점이다.

그러나 같은 맥락에서 우리의 논의를 차지하는 많은 경구들은 훈계와 호소로서 논리적인 위치를 차지하고 있다. 예를 들어 치료장면으로 회귀하는 현상이나, 수년에 걸쳐 치료가 간헐적으로 이루어지는 현상은 우리가 보통 공개적으로 인정하는 것보다 더 흔히 일어나는 것으로, 이에 관하여 주기적인 재언급이 여전히 이루어지는 것으로 보인다. Zetzel(1966)이 말하듯이, "간단히 말해서 어떠한 환자도 나아졌다가 다시 어려움이 올 때 다른 사람의 조언이나 도움을 구하지 않아도 될 만큼 강한 건 아니라는 사실을 받아들이지 않는다면 분석의 성공적인 종결에 도달했다고 볼 수 없다."(p.106; 강조 추가). 프로이트 자신이 그의 책 "끝이 있는 분석과 끝이 없는 분석"에서 강조한대로, 치료로 다시 돌아오는 일은 분석가들 사이에서 실제 더 기대할 만하고, 더 규칙적이다. 그의 진술은 매우 잘 알려지고 인정되고 있으며 분석의 본질과 인생의 본질 모두에 매우 적절하게 내재된 말이다. 그러나 동시에 실천적이고 논리적이고, 보다 깊은 이유로 폭넓게 간과되고 있는 점이기도 하다.

물론 정신분석은 항상 균형 잡힌 고려를 중시한다. 우리는 치료를 위해 돌아오는 것이 신경증적 토대를 가진 것일 수 있다는 점에 주의한다. 치료의 한계를 수용하고 종결과 함께 타협형성으로 나가야 하는데, 이러한 한계를 견디지 못하고 완전에 대해 집착하는 것일 수 있다. Alvarez de Toledo, Grinberg와 Langer(1966)은 다음과 같이 말했다: "우리는 이미 고대의 불멸에 대한 판타지에 대해 언급하였다. 몇몇 경우에 재분석은 이와 동일한 판타지의 표현으로 간주될 수 있다. 비록 분석이 정말로 필요한 경우 분석의 재개에 유익이 있다는 데 동의하더라도 이를 규칙으로 간주하는 기준에는 반대한다. 재분석은 병리적으로 '불멸의 판타지'로 사용될 수 있는 가능성을 염두에 두는 것이 중요하다"(p.186) - 나는 조금 달리하여 '완벽주의의 판타지'라고 부르고 싶다. Congress, Aiza, Cesarman 그리고 Gonzales(1966)은 분석같이 불완전한 과정에 대한 합리적인 종결의 요구 사항에 대해 비슷한 생각을 하였다:

> 분석 후 시기의 근본적인 특징은 이렇다: 신경증적 전이관계와 분석가와의 현실적인 관계 사이에서 이동이 일어나야 하며, 합리적인 기간 내에 완료되어야 한다. 우리는 분석가와의 현실적인 관계를 이야기할 때 분석가와 소원할 가능성을 포함하고 있음을 분명히 하고 싶다. 이는 피분석가의 정신 건강은 분석가도 역시 인간이어서 그가 동의할 수도, 동의하지 않을 수도 있다는 사실에 대한 고려를 포함하고 있기 때문이다[p.167].

(그들의 설명과 주의는 물론 분석 훈련과 이후 분석가의 삶의 경력의 문제와 연관되어 있으며 이는 그 상황에서 매우 적절하다. 그러나 또한 현실적이든 신경증적인 이유든 치료적 분석이 끝난 후에 치료로 다시 돌아갈 소망을 재점화 할 때 더욱 일반적으로 적용 가능한 말이다.)

아마도 나는 정신분석에 대한 초기 열정과 야망의 시대로부터 원치 않으나 점진적인 퇴각을 하게 된 궤적에 대해 분석가들의 말을 재인용 함으로써 이 장을 가장 잘 끝낼 수 있을 것 같다: Gaskill는 "완벽주의의 신화"라는 말로, Ekstein은 "완벽한 프로이트적 인간, 의심할 바 없이 성기적 인격"이란 말로 묘사하였다. Ticho는 치료 목표와 인생 목표를 혼동함으로써 성취 불가능한 완벽주의에 빠져있다고 보았다. 두 사람이 더 있는데 한 사람은 1966년 회의에서 주도적인 역할을 했던 Grinberg(1980)이고, 다른 한 사람은 그 회의의 마지막 인사말을 남겼던 Greenson(1966)이다. Grinberg의 논점은 치료목표를 설정하는 것에 우리가 전반적으로 집착하고 그것을 성취하는 데에 상대적으로 성공했느냐 실패했느냐에 몰두해 있는 것의 유용성에 대

해 의문을 던진 것이다. 그가 말하기를(1980),

나는 그 기준과 목표가 정신분석 과정의 본질로서 간주되는 것에 대해 의문점을 가지고 있다. 아마도 우리는 분석가가 환자를 "이끌어" 처음부터 이미 정해놓았던 "치료적 목표"를 성취하게 만든다는 선험적 사고로 정신분석적 관계를 "흠뻑 적시고" 있다는 사실을 인식하지 않는 것 같다. 만일 이 주제가... 검토된다면, 우리는 위에서 언급한 이런 "치료적 목표들"이 목표와 관련해 진실(만)을 추구하는 우리의 "정신분석적 관점"과 상응하는지 그렇지 않은지 스스로에게 질문해보아야 한다[p.25].

그는 우리가 목표에 몰두하는 것이 적절한 분석의 과제를 추구하는 데 어떤 변형적 영향을 미치는지 다음에서 보다 단호하게 표현하였다.

마지막으로 나는 분석의 종결 시기에 우리의 과제를 수행하는 동안 "종결"에 대한 생각을 너무 많이 품고 있을 때 야기할 수 있는 불이익에 대해 나의 생각하는 바를 논의하겠다. 분석이 "끝나갈 시점"이거나 "끝나야 한다"는 생각을 많은 분석가들이 마치 선험적으로 가지고 있는데, 이는 우리가 환자의 자료에서 진정으로 새로운 것을 감지하고 환자가 가장 두려워하는 것, 예컨대 자신에 대한 진실을 탐색하는 것을 간파하는 능력을 방해할 수 있다[p.35].

이는 Lipton이 논문 "마지막 시간The Last Hour"(1961)에서 상기시킨 바를 떠올리게 한다. 마지막 시간의 기능은 마치 분석이 영원히 지속될 것처럼 계속 분석을 하는 것이다 – 마지막 순간에까지 새로운 자료(유의미하게 새로이 회복된 기억)를 해석할 지라도 이는 분명 목표와 그 성취에 몰두하는 태도와 상반된 것이다. Greenson은 종결과 목표의 주제에 대한 1966년 회의 마지막 순서에서 얼마나 현실적인가, 얼마나 이상적(완벽주의적)인가, 또 누구의 관점에서 그런가에 대해 보다 초연한 질문을 던졌다. "내가 아침 토론을 들었을 때 나는 다음의 판타지를 갖게 되었습니다: "내 생각에 매우 성공적으로 분석을 끝낸 환자를 이 패널의 다른 회원에게 보내면 어떻게 될까?"(p.263) 우리의 판타지와 이상화가 얼마나 수그러들기 어려운가를 상기시켜주는 대목이다.

Menninger Foundation(Wallerstein, 1986)의 정신치료 연구 프로젝트(PRP-Psychotherapy Research Project)가 1982년에 책의 형태로 쓰여진 것은 이상화 및 완벽주의가 힘을 잃은 보다 현대적인 풍토의 틀 내에서이다. 그것은 42명 환자 집단의 치료 이력과 그 후의 삶의 이력으로부터 배운 것의 최종 임상적 설명으로 구성되어 있는데 이들의 절반은 정신분석을, 절반은 정신분석에 기반을 둔 표현적이고 지지적인 정신치료를 받았다. 연구는 1952년에 시작되어 각자 종결시점이 언제이든 자연스런 전체 치료기간을 그대로 따라서 진행되었고,

명기한 추수시점까지 2-3년 후속 정보를 100% 담아냈다. 상황이 허락되어 30년이 지난 1982년까지 추가 후속연구가 이루어졌다. 다양한 병이나 그 밖의 이유로 사망한 8명은 제외하였고 연구집단의 절반이 남게 되었다. 적절하게 계획된 치료양태를 기초로 각각의 환자를 위해 인격구조와 생의 특정 상황에서의 질병 등을 참조하여 각 증례에 해당되는 예측들 - 증례당 평균 50개 정도 - 이 이루어졌다(Wallerstein, 1964).

이러한 구체적인 임상적 예측은 이렇게 다양한 치료적 양태들이 각기 적절히 실현 가능한 목표라고 생각하는 점에서 최적의 기대를 반영하도록 겨냥한 것이었다(Wallerstein[1965], 특히 p.750-752를 보라). 각각의 정신분석적 치료양식이 그에 가장 적합한 환자와 함께 최적의 경험을 얻게 한다는 점에서 우리는 여전히 "확장된 관점"과 "완벽주의"의 추구로부터 벗어나지 못하는 야망의 시대에 우리의 기대의 문제를 검토하였다.

과정과 결과에 대한 상세한 설명, 즉 치료의 진행과 성취되거나 성취되지 않은 목표는 내 책 - 치료 과정에 있는 42인의 삶(Wallerstein, 1986)에서 42명의 환자들에 대한 개인적인 증례 논평과 다양한 환자 집단에 걸쳐 도출된 더 광범위한 결론과 함께 기록되어 있다. 전체적인 결론은 그 책(1988)의 마지막 장에 압축된 논문에서 요약된 형태로 나타나 있으며, 이 논문에서 나는 성취된 실제 결과와 변화에 관하여 정신분석과 정신분석적 정신치료의 상대적인 역할에 대하여 재고하려 노력하였다. 나는 1988년 논문 "정신분석과 정신치료: 상대적인 역할의 재고찰"의 결론 부분에서 이러한 모든 고려 사항을 이 논문의 목적과 관련된 맥락에서 길게 인용할 수 있다.[6]

> 나는 이 시점에서 정신분석(다양하게 고전적이고 수정된)과 정신분석적 정신치료 또는 정신치료 (다양하게 표현적이고 지지적인)의 적절성, 효율성, 범위, 그리고 한계에 관하여 전체적인 결론을 일련의 순차적인 진술로 전개할 것이다

1. 첫째는 정신역동 문헌에서 매우 규칙적으로 행해지는 구분과 관련된 것으로, 무의식적, 정신내적 갈등에 대한 해석적 해결에 기초를 둔 "구조적 변화"("실제" 변화라고도 불리는)와 "행동적 변화" 혹은 좀 부당한 면이 있으나 "단지 변경된 적응 기술"로 보는 "외적으로 나타난 행동의 패턴"과의 구분이라고 할 수 있다 - 단지 변경된 적응기술이란 아마도 표현적이지 않고, 해석적이지 않으며, 통찰지향적이지 않은 변화의 메커니즘, 즉 지지정신치료적 기법과 실행의

주

6 이어지는 긴 인용문은 정신분석의(성취 가능하거나 성취된) 목표 - 그리고 표현적이고 지지적인 다양한 정신분석적 정신치료에서도 보다도 훨씬 더한 전반적인 설명이다. 그 핵심 요점에 있어서 그것은 성취된 결과의 설명이며, 그들의 성취된 기반이며, 한 쪽은 정신분석으로부터, 표현적 정신치료를 거쳐 다른 한 쪽은 지지적인 정신분석적 정신치료까지 PRP에서 연구된 정신분석적 정신치료의 전체적인 범위 내에서 이다. 실제 결과(완전한 정신분석뿐 아니라, 정신분석적인 정신치료의 다양성의) 그러한 요약 내에서 물론 현실적으로 도달된 목표가 내포되어 있다. 적어도 그 시기 동안(1950년대에서 1960년대) 그러한 배경(The Menninger Foundation) 내에서 치료된 환자 인구의 그 부분에서.

모든 다양한 것에 기초를 둔 것이다…. 변화의 종류를 이렇게 양분하는 것은 언제나 손쉬운 가정과 연결되어 있다: 통찰을 통해 갈등을 해결함으로써 주어지는 구조적 변화 혹은 진정한 변화만이 내적인 안정과 지속성, 그리고 최소한 보통의 변화무쌍한 미래환경을 견딜 수 있는 능력을 보장한다. 이로부터 표현적-분석적 수단에 의해 야기되는 변화는 언제나 "더 나은" 것이라는 가치의 구분이 자동적으로 이뤄지며, 널리 믿고 있는 임상적 격언 "가능한 한 표현적이 되게 하고, 반드시 필요할 때에 지지적이 되어라."는 격언의 근거가 된다. 나는 표현적이든 지지적이든 치료개입의 양식과 그로부터 형성된 변화의 종류를 명백하게 구분하려는 시도의 유용성에 대해 강한 의문을 가지고 있다. 만일 우리가 지지적 정신치료 안에서 이루어진 변화들이 종종 구조적 변화만큼이나 충분하며, 가장 표현적-분석적 증례들에서 발견되는 변화 못지않게 안정적, 지속적이고, 삶의 후속적 사건들을 대처해나갈 수 있는 능력을 반영한다는 PRP 연구의 관찰결과를 수용한다면, 우리는 한가지 방식 즉 해석을 통해 무의식을 드러내는 방식만이 진정한 구조적 변화를 가져온다고 단정할 수 없는 것이다.

2. 두 번째는 치료적 변화가 갈등해결의 정도에 최소한도로 비례한다고 주장하는 전통적인 비례의 쟁점과 관련이 있다. 이렇게 보는 것은 새로울 것도 나무랄 것도 없다. 정신내적 갈등이 해결되는 것보다 더 많은 의미 있는 변화가 다양한 지지적 기초를 둔 치료에서 있을 수 있다는 것이 분명하기 때문이다. 그러나 환자의 행동, 성향, 태도, 증상 등에서 최소한 비례적인 변화가 일어나지 않는데 진정한 갈등의 해결과 그에 따른 통찰을 상상하는 것은 어려운 일이다. 그러나 갈등해결과는 거리가 있으면서 치료적 변화의 비례와 관련하여 밀접하게 연관된 통찰의 문제에 있어서 나는 PRP 연구에서 유도된 변화를 넘어서 보이는 "통찰"을 가진 세 가지 증례가 있다는 것을 이미 지적하였다. 물론 이는 매우 흔한 문제이며 불평거리이고, 정신분석 문헌에서 상당히 많은 논의를 거친 주제이기도 하다. 우리의 세 가지 증례에서는 소화되지 않은 지적 통찰 혹은 자아가 약한 상태나 정신증적 전이상태에서의 통찰이란 개념들이 적용되었다. 물론 여기서 의미하는 통찰은 다양한 이유들로 인해 진정한 갈등해결을 가져오거나 반영하지 않는 것을 의미한다.

3. 세 번째 문제는 종종 비례의 원칙 논쟁과 연결되지만 훨씬 더 논란의 여지가 있고, 갈등 해결은 적어도 특정한 종류의 변화를 위해 필요한 조건이라는 필수 논쟁과 관련이 있다. 우리 프로젝트로부터의 전반적인 발견이면서 무엇보다 중요한 점은 환자의 평생에 걸친 정신내적 갈등에 뿌리내린 증상, 인격 특질, 인격 기능 및 생활양식에서 일어나는 상당한 범위의 변화들이 더 지지적인 정신치료적 양식과 기법을 통해 야기된다는 것과, 통상적인 기준인 안정성, 지속성, 그리고 내외적인 압력을 견뎌내는 능력의 관점에서 이러한 변화들이 전형적으로 표현적-분석적(해석적, 통찰지향적) 접근을 통해 일어나는 변화와 구분하기가 대단히 어렵다는 점이 반복적으로 증명되어 왔다는 것이다.

4. 표현적(분석적)인 치료양식과 갈등해결을 통한 치료작용의 필요성을 지나치게 평가하는 경향에 반대하는 움직임은 지지적 정신치료의 접근과 메커니즘, 기법이 기대이상의 치료결과를 가져온다는 행복한 연구결과에 근거하고 있다. 사실 표현적 통찰적 갈등해결로부터 오는 변화의 정도에 충분히 도달했으며 "구조적 변화"와 차이가 없는 것으로 나타났다. 각각의 카테고리에서 지정된 정신치료 증례들은 지정된 정신분석 증례들과 비교하여 손색이 없는 결과를 나타냈다. 더 정확히 말하면, 하나의 치료양태에서 발견된 좋은 치료결과들은 다른 치료에서 보다 전반적으로 덜 안정되었다거나, 지속성이 떨어진다거나, 혹은 후속되는 환경사건에 대처하는 능력이 떨어진다고 말할 수 없는 것들이었다. 더욱이 보다 중요한 점은 20명의 정신치료 그룹에서 예측된 변화는 보다 자주 표현적인 메커니즘과 기법에 입각한 것으로 보지만 - 실제 지지적 메커니즘과 기법을 기초로 하여 더욱 자주 성취되었다는 사실이다.

   심지어 22명의 정신분석 그룹의 증례에서 대부분 지지적 관점의 방향에서 얼마간의 수정과 변수를 나타냈다. 진보적인 PRP의 기준으로 보아도 절반도 되지 않는 10명만이 전반적으로 변형되지 않은 정신분석에 머물러있었고, 6명은 지지적 방향으로 상당히 수정된 분석을 했으며, 나머지 6명은 다양한 지지적-표현적 정신치료로 전환하였다. 보다 엄밀한 기준이 적용되는 외래 환자의 정신분석과 정신치료 장면에서도 모든 PRP 정신분석 증례들이 지지적 방향으로 상당부분 이동하였다. 전체적으로 볼 때 환자들 중 더 많은 사람들이(정신치료를 받는 이들이나 분석을 받는 사람 다 같이) 이전에 임상경험이나 혹은 이론적 입장에서 기대되거나 예측되는 것 이상으로 지지적 개입과 메커니즘을 기초로 변화하였다.

5. 정신분석의 관점에서 이러한 PRP치료 과정을 치료의 한 양태로서 고려해보면, 보다 지지적인 형태의 정신치료가 보다 안정되고 지속적인 치료결과를 나타내는 만큼, 본질적으로 표현적 치료양태인 정신분석이 적어도 연구에 참여한 환자들에게서는 기대되고 예측되었던 것보다는 다소 한계가 있었다고 말할 수 있다. 이는 물론 다양한 요인들을 내포하고 있다. 부분적으로 정신분석적 치료를 했던 정신병원(psychoanalytically guided sanatorium)의 전체적인 분위기를 반영하며, 정신분석치료의 기회를 환자들에게 제공할 수 있다는 것이다. 여기서 주요 핵심은 이러한 정신병원이 일시적으로 행동이 와해되거나 무능력한 개인을 보호하고 돌보며 삶을 관리할 수 있도록 집중적인 정신분석치료를 제공하였다는 점이다. 이들은 정신분석 외의 다른 치료들로부터 자신들의 뿌리깊은 인격의 문제를 풀지 못하거나, 그렇다고 통상 외래로 오는 개인 정신분석 세팅에서 퇴행적인 정신분석치료과정의 엄밀함을 견딜 수 없던 환자들이었다.

   이는 소위 "특별한 치료대상을 위한 정신분석의 개념과 연결되는 것으로, Menninger Foundation에 들어온 환자군의 성격상 필연적으로 이 개념에 익숙해있었다. 그러나 PRP 연구결과, 이 환자군의 치료에 대한 중심적인 가정에 신뢰성이 흔들리게 되었다. 이들 특별화한 환자들은 정신분석적 치료방법에 특징적으로 잘 반응하지 않았다. 비록 그것이 변수들에 의해 수정되거나 입원을 동반하면서 버텨주긴 했으나, 실상 정신분석의 실패 증례의 상당수를 차지하였다. 반면 지지적-표현적 정신치료에서 상태가 심하고 기능이 와해된 환자들이 매우 좋은 치료결과를 경험한 예가 충분히 많이 있다. 지지적-표현적 정신치료가 적절하게 배치되어 조절되고, 인생의 문제를 진정으로 관리할 수 있는 기술을 보장받게 될 때 환자들은 상당한 호전을 보이게 되었다. 적절한 인생관리의 필요성에 관한 이 마지막 사항은 여기서 제안하는 치료의 성공에 중심적인 열쇠가 되는 것 중 하나이며, 그 표식으로 정신분석치료를 시행하는 정신병원 환자들이나 현대의 정신활성 약물에 의해 보다 가능해진 생활요법 환자들을 위한 적절한 역할을 확증해준다. 큰 차이는 정신분석 자체(심지어 수정된 정신분석이라도)에 대한 노력에서 벗어나 그 치료상황에서 보다 "더 심한" 환자들을 위한 치료법을 선택할 수 있다는 것이다. 여기에 기초하여 나는 정신분석을 대변하던 소위 "최고의 치료법"이 실패하였다는 것을 지적했고, 대신 이 문제를 둘러싼 추가 점차로 "제한적인 치료법"의 방향으로 이동하고 있다는 것을 Anna Freud(1954b, p.610)의 설명과 함께 제안하였다.

6. 전통적인 정신역동적 지혜의 관점에서 볼 때 상당한 정도의 영속적인 변화 (즉, "구조적 변화")는 치료의 계획과 실행이 보다 표현적, 분석적이어야 하고, 해석, 통찰, 그리고 훈습을 통해 철저한 내적 갈등을 해결되어야 한다. 이러한 관점의 이면에는 치료가 보다 지지적일수록 기대할 수 있는 변화가 보다 제한되고 불안정하다는 신념이 자리잡고 있다. 그러나 우리의 연구가 광범위하게 밝힌 것은 이 모든 것이 전반적으로 실제 치료의 진행과정에서 일관성 있게 완화되고 변경되었다는 점이다. 표현적 정신치료뿐 아니라 정신분석 전반에서 체계적인 수정이 나타났는데, 더욱 지지적인 요소를 다양한 방식으로 도입하는 방향으로 진행되었다. 한편 보다 지지적인 양식에 기초를 둔 정신치료는 처음 기대하고 예견된 것보다 훨씬 더 많은 치료성과를 나타냈다(p.144-149).

나는 하나의 치료과정 안에서 정신치료적 및 정신분석적 목표와 결과 사이의 차이뿐 아니라, 정신분석적 정신치료와 정신분석 모두에서 추구하는 목표와 얻어진 결과에 대하여 상술한 연구 프로젝트의 결론들을 내 책(1986) 에서 〈양모the Adoptive Mother〉로 불렀던 환자 - 연구 프로젝트에 참여한 환자 - 의 증례를 통해 예시할 수 있다.

그 환자는 정신 질환 평가를 위해 왔는데, 자신의 주요한 문제는 자격 있는 어머니가 될 능력이 부족한 것이라고 하였다. 4개월간 힘들어 한 끝에 결국 입양한 아이를 입양 기관에 다시 돌려주게 되었다. 진단 연구를 통해 그녀의 고통은 핵심 신경증적인 갈등의 반영이었음을 알게 되었다. 첫째, 여성으로서의 성정체감에서, 기본적인 성적 동일시에서, 활동성-수동성에서, 남성에 대한 경쟁적인 라이벌 의식과 그들을 지배하려는 욕구의 영역에서 신경증 증상이 나타났다. 둘째, 구강 의존적인 박탈과 좌절의 영역에서 그러했다. 연구 종결 시기와 이후 후속 연구 시기에, 환자와 분석가는 (그리고 연구 조사가) 분석 후 3년이 지나 원래 나타나던 반복적 불안감, 쓰디쓴 우울, 그리고 극심한 삶의 위기에 따른 증상들은 상당히 그리고 매우 만족스럽게 완화되었지만, 정신 내적인 갈등은 오직 부분적으로 해결되었다는 평가에 동의하였다.

이 분석에서 전이의 모델들이 명백히 눈에 띈다. 우선 환자는 간호사(그 환자는 간호사였다)라는 위치에서 의사에게 제 3자 – 환자인 그녀 자신 – 의 증상에 대해 객관적으로 보고하듯이 분석가를 대하였다. 이는 무심함 대 관여의 싸움이며, 정서적 친밀감에서는 좋은 것을 기대할 수 없다는 그녀의 불신을 극복하기 위한 투쟁이었다. 이것과 함께 고해신부(그 환자는 독실한 개종 가톨릭 신자였다)에게 참회하는 정화반응이 있었으며, 보다 관용적인 초자아를 통해서 사랑이 없는 자신에 대한 용서를 구하였다. 이러한 처음의 전이양상이 다루어지자, 분석 작업의 주요 핵심은 어머니를 혹사했던 끔찍한 아버지와, 막아주고 보호해 주던 착하고 친절하며 이해심 많은 어머니의 두 가지 주요한 전이 이미지를 중심으로 돌아갔다. 부정적인 어머니 전이는 분석 자료(예를 들어 종결 시점에 이르러 환자가 남편과 성관계 하는 것을 방해했던 어머니를 흠씬 때려주었던 환자의 꿈) 에서 그 증거가 명백하게 나타났지만, 결코 완전히 발달되거나 분석으로 작업되지 않았다. 사실 그 분석은 이러한 종류의 자료가 정확히 전면에 떠오르려는 시점에 일찍 종결이 되어버렸다; 즉 전이 신경증은 밝혀졌지만 결코 적절히 해결되지는 못했다.

분석의 종결시기부터의 과정에 대한 기록은 이 관점을 충분히 지지한다. 꿈을 언급한 같은 시기에, 환자는 어머니가 그녀에게 타락한 남성들에 대해 그들이 어떤 짓을 하는지 말해주었던 것을 기억했고, 자신에겐 금지했던 바로 그 성적 행동을 어머니가 탐닉하고 있는 환상을 갖게 되었다. 또한 어린 시절 어머니에게 자신의 자위하는 모습을 들켰던 두려움이 있었고(이는 그녀를 유심히 보는 분석가에 대한 연상으로 이어졌다), 만일 분석가가 여성이라면 자신이 동성애에 빠졌을지 모른다는 환상에 두려워하였다. 범죄의 파트너로서 어머니와 아버지에 대한 증오가 조심스럽게 표현되었다. 환자는 또한 시어머니가 방문했을 때 인사로, 또는 떠날 때 인사로 그녀에게 키스할 때 강한 불편을 느낀다고 말했다. 이 시기에 또 다른 꿈에서 환자는 자신의 보석을 쏟았고, 이는 분석가에 의해 되찾게 되었다. 그녀의 연상 안에서 그녀는 이를 자신의 여성성의 회복을 상징하는 게 아닐까 생각했다. 그녀는 결혼 생활 초기의 임신과 유산을 연상하고는 갑자기 분석가에게 비판적이고 방어적이며, "남성적인" 위치를 점하면서 힘을 과시하는 모습을 보였다. 이러한 모든 갈등은 통찰력이나 새로운 자아 상태의 증거 없이, 분석의 종결 시기의 자료에서 활발히 나타나 있었다.

그럼에도 불구하고 환자는 이 자료가 분석되기 전에 분석을 조기에 마쳐야 한다는 압박감을 느끼고 있었다. 이러한 인식은 "본부로부터의 명령"(그녀의 남편)에 대한 불평에서 보여졌는데, 남편은 그녀에게 멀리 떨어진 도시에 있는 새로운 집에 빨리 이사 갈 수 있도록 분석을 종결하라고 압박하였다. 그녀는 "돌아가신 나의 어머니와 화해하지 못했는데 내가 어떻게 갈 수 있겠어요?"라고 물었다. 그럼에도 그녀는 떠났으며, 자신의 결정을 요구가 많은 남편의 끈덕진 요청 때문인 것으로 간주했다. 그러면서도 어떤 때에는 그녀가 진짜로 원한다면 계속 치료를 할 수 있다는 것을 인정하면서, 자신의 남편은 그녀를 위해 기꺼이 계획을 연기했을 거라고 말했다. 떠나는 시점에 대해서는 환자와 분석가, 그리고 연구조사원 간에 일반적인 합의가 있었다. 그 합의는 분석은 긍정적인 애착을 토대로 종결이 되었고 환자는 분석가에 대한 좋은 감정을 갖게 되었다는 점이다. 환자는 분석가를 자신을 돌봐주는 아버지와 또 좋은 어머니처럼 인식하면서 감사하는 마음을 가졌다.

이렇게 어머니에 대한 부정적 이마고가 환자의 핵심갈등과 증상에 중요하게 연결되어 있음에도 불구하고 이것을 충분히 분석하지 않은 채 분석을 종결함으로써 제한된 치료결과를 가져온 것에 대해서 어떤 설명을 할 수 있을까? 조사연구를 통해 이 치료 내에서 기여했을 법한 여러 영향들을 밝혀냈다. (1) 그 분석가는 방어와 저항의 해석에 더 큰 중점을 두고, 내적 충동의 특정한 의미나 전이의 표출에는 덜 중점을 두는 "방어 분석"의 방향으로 강한 영향을 받았다. 해석상의 노력은 종종 부분적이고 한쪽 면에 치우친 것으로 보인다. (2) 이것은 이 분석을 특징짓는 것으로 보이는 특정한 어려움과 맞물린다. 이는 환자에게 전이의 의미, 예를 들어 행동화하는 현상에 대해 비판적이고 가혹하게 보이지 않으면서 그 전이의 의미를 보여주는 데 있어서 분석가가 직면한 어려움을 말한다. 이 분석가에게 행동화는 직접적으로 억제되거나 간과되어야 할 것처럼 보인 것 같다. 그는 충분히 그것을 제어할 수 있는 방법으로 행동화의 의미를 이해하게 되는 환자의 능력을 의지하지 않았다. (3) 이 명확한 학습 문제에 더하여 특정한 역전이의 문제가 분석가의 작업의 완전한 효율성을 제한하는 쪽으로 작동하는 것으로 보인다. 그 환자는 여성이었고 그는 그녀를 돕기 위해 최선을 다하고 기꺼이 많은 것을 감수하려고 한 것 같다. 아마도 분석가는 그녀의 경쟁적이고 힘을 과시하는 방식을 실제로 효과적으로 다룰 수 없을 정도로 불안을 느꼈을 수 있다. (4) 치료의 실행에서 명확하게 주목할 만한 마지막 문제는 분석가가 환자의 종교적인 믿음과 정서의 의미를 분석하는 데 있어 가볍게 다루는 경향에 있다. 부분적으로 이는 남편이(환자 역시) 정신분석에 대해 그것이 환자의 종교적 믿음을 약화시키리라 생각지 않을까 하는 기대된 공포에 대한 방어적인 존중이 기여했을 것이고, 한편으로는 정신 내적인 삶에서 종교의 의미를 탐구하는 것에 대해 꺼리는 더 일반적인 태도가 반영되었을 것이다. 어떠한 경우라도 그녀의 종교 및 그녀와 신과의 관계의 의미는 비록 그것이 어머니와 관계에서 탐구해볼 분명한 연관성이 있음에도 불구하고 결코 사려 깊은 분석의 초점이 되지 못했다는 것이다. 오히려 그녀가 분석을 시작했을 때 종교에 실망했던 것이 분석의 종결 상태의 모든 양상들을 특징 짓는 고양된 신념과 좋은 감정으로 이동하였다. 그녀의 갱신된 종교적 열정이 남편의 사랑을 유지하기 위해 얼마나 많은 대가를 치른 것인가? 분석을 끝내게 했던 상대적인 성적 금기가 성은 도덕적인 것으로서 임신에 의해 그 대가를 얻게 되며 따라서 임신이 안 된다면 성생활도 금지되어야 한다는 확신을 얼마나 반영하는가? 그녀가 계속 의문을 표시하며 요구하는 것에서 얼마나 많은 공격성이 남아있는가? 이 모든 것은 상대적으로 탐구되지 않은 영역이다.

따라서 특정한 분석의 실시에서 다양한 영향들이 분석적으로 제한된 결과에 기여할 것이라고 생각할 수 있다. 그러나 그들이 반드시 이러한 결과 또는 그 특정한 형태를 설명하지 않는다는 것은 동전의 다른 면에 의해 입증된다 – 즉 진단적인 심리적 실험 프로토콜, 즉 환자 쪽에서부터 치료 전 연구의 시기에 예측된 분석의 가능한 결과에서의 한계들 말이다. 관찰 결과에 따르면 환자가 처음 치료를 위해 증상을 호소하게 되는 급성 발병상태의 본질과 형태는 와해불안의 증거를 제공해주는데, 이는 정신분석의 퇴행적 경험에서 잠재적으로 발생할 수 있는 불안이기도 하다. 환자는 치료 초기에 "통제를 잃어버릴 수 있다는 공포"와 함께 이것을 인식한다. 증상의 호전이 생기고 보다 적응적 반응을 향한 상당한 정도의 진척이 생기면, 비록 완전한 정도는 아니더라도 환자는 더 퇴행하는 위험을 감수하기 보다 좋아진 면을 강화하고 "나아졌을 때 그만두려"고 한다는 것이 예측되었다. 위 환자는 외적으로는 현실적인 압박을 이유로, 내적으로는 불안을 다스리는 자신의 잠재력을 활성화시킴으로써 이것을 실행에 옮겼다. 나는 환자의 조기 종결과 관련하여 바로 이러한, 측면이 작용했을 것이라고 생각한다. 더욱이 끝나지 않은 분석과제는 부정적인 어머니 전이와 무자비하고 두렵고 미움에 찬 전-오이디푸스기의 어머니 이마고와 관련이 있을 것이라고 기술하였다. 역시 환자의 내면에 이러한 작용이 일어났다고 볼 수 있다. 실제로 환자가 분석의 종결에서 얻게 된 삶의 해결책은 어머니 이미지의 인물에 대해 감사한 마음을 갖고, 문제들은 적당히 넘기면서 결혼생활을 유지하고, 엄청난 내적 스트레스의 대가를 치르고서도 아이들을 다시 입양하기 위한 것으로서 그 자체로 해결되지 않은 어머니와의 동일시를 표현한 것이다. 그녀는 어머니처럼 아이들과 불만족스런 남편의 짐을 지고 희생하며 살기로 선택한 것이다.

환자의 인격구조와 질환의 본질에서 비롯되는 이런 주요한 한계의 관점에서 보면 아마도 최대의 향상된 기능을 보이는 시점에서 종결이 이루어졌다고 볼 수 있다 - 분석가가 일부러 기술적으로 계획하였든(그러한 증거는 없지만) 환자가 직관적으로 알고 요구하였든.

두 가지 필연적인 예측이 초기에 이루어졌다. 하나는 치료의 첫 단계와 관련이 있고, 다른 하나는 분석 후 치료의 전망과 관련이 있다. 첫 번째 예측은 이 증례에서 급성 증상을 억제 또는 완화하기 위한 예비적 정신치료의 초기시기가 바람직한지에 관한 것이었다. 이것이 의도적으로 이뤄진 것으로 보이지는 않지만 실제 그런 방식으로 이루어졌다. 환자는 처음 두 달 40시간에 걸쳐 카우치에 눕기 보다 앉아서 시간을 보냈다. 그녀는 정신분석치료의 구조를 직접적으로 받아들이기가 너무 불안하다고 표현하였다.

다른 하나의 예측은 장래의 치료형태와 관련이 있는 것으로, 분석결과가 불완전할 것이고 환자가 자신의 핵심갈등을 반복적으로 촉발시키는 환경에 직면하여 불안감과 일시적인 증상을 재경험하게 될 것이란 기대에 기초해 있다. 이는 첫 번째 치료에서 분석되지 않은 채로 남겨진 것을 더 깊이 분석하려는 노력이 아니라, 그녀가 새로운 스트레스에 직면했을 때 자신을 안정시킬 수 있도록 이전의 분석적 성취를 이용하도록 돕는 것을 목적으로 하는 지지-표현적인 정신분석이 되어야 한다는 것이 명시되었다.

사실상 이것 또한 일어난 일이다. 그 환자는 분명히 정신치료를 더 받길 원하지 않았다. 그녀는 새로 이사온 곳의 치료비가 자신이 감당하기에 너무 비싸다는 이유로 들었다. 대신에 그녀가 한 일은 다양한 도움의 손길을 구한 것이었다 어떤 것도 정신치료를 위한 건 아니었다. 그녀의 남편과 그들이 함께하는 미래, 그리고 남편이 입양을 권고했던 아이에 대한 그녀의 의무에 대해 그녀를 책망했던 한 사제가 있었다. 그녀가 긴장과 불안감을 극복할 수 있도록 약을 처방해 준 가족 주치의가 있었다. 그녀의 곤경에 동감하는 이해심 많은 입양 기관의 사회 복지사가 있었고, 그녀는 자신의 슬픔, 걱정과 좌절의 감정을 그에게 쏟아 부었다. 그렇게 하여 환자는 자신의 지지-표현적인 정신치료의 요소들을 통합하였고, 더 이상의 야심 찬 정신치료적인 노력은 필요하지 않다는 것을 확인하였다.

이를 기반으로 환자는 나아가 두 명의 아이를 입양할 수 있었다, 비록 상당한 심리적인 중압감은 있었지만 첫 번째 입양한 소녀를 키우면서 만족감과 자존감, 자기확신이 증가되었고, 이러한 성공을 공고히 함으로써 그녀는 3년 후에 남자아이를 입양하였다. 따라서 불완전하고 중요한 전이 요소가 다뤄지지 않은 분석을 통해 그 환자는 원래의 치료 목표, 자격 있는 아내와 어머니가 되는 것을 달성할 수 있었다. 후속 연구를 위한 방문에서 환자는 이전 분석가를 만나 그에게 입양된 딸을 보여주고 분석가의 "노고의 결실"이란 점을 표현하고 싶어하는 바램을 비친 것은 이렇게 의미 있는 치료적 변화의 토대가 된 불완전하게 분석된 전이환상의 본질이 무엇인지 보여준다고 하겠다.

나는 여기서 분석을 받기 전 환자의 삶의 역사나, 분석기간 동안 이러한 관찰을 뒷받침하는 상황이나 해석에 기초한 추론을 기술하지 않았다. 그럼에도 나는 매우 압축되고 요약된 이 설명이 삶의 기능에서의 변화를 이해하기 위해 우리 연구 프로그램이 관여하고 있는 정신분석적인 치료의 과정과 결과를 평가한 것이라고 믿는다. 이 환자에게 그 치료는 매우 만족스러운 치료적 결과를 주었는데, 이는 그녀가 분석 종결 후에 몇 가지 재발하는 어려움에도 불구하고, 두 명의 아이를 성공적으로 입양하였기 때문이다. 동시에 매우 철저한 갈등 해결의 의미에서 정신분석적인 이득은 경험된 정신치료적인 이득보다 상당히 덜 완벽하였다.

정신분석 연구 프로젝트에서 우리가 시도한 이 모든 노력이 정신분석과 정신분석적인 정신치료에서 목표와 결과의 문제에 관련하여 무엇을 더할 수 있을까? 나는 이미 상세히 인용했던 1988년의 논문을 여기서 재인용하고자 한다.

이는 다음과 같이 가장 널리 일반화될 수 있다. (1) 정신분석의 실험에 적합하거나 혹은 표현-지지적인 다양한 정신치료의 접근에 적당하여 선정된 환자들의 치료는 결과에 있어서 두 가지가 서로 나뉘기보다 모이는 경향을 보인다. (2) 42명의 환자들이 참여한 정신분석치료를 포함하여 가장 분석적-표현적인 정신치료에서부터 여러 가지가 혼합되어 있는 정신치료, 나아가 가장 지지적인 정신치료에 이르기까지 치료의 전체과정을 통틀어볼 때 치료는 원래 의도한 것보다 더욱 지지적인 요소를 포함하였고, 이러한 지지적 요소들은 원래 기대했던 것보다 더 많은 변화들을 상당부분 설명한다. (3) 지지적 정신치료의 본질 혹은 보다 더 낫게 표현해서 모든 정신치료의 지지적 측면은 정신분석 이론의 틀 안에서 개념화되고 정신분석을 아는 정신치료사들에 의해 배열되고 있는바, 정신역동 문헌에서 보통 합의되는 정도보다 훨씬 더 상세한 설명을 담고 있다. (4) 본 연구의 환자집단에서 나타난 변화의 종류를 조사해보면, 통찰지향적인 접근에 기초를 두었든 지지적 기법에 기초를 두었든 소위 진정한 혹은 구조적 변화의 견지에서 볼 때 변화 자체를 구분하는 것은 종종 매우 어렵다는 것이다.

30년 전 Menninger Foundation의 정신치료 연구 프로젝트(PRP)가 계획되고 실행되던 때의 이론적, 예측적 틀에서 보면 프로젝트의 연구결과에 다음과 같은 상당히 놀랄 만한 것들이 있었다: 즉 정신분석, 표현적 정신치료, 지지적 정신치료 등 각각의 독특한 치료양태들이 실제 임상현장에서는 이상적이거나 순수한 형태로서 거의 나타나지 않았다는 것이다; 그들은 다소간 표현적-해석적 요소와 지지적-안정적 요소들의 불가분하게 혼합된 형태로 존재했다. 순수 정신분석이라고 가정하는 치료를 포함해서 거의 모든 치료들이 이론보다 실제에서 더욱 많은 지지적 요소들을 가지고 있었다; 보다 "분석적"인 치료의 결과들이 우리가 가정했던 것보다 "지지적"인 치료의 결과들과 차이를 보이지 않았다. 두 가지 치료의 결과들이 변화의 본질과 지속성에서 볼 때 예상보다 다르지 않았다. 30년 전에는 이러한 결과들을 오늘날처럼 생각해볼 수 없었다. 다른 관점에서 임상가들과 격의 없는 대화를 하게 되면 그들이 실제 임상현장에서 전문가 그룹의 공식적인 개념을 따르기 보다 실제적으로 접근하는 것을 알 수 있는데, 그들에게 PRP연구의 결론들은 그다지 놀라운 것이 아니었다(p.149-150).

결론적으로, 나는 이 논문의 제목에 명시되어 있듯이 정신분석의 목표에 관하여 "재고찰" 하였다. Menninger Project(PRP)의 상세한 연구결과는 내가 지금까지 방대하게 인용한 임상적, 이론적 정신분석 문헌 내에서 점진적으로 확고하게 의견 일치를 보이는 것에 대해 인상적인 실증적 근거를 제시해주었다. 우리는 정신분석이 가장 복원적인 치료에 대한 열망 - 증상뿐 아니라 인격까지도 - 을 확대하는 시기를 상당히 오랜 기간 거쳐오면서 이제는 현실화할 수 있는 기대들에 대한 조절되고 보다 겸허한 평가에 관심을 기울이게 된 점을 살펴보았다. 이렇게 하여 우리는 정신분석의 창시자인 지그문트 프로이트의 이 문제에 대한 개인적인 궤적을 되풀이한 셈이다.

4장

정신분석의 치료 목표

Edward M. Weinshel, M.D.
Owen Renik, M.D.

프로이트는 1937년에 그의 논문 "끝이 있는 분석과 끝이 없는 분석"을 시작하면서 정신분석적 치료의 목적에 대해 가장 간략하게 설명하였는데 그 설명은 다음과 같다. "경험을 통해 우리는 정신분석적 치료가 – 신경증적 증상, 억제 및 성격 이상으로부터 자유롭게 하는 것 – 시간이 많이 소모되는 작업이라는 것을 알게 되었다."(Freud, 1937, p.216; 강조 추가). 대부분의 분석가들은 분석치료의 목적에 대한 프로이트의 정의는 지나치게 단순하다는 것을 빠르게 인식할 것이며, 그의 문장의 말미에서 이미 암시되어 있듯이 그러한 목적은 빠르게 또는 쉽게 성취될 수 없다는 것 또한 알게 될 것이다. 게다가 대부분의 분석가들은 위에 언급된 그러한 목적에 동의할 것이지만, 오늘날 대부분의 분석가들은 프로이트의 설명이 충분히 분명하거나, 포괄적이지도 않다고 생각하는 경향이 있다.

합리적으로 잘 시행되는 분석치료에서 정신분석가들이 해야 하는 또는 할 수 있는 합리적인 기대에 대하여 어떤 합의에 이르는 것은 사실상 불가능할 것이다. 정신분석의 이론과 개념이 정신 장애의 치료에 적용된 이래로 이러한 차이가 있어왔다는 것은 충분히 가능한 이야기이다; 그러한 이론과 개념들이 수 년에 걸쳐 점차적으로 진화하고 변화함에 따라 치료에 대한 목표와 기대 또한 진화하고 변화하게 되었다. 소위 "정신분석의 확장된 관점"의 도래와 "고전적인" 프로이트 이론과 실천의 다양한 수정의 도입으로 인해 그러한 차이는 강조되었고 그들의 범위는 확장되었다.

정신분석은 한편으로는 고유의 리서치 기법을 사용하고 고유의 이론을 만들어 내는 과학이며, 다른 한편으로는 인간의 고통을 경감시키기 위해서 이론을 적용하는 치료법이라고 한다. 또한 이러한 임상적 관찰은 과학적인 조사를 위해 더 심도 있는 자료를 제공한다. 그러므로 우리가 정신분석의 목표에 대해 이야기할 때 우리는 필연적으로 과학적 목표와 이론적 목표를 동시에 언급한다. 어느 정도까지는 이러한 목표는 구분할 수 있으며, 윤리적인 이유 때문에 구분되어야 한다. 그러나 이들은 상당히 많은 부분에서 불가분의 관계이다. 프로이트가 환자를 증상으로부터 자유로워지는 것을 목표로 삼는 정신분석적 치료에 대하여 말할 때, 그는 인간의 다른 많은 치료적 노력들과 공통점이 있다고 보았다. 그러나 우리가 "증상"이 무엇을 의미하느냐와 "증상으로부터의 해방"은 무엇을 의미하느냐에 대하여 더 구체적으로 설명하려고 하면 언제나 과학과 관련이 된다; 그렇게 함으로써 우리는 정신분석을 다른 치료법과 구별하는 데 도움이 되는 정신분석의 목표를 세울 수 있게 된다.

프로이트는 대개 분석치료의 치료적 결과에 대해 매우 신중한 모습을 보였다. 그러한 의구심은 그 자신의 경험(그리고 그의 동료들의 경험)이 증가할수록 점차적으로 더 분명해졌으며, "끝이 있는 분석과 끝이 없는 분석"(그의 일생 동안 출판된 마지막 업적 중 하나)의 출판 이후에, 많은 그의 동료들은 그 문제에 대한 그의 입장은 다소 비관적이라 느끼게 되었다. 동시에 다른 이들은 이러한 변화를 정신분석 치료의 성과에 대한 현실적인 평가의 조짐으로 보았다. 어떠한 경우든 프로이트가 말년에 정신분석 방법의 한계, 분석 절차에 내재하는 어려움과 분석 작업에 놓여진 장애에 추가적인 강조를 두었던 것은 분명히 사실이다.

프로이트는 "분석치료의 성공에 결정적이라고" 믿는 수많은 요인들에 항상 어떤 식으로든 관심이 있었다. 그는 이러한 요인들을 세 가지 원리로 체계화하였다. 첫째, 의미 있는 초기 외상의 역할과 영향; 둘째, 자아에 비해 본능의 상대적인 힘(체질적인 성향이든 또는 그 시점에 상대적인 힘의 측면에서); 셋째, "미숙하고 허약한" 자아에 의해 시작되는 원시적 방어 기제에서 기인하는 자아의 변경이다.

그러므로 그는 "경제적 접근법"에 있어 "양적인 요인"과, 본능의 힘에 대항하여 자아의 힘(그리고 동시에 초자아와 함께)에 강조를 두었다(Freud, 1937, p.226). 프로이트는 다음과 같이 주장했다:

> 모든 억압은 초기 어린 시절에 발생한다; 억압은 미숙하고 허약한 자아에 의해 발생하는 초기 단계의 방어 기제이다. 그 후에는 어떠한 새로운 억압도 일어나지 않는다: 하지만 오래된 억압은 오래 지속되고, 본능을 지배하려는 자아에 의해 계속해서 사용된다... 우리는 이러한 유아적인 억압에 대해 다음과 같은 일반적 설명을 적용해 볼 수 있다. 억압은 관련된 힘의 상대적인 강도에 절대적으로 그리고 완전히 의존하며, 그들은 본능의 강도가 증가할 때 계속해서 저항할 수 없다. 그러나 분석은 더 큰 성숙함과 힘을 가진 자아가 이러한 오래된 억압을 변경할 수 있도록 해준다; 억압 중 몇몇은 사라지고, 다른 것들은 인식되어 더 견고한 물질로 새롭게 구성된다. 이러한 새로운 댐은 이전의 것과는 달리 더 견고하게 된다; 우리는 그 억압이 본능적인 힘의 홍수 앞에 쉽게 항복하지 않을 것이라 자신할 지도 모른다. 그래서 분석치료의 현실적인 성과란 억압의 원래 과정이 점차 교정되는 것이며, 양적인 요인의 지배를 끝내는 교정이 되는 것이다[Freud, 1937, p.227; 강조 추가].

여기서 우리는 프로이트가 그의 삶 말기에 도달했던 정신분석 이론의 견해와 불가분의 방법으로 설명된 정신분석 치료의 목표를 보게 된다; 그것은 주의 깊은 과학적 조사에 의해 제출된 수 년 간의 임상적 관찰과 경험의 결과를 대표하는 견해이다. 증상이란 본능과, 본능이 억압 받는 과정으로서 이해되며, 정신분석 치료의 목표는 억압의 과정과 결과의 변화로서 개념화된다. 임상 정신분석의 목표는 단지 행동적 변화 또는 환자의 주요한 불만에 대한 자기 보고적인 개선의 의미에서 증상의 경감을 넘어 발달해 왔다. 그래서 이러한 목표들은 서로 불일치하지 않음에도 불구하고 다른 치료의 목적과는 달라지게 되었다.

대부분의 분석가에게 위에 인용한 "끝이 있는 분석과 끝이 없는 분석"에서의 설명은 정신분석 치료 및 분석 작업의 목표를 이해하기 위한 참고문헌에서 주요한 이론적 근거가 되었다. 모든 정신분석가들이 그 설명에 있는 모든 요소들에 동등한 비중을 두는 것은 아니지만, 대부분은 아마도 그 일반적인 개념에 동의할 것이다. 그러나 프로이트의 이론과 실행과 일치하는 성향을 가진 이들이 있지만, 그들이 말하는 변화의 개념과 치료의 목적은 위의 내용과 상당히 다를 수 있음을 상기하여야 한다.

몇 가지 설명을 위한 말들이 유효하다. 프로이트가 "억압"에 대해 이야기 했을 때, 그는 단지 억압의 특정한 방어 메커니즘만을 언급한 것이 아니라, 미숙하고 또한 보다 성숙한 두 면이 다 있는 자아에 의해 수행되는 방어 활동의 모든 것을 언급하고 있다는 것이 우리의 느낌이다. 프로이트는 정신분석(또는 일반적으로 삶의 경험)이 본능이나 본능의 요구를 제거할 수 있다고 믿지 않았다. "이것은 일반적으로 불가능하다," 고 프로이트는 주장했다. "또한 그것은 우리가 바라는 것이 전혀 아니다. 우리는 무언가 다른 것을, 무언가 본능의 '길들임' 이라고 대략 설명될 수 있는 것을 말하려는 것이다. 다시 말해서 본능은 자아와 조화를 이루게 되며, 더 이상 쾌감만을 추구하려 하지는 않게 된다"(1937, p.225).

유사하게 정신분석 치료는 심리적인 갈등을 제거할 수도, 제거할 것으로 의도되지도 않는다. 심리적인 갈등의 제거는 정체로 이어질 수 있으며, 그러므로 바람직하지 않을 수 있다고 종종 주장한다. 어떠한 경우에도 "평균적으로 기대할 수 있는" 현실은 그러한 모든 열망은 비현실적이라고 한다. 이러한 이유로 프로이트는 정신분석이 모든 인간의 고통을 제거하기 위한 양식이 될 수 없다고 주장했다; 인간이 분석치료로부터 기대할 수 있는 것 중 최선은 "신경증적" 고통을 제거하여, 개인의 일상적이고 필연적인 인간의 불행을 더 잘 다룰 수 있도록 해 주는 것이다. 프로이트는 다음과 같이 강조했다. "우리의 목적은 도식적인 '정상 상태' 를 위해서 인간 성격의 모든 기이한 특성을 제거하는 것이 아니며, 또한 '철저하게 분석된' 개인이 어떠한 열정도 느끼지 않고, 어떠한 내적 갈등도 발달시키지 않을 것을 요구하지도 않는다. 분석 작업은 자아의 기능성을 위하여, 최선의 심리 상태를 보장하는 것이다; 그렇게 함으로써 분석은 그 과제를 확고하게 했다"(Freud, 1937, p.250; 강조 추가).

이러한 가설은 자아와 자아의 기능성 개념을 중심으로 하여, 정신분석 치료의 목적과 정신분석의 이론적인 이해 간의 친밀한 상호 관련을 다시 한 번 설명한다. 또한 이는 자아심리학의 거대한 영향력을 암시한다. 이는 프로이트가 1926년 자신의 불안 이론을 개정하면서 시작되었고, Anna Freud, Hartmann, Kris와 Loewenstein과 다른 많은 이들의 업적으로 계속 발전해 나갔다. 그리고 자아심리학은 분석가들에게 일반적으로 공유되는(심지어 오늘날 상당한 다양성 중에도), 인격이란 적응적인 시각에서의 조명을 요구하는 복잡한 현상이라는 현대적 시각을 형성하였다. 이는 또한 정신 병리학과 정상 상태는 정확히 둘로 나누어지지 않는다는 견해이다.

이러한 시각으로부터 정신분석가들이 쉽게 치료적 완치를 말하지 않고, 왜 Maxwell Gitelson이 정신분석에 "겸손의 충고"를 제시하는지 이해할 수 있다(Gitelson, 1963, p.343; 또한 Weinshel, 1990, p.277, 284를 보라). 더 최근에 Charles Brenner는 심리 발달, 발병과 정신분석치료에 있어 타협 형성의 역할을 강조하면서, 이것과 같은 선상의 사고에 접근하였다. Brenner는 심리적 갈등은 다양한 심리적 힘의 상호 작용의 결과이므로 그러한 상호 작용의 결과는 일종의 타협 형성이며, 어떤 점에서는 그러한 갈등을 일으키는 힘의 유산은 식별할 수 있다고 강조한다. Brenner는 "마음은 불안 및 또는 우울 정동의 인내할 수 있는 정도와 양립될 수 있을 정도로 욕동 파생물이 만족을 최대한 표현할 수 있도록 하기 위해 기능한다... 안내 원리는 동일한데, 즉 가능한 얻을 수 있는 만족은 많고 불쾌는 적은 것이다"(Brenner, 1982, p.111). 이러한 용어를 들여다보면 우리는 정신분석치료의 목적은 타협 형성의 균형을 바꾸는 데 있어 정신 체계를 도와주고 용이하게 하여, 최소한의 고통으로 최대한의 만족을 얻을 수 있게 하는 것이다. 추가 설명을 하자면 "만족"이란 즉각적인 충족을 말하는 것이 아니라, 장기적인 만족과 적응을 말하는 것이다.

정신 기능에 대한 정신분석 이론의 진화는 정신 병리학의 정신분석적 개념화와 정신분석 치료의 목적의 개념화에 있어 양자 모두의 진화를 수반하였다. 모든 성공적인 임상 분석 내에서 그와 유사한 진화가 미세하게나마 발생하고 있다. 흔히 분석가와 피분석가는 후자의 문제에 대해 다소 다른 견해를 가지고 그들의 분석을 시작한다. 두 사람 간의 변증법적인 상호 작용을 통해 대체로 동의하는 이해가 구축된다. 조사가 진행되면서 무엇이 자신의 증상(그의 "고통")을 구성하는지에 대한 환자의 생각은 상당히 많이 변화하는 경향이 있으며, 분석가의 이해 또한 변화할 것이다.

이러한 진화의 과정은 모든 임상 분석가에 의해 관찰되고 있으며 다양한 방법으로 논평되어 왔다. 이는 더 좁은 의미에서 증상 분석이 성격 분석으로 초점이 필연적으로 이동을 한 것이라 설명될 수 있다. 초기에 피분석가의 인격에서 자아 동질적인 요소들은 그의 비판적 주의를 다른 쪽으로 돌리기 쉬우나, 분석 작업이 계속 진행되도록 하기 위해서 자아 동질적인 특질들도 또한 면밀히 살펴야 한다(Abrams, 1987).

증상과 목표를 이해하는 데 있어서의 진화가 진행하는 임상 분석에서 어떻게 발생하는지를 고려할 때 강조점을 두어야 할 것은 피분석가가 보이는 전이를 설명하는 것이다. 결국 정신분석의 잠재적인 고유의 혜택은 환자가 몇 가지 현재의 부적응적인 태도의 기저가 되는 예전 방식을 인식하고, 검토하고 변경할 기회를 갖게 된다는 사실로부터 비롯된다. 분석 작업은 그것이 생산적이라면 오래 전 과거의 상황 하에서 구축된 것일 지라도 활발히 작용하는 특정한 타협 해결을 밝히고 검토한다. 프로이트는 기법에 대한 그의 논문에서 치료 관계의 분석은 전이의 직접적인 조사를 위해 편리하고 효과적인 수단을 제공한다고 지적하였는데, 이는 부재 중에 또는 상징적으로는 누군가를 파괴하는 것이 불가능하기 때문이다(Freud, 1912a, p.108).; 그리고 분석가에 대한 피분석가의 전이는 분석의 진행에 필연적으로 커다란 기회 뿐 아니라 커다란 장애를 형성한다(Freud, 1912a, p.101).

우리가 정신분석 치료 고유의 것이라 여기는 목표를 이야기할 때, 우리는 통찰을 정의하고 정신분석 과정에서 그것의 위치를 기술하는 고단한 임무를 피할 수 없다. 통찰이 생산적인 분석 작업을 위한 수단인가, 목적인가, 또는 둘 다인가? 비록 대부분의 분석가들에게 환자에 대한 통찰의 습득은 의미 있는 목표로 남아 있지만, 그것은 상당한 논란과 불확실성이 존재하는 개념이다: 그리고 "통찰"은 그 자체로는 현재 성공적인 정신분석을 위한 필수 요소를 의미하는 것처럼 보이지는 않는다. 그럼에도 불구하고 통찰의 역할에 관련하여 아마도 의견이 합치될 영역이 있다: 임상 분석은 증가된 자기 인식에 기반한 증상의 완화를 목표로 한다는 데에는 일반적으로 동의한다. 분석치료의 목적의 초기 개념 중 하나 – 이전에 무의식에 있던 것을 의식하는 것 – 는 비록 불완전하다고 인식됨에도 불구하고, 많은 정신분석적 가설처럼 실제로 무효화된 적이 없다. 고양된 자기 의식의 의미에서, 통찰의 성취는 아마도 매일의 임상 업무에 있어 대부분의 정신분석가들에게 기본적인 운영 목표로 남을 것이다. 다소 다른 표현으로 해석하자면, 통찰(또는 자기 분석, 자기 관찰, 자기 탐구, 그리고 다른 관련된 용어들)의 성취는 또한 무의식적인 심리적 파생물에의 더 위대하고 더 쉬운 접근을 의미한다.

어떠한 요소들이라도 피분석가를 위하여 자기 인식의 증진이라는 명분으로 수집된다. 그 요소들의 총합과 요체가 우리가 알고 있는 임상적 정신분석을 구성하는 것이다. 일부 목록은 환상과 꿈에 대한 조사; 실제 회복된 기억에 기반하든지 또는 재구성에 의한 관련된 외상적 과거에 대한 이해를 얻는 것; 충동 및 충동 파생물의 역할을 구축하는 것; 체계 간의, 그리고 체계 내의 정신 내적인 갈등을 설명하는 것; 불안과 우울 정동(그리고 다른 정동 또한)의 내용을 설명하면서, 이러한 정동이 방어 활동을 끌어내는 다양한 방법에 대한 이해도 함께하는 것을 포함한다.

분석가의 특정한 이론적 성향 또는 강조가 무엇이든 간에 분석가는 분석 작업을 그 안에서 자기 관찰에 대한 피분석가의 능력이 확장되고 개선되는 일종의 진행 중인 과정으로 이해하는 경향이 있다. 그러므로 임상적 정신분석이 일반적으로 이해되듯이 그러한 분석에서(개인적인 접근법의 다양성에도 불구하고) 분석 작업이 진행될 때, 통찰과 증상 완화는 단일한 목적으로 어우러진다. 피분석가의 저항은 가장 즉각적으로 연관된 증상으로서 분명하게 드러난다. 그리고 피분석가의 자기관찰적 어려움과 그의 정신병리를 구분하는 것은 가능하지도 않고 그럴 필요도 없다. 이것은 피분석가가 자기-고찰을 방해하는 방법에 대한 통찰은 또한 그의 고통의 원인에 대한 통찰이라는 확신의 문제가 되는데, 이는 믿음에 기반한 것이 아니라 분석 내에서 수집된 경험적인 증거에 기반한다. 증가된 자기 인식은 주관적 고통의 감소를 수반한다.

이러한 관점에서 분석적 임상 작업의 또 하나의 목표는 적어도 분석 상황에 접근하는 자기-관찰 또는 자기-탐구에 피분석가가 관여할 수 있도록 만드는 것이다. 따라서 분석적 만남을 종결하는 데 대한 동의는 분석적 과정을 종결하는 데 대한 결정으로서가 아니라, 분석가의 조언이 분석 과정을 적절히 유지 하기 위해 더 이상 필요하지 않다는 판단에 의해서임을 이해하는 것이 최선이다.

의심할 바 없이 분석의 목표가 달성되었음을 알려 주는 의미 있는 지표로서 어떠한 이동과 변화를 들 수 있는지에 대한 분석가들의 견해에 있어 개인 분석가들 간에 상당한 다양성이 존재한다. 게다가 최고의 결과가 주어졌어도, 모든 환자들은 그 모든 것을 보여줄 것 같지 않다. 그러나 분석 작업은 이목을 끌지는 못해도 의미 있는 방식으로 전반적인 심리 기능 및 삶의 질을 향상시키기 위한 정신 활동에 영향을 미친다는 점에 주목해야 한다.

Ernst Ticho(1972, p.315-333)는 정신분석 치료의 목표를 두 가지 다소 막연하게 정의된 분류로 구분하였다. 치료 목표는 "환자의 잠재력이 무엇인지를 환자가 발견하지 못하게 하는 요소를 제거하는 것"이다(p.315). 삶의 목표는 "환자가 자신의 잠재력을 사용하고 싶어할 경우, 환자가 얻길 바라는 목표"이다(p.315). 환자는, 충분히 합리적으로, 후자 쪽에 대부분의 관심을 갖고 있으며, 더 나은 삶에 대한 희망과 기대를 가지고 있다. 매우 자주, 직접적인 삶의 목표는 특정한 정신적 고통의 개선 또는 분명한 증상 또는 억제의 제거이다; 대부분의 환자들에게 있어 한 가지 또는 다른 방법으로 표현하면, 일과 사랑에 있어 더 큰 즐거움과 더 적은 고통에 대한 소망이 있다. Ticho의 구분에서 볼 때, 우리는 모든 치료 목표 또는 모든 삶의 목표가 성취되는 일은 거의 없다고 말해야만 할 것이다. 종종 분석 경험의 더 기쁜 산물 중 하나는 피분석가가 자신의 삶의 목표에 대해 인식하고 명확해지는 것이다-심지어 그러한 목표 전체가 성취할 수 없는 것이라 할 지라도.

치료가 치료 목표만을 추구하는 데 국한되고, 정신분석가가 "분석의 업무는 자아의 기능을 위한 가장 가능한 심리적인 조건을 보장하는 것"이라는 원리에 의해 운용할 때, 정신분석 방법은 가장 효율적이고 가장 성공적이다. "히스테리에 대한 연구"(Breuer and Freud, 1893-1895)의 마지막 말에서, 그의 신념은 환자 앞에서 이렇게 선언되었다: "어쩌면 운명은 당신의 질병을 없애주는 방법을 나보다 더 쉽게 찾아낼 것이다. 그러나 우리가 당신의 신경증적인 고통을 일반적인 불행으로 바꾸는데 성공한다면, 당신은 많은 것을 얻을 것이라고 스스로 확신할 수 있을 것이다. 건강하게 회복된 정신적 삶을 통해 당신은 그러한 불행에 대해 더 잘 대항할 수 있을 것이다"(p.305).

5장

해석

Steven T. Levy, M.D.
Lowrence Inderbitzin, M.D.

정의

정신분석에서 용어의 세심한 정의는 다양하고 상반된 방식으로 생긴 오해를 바로잡는데 중요하다. 여기에서는 환자와 그의 문제점에 대해 이해하기 위해 언어적 표현이 이루어지는 치료적 과정을 언급할 때 '해석'이라는 용어를 사용하게 될 것이다. 무의식적 갈등이나 행위를 이해하는 것이 가장 중심이 되며, 그 결정적인 역할을 하는 것이 해석이다. 치료의 전 과정이 무의식적 정신세계를 이해하기 위한 것이라면 해석의 넓은 범위로 볼 때 분석가와 환자 사이에 일어나는 모든 것에 대해 분석가가 코멘트를 하는 것이 적절하다고 본다. 분석가와 환자가 서로 주고받는 것을 통해 환자는 자신의 내적 경험에 대해 생각할 수 있게 되고 그러한 자기 이해의 새로운 지식을 세워나갈 수 있게 된다. 분석가의 해석에 대해 환자가 내리는 교정이나 확장이나 또 다른 생각들도 해석과정의 일환으로 고려되어야 한다.

해석과 무의식

분석가는 언어적 개입을 많이 하는데 엄밀히 말해서 이것이 모두 해석은 아니다. 해석은 좁게 정의하면 무의식에 숨겨져 있는 것을 의식화하는 개입만을 의미한다. 이러한 제한적인 정의는 정신분석의 초기 시절인, 다른 말로 이드 분석기라고 불리던 때와 관련된다. 정신분석적 기법이 발달하던 이 당시에는 억압된 소망과 어린 시절의 외상적 경험을 드러내고 그 결과인 본능적 고착을 이해하는 것이 중요했고, 해석한다는 것은 억압을 취소하고 무의식을 의식화하는 것을 의미하였다. 무의식의 의식화는 신경증형성에서 억압의 병인론적 역할을 강조하는 이론에서는 치료의 목표이자, 숨겨진 본능적 소망과 파생물에 따른 긴장의 방출 그리고 억압된 것이 성인의 의식적 정신활동으로 드러나는 치료적 효과를 의미하였다.

1920년대와 1930년대 자아심리학의 발달은 정신분석 기법의 괄목할만한 변화를 가져왔다. 하나의 시스템으로서의 무의식은 광범위한 정신활동이 의식 밖에서 일어난다는 인식으로 바뀌었고, 방어의 분석은 Fenichel(1941)의 정신분석 기법의 문제점Problems of Psychoanalytic Technique이라는 책에서 두드러졌듯이 기법에 관한 논문에서 주요 주제가 되었다. 또한 분석가의 핵심행위로서 전이의 분석이 강조되는 시기가 있었다. 내적 대상 관계, 자기 심리학, 그 외 다른 정신분석 이론에서 강조하는 기법들이 임상에서 분석가의 해석적 작업의 범위를 넓혀주었다. 하나의 조직 또는 시스템으로서의 "무의식"은 사라지고, 정신분석 기법이 다양해지면서 해석을 무의식에 있던 것을 드러낸다는 개념으로 정의하는 것은 너무나 제한적인 것 같다. 이런 관점은 분석가의 해석적 노력이 환자의 자기 이해를 넓혀주는 것이라는 목표를 정당화시켜주지 않는다. 환자가 정확하고 완전하게 이해하지 못하는 모든 것을 무의식이라고 말할 수는 없다. 단절된 어떤 행동이나 생각들과 감정, 반복된 테마, 전형적인 왜곡, 표현되지 않은 갈망, 그리고 분석적 감찰의 모든 친숙한 자료들과의 연결이야말로 분석가의 해석적 노력의 주제이다. 분석가는 해석할 때 무의식의 자료들을 드러내고자 하는 해석을 포함해서 모든 해석들의 적절한 시기, 기법, 전략을 신중하게 고려해야 한다.

과정으로서의 해석

만약 해석을 역동적인 과정으로 본다면 해석이라고 불려야 하는 것에 대한 많은 제약들은 무시할 수 있게 된다. 분석가가 환자에게 하는 어떤 말들을 분명하게 해석으로 간주하는 것과 해석을 그 명확성과 유발성, 그리고 효과성의 관점에서 연구해보는 것은 매우 가치 있는 일이다. 분석가의 이론적 배경이나 선호도, 그의 역전이와 중립성과 상대적 익명성에 관한 문제들을 해석하는 미시분석(microanalysis)으로부터 많은 것을 배울 수가 있다. 그러나 어느 누구도 그러한 미시분석을 통해 분석가가 피분석가를 도와 그들의 내면 세계를 더욱 이해할 수 있도록 완벽하고 정확한 그림을 제공할 수 있었다고 주장하지는 못할 것이다. 해석과정은 분석가와 피분석가, 두 사람이 참여하여 피분석가의 심리적 세계에 대해 이야기하는 대화이다. 모든 분석상황에서 분석가는 피분석가에게 주제의 범위를 가능한 넓히고 깊게 하고자 대화하는 방법을 찾으려 애를 쓴다. 일이 잘 되어 간다면 피분석가는 점점 더 적극적인 대화의 참여자가 되고, 분석가는 대화 속에 드러나는 저항, 특히 전이와 관련된 저항에 점점 더 집중하는 역할을 하게 된다. 상황은 반복되고, 교정되고, 확장되며, 모순되기도 하고, 잊혀졌다가는 다시 나타나기도 한다. 환자의 상대적인 감정의 역사가 재건된다. 다르게 말하면 하나의 이야기가 창조된다. 이 과정에서 분석가가 하는 특별한 언급들이 중요한 역할을 한다. 그러나 그 언급자체만으로 볼 때는 지금 이 순간에 이야기된 것으로만 그 언급이 이루어진다. 같은 언급이라도 다른 때에 이야기되면 훨씬 더 긍정적인 영향을 미치거나 아니면 탐험을 더 해 나가지 못하게 막는 저항이 될 지도 모른다. 환자가 자신에 대한 지식을 분석가와의 대화를 통해서 확장해 나갈 때 해석과정이 일어나고 있다고 말할 수 있다. 이러한 관점에서 보면, 분석가가 하는 격려와 독려, 직면과 명료화 및 훈습에의 노력(Greenson, 1967) 모두 해석 과정의 부분이다. 하나의 언급이 해석이 되는 것은 대화에 드러난 맥락들과 그 말의 역동적 영향에 달려있다.

해석의 전문성

우리는 해석이라는 것이 분석가의 전문성의 중요한 면이기 때문에 그 자체의 모습으로 연구되어야 한다고 믿는다. 이 부분을 논의하기 이전에 먼저 우리는 다음의 사실을 주의해야 한다. 즉 노련한 해석자가 되는 것은 분석가의 기법적 전문성을 증대시키는 한 면일 뿐이며, 공감능력과 직관의 결핍, 정신병리의 이해, 분석가의 개인적 문제가 치료 작업에 침투하는 것을 해결해 주지는 않는다. 우리는 이것을 조심스럽게 제한을 두면서 말했지만, 분석가의 기법적 기술, 전문영역에 대한 감각은 분석작업의 모호함과 어려움을 다루는 일에 있어서 중요하다고 제안한다. 분석의 "예술(art)"과 분석가의 창의성, 그리고 분석작업에 대한 내적 통찰을 너무 강조하다 보면 전문성을 개발하는 일의 필요성과 가치가 흐려져 버린다고 우리는 믿는다. 종종 기법에 대한 강조가 기계적인 임상 작업과 무비판적으로 동등하게 취급되는 것을 본다. 반대로 우리가 관찰한 바에 의하면 주의 깊게 개발된 기법들이 있는 경우보다는 없을 때 더 정기적으로 실수가 일어나게 된다. 정신분석 수련생은 수련기간에 몇 개의 분석만을 해서 졸업 때까지 오직 한 두 개의 증례만 완결하는 경우가 많다. 더욱이 각 증례도 매우 다른 경우이기 쉽다. 특수한 임상문제가 있는 많은 환자들을 치료해보거나 수술과정을 반복해서 수행해보는 다른 전문 수련을 마친 의사들과는 달리, 분석 졸업생들은 그가 끝마친 기나긴 수련기간에도 불구하고 반복된 경험의 부족으로 자신을 전문가로 느끼기에 초보인 경우가 많다.

분석 작업이 갖는 다양성과 예측 불가능한 상황, 정서적 압박, 그리고 주관성의 문제를 고려해 볼 때, 전문성을 유지하려면 이론적이고 기법적인 원칙들을 철저히 숙고한 해석의 가이드라인을 개발하는 것이 무엇보다 필요하다. 그러한 가이드라인에 대한 개념상의 명확함이야말로 일종의 전문성을 구성하게 되고 적어도 부분적으로나마 경험과 반복에서 나오는 전문성이 부족한 점을 보상하게 된다. 가이드라인은 분석가의 창의적 선택을 제한하는 제약이 아니다. 오히려 축적된 경험과 이론적인 추론의 정수가 되어, 이로부터 임상 분석가는 언제 그리고 어떻게 해석할 것인가를 결정짓는 하나의 가설을 이끌어내게 된다. 그렇게 하는 해석은 이러한 가이드라인을 따르거나 아니면 개입에 대한 피분석가의 반응을 검토해서 다른 가설이 필요한 경우에는 그 가이드라인으로부터 벗어날 지 모른다. 해석에 대한 결정을 내리는 일이 전적으로 인지적이고, 지적인 과정이라는 인상을 주고 싶지는 않다. Arlow(1979)는 분석가와 피분석가가 무의식적 환상을 공유한다는 관점에서 해석의 기원을 설명했다. 다른 분석가의 경우 전이-역전이의 상보 체계를 강조하였고, 이것의 파멸은 분석가의 해석적 개입을 유도한다고 하였다. 분석가의 공감적인 피분석가와의 일시적 동일시는 해석에 관한 또 다른 원천이 된다(Fliess, 1942). 인지와 정동사이의 균형, 순발력과 조심스런 해석시기 사이의 균형도 강조되어야 한다. 이러한 두 가지 사이의 균형은 분석가가 무의식적 수용성(receptiveness)의 능력을 이용할 수 있게 해준다고 확신한다. 이렇게 하면 환자에게 부적절한 해석이나 부주의한 개입을 하지 않을 수 있다.

해석을 위한 Fenichel의 가이드라인

해석에 대해 가장 잘 알려지고 체계적으로 조직화된 가이드라인이 Fenichel(1941)의 정신분석 기법의 문제점에 나와있다. 프로이트도 해석을 위한 많은 가이드라인을 언급했지만 사실상 정신분석의 창시자로서의 그의 특별한 위치 때문에 어떤 원칙을 미숙하게 정하는 일에 대한 두려움으로 분석작업에 대한 어떤 자세나 체계적인 지시를 정해놓지는 않았다. Fenichel의 아이디어 대부분은 프로이트에게서 나왔고 프로이트의(1923[1922], 1926a) 구조이론에 도장을 찍은 것과 마찬가지다. Fenichel은 해석에 관한 경제적이고 역동적이며 구조적인 기준을 언급했다. 그의 가이드라인의 기본적인 전제는 지배적인 본능적 갈등이 분석 회기 동안에 분명해질 수 있다는 생각이다. 경제적이고 역동적이며 구조적인 기준이라 하면 이러한 갈등에 적절한 해석적 접근을 하는 것을 의미한다. 경제적인 고려란 "현재 가장 중요한 본능적 갈등의 지점에서 해석을 하는 것을 말한다. 바로 지금 이 순간에 가장 중요한 갈등의 지점을 말한다"(p. 47). 지금 이 순간에 가장 중요한 것을 분석가가 결정하는 일은 Kernberg(1983, 1988)가 "어떤 정신분석 회기나 그 부분에서 표출되는 환자의 주요 정동"(1988, p.482)이라고 말했던 것에 기초해야만 한다. Fenichel(1941)은 이렇게 말한다: "우리는 주요 정동(the affect)이 실제로 그 순간에 드러나는 시점에서 작업해야만 한다; 또한 환자는 그 시점을 모르고 우리가 처음으로 그 정동이 드러난 지점을 찾아야만 한다"(p.45). 분석가는 이런 결정을 내릴 때 환자의 자유연상과 비언어적 행동에 기초해야만 하고, "환자의 전이와 분석가의 역전이가 작용하여 만들어낸 보편적 분위기에서"(Kernberg, 1988, p.482) 자료 속에 담긴 주제를 이끌어내야 한다. 해석의 역동적 기준은 '분석가는 내용 이전에 저항을 해석해야 한다'라는 익숙한 격언으로 가장 잘 요약된다. 저항을 제거하는 것은 해석의 역동적 목표가 된다. 해석의 구조적 측면은 분석가의 해석 작업이 일차적으로 자아에 대한 것임을 가리킨다. 다른 정신 구조들(이드, 초자아)은 자아를 매개로 간접적으로 영향 받는다.

Fenichel의 해석 기준은 분석에서 체계적인 해석을 향한 시도이다. 그는 이러한 가이드라인이 오히려 지배적인 정동과 동시다발적으로 일어나는 방어와 그것의 변화무쌍한 표현을 이해하는 일이 결코 단순하지 않다는 복잡한 상황을 말해준다고 지적하고 있다. 나아가 자료의 역동적 모습은 계속해서 변화하고 있다. 그럼에도 불구하고 분석적 해석이라는 치료적 행위의 이론과 일치하는 합리적인 가이드라인에 근거한 해석적 노력은 분석가의 직관과 자유롭게 흐르는 주의와 더불어 중요한 것이다. "우리는 언제나 우리가 무엇을 하는지, 왜 해석하는지, 그리고 우리의 행위로부터 매번 무엇을 기대하는 지를 설명할 수 있어야만 한다"(Fenichel, 1941, p.52).

분석적 표면(the analytic surface)과 해석

분석적 표면을 해석과정의 시작점으로 보는 개념은 프로이트(1914)가 언급하였다. 그는 표면(surface)이라는 용어를 다른 식으로 사용했는데, 그 중 하나는 지정학적 이론과 분명하게 관련되어 있다: 의식의 표면과 무의식의 깊이가 대조를 이룬다. 두 번째 의미는 여기서 토론하는 것과 더 관련이 있는데, 우리는 분석적 표면을 환자의 어떤 언어적 및 비언어적 표현의 측면으로 본다는 것이다. 분석가와 피분석가가 분석적인 탐구를 좀 더 해나가는 일에 있어서 이런 측면에 주의를 적절하게 둘 수 있게 된다.

Fenichel(1941)은 이러한 분석적 표면에서 해석과정을 시작하는 것이 얼마나 중요한지 강조했다. "분석적 표면에서 시작하는 것이 아닌 다른 어떤 방식으로 우리가 깊은 곳까지 침투해 들어갈 수 있을까"(p. 44). 그가 강조한 것, 즉 "분석은 그 시점에 자아가 접근할 수 있는 층에서 항상 시작해야만 한다"(p.44) 라는 구조주의적 기준은 우리가 개념화하려는 분석적 표면에 대한 정의와 가장 가까운 것이다. 표면에서 시작하는 해석과정에 대해 Fenichel은 또한 논리적으로(logically) 분석적인 자료를 면밀히 검토하는 것이 중요하다고 강조하였다.

분석적 표면을 마치 분석가와 피분석가가 함께 어떤 특정 요소에 관심을 두는 것으로 보는 개념은 정신분석 문헌에서는 체계적인 관심을 받지 못했다. Paniagua(1985)는 어떤 정신분석 용어집이나 사전에도 분석적 표면이 정신분석 개념으로 표시되지 않음을 주의했다. 그는 정의하기를, 분석적 표면이란 "관찰 가능한 수준"(p.323)으로 피분석가 또는 어떤 독립된 관찰자에게 보여줄 수 있는 것이다. 분석적 표면은 우리가 환자의 언어적 및 비언어적 행동의 어떤 측면을 언급하는 바, 분석가와 피분석가가 중요한 갈등의 문제에 대해 알기 위해 주의를 기울일 수 있는 곳이다. 그곳이 바로 체계적인 탐색과 해석의 시작점이며, 분석가의 관심을 끄는 분석자료와 분석관계의 불균형과 불일치와 혼란 속에서 종종 놀라운 요소와 함께 흔하게 발견된다. 분석 상황의 지금-여기라는 순간 속에 과거의 의미 있는 것이 나타나게 된다고 우리는 가정한다. 이것은 생생하고 즉시적이다. 지금 일어나는 이 사건이 분석가에 의해 인지되고, 또한 해석을 위한 효과적인 표면이 된다면 환자에 의해서도 감지될 수 있는 함께 집중적으로 관심을 기울일 만한 것이 된다. 우리는 "극적 현실"을 분석하며(Friedman, 1988, p. 128), 또한 우리가 분석적 표면이라고 초점을 맞추는 것도 바로 이러한 매우 작은 극적 현실이다.

체계적인 해석 과정을 위한 출발점이 되는 표면적 접근은 분석가와 피분석가 모두에게 관찰 가능한 자료(observational data)에서 시작하기에, 경험적인 면이 매우 강조되는 것이다. 따라서 성격, 취향, 이론적 방향이 서로 다른 분석가들이라도 같은 분석적 자료를 관찰할 수 있다. 그렇다고 해서 분석가들이 동일한 분석적 표면을 해석의 출발점으로 선택하게 된다는 걸 의미하지는 않는다. 예를 들어 Gray는 일련의 논문들(1973, 1982, 1986, 1987)에서 자신이 구조이론과 정신내적 갈등의 중요도와 특히 관찰되는 저항의 분석에 기초한 분석적 표면을 선택하게 된다고 설명하였다. Gray(1986)는 "피분석가가 이야기할 때 자동적으로, 또 알지 못한 채 확연하게 방어적으로 반응하게 하는 갈등을 만나게 되는데, 자료에서 그러한 갈등을 성공적으로 묘사할 수 있는 요소들"(p.253)을 선택하였다. 분석가는 피분석가에게 무엇을 설명할 수 있을지 판단해야 하고, 피분석가의 관찰 능력을 조망하는 이런 맥락에서 성공해야 하며, 또 다른 방어적 방식에 의존하지 않고 이해해야 한다. Gray(1982, 1986)는 그의 표면적 접근에서 개입의 순서를 그리면서, 피분석가에게 자유연상과 함께 갈등에 기초한 방해요소에 주의를 집중하는 일의 가치와 목적을 설명한다. 이러한 추론의 증거가 회기 동안 나타나면, Gray는 피분석가에게 그 자료가 갈등의 신호이며 무의식적 해결이 시도된 결과라고 생각하도록 이끈다. 다음에는 방어를 피분석가에게 무의식적으로 경험되는 위험의 표출로서 탐색한다. 이러한 "비합리적 위험"(1986, p.251)도 그로 인해 일어나는 자동적인 무의식에서의 억제를 방해하기 위해 탐색된다.

우리는 Gray의 표면적 접근을 비교적 자세하게 설명하였다. 또한 다른 분석가들이 외적으로는 소위 말하는 분석적 표면을 관련시키지 않으면서도 얼마나 비슷하게 자신들의 해석적 접근을 묘사하는지, 그럼에도 불구하고 듣기와 해석적 개입을 분석적 대화의 몇 가지 핵심적인 요소(전이, 자유 연상, 공감)에 방향을 맞추어 보여주었다(Levy and Inderbitzin, 1990). 이렇게 서로 다른 표면은 그들이 각기 다른 현상을 표현한다기보다는 관찰한 자료를 조직하는 방식의 차이를 나타낸다. 이러한 표면은 분석가와 피분석가의 관심을 환자가 자신의 내적 삶에 대한 인식을 넓히고 체계적으로 탐색하도록 하는 시점에서의 특별한 현상에 두도록 한다. 표면은 말할 것도 없이 문제나 중요성에 있어서 표면적이다. 분석적 표면은 오직 특정 시점에만 나타나기보다는 분석과정 전체를 통해 존재한다고 볼 수 있는 현재 관찰 가능한 자료라고 정의된다.

표면적 접근은 이론의 영향을 임상작업에 외적으로 미치게 되며, 특정한 듣기 방식과 해석 과정을 시작하는 독특한 방식에 대해 특성화시킨다. 나아가 표면적 접근은 그 표면을 창조해내고 분석적 과정에 적극적인 참여를 조직함으로써 그 과정에 함께 하도록 하는 피분석가의 적극적인 개입을 강조한다. 분석 과정의 내재화는 분석가와 피분석가가 특정 표면에 지속적으로 관심을 기울임으로써 증대되고, 점차적으로 피분석가가 해석기능을 넘겨받아서 자기-분석적 기술과 확신이 자라게 된다. 자기 조절감은 분석가와 피분석가가 인식과 통찰이 확장되는 경험을 하면서 발달해 간다.

치료적 전략과 해석

이전 부분에서 우리는 Fenichel의 해석에 대한 가이드라인과 표면적 접근을 분석가와 피분석가 모두가 관찰 가능한 자료에 기초한 체계적 해석의 출발점으로 보는 이유를 설명했다. 표면적 접근과 Fenichel의 가이드라인은 분석 시간의 자료에 대한 접근방식으로 내재적으로는 미시적 관점이다. 분석적 대화에 나타나는 자료에 기초해서 전략적으로 접근하는 것을 나타낸다. 전략이란 동시에 분석의 전체 과정에서 보는 거시적인 관점이라고 볼 수도 있다. Levy는 치료적 전략이 정신분석적 기법 이론에서 하는 역할을 탐색했다(Levy, 1987). 여기에서 우리는 간략하게 해석적 과정과의 연관성을 탐색할 것이다.

과거에는 Reich(1949), Sharpe(1950), 및 Glover(1955)와 같은 재능 있는 임상가들이 거시적 관점에서 전략을 설명하면서 특정 종류의 신경증적 정신병리를 분석할 때 전형적인 해석의 순서라고 불릴 만한 것들을 묘사했다. 더 최근에는 정신분석적 기법과 관련한 전략이 "정신분석의 확장된 관점"에 해당하는 환자를 치료할 때 옹호되어 왔다. Kernberg(1976)와 Kohut(1971) 등은 경계성 환자와 자기애성 환자를 위한 특별한 기법적 전략을 제시하였다. 그러나 대체로 전통적으로 분석 가능한 환자들과의 임상 작업을 지도하는 특정 전략은 불필요하다고 생각되었고, 정신분석적이기보다는 정신치료적이며, 분석적 과정에 대한 전략적 효과는 제한적이다. 이러한 반전략적 편견의 기원은 다른 곳에서 탐색되었다(Levy, 1987). 그럼에도 불구하고 해석의 전략은 정신분석적 실제에 존재하며 능숙한 정신분석가들의 "지혜"나 "예술"의 영역에 있다고 우리는 믿는다.

분석 회기 내에서 해석하게 될 때는 현재의 분석 자료를 바라보는 미시적 관점이야말로 유일하게 분석가가 자료에 접근하는 방법이다. 자료에 대한 거시적인 또는 전략적인 접근은 "사건이 일어나는 순서, 어떤 방어 작용을 해석하기를 미루고 대신 다른 것들은 드러내고 탐색하는 것,

전이와 전이외적 현상과 치료동맹의 문제와 감정 상태와 발현몽 대 잠재몽, 그리고 분석적 자료의 다른 친숙한 자료들을 해석하는 일을 다양하게 강조하는 것"(Levy, 1987, p.454)을 고려해 넣는다.

특별한 임상적 문제로 고통 받는 환자를 해석하는 전략적 관점은 "진보, 퇴행, 전이 발달, 해석적 개입, 그리고 전략적인 혹은 기술적인 결정을 내리게 하는 요소들(그렇지 않으면 숨겨져 있을)" (Levy, 1987, p.456)에서의 순서를 드러낸다. 예를 들면, 피학적 성격 병리를 가진 환자를 분석할 때, 거시적 현상의 해석은 환자가 고통스럽고 치욕적인 경험에 기울어지는 환자의 경향에 초점을 두면서 시작하게 된다. 그런 행동의 만족시키고 긴장을 조절하는 측면은 오직 시간이 지나서야 해석적 탐색의 주제가 된다. 고통 당하고, 자기-통제하고, 자기-폄하하는 것 뒤에 숨겨진 가학적 목적은 여전히 더 뒤에 가서 해석된다. 마술적 통제의 환상, 고통을 느끼는 것과 관련해서 자격을 부여하고 특별하게 느끼는 감정, 그리고 이런 병리의 자기애적 측면에 대한 탐색은 정기적으로 이루어지는데, 그런 병리적 성격특질이 막으려 하거나 퇴행적으로 반응하는 오이디푸스 문제도 함께 지속적으로 탐색된다. 이러한 순차적인 해석은 그런 환자들에서는 별로 특별할 것이 없다. 이런 해석은 분석에서 주어진 시간에 무엇을 해석할 지에 대한 많은 전략적 선택들을 포함하는데, 그 선택이 오직 임상 작업에서 자료가 나타나는 순서에 의해서만 결정되는 건 아니다. 이러한 모든 요소들과 관련한 자료가 분석의 아주 초기에 나타날 수도 있다. 그럼에도 불구하고, 해석에 대한 이렇듯 친숙한 접근은 세대를 지나 정신분석가의 축적된 전문성의 부분인 다른 많은 것들과 함께 미시적이고 불필요하게 근시적이기만 한 관점에 빠져서 임상관찰이라는 중요한 방법을 소홀히 할 수 있는 해석적 기법에 전략적 방향을 나타내 준다.

우리는 분석가가 매 개입에 대한 우선권을 결정하는 거시적 전략의 기초 위에 분석적 자료에 반응하는 것을 옹호하지는 않는다. 이보다는 해석에 대한 미시적인 표면적 접근과 분석가가 유리하게 사용할 수 있는 해석을 확인하게 하는 거시적인 전략적 접근 사이의 균형이 이루어져야 한다고 본다. 분석 시간의 자료에 대한 표면적 접근과 분석 작업 전체에 대한 전략적 접근은 상호 배타적이거나 모순되지 않고 오히려 상보적이며 시너지 효과가 있다. 그 어느 것도 분석가의 많은 선택을 제한한다고 생각되지 않으며, 오히려 해석적 개입에 대한 분석가의 생각을 제공해 준다. 또한 분석가의 관찰 방식에서의 다양성을 나타낸다.

해석과 중립성

정신분석적 중립성은 프로이트(1914)가 처음 전이 사랑에 대한 그의 논문에서 그 개념을 소개한 이후로 그 역사만큼이나 논쟁이 되어 왔다. 논문에서 프로이트는 "환자를 향한 중립성을 포기해서는 안되며 이는 역전이를 계속 감시하면서 얻어진 것이다"(p.164). 최근의 중립성에 대한 논문들 (Bornstein, 1983; Wolf, 1983; Lichtenberg, 1983a; Leider, 1983; Poland, 1984; Shapiro, 1984; Hoffer, 1985)에서는 그 용어의 모호성과 다양한 의미에 초점을 두었다. 몇몇 저자들은 중립성을 피분석가에 대한 분석가의 태도의 필수요소라고 보았다. 또 다른 저자들은 중립성은 하나의 신화라고 무시해 버렸다.

정신분석 문헌의 많은 부분에서, 중립성은 분명히 익명성과 절제와는 구분된다. 다른 곳에서는 분석가와 피분석가의 관계를 묘사하는 이런 다른 두 용어를 포함하거나 동일어로 취급한다. 누군가에게는 중립성이 전체적이고 상위의 개념이며, 모든 분석적 태도를 아우르는 것이다. 또 다른 이들에게는 중립성이 분석가의 개입과 연결 지어서 기법적 중립성으로 언급된다(Kernberg, 1976). 중립성은 분석가가 정신분석 자료를 듣는 방식과 관련하여 탐색되어 왔다. 즉 공감과의 관련성으로 분석 상황의 정서적 환경의 특징이며, 분석가의 가치와 도덕적 판단과 관련 있으며, 정신 내적 갈등에로의 접근으로서 본다. 심지어 Anna Freud(1936)는 종종 중립성의 정의를 이드와 자아와 초자아에서 일정한 거리를 둔 것으로 인용하곤 했지만, 모호성이 없지는 않다. 외적 현실로부터의 어떤 추론도 가능하지 않고, 어떻게 이러한 동일한 거리를 둔 태도가 특정한 개입의 예와 관련될 수 있는지 분명하지도 않다. 이런 개입에서 정신 기능들(이드, 자아, 초자아) 중 하나가 다른 것을 희생하여 강조된다. 대부분의 정신분석가들이 정신분석적 기법의 일반적 이론 안에서는 중립성의 개념을 중요하게 받아 들이는 반면, 분명한 것은 특별한 분석적 실제와 관련해서는 중립성이 문제가 되고 더 나아가 검토와 논쟁을 할 만한 복잡한 주제가 된다.

우리는 중립성을 해석 과정과의 관련성에서 탐색할 것이다. 해석적 개입의 성격이 분석가의 중립성을 정의한다고 우리는 믿는다. 왜냐하면 해석은 목표 지향적인 활동이며, 개념으로서의 중립성은 그것이 해석 과정과 연관되어 그 가치가 유지된다면 그러한 목표와 연관하여 고려되어야만 한다.

분석은 환자를 위해 이루어지는 것이다. 정신분석의 연구 조사에 대한 강조와 분석의 치료적 목표를 비정신분석적으로 묘사하는 것은 임상 정신분석 작업을 심각하게 왜곡하는 일이다. 분석가는 구조적 변화와 생산적인 일에서의 향상된 능력과 인간관계의 향유와 같은 장기간의 목표를 가지고 있다. 그처럼 증상의 향상과 저항의 극복, 전이의 명료성, 그리고 다른 친숙한 정신분석 현상들이 단기간의 목표와 관련되어 있고 분석가의 개입이 직접적이게 되는 목표이다. 모든 분석가는 피분석가의 성취를 돕고자 하는 희망이라는 건강 가치를 가지고 있다. 프로이트는 독일어로 Indifferenz를 사용했는데, Strachey가 "중립성(neutrality)"이라고 번역했다. 프로이트의 의도는 정신분석가가 임상 자료를 통상적인 의사들이 권위적으로(authoritarian) 돕는 태도와 다르게 접근하는 것을 말하고자 함이었다. 우리도 이러한 구별에 동의한다. 그러나 이것이 분석가가 환자에 대한 자신의 개입의 결과에 무관심하다거나 새로운 지식을 발견하고자 실험하는 연구자들의 관점에서 말하는 중립을 의미하는 것은 아니다. 실은 치료적 결과와 과학적 객관성에 대한 무관심은 왜곡된 관점이며 이로 인해 많은 분석가들이 공공연하게 중립성을 중요한 정신분석적 개념으로, 분석가 자신의 치료적 목표를 임상 작업과 연관 짓는 사적인 요구로 보게 만들었다. 호의적 중립성(benevolent neutrality) (Stone, 1961, p.28)과 동정적 중립성(compassionate neutrality) (Greenson, 1958b, p.201)이라는 용어가 소개되었지만 딜레마는 해결되지 않았다. 중립성이 정신분석 실제에서 실질적으로 일어나는 일과 일치하면서 그 유용성을 유지하는 방식으로 일정하게 정의가 내려지지 않은 것은 불행한 일이다. 중립성을 정의한다는 이상적인 목표는 이 문제를 단지 지나쳐 버리는 것으로는 절대로 이루어질 수 없다. 사실상 중립성은 진행이 잘 된 분석에서 일정하게 얻어질 수 있고 쉽게 보여질 수 있도록 정의되어야만 한다.

해석 과정은 중립성의 개념으로 특징지을 수 있는 것이라고 우리는 믿는다. 이러한 맥락에서 중립성은 분석가가 피분석가에게 해석할 때 정신적 사건의 복잡하게 얽힌 성질을 인식하고 초점을 맞추는 능력을 말하는 것이다. 분석 과정은 정신 활동의 산물이 특정 형태로 표면에 나오도록 하는 과정이지만, 분석가는 항상 의식과 무의식의 결정요인들이 역사적으로 연결되어 있다는 복잡성을 가정해야 한다. 이 복잡성에 대해 현재 관찰 가능한 행동이나 감정, 태도와 환상 등은 하나의 아말감에 불과하다. 이러한 이론적 입장은 모든 정신 활동을 정신내적 갈등과 관련한 타협형성으로 보는 것이며, Hoffer(1985)의 중립성에 대한 이론적 입장을 옹호하는 관점이다. 이러한 요인들의 복잡성이 존재하는 것은 필수불가결한 것이며, 분석가가 이에 대해 열려있고 자신의 개입에 있어서 그러한 요인들을 분명하게 언급하는 것이야말로 해석과 관련하여 중립성을 구성하는 것이다. 이러한 다양한 요인이 모아져서 나온 결과라고 해도 차이가 없다. 우리는 분석가의 불가피한 판단에 대해 "'건강에 집착한 도덕'이라며 경멸적으로"(p. 297) 무효화시키는 사람들을 비판하는 Poland(1984)의 견해에 동의한다. 해석과정은 중립적인데, 우리의 정의에 따르면 해석과정은 분석적 방법을 통해 발견되는 정신활동의 가능한 많은 결정 요인들을 개방적이고 수용적인 방식으로 탐색하는 정도에서 그렇게 본다. 분석가의 개입이 특정한 정신적 갈등과 관련한 자료를 더 많이 발견하고 파악하지 못하게 방해하고 있다면 그것은 더 이상 중립적이지 않다. 이러한 관점은, 분석 자료는 앞으로 나아가는 방향을 취하게 되고 탐색될 자료에 함축된 변화가 환자에게 일어나도록 돕는 분석가의 판단에 여지를 남기는 것이다.

정신분석의 치료적 목적과 목표는 증례별로 그 심리적 스트레스나 장애의 정확한 정도에 따라 다양하다. 최근 Poland(1984), Shapiro(1984), 및 Hoffer(1985)는 중립성의 개념을 정신분석적 치료의 서로 다른 목적과 목표와 관련하여 탐색했다. 환자의 문제점(증상 억제나 성격적 어려움)이 정확하게 무엇이냐에 상관없이, 분석가의 과제는 환자의 신경증적 타협을 일으킨 이면의 갈등이 어떤 것인지와 무엇인지를 해석하는 일이다. 질문과 해석은 분석의 정수이며, 분석가가 정신적 갈등을 감소시키고자 철저하게 이해를 추구하는 이유는 이러한 이해에 기초한 해석만이 치료적 목적과 목표를 이룰 수 있는 최선의 길임을 믿기 때문이다(Brenner, 1976). 분석가는 자신의 해석적 노력이 출몰하는 갈등의 다양하고 모순된 요소를 이해할 수 있게 도와준다는 측면에 한해서 중립적이다. 중립성은 분석가의 확신을 반영하는데, 이 확신은 어떤 것도 겉으로 드러나는 것이 의미하는 것만은 아니라는 것이다. 그렇다고 이것이 분석가가 치료적 목적과 목표에 관심을 갖고 추구하는 것을 못하게 막지는 않는다; 우리는 분석의 결과에 무관심한 것이 아니다. 우리가 설명한 해석의 형태로서 대표되는 이러한 중립성은 피분석가의 개별성과 자율성을 보호하여 분석의 안전성을 보장해준다. 비슷하게 해석은 도덕적 판단과 충고하기나 자기애적 자기의 확장보다는 이해에 초점을 두는 것으로 중립성을 강화한다. 병리적인 유아기 본능의 중심적 갈등이 점차적으로 드러나고 경험되고 표현될 수 있는데, 바로 피분석가에게 분석가의 반응이 일관되게 중립적 해석을 한다는 확신이 자라면서 그렇게 되는 것이다.

분석가의 해석은 또한 여러 요인에 의해 결정되는데, 해석할 때 단어의 선택이나 억양과 그 형태에서 이런 점이 드러나게 된다. 이해를 더 해나가고자 하는 즉각적인 목표아래 해석으로 소통되는 외형적 통찰 외에도, 암묵적 메시지들이 항상 해석에는 포함된다(Poland, 1984). 이것을 양자택일의 용어로 설명하면, 해석의 암묵적 의미는 미묘하게도 환자를 치료적 목적과 목표를 향해 끌어당기거나 아니면 거기서 멀어지게 밀어내는 식이 된다. 간섭이 되는 역전이는 종종 분석가의 암묵적 소통이라고 표현된다. 역동적이고 경제적인 관점에서 온 정확한 해석도 치료적 목표에 대조적인 암묵적 메시지에 의해 무효가 될 수 있다.

결론

우리는 지금까지 해석을 분석가의 핵심적 행위로 설명하였고 해석적 과정을 최대한 효과적으로 만드는 의사결정의 다양한 방식도 탐색하였다. 우리는 해석이 분석적 치료가 맡은 노력의 전부라고 말하고 싶은 것은 아니다. 또한 해석이 오직 분석과정의 회기 동안 분석가가 하는 파헤치는 말들만으로 구성되었다고 믿지도 않는다. 분석가의 침묵과 그의 기술, 그리고 적절한 개입 모두가 해석적 기능을 하고 있다. 마찬가지로 분석가와 피분석가 사이에 발전하는 관계성의 특별함은 해석 과정에서 핵심적인 역할을 하며, 분석 작업의 결과를 결정짓는데 중요하다. 우리는 언어적 해석작업을 이론적이고 기술적인 기반에서 설명하고자 구분해왔다. 그렇게 하는 것이 해석의 원칙을 설명하는데 도움이 되고, 해석이 실제 이루어지는 훨씬 복잡한 분석적 상황의 정신내적이고 대인관계적 그림에서부터 떨어져서 보여질 때 더 분명한 관점을 갖게 된다. 그럼에도 불구하고, 우리는 분석가가 스스로 해석의 분명한 원칙을 임상적이고 이론적인 가이드라인을 충분히 고려한 상태에서 세울 수 있을 때까지 그의 효과적인 치료적 분석가로서의 역할이 증대될 것이라고 믿는다.

6장

진화하는 해석의 개념

Alan Z. Skolnikoff, M.D.

해석은 항상 정신치료와 정신분석 모두에서 변화의 열쇠라고 여겨진다. 그 개념은 최근에 다양한 방향으로 두드러지게 발전해 왔다. 다른 발달들과 함께 정신분석 기법에 있어서 의미의 다양성은 오래된 개념들이 새로운 개념들로 대체되면서 이론적, 실증적으로 발달해 왔다.

기법의 다른 영역에서처럼 많은 저자들은 정신분석적인 상황에 대한 그들의 개념에 따라 기법의 양상을 정의한다. 이러한 개념 중 몇몇은 상호 보완적이며, 또한 몇몇은 상호 배타적이다. 만일 독자가 해석과정에 대한 자신의 개념화를 마음에 두고 있다면, 적절한 해석적 기법을 구성하는 것에 동의하거나 동의하지 않거나 간에 두 가지 모두 이해하기는 더 쉬워질 것이다.

Greenson(1967)으로 시작을 해 보자, 그는 해석이란 무의식적인 현상을 의식화하는 개입이라고 정의한다. 더 정확하게, "그것은 무의식적인 의미, 원천, 내력, 방식 또는 주어진 정신적 사건의 원인을 의식적으로 만드는 것을 의미한다... 해석을 통해서 우리는 손쉽게 관찰할 수 있는 것을 넘어서 심리적인 현상에 의미와 인과관계를 부여한다. 우리는 우리 해석의 타당성을 결정하기 위해서 환자의 반응을 필요로 한다"(p.39). 그는 또한 직면과 명료화를 해석에 선행하는 개입이라고 정의한다. 정신 현상을 분석하는 첫 번째 단계는 직면이다. 직면은 환자가 인식하지 못하는 전의식 또는 무의식적인 현상이 있다는 것을 환자의 주의(환자의 의식적인 자아)에 알려야 함을 암시한다. 다음 단계인 명료화는 논의가 되고 있는, 분석의 대상이 될 정신적 현상에 날카로운 초점을 두는 것을 의미한다. 이는 시간 내에 그것을 둘러싼 관련 없는 것들을 분류해 내는 것을 의미한다.

해석과, 그리고 환자의 역동과 무의식의 파생물에 대한 지식에 더하여, 또한 해석에 도달하기 위해서, 분석가는 자신의 이론적인 지식뿐 아니라, 자신의 무의식, 공감과 직관을 사용한다. 분석가는 자신의 해석이 타당한지 결정하기 위해 환자의 반응을 필요로 한다. 분석의 마지막 단계는 훈습이다. "이는 통찰이 주어진 후 일어나는 일련의 복잡한 절차와 과정을 의미한다(p.42). 훈습은 또한 변화를 이끄는 해석을 통찰하지 못하도록 방해하는 저항을 반복적이고 지속적이며 정교하게 탐구하는 것을 의미한다.

해석의 가장 단순한 정의는 지정학적 모형으로 이야기될 수 있다: "무의식을 의식화하는 일." 이러한 상대적으로 단순한 개념화에서는 무언가 회피되는 특정한 금지된 충동 또는 억압받는 특정한 기억이 있다고 여긴다. 만일 이러한 것들이 자아를 압도하지 않고 적당한 시기에 의식 안으로 들어온다면, 이는 변화를 야기할 수 있다(불안 또는 종합적 징후의 감소 또는 기분의 변화). 간단한 예로 실수나 증상의 의미를 해석하는 것이다. 구조적 모형은 무엇이 해석되는지에 대한 이론을 더 복잡하게 만든다. 여기서 자아에 의해 조정된 충동이 초자아 금기에 반하여 드러난다. 방어기제가 동원되고, 구조 이론은 억압된 내용물을 해석하는 대신에, 저항을 해석해야 한다고 지적한다. 여기서 내용물보다 과정을 해석하라는 권고가 지정학적 모형에서 구조적 모형으로의 변화를 이야기한다; 즉 분석가는 환자가 말하고 있지 않는 것에 대한 만족이 무엇인지를 예견하며, 그리고 환자가 무의식적인, 또는 갈등을 일으키는 문제에 대한 인식을 저항하는 방식을 본다. 만일 그러한 환자의 저항이 해석될 수 있다면, 점차적으로 회피된 내용물이 의식 속으로 오게 된다. Greenson은 구조적인 관점이 지정학적인 관점에 대해 갖는 이점을 더욱 분명히 하였다(Greeson, 1967, p.138). "우리의 궁극적인 목표는 자아가 이드, 초자아와 외부 세계에 더 잘 대처할 수 있도록 하는 것이다... 환자 자아에 대한 분석은 두 가지 다른 양상과 기능을 가진 것으로 간주될 수도 있다. 무의식적이고 비이성적인 자아는 병적 방어를 시작하게 하고, 치료 기간 동안 경험하는 자아로서 보여 진다. 의식적이고 이성적인 자아는 분석가의 협력자이며 분석 기간 동안 환자의 관찰적 자아로서 임상적으로 나타난다(Sterba, 1934). 분석가는 이드 이전에 자아를 분석해야 한다; 또는 다르게 말하면, 분석가의 개입은 환자의 이성적 자아가 오래된 위험한 상황을 더 잘 극복할 수 있도록 만드는 것을 목표로 해야 한다. 적절한 순서의 개입으로 우리는 이성적인 자아가 과거의 위험한 상황과는 대조적으로 현재에 어떻게 잘 작용할 수 있는지 더 익숙해 지도록 함으로써 자신의 힘을 확장시킬 것을 기대한다.

전이에 초점을 둔 구조 이론의 해석에 대한 상호 보완적인 이론은 Strachey(1934)에 의해 제시된다. 분석가를 향한 환자의 이드적 충동을 해석하는 것이다. 이러한 해석은 변화가 일어나기 쉬운데, 환자는 결국 충동이 실제로 분석가를 겨냥하지 않고 오래된 대상을 향하고 있음을 깨닫기 때문이다. 그러면 분석가는 환자의 가혹한 초자아의 수정을 야기하는 새로운 대상으로서 일시적으로 내면화된다.

치료자는 자신이 적절한 해석을 하였는지 어떻게 알거나 입증하는가? 전통적으로 우리는 정확한 해석과 관련하여, "아하!" 현상을 기대했다. 게다가 우리는 정확한 해석은 환자 자신에 대한 이해(통찰)에 있어 변화를 보여주며, 종합적 증상의 감소 및 또는 더 적응적인 행동을 보여준다고 생각한다. Greenson은 전통적인 자아 심리적인 관점에서, 분석가는 환자에 대한 자신의 지식을 통해, 환자의 반응과 뒤따르는 연상이 해석과 관련된 무의식적인 의미를 확인하고 있는지 그렇지 않은지 알아낼 수 있다고 주장한다. 분석가는 또한 해석에 대한 환자의 반응을 확인하기 위해서, 환자에 대한 자기 자신의 무의식적인 반응을 살펴볼 수 있다.

Arlow(1987)는 Greenson의 개념을 확장시켰다. 해석을 개념화하는 데 있어 구조적 모형의 이점을 검토하고, 저항을 해석하는 것이 어떻게 해서 구조적인 방법으로 억압되어 있는 내용물을 자아가 체계적으로 꺼낼 수 있도록 허용하는지 지적한 후, 그는 계속해서 정신분석적 과정을 미시적으로 고찰하였다. 그는 "의식안으로 들어온 일련의 사고 안에서 순간순간의 변화를 조사하는 것은 과거의 갈등을 해결하려는 노력이 어떻게 현재에서 반복되는지를 설명한다" 라고 하였다(p.75). 그의 개념화는 현재의 갈등분석이 결국 어떻게 과거로부터의 무의식적인 환상을 보여 주는지를 특히 강조하고 있다. 전이반응을 통해 연구되었듯이, 이러한 무의식적인 환상이 밝혀지는 것은 환자의 오해 또는 오역을 통해서이다. 그는 Greenson보다 더, 억압된 기억을 회복하려는 시도가 환자가 분석 상황에서 가져야 하는 매 순간 반응의 연구를 방해한다고 강조한다. 그는 분석가의 개입과 환자의 반응 간의 상호 작용이 타협 형성의 본질을 어떻게 노출시키는지를 보여 준다. 이러한 과정은 환자가 자신의 정신이 어떻게 작용하고, 어떻게 통찰력 성취를 용이하게 할 수 있는지에 대한 환자의 이해를 심화시킨다. 비록 지금-여기에 더 많은 강조를 두고 있으며, 환자의 무의식적인 갈등의 연구에서, 환자와 분석가의 상호 작용에 더 많은 강조를 두고 있긴 하지만, 해석의 역동에 대한 Arlow의 이해는 구조적인 관점에서 환자의 정신내적인 역동을 정신분석적으로 드러내 보이는 과정에 초점을 맞춘다. 그는 전이에 있어 환자의 언어 생성과 분석가에 대한 주관적인 반응에 초점을 두며, 특히 이러한 갈등의 이해의 방법으로서 분석가가 주는 일련의 해석에 환자가 가져야 하는 반응을 유심히 지켜 본다.

우리가 실제적인 하나의 해석을 볼 때, 그 해석의 정확성 또는 치료적 효율성을 판단하기는 더 어렵다. 예를 들어 몇몇 해석은 일시적인 종합적 증상, 불안 또는 우울증 증가, 또는 퇴행으로 이어진다. 과거로 거슬러 올라가, 우리는 이러한 변화를 잘못된 기법의 결과로 본다. 해석의 시기가 잘못되거나 뒤따르는 자아 방어의 강도가 너무 심할 때 부적응적 변화를 야기할 수 있다. 분석가는 종종 환자의 즉각적인 반응의 의미에 대해 불분명해 한다. 분석가의 명확성 부족에 대해서, Boesky (1989)는 중요한 기법의 수정을 주장한다. 그는 분석가의 호기심을 충족시키기 위하여 질문을 사용할 것을 제안한다. 이는 분석과정을 특징짓는 상호적 의문을 강조한 것이다. 분석가가 질문을 하는 것은 환자를 위해서이고 또한 분석가가 모든 것을 다 알지 못한다는 것을 재차 확인시킨다. 주어진 해석에 대해 긍정적인 반응이 무엇인지에 대하여, 분석가들마다 견해가 상당히 다르다. 몇몇은 인지적 통찰과 작업 동맹에서의 향상에 초점을 맞춘다. 다른 이들은 똑같은 반응에 대해서 이후에 분석되어야 할 잘못된 순응으로 보기도 한다. 정확한 해석이 종합적 증상의 감소를 가져와야 한다는 규칙에는 한층 더 예외가 있다. 그러한 예시는 자아 동질적인 성격 특질의 해석에 있다. 분석가는 이러한 자아 동질적인 성격 특질을 이질적으로 만드는 환자의 정신 구조의 특징을 해석하길 기대한다. 그는 이러한 이질성의 결과로 일시적으로 발생할 수 있는 불안의 증가를 야기하는 해석을 성공적인 것으로 볼 것이다.

해석에 대한 다른 관점은 환자의 반응을 주의 깊게 연구하고 추적할 필요를 보여 준다. Schlesinger(1985)는 모든 좋은 해석이 신경증적 과정을 해소하기 보다는, 실제 어떻게 그것을 심화시키는지를 증명하였다. 환자는 해석에 대한 반응으로 최적으로 신경증적이 되며, 이는 환자의 일부에 대한 부분적인 통찰뿐 아니라 일련의 해석과 더 깊은 이해로 이어질 수 있다. 그는 전이가 어떻게 실제로 신경증을 재생산하는지 설명한다. 그는 이러한 개념에 어려움을 겪고 있는 젊고 경험이 적은 분석가들을 보았다. 그들은 더 경험 많은 분석가들이 항상 이러한 방법으로 해석할 수 있다는 가정을 하였다. 즉 정확한 해석을 통해 환자들은 더 신경증적으로 되길 기대하며, 신경증이 체내에서 발달하는 동안, 그 신경증을 계속해서 해석한다고 보았다. 나는 많은 분석가들이 해석 순서에 대해 혼란스러움을 느끼며, 그들의 개입과 환자의 반응의 미묘한 상호작용을 이해하는 데 어려움을 겪고 있다는 것을 경험하였다. Gill(1982)은 더 나아가 해석은 전이의 발달의 미묘함에 초점을 맞춰야한다고 제안한다. 전이의 분석 The Analysis of Transference(Gill and Hoffman, 1982)에서, 어떻게 전이가 분석가의 행위에 대한 환자의 반응으로부터 나오게 되는지 설명하기 위해 정신분석 회기의 축어 기록이 제시되었다. 이는 해석으로부터 신경증이 발달한다고 한 Schlesinger의 신경증 분석에 대한 생각과 유사하다. 다른 이들은 그들이 이상적인 기법이 그래야 한다고 기대하는 것에 관하여 동의하지 않지만, Gill은 분석가의 실제 행동이 분석가에 대한 환자의 감정을 유발시킴을 종종 환자가 인지한다는 생각에 힘을 실었다. Gill은 분석가는 종종 환자에 대한 반응으로, 이상적인 중립적 위치라고 여겨지는 것을 떠난다고 말하면서 자신도 전통적인 위치와 거리를 둔다. 환자가 이에 대하여 분석가와 직면하게 될 때, 그는 이것이 전이 왜곡 때문에 일어난 환자의 오인이라고 여기기 보다는, 자신의 일탈이 실제로 발생할 가능성을 받아들일 준비가 되어 있어야 한다고 주장하였다. 정신분석 시간의 축어 기록 표본은 분석가의 활동에 대한 환자의 인식의 충분한 증거를 제시한다. 실제 임상 과정 동안의 이러한 상세 설명은 분석가가 분석 상황에서 실제로 취하는 입장의 새로운 개념화의 가능성을 열어 준다. 이전에 우리는 분석가는 상호 작용 없이 이해하거나 공감하는 방법으로서 환자에 대한 자신의 무의식적, 혹은 전의식적인 반응을 사용한다고 가정하였다. 만일 그러한 일이 발생한다면 중립성을 공공연하게 버리게 되는 일과 관련이 있다. Gill의 임상 자료는 중립성을 빈번히 떠나게 되는 일을 보여주며, 분석가의 행동은 환자에 대한 자신의 감정적 반응에 의해 영향을 받을 수 있음을 보여 준다. 물론 이것은 역전이라는 용어를 사용한 Gitelson(1952)의 확장된 정의이다. 그 당시에 그는 이를 환자에 대한 분석가의 무의식적인 반응이라 좁게 정의하였는데, 이는 분석가가 중립성으로부터의 일탈인 특정한 행동 또는 발언을 의식하지 못하는 것이며, 그 자신 내에서 해결되지 않은 감정적 갈등에 기반하였다. 분석가의 활동에 대한 Gill의 설명은 이러한 일탈은 이전에 믿어졌던 것보다 더 흔한 것이라 주장한다.

분석 상황에 대한 다른 개념화는 분석가와 환자가 생산해 내는 언어적 요소를 중요시하지 않는다는 것이다. 이러한 새로운 개념은 대상 관계 또는 대인 관계에 관련된 이론에 더 기반한다. 심지어 분석의 목적이 여전히 환자의 정신내적 활동을 연구하는 것일지라도, 이는 분석가가 중립성을 유지하려는 시도에도 불구하고 환자에 대한 자신의 불가피한 감정적 반응에 기반하여 이러한 중립성을 버릴 것이라는 가정을 가지고, 분석가와 환자의 상호 작용을 연구함으로써 더 잘 이해될 수 있을 것이라는 확신이 있다. 이러한 감정적 반응은 환자의 정신 내적인 갈등에 대한 단서를 우리에게 줄 수 있다. 이는 프로이트(1923 [1922])가 "환자의 무의식을 가지고 분석가 자신의 무의식의 이동을 포착하는 것"이라 언급한 것의 의미가 될 수 있다(p.239). 여기서 우리는 이것이 분석가가 인지적으로는 자유롭게 떠도는 주의집중(free-floating attention)에 속해 있으면서도, 환자에 대한 자신의 감정적 반응에 있어 불가피한 변화가 있음을 의미한다고 이해한다. 우리는 또한 모든 잘 훈련된 분석가는 모든 타입의 환자들을 치료할 수 있다고 가정하기보다는, 분석가의 성격이 환자와의 상호 작용에서 중요한 요인이 된다고 볼 수 있다.

몇몇 저자들은 환자의 움직임에 대한 재고를 통해 해석될 수 있는 것에 대한 자신들의 이해를 확장시켜왔다. Boesky(1982)는 행동화의 개념을 재고한다. 그는 행동은 항상 기억을 대신하지 않는다고 주장한다. 그는 우리에게 프로이트의 글("기억, 반복과 훈습" [1914])을 재고할 것을 요구한다. 특정한 행동은 기억에 도움이 될 수 있으며, 전이를 나타냄으로써 환기되는 무의식적인 환상과 필수적으로 연결되어 있다. 그는 정신분석은 행동화 없이는 일어날 수 없으며, 또한 정신분석은 전이 없이 일어날 수 없다고 설명한다. 비언어적인 영역에서 형성된 것 또한 이해될 수 있고 해석될 수 있다. 이러한 개념화에서는, 분석가와 환자 사이의 상호 작용의 준언어적이고 비언어적인 측면은 언어적인 교환과 동등하게 중요하다. McLaughlin(1987)은 풍부한 암시를 갖고 있으면서 그에게 치료동기에 대해 설명해 주는 특정한 비언어적인 행동에 대하여 묘사하였다. 그는 자유롭게-떠도는 주의집중을 하면서, 환자의 언어 및 생각의 패턴만큼이나 환자의 성격의 일부라고 느껴지는 동작과 행동의 패턴을 기술하고 있다.

Weiss와 Sampson(1986)은 과정 기록과 테이프 녹음을 이용한 정신분석 과정의 연구를 통해, 조정 숙달 'Control mastery' 이라는 개념을 개발하였다. 그들은 환자들이 분석가가 특정한 요구에 반응하는지 보기 위해서, 전이를 한동안 시험해 본다고 주장한다. 이러한 시험은 궁극적으로 정신분석 상황의 안전성을 결정하도록 고안되었다. 환자들은 분석가가 중립성을 유지할 능력을 계속적으로 증명해 보일 때 고무된다. 저자들은 이러한 과정이 환자로 하여금 억압된 갈등을 끌어내도록 돕는 해석의 중요성을 약화시킨다고 본다. 이러한 개념화에서 해석은 저항 그 자체에 초점을 맞추는 대신에 분석 상황을 더 안전하게 만들도록 고안된다. 그리고 나서 억압된 갈등은 정신분석 상황이 안전해진 뒤 나타나게 된다. Sandler(1976)는 또한 정신분석 상황 내에서 안전에 대한 의식이 점차적으로 발달된다고 본다. 그는 안전성을 또 다른 방향에서

용이하게 하는 과정이라 개념화한다: 환자와 분석가는 과거의 갈등을 현재의 전이 내에서 자발적으로 재현하기 위해서 상호 작용하기 시작할 것이며, 이는 분석 중인 두 사람에 의해 연구되고 이해될 수 있다. Sandler는 분석가는 환자가 그에게 할당한 역할에 반응할 능력을 발달시키며, 따라서 이러한 재현(reenactment)에서 역할을 한다고 생각한다.

지금까지 제시된 생각들 몇몇을 요약하자면: 정신 분석과정에 대한 두 가지 진화된 병행 개념이 있다. 이들은 해석이 어떻게 그리고 왜 만들어 지고 어떠한 목적을 가지는지에 대해 다소 다른 생각을 이끈다. 전통적 모형에서는 분석가들이 중립을 지킬 것으로 가정될 수 있는데, 이전의 더 정적인 해석의 개념이 개선되면서, 시시각각의 분석 상황에 대한 환자의 반응과, 환자가 분석가의 해석에 대해 가지는 미묘한 반응을 연구하는 데 대한 관심이 점차 증가되어왔다. 이런 정적 개념에서의 단일한 해석은 특정한 무의식적인 갈등에 대한 많은 정보를 전해줄 것이다. 이제 정신분석적 상황 내에서 지금-여기 기분에 대한 환자의 반응, 그리고 이러한 반응이 과거와 현재의 갈등과 어떻게 연관되어 있는지에 대한 세심한 연구는 그 다음의 해석에 있어 기본이 된다.

정신분석 상황의 대조적인 모형은 분석가가 관찰자이자 참여자로서 활동하게 되는 두-사람 영역(two-person field)의 개념을 말한다. 이러한 개념화에서는 해석의 중요성과 근거는 다른 의미를 가진다. 나는 정신분석 상황을 두-사람 영역이라고 여기는 생각에서 파생된 이러한 개념화를 강조할 것이다.

유아의 연구에서 얻은 자료는 정신분석 과정의 개념화에 도입되었다. 정신 발달은 상호 작용의 특성에 대한 일련의 경험 선상을 따라 관찰되었다(Lichtenberg, 1983b; Stern, 1985). 개인의 이론적인 선호에 따라 다르겠지만, 분석가와 환자 간의 상호 작용은 아동과 양육자 사이의 패턴이나 초기의 패턴과 관련된 갈등을 억압하는 방어적 부산물을 직접적으로 재생하는 것으로 보여진다. Friedman(1985)은 Lichtenberg의 연구를 검토하면서, 환자의 어린 시절 돌봄을 받았던 경험과, 환자와 분석가의 상호 작용에 있어 그 둘 간의 유사점과 차이점에 관련된 많은 논평을 하였다. Lichtenberg는, 마치 어머니가 일련의 시험 행동들을 통해 그녀의 아이가 필요로 하는 것을 도와주고 이해하려 애쓰는 것처럼, 분석가는 사실로서가 아니라 환자의 일련의 실험적 상호작용으로서 해석을 이용하는 가능성을 제기하였다.

의미에 대한 계속되는 쌍방의 연구에서, Poland (1988)는 통찰의 이중적인 성격을 언급한다. 그는 얼마나 자주 통찰이 치료자에게서 나와서 환자에게 주어지는 것이 아니라, 얼마나 자주, 그리고 어떻게 평행한 현상으로 이루어지는지를 보여준다. 환자는 정신분석 상황에서 그가 발견하는 것을 통하여 무의식적 동기에 대한 통찰을 발달시킨다. 해석뿐 아니라, 모든 분석가의 언급은 이러한 통찰로 이어지지만, 반드시 이것과 직접적으로 연결이 되는 것은 아니다. 우리는 모두 환자의 갈등에 대한 분명한 이해를 전한다고 생각하는 해석을 한 경험을 가지고 있지만,

결국 "그것은 매우 흥미롭군요. 미안하지만, 나는 이런 생각이 떠오르네요..." 라는 환자의 말을 들은 적이 있다. 우리는 그러한 언급에 다양한 반응을 보인다. 때로 우리는 이러한 종류의 반응을 해석에 대한 저항으로 여긴다 – 아마도 환자는 우리가 그에게 말하는 것과 경쟁하거나, 우리가 말하는 것을 듣지 않으려 하는 것인지 모른다. 또 다른 경우에, 우리는 우리가 해석하는 것과, 환자의 역동적인 무의식 안에서 시동이 걸린 것 사이에 존재하는 특정한 일반적인 주제를 볼 수 있다. 때로 환자의 통찰은 어떠한 형태로도 우리 자신의 통찰에 적용되지 않는다. 이는 우리가 다른 방법으로 분석 작업을 생각하도록 한다. 이는 분석가가 환자의 무의식적인 갈등에 대한 해석을 통해 적절한 시점에 환자를 가르치는 권력자가 아니라, 환자와 분석가가 서로에게서 배운다는 생각에 의미를 준다. 이는 또한 환자와 분석가의 공통의 통찰은 이전에 생각했던 것처럼 변화를 이끄는 중심적인 현상이 아닐 수도 있다고 주장한다. 보다 넓은 의미로 말하면, 진실로 상호적인 탐구 과정은 분석을 진행하는 두 당사자에 있어 통찰을 용이하게 한다.

기법의 이론이 변경되어 온 또 다른 방법은 역전이의 개념과 이용이 확장되면서이다. 역전이의 더 좁은 정의는(Gitelson, 1952) 분석가의 "전이"(McLaughlin, 1981)라는 더 넓은 정의로 확장되었다. 분석가의 감정 반응성(emotional responsiveness)과 같은 다른 용어들 또한 이전에 바람직하지 않은 역전이라 여겨졌던 것과는 다르게 적용하게 된다. 중립성의 더 좁은 개념과 더불어, 역전이도 이전에는 신호 감정(signal affect)으로서 유용하다고 생각되었다. 분석가는 환자의 갈등에 대한 몇 가지 단서를 얻기 위해서 자신의 신호 감정을 연구함으로써 중립성에서 벗어나는 것을 예측하고 통제하곤 했다. 더 최근에 역전이의 이용은 태도와 행동에 있어서의 변화를 보기 위해 확장되었다. 역할 반응성(role responsiveness)에 대한 Sandler의 개념에 더하여, McLaughlin (1988)은 환자에 대한 분석가의 순간순간의 태도와 반응의 사려깊은 연구를 통해, 분석가가 어떻게 환자의 갈등을 설명해 줄 통찰을 발달시킬 수 있는지를 설명한다. McLaughlin은 이 문제에 대해 다른 저자들보다 더 깊이 들어갔는데, 이는 그가 최적의 분석적 자세로부터 벗어나는 것에 대한 통찰을 얻기 위해 자신의 방어적 행동 (역전이 행동화라 불릴 수 있는)을 기꺼이 관찰하려 했기 때문이다. 이러한 체계에서 분석가는 환자에 대한 자신의 전이가 자신의 행동을 변경시킬 것이며, 분석가의 계속된 자기 관찰에 의해서 환자의 역동과 관련된 새로운 해석의 표현으로 이어질 것이라 가정할 수 있다.

다른 저자들은 치료자들이 해석을 하도록 동기 부여하는 요인이 무엇인지, 그리고 그들은 그 시기를 어떻게 맞출 수 있는지 설명하려는 시도로서 분석 상황을 연구하였다. Lawrence Friedman(1988, p.96)은 환자가 환상을 지속시키고 자존감을 유지하기 위해서 어떻게 자신의 균형을 유지해야 하는지 우리가 연구한다면, 우리는 또한 치료자에 대해서도 같은 연구를 할 수 있다고 주장한다. "우리는 치료자의 순간적인 결정을 그 순간의 요구에 의해 도전 받을 때 자신의 균형을 지키려는 노력으로 볼 수 있어야 한다." 정신분석학자들은 보통 자기들 스스로를 그러한 방식으로 생각하지 않는다; 그들은 스스로를 장인이라 생각하며, 자신들의 치료법 이론에 밀접한 관련이 있는 환자들의 특질을 신중하게 선택한다. 그는 치료자의 반응은 명쾌한 계획에 의해 안내될 수 있다는 데에 동의하지만, 환자에 대한 치료자의 선택과 반응에 대한 더 나은 원리는 연구된 결정의 문제가 아니라 그보다는 더 충동적인 것이라는 데에는 의심을 가진다. Fliess(1942, 1953)는 분석적 반응성에 있어 오류의 메타 심리학을 연구하였다. 그는 분석가는 자신의 환자에 대한 반응에 굴하지 않음으로써 불가능한 것을 할 수 있다고 생각했다. 이는 분석적인 "작업 자아"의 정립을 통해서 성취될 수 있다. 이러한 생각을 검토하면서 Friedman(1988, p.98)은 분석가는 이러한 이상을 현실적으로는 결코 성취할 수 없다고 지적한다. "그는 다른 사람과의 관계에서 행동의 제한을 받는 한 인간일 뿐이다." 분석가의 행동 원리는 그의 환자의 행동 원리와 근본적으로 다르지 않다는 것을 가정하는 것이 가장 안전하다. 근본적으로 다른 것은 그는 자신의 환자와는 다른 위치에 있다는 것이다. 대신에 그는 치료자이기 때문에 생기는 다른 일련의 문제를 가지고 있다. 문헌 상에서 광범위한 증례를 매우 주의 깊고 정교하게 검토하면서, Friedman은 치료자는 자신이 해석을 할 때, 실제로는 의심을 할 뿐 알고 있지는 않다고 지적한다. 그는 환자에게 일어나고 있는 것을 추측하여 환자에게 말할 때, 자신이 지나치게 환자에 대한 편견을 갖게 된다는 개념에 의해 불필요하게 부담을 갖는다. 그는 해석은 거만한 추측을 향한 단어일 수 있다고 주장한다. 치료자로서 항상 정확해야 한다는 생각의 문제에 대한 해결책으로서, "있는 그대로의 추측"은 실제로 일어나고 있는 일을 발견하기 위한 강력한 자극제가 될 수 있다. 이는 Boesky의 권고 내용인, 분석가는 스스로 질문해야 한다는 것을 강조한다.

안전한 분석적 분위기 속에서 직접적인 해석을 하거나 주의 깊게 경청하는 일은 강력하게 공격적이거나 성적인 요소를 가질 수 있다. "이해하는 것은 사랑이 아니지만, 사랑하는 동작처럼 행해질 수 있다"(Friedman, 1988, p.107).

이는 분석가의 조용한 주의를 상상함으로써, 환자가 얻는 만족과 관련된 "원초적인 전이"에 대한 Stone(1961)의 개념을 우리에게 상기시킨다. Friedman(1988)은 환자가 치료자를 어떻게 이해하는지에 대하여 치료자가 어떻게 고려해야 하는지 설명한다. 이는 물론 상호적으로 환자가 분석가에게 행하는 것을 분석가가 인식하고 있어야 함을 포함한다; 이를 환자 병리의 한 부분으로 보지 않고, 그에 대해 감정적인 반응을 가지고 분석가에 대한 환자의 태도나 느낌에 대한 그러한 감정적인 반응이 분석가의 해석에 어떠한 영향을 끼치는지 인식한다. 그는 또한 모든 주어진 해석에 의미를 부여하는 데 있어 결정적인 요인이 되도록 만드는 맥락을 강조한다(p.137). 그는 어떠한 분석적 의사 소통도 알기 쉬운 명제가 될 수 없다고 느낀다. 그것은 항상 모호하고, 고유하고 복잡한 배경과 복합적인 의미를 가진 역사적 사건이다.

Klauber(1972)는 환자에 대한 분석가의 반응을 더 깊이 연구했다. 환자에 대한 분석가의 감정적 반응의 다양한 측면에 초점을 맞춘 수많은 논점들이 있다. 그는 환자에 대한 분석가의 전이는 환자의 성격에 반응하는 분석가 자신의 성격에 의해 결정되는 정해진 패턴 안에서 일정 정도 발전한다고 본다(p.387). 치료자가 만드는 해석의 내용을 연구하는 데 있어서의 어려움 중 하나는 상호 전이의 복잡한 관계 안에서는 해석의 의미에 대한 적절한 연구를 못한다는 것이다. 그는 환자의 분석가에 대한 개념화에 대해 문제를 제기하였다. 결국 환자는 분석가를 한 명의 사람으로 볼 텐데, 이것이 환자가 내놓는 자료에 어떤 영향을 미치는가? 그는 물론 분석가에게도 그에 상응하는 질문을 한다: 지금 환자에 대한 분석가의 반응은 자신이 언급하는 것에 얼마나 많은 영향을 미치는가? 그는 분석가의 분석이 역전이를 해결하도록 고안되듯이, 환자의 자유 연상은 이러한 편견을 해결하도록 고안된다는 것을 깨닫는다. 그는 왜 분석가들은 분석이 끝난 후에야 환자의 분석을 개념화할 수 있는지 묻는다. 그는 또한 왜 환자들은 종종 분석 작업이 끝난 후에야 분석 작업의 가장 의미 있는 부분을 하거나, 자신의 주요한 문제들과 씨름하는지 궁금해 한다. 그는 이것은 첫째로, 분석가는 분석 동안에는 환자와 감정적으로 너무 연관되어 있어서 환자와의 작업을 명확히 개념화 할 수 없기 때문이라고 가정한다; 그리고 환자는 분석가의 해석의 영향으로부터 벗어난 후 까지는 분석 작업을 완수할 수 없기 때문이라고 가정한다.

Klauber은 환자가 해석을 성욕화 또는 공격화 하기 때문에 해석의 효과를 아는 것에 대한 Strachey의 질문 (1934)으로 돌아간다. 다른 저자들이 그러했듯이, 그는 해석의 내용을 분석함으로써 해석을 이해하려는 것에 대해 반복적으로 경고한다. 그는 동등한 타당성을 가지고 환자에 대한 다양한 이론적인 접근법을 설명하며, 분명히 하나의 이론적 입장에 있는 사람은 다른 분석가의 이론적 입장에 동의하지 않지만, 여전히 다른 이론적 체계에서의 해석도 유효할 수 있음을 인정하려 한다. 개인의 이론적 체계와 완전히 다른 체계 안에서 치료되는 환자는 달리 어떻게 개선될 수 있는가? 시간 중에 환자와 분석가에게 명확하게 보이는 것이 몇몇 다른 세팅에서 하는 말 또는 이론으로 재생되기는 어렵다. 실제로 행해지거나 말해진 것을 위반하는 것을 제외하고는. 그는 진행된 것에 대한 각자의 이론에 그들이 동의하기 위해서, 환자와 분석가 간에 도달되어야 하는 몇 가지 무의식적인 동의를 이론화한다. 그는 전통적인 의미에서 해석 또는 구성의 가치를 저버리지 않으려고 조심한다. 그는 인간의 정신은 스스로 진실이라고 느끼는 것에 의해 충족되며 어느 정도는 치유된다고 생각한다. 이러한 진실이 다른 이들에 의해 연구될 때, 그것은 단지 상대적인 가치만을 갖는 것처럼 보인다. 그러나 거의 모든 환자들에게 그들이 치료된 것에 만족하기 위해서 필요한 것은 체계적인 개인력에 대한 설명인 것이 사실이다. 그는 순간 순간을 바탕으로 해석하고자 하는 분석가의 동기에 대한 몇 가지 다른 측면을 논의한다. 때때로 해석을 하고자 하는 중요한 동기는 그가 관여하고 있는 상황이 그에게 알려지지 않은 것이며 위험한 것이라는 사실에 의해 분석가에게 생기는 불안감 때문일 수가 있다. 그는 또한 환자가 그에게 보이는 충동을 두려워한다. 이에 대해, 예를 들면, 그는 공격성을 가지고 반응할 수도 있다; 그리고 환자에게 공감하는 대신에 화가 나거나 지루해하는 자신을 발견할 수도 있다. 그는 항상 환자에게 너무 가까이 가거나 너무 멀어질 위험에 처해 있다. 그러면 해석은 환자에 대한 그의 끝없는 감정적 반응의 맥락에서 많은 의미를 가질 수 있다. 해석은 분석가가 지루해 하거나 멀리 있을 때 환자에게 좀 더 가까이 다가갈 수 있는 방법이 되기도 하며, 분석가에 대한 느낌을 말하게 하거나, 그가 환자에 대한 느낌을 말함으로써(분석가는 환자가 느끼는 틀 안에서 자신의 감정을 말할 수 있다), 그리고 안전한 거리를 유지하는 방법이 될 수도 있다. 그러면 해석은 환자뿐 아니라 분석가에게도 과도한 성적 자극의 위험을 줄이는 데 이용될 수 있다. 해석은 또한 분석가는 침묵을 지키기보다는 환자에게 이야기함으로써, 환자 내에 있는 성적인 욕망을 제어하는 역할을 할 수 있다. 몇몇 해석을 해주는 일은 분석에 내재하는 고투를 어렴풋이 알게 되는 일과 같다. 또한 이러한 해석은 놀림처럼 느껴질 수도 있다. 이 개념은 환자가 자신의 전 분석가에 대해 느끼는 방식을 종종 특징 짓는, 양가적 관계를 부분적으로 설명할 수 있을 것이다. 이는 종종 자신의 분석가에게 돌아가야 하는, 유쾌하지 못한 열망 안에서 스스로를 특징 짓는다.

지금까지 논의를 통해 얼마나 많은 요인들이 해석의 형성과 시기에 기여하는지 명확해졌다. 만일 분석가가 다른 이들에게 자신의 해석 작업을 보고한다면, 그들이 어떻게 그 맥락을 이해하겠는가? 분석가들이 자신의 작업의 본질을 다른 이들에게 전하는 많은 배경이 있다: 개인 지도, 구술 증례 발표, 글, 책, 또한 개인적인 전달. 우리는 흔히 듣거나 읽는 증례 발표에서 분석가들이 구체적인 해석을 하는 데 있어, 자신의 감정적 또는 이론적 성향 때문에, 자신의 역전이나 환자의 말 속에 담긴 특정한 주제를 어떻게 빠뜨리는지에 대하여 생각하게 된다. 만일 우리가 발표자인 분석가에게 질문을 하면 그는 종종 자신의 관점을 훨씬 더 명백하게 입증할 새로운 자료를 기고할 것이거나, 또는 종종 그 질문에 놀라고 숙고하여, 다른 이론적인 관점이 더 유용할 수 있다는 것을 인식하지 못하였거나 동의하지 못한 분명한 "사각 지대"(더 좁은 의미의 역전이)가 있었음을 인정할 것이다. 분명히 이러한 관점에서 우리는 해석이 만들어지는 맥락이 어떻게 실제로 그 타당성을 결정할 수 있는지 볼 수 있다. 심지어 명확한 해석이 주어지는 장기간의 증례 연구의 광범위한 발표에 있어서도 그 맥락에 기여하고 분석가의 사고 안으로 들어간 것을 결정하는 모든 요인들을 아는 것은 어렵다. 또한 다른 보고에서 또는 최선의 환경 하에서(예를 들어, 광범위한 원만한 수퍼비전 상황 하에서), 그 타당성은 고사하고 무엇이 명확한 해석을 결정하였는지에 대한 의견 합의도 없을 것이다.

나는 해석이 환자에게 주는 영향뿐 아니라, 해석이 주어지는 맥락을 이해하는 것과 관련된 복잡성을 더 깊이 설명하기 위해서 해석의 몇몇 간단한 예시를 제시하려 한다.

1. 부드러운 말투의 어머니 같은 한 여성 분석가가 강박적인 성격 구조를 가진 한 젊은 남성 대

학원생과 분석 작업을 하고 있었다. 그는 여성과의 관계에서 열등감을 느끼고 있었으며, 다른 사람과의 관계나 그의 대학원 연구과정에서나 자신의 생각을 표현하는 데에 있어 다양한 맥락에서 자기 주장을 하는 데 어려움을 겪고 있었다. 그 분석가(수퍼바이저)는 그 환자를 매우 잘 이해하고 있는 것처럼 보였다. 그녀는 현재 갈등의 역동뿐 아니라 가족 이력에 대한 이해를 통해서, 오이디푸스적인 갈등과 전-오이디푸스적인 갈등을 구별할 수 있었다. 그럼에도 불구하고 전이의 해석에 있어 그녀는 일관적으로 그녀에 대한 환자의 태도를 전-오이디푸스적인 갈등의 결과로 보았다. 그래서 그녀의 해석은 다음과 같은 것이었다: "당신은 막 조용해 졌군요, 이 문제 에 대해 내가 당신을 지지해 주지 않는다고 추정하는 것처럼." 또는 "당신이 Jane과 관계를 갖고 싶다고 말할 때, 그 일은 당신이 할 일이 아니라고 내가 느낀다고 당신은 생각하는 것 같군요." 그녀의 해석의 주요 초점으로서 항상 지지의 문제와 존경에 대한 그의 요구에 초점을 맞추는 그녀에 대해 논의하자면, 나는 자료 상의 몇몇 증거에도 불구하고 그녀가 왜 오이디푸스적인 주제를 거의 전혀 해석하지 않았는지 궁금해 했다. 나는 그녀가 환자에 대해 개인적으로 어떻게 생각하는지 더 깊이 물었다. 그녀는 그에게서 일종의 무력감을 느꼈으며, 시도는 해보았지만 여성에게 매력적이거나 연구에 있어 자기 주장을 할 수 있는 그를 실제로는 상상할 수 없다고 말했다. 나는 그녀에게 이에 대해 궁금해 했다: 그녀가 반응한 것이 그에 대한 그녀의 주관적인 반응인가? 즉 이것이 더 적극적인 입장에 방어하는 환자의 무기력한 표현인가? 분석가-엄마로서 그에 대한 그녀의 사적인 반응은 그를 자기 주장이 뚜렷한 남성으로 보는 것을 방해했는가? 우리는 이 문제에 대해 계속해서 살펴보았다. 놀랍게도 그 분석가는 그녀에 대해 더 오이디푸스적인 태도를 제시하는 것처럼 보이는 피분석가의 도발적이고 적극적인 말에 주목하기 시작했다. 그녀가 환자에게 이것을 분명히 하려 했을 때, 그는 그러한 태도가 그녀에게 실례가 될 수도 있다는 생각에 충격을 받았다. 그는 그 태도들을 그녀에 대한 도전 또는 몹시 주제 넘은 것으로 보았다. 그가 느끼기에 이러한 모든 감정은 분석의 바깥에 속하는 것이었다; 즉, 그것들은 그녀에 대한 그의 사적인 반응의 일부였으며, 그것은 그가 그녀의 지지적인 해석을 받아들일 수 있는 능력을 방해했다. 분석가와 나는 그 환자와 분석가는 전이의 오이디푸스적인 내용은 분석 내에서 사용할 수 없다는 가정을 가지고 그러한 내용은 제외시키기로 했던 것으로 결론 지었다. 이 영역을 개방하는 것은 그 둘 모두에게 또 다른 관점을 갖게 했다; 그 분석 과정은 서로에 대한 더 사적인 반응을 연구하는 것을 포함하였다.

2. 나는 한 전문직 여성과 일한 적이 있는데 그녀는 분석 초기에 자신은 일에 있어서나 남성들과의 관계에 있어서 모두 다양한 상황에서 도발적이고 도전적인 것으로 유명하다고 말했다. 그녀는 이러한 태도가 남성과의 장기적인 관계 또는 일에 있어서의 승진과 같은 성공에 걸림돌이 된다고 느꼈다. 나는 그런 도발적인 여성과의 경험이 많다고 생각했기 때문에 그녀와

함께 분석하는 것을 환영했다. 나는 실제로 그녀의 용기에 감탄했으며, 그것에 대해 위협을 느낄 것이라 상상하지 않았다. 분석의 초기 단계에서 그녀는 나와 논의했던 종류의 것에 의해 내가 도발되지 않는 능력에 감탄하였다. 이는 교묘하게 자기 잇속만 챙기는 요소를 가진 남성과의 관계뿐 아니라, 비윤리에 가까운 직업 행동과 관련이 있었다. 결국, 물론 그녀의 도발적인 방식은 분석 내에서 나의 행동에 초점을 맞추었다. 그녀는 내 말을 무의미한 것으로 보았고, 그녀가 이미 알고 있는 것이라 생각했다. 그녀는 나의 개입은 그녀에게 혜택을 주기 위한 것이기보다는 내 즉각적인 요구를 위한 것이라 느꼈다. 한번은 자신의 서툰 아버지에 대해 설명하면서, 아버지가 그녀에게 중요한 사람이라 느끼도록 만들고는 그 다음에는 그를 하찮게 만들고 비하하면서 어떻게 그를 바보로 만들었는지를 이야기하였다. 게다가 그녀는 자신이 그렇게 아버지를 하찮게 대했음에도 불구하고 어머니가 자신을 얼마나 아끼고 지원하였는지 설명하였다. 그녀의 그러한 태도는 전이에 있어 나에게 대하는 태도와 무척 닮았기에 나는 매우 흥미로웠다; 즉 그녀는 종종 나를 비하할 것이며, 나를 매우 비난했던 분석에 대한 다양한 일화를 남편에게 얘기하면서, 둘이서 나의 기량 부족에 대해 웃고 떠들 것이라 예상하였다. 나는 그녀에게 나를 패배시키는 즐거움을 주기 위해서, 그녀가 아버지에게 하듯이 나에게 어떻게 하는지를 보여 주었다; 게다가 그녀가 나에게서 어떠한 친밀감 또는 존경을 바라지 않는다는 것을 스스로 확신하기 위해서 그렇게 했다고 나는 덧붙였다. 내가 생각하기에 간결한 요약 해석을 준 후에, 나는 그 환자의 말에 놀랐다. 그녀는 내가 그녀에게 화를 내야 한다며, 날카롭고 격앙된 목소리로 그녀의 코를 납작하게 해 줄 필요를 느낀 거라고 지적했다. 그녀는 내가 지난 몇 개월 안에 이를 반복적으로 해 왔다고 말했다. 그것은 내가 한 말이 아니었지만, 내가 말한 방식이 그녀가 나를 괴롭히고 있음을 깨닫게 만들었다. 나는 투지 있게 계속 말을 이었다: "그것이 당신이 어떻게 느끼도록 했나요?" 그녀는 그것이 "당신은 비난을 할 수 없는 사람이기 때문에 나는 당신을 살살 다루는 편이 낫겠다"고 느끼게 했다고 말했다.

그 시점에서 나는 짜증이 났던 것으로 회상한다, 그러나 그 환자가 나를 좀 더 깊이 도발하려 노력한다고 생각했고, 나의 짜증은 그녀의 도발 때문이라고 생각했다. 그러나 한편 나는 그녀의 비난에 대한 어떤 타당한 이유를 인식하게 되었다. 나는 그 시간의 후반부까지 기다렸고, 단지 그녀에게 어떻게 이 해석을 할 것인가를 속으로 리허설하였다. 이는 보통의 내 방식과는 다른 것이었고, 다른 환자들에게 해석을 해줄 때와도 다른 상황이었다(분석가가 해석을 개념화하고 전달하는 방식은 매우 다양한 것 같다. 주의와 준비는 다양한 주제의 통합을 인지적으로 엮는 분석가의 생각과 아마도 관련이 있을 것이다. 여기서 분석가는 참여자보다는 관찰자이다. 반면에 분석가와 환자 모두가 감정적으로 연결이 되어 있을때는, 자발성은 두-사람 영역(two-person field)이라는 분석 상황의 개념과 더 관련이 있을 것이다.). 좀 더 깊은 심사숙고 후에,

나는 환자가 옳았다는 것을 깨닫게 되었다. 나는 그녀의 공격, 특히 그녀 행동의 몹시 도발적인 본성에 위협받고 있었다. 내가 이를 완전히 깨닫게 되고, 그녀의 너무나 충격적인 행동을 포함하여 다양한 방법으로 계속해서 자극 받아 왔음을 깨닫게 된 것은 1년이나 지난뒤였다. 그녀는 분석 시간 내에 내가 그녀의 도발에 반응하도록 만드는 미묘한 방법을 점차로 인식하게 되었다. 그녀는 그녀의 괴롭히는 행동에 대한 나의 화난 침묵, 또는 그녀의 터무니없는 행동에 대한 나의 "신랄한" 해석을 종종 정확하게 해석하였다(내 주관적인 이해로서는 최선으로). 내가 그녀에 대한 나의 반응의 본질에 대해 점차적으로 인식해가면서, 분석의 분위기는 변하였다. 나는 그녀가 이야기 하는 것에 내가 더 무심하게 듣고 반응하고 있음을 깨달았다. 그녀는 내가 그녀를 더 잘 이해하고 그녀에 의해 덜 도발되는 듯 보인다고 말함으로써 그 차이에 주목하였다. 그녀는 내가 그녀에게 정보를 주는 일에 "열심히 뛰어들" 필요를 느끼는 것처럼 보이지 않음에 주목하였다, 그녀는 정보를 필요로 하지 않기 때문이었다. 동시에 침묵의 특징도 변하였다. 그녀는 더 이상 그 침묵을 나의 화의 표시라고 여기지 않았다. 그녀는 나의 인내심과 동요하지 않음에 존경의 감정을 가지고, 나에게 더 친밀함을 느끼기 시작했다. 이러한 새로운 관계의 안전성 안에서, 그녀는 아버지의 아들(남동생을 대신하여)이 되길 바라는 자신의 소망과, 남성으로서 아버지와 동일시함으로써 더 많은 권력을 갖길 원하는 소망과 관련된 주제를 꺼내놓기 시작했다.

해석 순서에 대한 이 두 가지 증례에서, 나는 환자와 분석가 모두의 감정적 반응이 어떻게 상호 작용하는지를 보여 주었다. 두 가지 증례 모두에서 분석가는 많은 고민을 하기까지 자신들의 연관 정도를 인식하지 못하였다. 자기 분석에 대하여 말하자면, 분명히 분석가의 지속적인 자기 인식을 발전시키는 것은 그러한 것과 같은 경험이다. 이는 분명히 환자가 분석가로부터 배운다는 것과 마찬가지로, 분석가 또한 모든 환자들에게서 배운다는 격언을 강조한다.

이번 검토에서 나는 관찰자라기보다는 더 활발하고, 감정적으로 연관된 참여자로서, 분석가의 이해에 있어서의 변화와 특히 관련된, 해석의 개념이 어떻게 점차적으로 변하는지를 보여주려 하였다. 이는 환자가 되고 싶은 것에 대한 그들의 환상뿐 아니라, 분석가의 실제 행동에 대한 환자의 관계를 주의 깊게 연구하는 일로 이끈다. 이러한 변화의 다른 부분은 환자가 이전의 해석에 어떻게 반응하는지를 푸는 데 초점을 맞추는 해석의 순서를 연구하는 것과 관련이 있다.

더 단순하고 더 확실한 의미를 가지는 좋은 해석은 분석가와 환자 모두가 통찰력의 결과로서 극적인 변화를 분명히 볼 수 있는 "아하!" 현상을 만드는 것이다. 이제 해석과 그에 따른 반응의 긴 순서에 대한 연구뿐 아니라, 참여자-관찰자로서 분석가의 관련의 추가된 다양성을 가지고, 우리는 임상 자료와 관련된 의미의 더 큰 모호성과 다양성을 용인할 것을 배웠다.

비록 Greenson(1967)이 제안한 개입의 유형화는 의미론적으로 여전히 유용함에도 불구하고(직면, 명료화, 해석, 훈습), 우리는 있는 그대로의 임상적 자료의 기나긴 발췌 부분을 볼 때, 그러한 방법으로는 우리의 진술을 쉽게 분류하지 못할 것임을 알게 된다. 예를 들어 이미 부분적으로 제어된 어떤 갈등의 훈습이라 여겨질 수 있는 것이 다음 순간 또 다른 갈등의 직면을 예측하는 것으로 보여질 수도 있다.

우리가 기법의 이론에서 있는 그대로의 임상 자료의 표본으로 이동할 때, 우리는 분명히 우리의 개입이 의미하는 것에 대한 개념화를 수정할 기회를 가질 것이다

7장

정신분석에서 절제의 "원칙"과 역할

Paul A. Dewald, M.D.

절제하다: 고의적으로 또는 습관적으로 한 대상이나 행동으로부터 자신을 삼가는 것으로, 종종 그것에 빠지는 것은 마음을 상하게 하는 일 또는 잘못된 것이라는 암시가 있다.

Webster 국제 사전, 1959

최근에 정신분석 치료 동안의 절제의 문제는 기법의 논의에 있어 임상의와 이론가 모두에게서 강렬한 감정적 반응을 불러 일으키는 "유행어"가 되었다. 이 반응은 부분적으로 "정신분석의 확장된 관점"(Stone, 1954)에 포함된, 환자와의 작업에 대한 관찰과 경험의 반응이다. 이전에는 "분석이 불가능" 하다고 여겨진 "더 아픈" 환자들의 치료에 정신분석을 적용하면서, 많은 분석가들의 임상적 경험은 그러한 환자들은 신경증적인 개인에게 적합한 절제의 수준을 견디지 못할 것이라는 결론에 도달했다. 그러한 개인은 이제 정신분석에서 빈번히, 그리고 성공적으로 치료받고 있으며, 이러한 경우에 절제와 만족 간의 균형은 자주 논의된다.

프로이트(1919)의 저서에서 기법적 권고 사항은, 그의 은유에 의해, 분석가를 감정에 좌우되지 않는 외과의, 또는 소극적으로 반영하는 거울이라 상징되는데, 그의 실제 기법에 대한 비공식적 언급과는 일치하지 않는 것으로, 그의 행동은 그가 다른 이들에게 추천한 기법적 입지와는 다르다(Lipton, 1977). 오늘날 많은 프로이트 증례들은 전통적인 순수 오이디푸스적 형태보다 의미 있게 더 어렵고 원초적인 정신 병리학적인 조직을 나타내는 것으로 이해될 수 있으며, 주요 전-오이디푸스적인 요인들의 징후는 그의 증례 이력의 임상 자료에 분명히 나타나 있다.

Eissler(1953)는 전통적인 기법이란 분석가가 오직 가끔 질문하고 해석하는 역할을 하는 것이라는 치료적인 위치와 관련한 것으로 정의하려 시도했다. 그러나 그는 만일 분석가가 이러한 전통적으로 정의한 기술 모형만을 엄격히 따른다면, 대부분의 환자들은 성공적으로 분석될 수 없음을 인정해야 했다. Eissler은 분석가에 의한 더 유연하고 활발한 개입에 대한 빈번한 요구를 인정하기 위해 변수(parameter)라는 용어를 도입하였다, 이는 가끔 완전한 절제로부터의 다양한 일탈을 포함한다. 분석 과정의 핵심을 유지하기 위해서, 변수 그 자체는 결국 분석의 대상이 되며, 그들의 이용은 분석의 끝으로 갈수록 더 이상 필요치 않아야 한다.

정신분석의 역사를 통해 보면, 과학적 방법으로서의 그 지위에 있어 방어적이었다. 부분적으로, 이러한 일의 결과로 문헌에서 제시된 다양한 기술적 설명들은 분석가에 의해 이루어지는 인지적이고 지적이며 해석적이고 내용 중심적인 개입을 강조하였고, 분석 과정의 인간적이고 개인적이고 개인 특유의 경험상의 요소들은 덜 강조하거나 완전히 무시되었다. 이러한 입장의 지지자들은 이론적으로 개인 분석가는 교체할 수 있어야 하며, 분석 상황의 권력은 분석가의 해석적인 개입의 본질에 있다고 주장해 왔다. 인격, 방식, 환경 및 대인관계 상호 작용의 문제는 환자에 의한 통찰의 획득이라는 주요 과제와, 훈습과 통찰의 수용에 기반한 행동 수정과는 본질적으로 관련이 없다고 여겨졌다. 분석 경험과 과정에서 반응적이고 상호적인 사람으로서의 분석가에 대한 강조는 없었다.

"전통적인 기법"의 수정은 Ferenczi와 Rank(1925)의 실험으로 시작되었다. 그 뒤에 Alexander와 French(1946)는 그것을 자극하는데 있어 분석가의 교정적 감정 경험과 활동을 강조하였으며, 동시에 정신치료와 더 전통적인 정신분석 간의 초기의 구별을 모호해지게 만들었다. 어떤 의미에서 그들의 권고는 환자의 분명한 전이 예상에 대한 절제의 반응을 신중하게 제공하는 것으로 보일 수 있었다. 그러나 그들은 단지 가장 표면적이고 단순한 전이 기대만을 설명할 뿐이었다. 이는 1950년대 초기에 매우 활기차고 정서적으로 격한 일련의 입장을 야기하였다. 이 시기는 이러한 문제들에 대한 토론이 점점 더 격렬하고 적대적인 형태를 취하던 시기였다.

Stone(1954, 1961)은 더 어렵고 원초적인 경우의 치료에 정신분석을 적용하는 것은 그러한 환자들이 치료 과정에 참여하도록 허락하고 장려하기 위해서, 엄격한 절제의 태도를 완화할 필요가 있다고 강조하였다. Loewald(1960)는 또한 일련의 획기적인 의견 제시를 하였는데, 정신분석은 환자를 위해 새로운 형태의 대상 관계를 제공하며, 분석 환경의 체계 내에서, 분석가는 환자의 삶에 있어서 전이 대상이 될 뿐 아니라, 새롭고 실제적인 인물이 된다는 입장으로 이끌었다. 동시에 Kohut(1959, 1971, 1977)은 자기 심리학의 이론적 체계를 이끌고, 그에 기인하는 일련의 기술적 권고로 이끄는 나르시시즘에 대한 연구를 시작하였다. Winnicott(1955)는 또한 대상 관계 학파의 상세한 설명을 고취하는 일련의 발표를 시작하였고, 이는 그 후에 분석 환경에 제공되는 수용해주는 환경, 양육 및 지지라는 다양한 형태에 대해 강조한 Modell(1976)과 같은 공헌자에 의해 채택되었다.

Greenson과 Wexler(1969)는 환자와 분석가 사이의 "실제 관계"에 주의를 환기시켰고, 환자의 삶에 있어서의 중요한 사건에 현실에 적합한 행동적 방법에 있어서 분석가의 중요성을 인정하고 반응하였다. 더 원초적인 환자들에 대한 정신분석적 기법 및 치료적 개념의 적용은

Kernberg(1975), Masterson(1981), Searles(1986)와 같은 저자들에 의해 경계선 상에 있는, 그리고 중대하게 퇴행하는 상태의 치료를 위한 권고에 있어 좁은 전통적인 기법 모형으로부터의 더 깊은 일탈을 야기했다.

정신분석 기법의 일부로서 절제의 역할에 대한 의문은 환자와 분석가 간에 발생하는 임상적 상황과 심리적 사건에 대한 접근을 얻을 수 없어서 어려움을 겪는데, 우리의 분야에서 상세하고 합리적으로 완성된 임상 자료는 부족하기 때문이다. 심지어 어느 정도 상세하게 제시된 장황한 임상 자료에서의 예시 조차도(MacDougall and Lebovice, 1969; Dewald, 1972; Stoller, 1979; Volkan, 1987) 치료상의 절제 대 만족의 문제에 관한, 잠재적으로 중요한 다양한 임상적 징후 및 자료를 누락시킨다. 게다가 무엇이 절제 또는 만족, 공감과 그 기능, 전이 좌절 및 퇴행을 구성하는지에 대한 일반적으로 용인되는 정확한 정의가 부족하다. 이러한 문제는 분석가들의 기본 가정으로부터 발달하는 그들의 이론적 신념과 기법적 권고에 따라, 정신분석가들 간에 가변적인 의미를 가진다.

게다가 절제와 만족이라는 용어는(그리고 다른 동의어들) 불행히도 분석가들의 기법 이론에 의해 결정된 경멸적인 특질을 가지고 분석가들에 의해 부여된 것이다. 그러한 방법으로 각 용어는 분석가들의 개인적인 이론적 신념에 따라, 그들에게 긍정적 또는 부정적인 가치를 가진다. 또한 발달상의 결손이 성격 일탈과 신경증적 질병을 발병시키고 그에 특징적인 것으로서 강조되는 이론적 모형이 발달하였다(Kohut, 1971, 1977). 이러한 가설은 무의식적인 정신적 갈등, 통찰, 그리고 훈습의 개념으로부터 벗어난 이론적 및 기법적 이동을 옹호하였고, 성공적인 정신분석치료의 중요한 구성 요소로서 분석가가 더 만족을 주고, 안심시키고, 활발히 성장을 장려하는 형태의 심리적 개입을 하는, 교정적인 "변형시키는 내면화"를 지지하였다. Gedo와 Goldberg(1973)는 오이디푸스적 정신성적 발달의 상위 단계에 집중된 심리적 문제를 가진 예에서는 구조적 모형과, 그에 기인하는 정신 병리 및 기법의 개념을 유지할 것을 제안한다. 그러나 이 저자들은 그러한 높은 수준의 정신 병리 및 기능의 예시는 오늘날 대부분의 정신분석가의 증례에서 점점 더 드문 일이며, 분석가에 의해 관찰되는 많은 환자들은 전-오이디푸스적이며 원초적이고, 동시에 체계적이지 못한 경계선적이고, 자기애적이며 다른 형태의 병적 측면이 지배적 이라고 주장한다. 그들에게 효과적인 기법상의 모형은 이전의 전통적인 갈등 중심의 권고로부터 일탈을 포함해야 하며, 갈등 모형의 기술적인 행동 수칙에 보통 포함되는 것보다 더 현실 직시적이고, 반응적이며 상호 작용적인 환자와 분석가 사이의 경험을 포함해야 한다. 그들은 분석가에 의한 기법적 절제는 그러한 환자의 문제와 치료 상의 문제를 설명하는 데 실패하며, 다양한 정신분석적인 개입은 "해석을 넘어서서" 이루어져야 하며(Gedo, 1979) 갈등 중심적인 분석가가 전이 만족의 형태라고 간주하는, 분석가에 의한 일종의 활발하고, 안심시키며, 지시적이거나 안내하는 개입과 관련이 있어야 한다고 주장한다.

이 주제에 대한 내 자신의 견해는 정신 기능의 구조적 이론에 근거한다. 그것은 무의식적인 갈등, 갈등 해결 또는 타협 형성을 통한 억제, 그리고 자아심리학의 업데이트된 개념화에 강조를 둔다(Weinshel, 1990). 이는 대상 표현과 관계의 중요성, 자아 기능과 체계의 요소로서 자아의 이미지, 그리고 분리-개별화 과정에 의해 표현되는 이론적 진보를 포함한다. 이러한 견해에서, 전-오이디푸스적인 경험과 갈등은 발달과 자아 또는 초자아 왜곡 또는 결함에 주요한 영향력을 행사하며, 후기 오이디푸스적인 배열의 형태와 구조에 중대하게 영향을 미치고 조직한다. 이러한 이론적 모형은 또한 무의식적인 정신 세계에 대한 개인의 발달과 조직에 대한 정신적 트라우마와 현실 사건의 영향을 포함한다.

정신 기능의 지정학적 모형이 기법적 개입의 기반으로서 기능하던 역사적 시대 동안, 절제는 환자의 리비도적 충동과 소망과 관련하여, 오이디푸스적 수준에서 성적 충동에 주로 겨냥되었다. 구조적 모형과 자아심리학이 정신 기능의 패러다임으로서 발전하고 그 이후의 정교화를 통해 절제의 개념은 성적인 충동과 소망뿐 아니라, 전이 만족에 대한 파생 충동, 환타지 및 욕구로 표현되는 공격적 소망과 충동까지도 포함하도록 확장되었다. 게다가 전이는 전이 경험의 일부로서 분석가에게 투사된 초자아 기능의 무의식적인 측면도 포함한다는 인식이 있었다. 환자의 전이 경험 중 일부라고 인식되는 다른 요소들은 현실 검증력, 대상 관계, 갈등 경험의 관계, 정동 조절, 그리고 다른 발달상의 과정과 같은, 자아 기능에 있어 퇴행적으로 재개되는 미성숙뿐 아니라, 자아의 적응적이고 방어적인 활동, 다양한 퇴행 자아 상태를 포함하고 있다.

정신분석은 시간이 흐름에 따라 전개되는 변화와 목적 지향적인 방향을 암시하는 과정이라고 개념화될 수 있다. 이는 분석가 내에 있는 정신 내적인 경험, 정교화 및 초점뿐 아니라, 환자 내에 있는 정신 내적인 경험 및 정교화와 관련이 있으며, 이 둘은 환자와 분석가 사이에서 발생하는 대인관계에 관련된 관계와 함께 발생한다. 분석가와 환자는 각각 활발한 상호 관련적인 참여자이며, 서로에게서 오는 압력에 민감하고 반응적이다.

정신분석의 절제에 대한 정확하고, 쉽게 국한시킬 수 있으며, 일반적으로 이해되는 정의는 현재 찾을 수 없다. 나에게 있어서 절제는 분석가들이 환자의 정신 조직과 경험에 영향을 줄 때, 충동, 초자아, 자아 및 현실 기능과 요인들로부터 동등한 거리에 있는 위치를 유지하는, 참여자 중립성의 분석적 태도를 의미한다. 분석가는 환자의 반응이나 행동을 직접적으로 조작하거나 영향을 미치려 시도하는 것을 피하며, 대신에 정신분석 성황의 전이, 역전이, 그리고 상호 관련적인 사건의 징후를 확인하고 이해하려 한다. 분석가는 환자의 파생된 전이 소망, 방어 또는 기대에 대한 활발한 행동적 반응을 관찰하되 피하지 않고, 대신에 설명한 대로 등거리의 위치로부터 그들에 대한 환자의 주의를 끌어낼 수 있다. 이는 분석가가 환자의 경험에 무관심하거나, 감정적으로 동떨어져 있음을 의미하는 것이 아니라, 반응과 개입은 상대적으로 일관적이고, 분석적으로 적절한 제한 안에서 발생한다는 것을 의미한다.

이러한 가설에서, 전이는 환자의 의식적, 무의식적인 기대, 소망, 희망과 두려움을 의미하게 되는데, 그 전이를 통하여 현재 분석가와의 관계가 유아 및 아동기의 욕구, 갈등 및 적응적 조직 방식을 다양하게 재현하고 반복하게 된다. 이러한 전이는 형태와 강도에 있어서 다양한 수준에서, 그리고 환자의 심리 조직의 이러한 정신 내적인 구성 요소에 더 의식적이고 완전히 접근 가능하게 표현되는 징후와 함께 다양한 파생 현상을 통해 표현된다. 그러한 전이 경험은 복잡한 내적 템플렛의 결과인데, 그 템플렛에 의해 환자는 외적인 인식과 상호 작용뿐 아니라, 내적인 자료를 조직하고 의미를 부여한다. 내적 템플렛(소망, 두려움, 환타지, 과거의 경험, 방어, 자아 상태, 초자아 가치, 그리고 요구 등)에 기반하여, 환자는 정신분석적 관계 및 상호 작용의 상호 관련된 구성 요소의 일부로서 관찰된 분석가로부터의 조언을 관찰하고, 해석하고 반응한다.

이러한 개념화에서, 갈등 표현에 관련된 환자의 갈등, 정동, 타협 형성, 의식적, 무의식적 환타지 시스템, 그리고 복합적인 적응적, 방어적, 자아 조직뿐 아니라, 기대, 두려움 그리고 소원이 이루어지는 모든 욕구는 분석가에 대한 환자의 전이 현상의 일부로서 경험된다. 의식적으로 및 또는 무의식적으로, 환자는 분석가가 환자의 전이 재연과 행동적 반복에 다양하게 상호 보완적인 반응에 참여하도록 끌어내고 장려한다.

최적의 분석 상황에서, 분석가는 활발히 환자의 전이 행동, 소망, 방어 및 갈등을 실현시키고 만족시키는 데 있어서 꾸준히 분석적 중립성과 불참(nonparticipation)의 자리를 유지한다. 이는 환자의 전이 기대, 희망과 두려움은 실현되지 않으며, 분석가는 대신에 상대적으로 끊임없이 전이 현상을 분석하려는 태도를 지속한다는 것을 의미한다. 환자 안에서 환기되는 이러한 분석적 태도와 대인 관계에 관련된 정신 내적인 상호 작용과 경험은 환자와 분석가 사이에 발생하는 새로운 형태의 대상 관계를 나타낸다. 전이 기대와 분석가에 대한 환자의 실제적인 관찰 가능한 경험 간의 차이는 환자와 분석가 사이의 상호 작용에 대한, 그리고 이러한 상호 작용이 환자 내에서 자극하는 변화에 대한 중요한 정신분석적인 무대를 제공한다(자세한 내용은, Dewald [1972]를 보라).

이 모형에서 절제의 개념은 환자의 전이 소망, 자극, 방어 및 기대에 직면하였을 때, 분석가의 계속적인 분석적 반응과 이론적인 중립성을 의미한다. 절제는 분석가의 목록에 있는 도구이며, 그 자체로 목표가 아니다. 비록 그것은 하나의 "규칙"이라 설명되어 오긴 했으나, 그것의 사용, 강도, 고집, 그리고 그것이 적용되는 방법은 주어진 환자, 분석가, 그리고 분석 상황과 과정의 단계의 수많은 변수의 영향을 받는다(Cooper, 1986).

정신분석 상황에서 충족을 주는 요인들

절제의 사용과 효과를 강조하기 전에, 분석에서 고통스럽거나 괴로움을 주는 동안에도 불구하고, 그리고 발생하는 전이 절제의 수준, 강도 또는 지속 기간에도 불구하고, 정신분석은 또한 환자에게 남은 삶에 있어서의 다양한 만족과 충족뿐 아니라, 유아기와 어린 시절의 소망에도 다양한 만족과 충족을 준다는 것을 인지하는 것이 중요하다. 이러한 충족은 정신분석 상황의 구조의 결과로, 그리고 그 안에서 환자와 분석가의 기능성의 결과로 발생하며, 이들 중 몇몇은 "기본 전이"의 개념 안에서 표현된다.

게다가 정신분석 상황에서 분석가의 역할과 기능은 환자에게 복잡하고 다면적인 "새롭고" "현실적인" 대상 관계를 제공한다. 대신에 분석가에 대한 환자의 전이 반응과 기대는 상대적으로 좁은 범위의 전통적인 분석 중립성과 개입에 의해 충족된다. 환자의 기대와 분석가의 관찰 가능한 행동 간의 차이는 환자에게 새롭고 다양한 형태의 대상 관계를 제시하며, 이는 궁극적으로 새롭과 다양한 형태의 상호 작용과 적응을 허락한다(Loewald, 1960; Dewald, 1976).

Greenacre(1954)는 분석 상황과 관계에 있어서 흔히 "치우침"으로 인식되는 것에 대해 설명했는데, 이는 일반적으로 분석가에게 유리한 것처럼 보인다. 자아의 드러냄 정도, 애착과 정서적 의미의 강도, 오고 갈 수 있는 능력, 의사소통 형태의 통제, 치료비 지불, 빠진 회기에 대한 지불, 시간 제한 그리고 침묵 선택과 같은 그러한 일들은 종종 환자에 의해 불공평하고 독단적인 것으로 경험된다.

환자에게 유리하며, 다양한 형태의 정서적 충족을 주는 분석 관계에서의 보완적인 "치우침"이 있다. 이러한 요소들은 분석 회기의 높은 빈도와 상당한 지속 기간을 포함하는데, 이는 분석 과정 동안 환자는 분석가와 매우 많은 시간을 보낸다는 것을 의미한다. 분석가는 사전 통고 없이 결석하는 일이 거의 없으며, 일관된 신뢰성과 참석을 유지한다. 한 인간으로서 환자에 대한 분석가의 존중하는 태도, 그리고 그 환자의 신경증적 고통의 아픔에 대한 분석가의 태도는 종종 환자의 경험에 있는 다른 사람들과는 대조된다. 분석가는 기꺼이 주의 깊고 민감하게 들으려 하며, 분석가의 요구, 감정, 또는 내적 반응, 인간 관계의 고유한 상황에 대한 책임을 느끼지 않으면서 환자가 자신 및 모든 생각을 언어적으로 표현할 기회를 제공한다. 비판이나 보복 없이 정동의 모든 범위를 경험하고 표현할 기회를 환자가 갖게 되는 것도 사실이다. 분석가의 적절하고 정확하게 시기를 맞춘 개입은 환자에게 친밀한 의사 소통과 이해의 감정, 환자가 이전에 경험했던 고립과 소외로부터의 안도감, 관계와 상황 속에서 주의와 관심의 중심 대상이 되는 기분을 제공한다. 분석가의 장기적인 헌신, 치료적 태도와, 환자에게 유사한 요구를 하지 않으면서, 환자의 정신분석적 진전을 지원하기 위해 고된 분석 작업에 기꺼이 헌신하려는 분석가의 태도는 정신분석 상황의 또 다른 특징이다. 분석가는 환자의 전이 대상으로서 자신을 기꺼이 사용하며, 환자를 교정하거나 억압하기 위한 보복 또는 개인적 요구 없이 그러한 전이에 관련된 왜곡, 치료동기의 오해 또는 불쾌한 스트레스가 무엇이든지 간에 받아들인다. 분석가는 또한 환자로부터 추가적인 요청을 받지 않더라도 환자의 사생활과 기밀을 유지한다. 그리고 분석가는 또한 환자로부터 추가적인 요청을 받지 않더라도 때로는 분석가 자신의 성취 수준을 넘어서는 정도까지, 성숙과 진보를 향하는 환자를 돕는 데 있어 경쟁이 없는 노력을 제공한다.

Gitelson(1962), Winnicott(1955), Modell(1976)과 다른 이들은 몇몇 저자들이 거의 문자 그대로의 형태로 설명했던, 정신분석 상황에서 제공되는 수용적 환경 및 환자-아이 관계의 역학적 유사성의 양상을 강조하였다. 체계적이지 못하거나 갈등을 겪는 생각을 전달하는 환자의 경험, 그리고 의미가 있고 말이 통하고, 이해되는 경험을 허락하는 방법으로 그 생각을 조직하고, 통합하고 설명하거나 해석하는 경청자를 가져 본 환자의 경험은 일상 생활에서는 거의 발생하지 않는다. 공감과 이해는 분석가에 의한 정확한 개입을 통해 가장 효과적으로 전달되며, 인지적인 인식 또는 통찰(아주 적은 증가)뿐 아니라, 환자의 낯설음 또는 소외의 감정, 개인적인 사고 과정에 대해 다른 이들로부터 소외된다는 감정, 그리고 혼자서, 남의 도움 없이, 깊게 자리한 내적 갈등을 극복해야만 한다는 감정을 감소시키는 결과를 가져온다. 분석가의 효과적인 개입은 또한 분석 과정을 통해 창조적인 상호 관계 및 도움의 감정을 전달한다.

게다가 전이의 변화하는 순간순간의 상태는 환자가 분석 상호 작용에서 다양한, 즐겁거나 즐겁지 않은, 소망하거나 방어적인 의미를 분석가의 탓으로 돌리도록 하며, 그렇게 함으로써, 분석가의 중립적인 기법과 의도에도 불구하고 전이 기쁨을 얻을 수 있도록 한다.

더욱이 만일 분석가가 효과적이고 성공적으로 나아간다면, 환자는 또한 환자 자신의 확장된 자아-지식과 인식에서, 그리고 분석가와의 경험을 포함하여 자신의 대인 관계에 증가하는 깊이와 풍부함에 있어서 기쁨과 만족을 성취할 것이다. 갈등을 효과적으로 다루는 새로운 능력은 또한 향상된 자신감과 자부심을 제공할 수 있다.

절제의 변화하는 다양한 효과

정신분석 과정에 대한 전이 절제의 영향은 많은 특징과 효과를 가지고 있다. 교육적 목적에서 여기 실린 증례에서는 개별적으로 고려되지만, 실제 임상상황에서는 그들이 동시에 및 또는 다양한 연합 또는 순서로 발생한다. 특정한 효과의 본질은 또한 분석의 단계에 따라, 그리고 정신분석 상황과 관계의 강도에 따라 다양해질 것이다.

여기서 사용된 증례는 전형적이고, 일반적이며 절제에 관련된 다양한 예시를 보여주기 때문에 선택되었다.

1. 다른 것들이 동등하다면, 전이 절제와 소망 또는 충동 만족의 결여는 그 압력의 특성을 강화하는 경향이 있다. 소망 또는 욕구가 더 강력하거나 집요할수록, 그 소망 또는 환타지가 더 직접적으로 의식화되고, 따라서 그 사람은 그 심리적인 효과를 더 잘 관찰하고 인식할 수 있다. 그러한 소망의 본질 또는 형태에 대한 의식적인 인식의 강화는 그러한 소망이 개인의 정신세계에 어떠한 영향을 미치는지에 대한 인식과 통찰을 향한 첫 번째 단계이다. 반면에 전이 소망의 파생 형태가 만족되면 그 강도와 독단적이고 동기 부여적인 특질은 감소하는 경향이 있어서, 환자가 의식적인 인지를 하려는 압력은 감소된다.

   예를 들어, 분석 2년째에 27세의 한 남성이 2개월의 여름 휴가 동안 나의 계획은 무엇이고 목적지는 어디인지 온화한 목소리로 물어보았다. 물어본 그 질문에 대해 실질적인 대답을 듣지 못하자 짜증을 표현하였고, "경직되고 비인간적인 분석적 태도"에 대한 경멸을 표시하면서, 나에게 "미안해 할 필요 없어요, 알게 되더라도 나는 당신을 따라가지 않을 테니까" 라고 장담하였다. 다음 회기 때, 그 환자는 누가 나와 함께 여행을 갈 것인가, 내 아내인가 아니면 내 애인인가에 대한 일련의 상상을 표현하였고, 또한 여행을 떠났을 때, 내가 강렬한 성적 문란에 빠져 있는 상상을 말하였다. 이는 그가 초등학교에 다닐 당시, 그의 아버지가 출장을 갔을 때, 아버지에 대한 유사한 질문과 상상을 회상하게 만들었다.

2. 유아기 및 아동기의 소망과 환상의 본질 및 그에 기인하는 갈등이 주어질 때, 그러한 요구와 욕구에 대한 전이 절제는 분석 과정이 전개될 수 있는 안전한 치료적 상황을 만들고 유지하는 데 도움을 준다. 전이 소망이 분석가에 의해 명백히 충족되지 않는 경험은 개인이 소망의 충족이 강요하는 행동적인 결과와 책임을 가질 필요 없이, 그러한 욕구를 자유롭게 표현하는 것을 더 안전하게 만든다. 그러한 소망의 표현에 대한 분석가의 최적의 태도와 반응은 치료적인 중립성으로부터 환자가 경험할 수 있는 고통, 갈등, 실망, 좌절을 존중할 뿐만 아니라, 이런 감정을 경험하는 사람을 칭찬하거나, 보상하거나, 비난하거나, 비판하거나, 굴욕감을 주지 않으면서, 그런 소망의 중요성과 영향력을 인정해 준다.

   한 매력적인 젊은 여성이 나에게 카우치에 와서 사랑을 나누자고 열정적인 단어로 자신의 욕망을 표현하고 나서, 잠시 침묵이 있은 뒤 그녀는 이렇게 말했다. "그렇게 자신을 통제 하고 감정적으로 초연한 당신이 나는 싫어요. 하지만 만일 당신이 나에게 어떠한 성적 흥미를 보였다면, 내가 한 일을 말할 수 없었을 거에요. 그리고 만일 당신이 나를 건드렸다면, 나는 밖으로 나가서 다시 돌아오지 않았을 거에요."

   환자들은 조심스럽고 반복적으로 분석 상황의 안전성과 보안성을 실험하며, 또한 그것을 편안하게 유지할 수 있는 분석가의 능력을 시험한다. 그들의 전이 소망과 갈등은, 리비도적이고 공격적인 것 모두, 파생적이고 상대적으로 피상적인 형태와 강도로 처음에 경험되고 표현되는 경향이 있다. 만일 환자가 덜 강렬하고 덜 원초적인 형태의 파생된 소망으로 전이 만족을 얻는다면, 그러한 충족은 더 깊고 더 원초적이거나 더 위협적인 전이를 표현하는 것이 "안전하지 않게" 만들어서 이런 전이가 궁극적으로 만족되지 않도록 하기 위해 환자에게 역설을 만들 수 있다. 결과적으로 미치는 영향은 환자가 더 깊고, 더 원초적인 형태의 전이의 출현에 반하는 더 지속적이고 활발한 방어를 유지하는 것이며, 상대적으로 피상적이고 "안전한" 수준의 경험과 의사 소통을 유지하는 것이다.

3세에서 8세까지 아버지와 공공연한 근친상간을 반복했던, 한 이혼한 중년의 여성이 근친상간적인 행동에 대한 어떠한 의식적인 기억도 갖지 않은 채 분석을 시작하였다. 그녀의 전이 경험에서, 그녀는 분석 상황과, 그녀에 대한 어떠한 의식적인 존경, 칭찬, 안심시키는 행동 또는 사랑을 표현하지 않는 나의 태도에 쓰디 쓴 실망과 분노를 표현하였다. 그녀의 이전 정신치료자는 따뜻하고, 용기를 북돋우며, 대놓고 배려하는 사람이었다. 나의 "냉정하고 차가운 중립성"이 계속되는 3개월의 지독히 우울한 불평 후에, 그녀는 결국 내가 성적으로 활발히 그녀와 관련될 것이라는 그녀의 이전의 확신감을 표현하기 시작하였고, 내가 아직 그녀의 불평에 항복하지 않았다는 사실에 안도감을 표현하였다. 이 전이 상호 작용은 결국 근친상간 기억을 회복하도록 만들었다.

3. 위에 언급했듯이, 모든 환자들은 자유롭고 자발적인 표현을 해도 안전할 것인지 결정하기 위해서 분석가와 분석 상황을 경험적으로 시험하는 경향이 있다. 만일 파생된 전이 소망, 방어 또는 갈등이 중립적이고, 효과적이며 적절한 방식(과도한 자극, 과도한 기쁨 또는 반감, 비판, 굴욕 없이)으로 다루어지고, 분석가에 의해 회피되지 않는다면, 치료적 동맹 관계에 있는 그 환자는 더 깊은 전이 갈등과 소망을 더 직접적으로 경험하고 표현하도록 고무된다. 이러한 방법으로 보다 더 깊고 더 원초적인 갈등에 의한 시험 과정이 뒤따르며, 분석가의 지속적인 중립적 분석 태도 및 반응에 대한 인식과 함께, 상황이 안전하고 통제할 수 있게 진행될 것이라는 안심이 생길 수 있다. 많은 환자들에게 있어 이러한 시험 절차는 마지막 종결 과정을 포함하여, 전체 분석 경험 내내 계속된다. 마지막 종결 과정에서 가장 강렬하고 궁극적인 시험이 종종 발생할 수 있다(Dewald, 1976).

   분석 2년 째에, 한 중년 남성의 회기를 방해하는 문소리가 났다. 나는 대답하러 문으로 갔다가 아무 말도 하지 않고 다시 의자로 돌아왔다. 그 환자는 방해 시점에 하던 이야기를 재개하였고, 몇 분 동안 계속 이야기하였다. 그가 그 방해받은 일에 대해 언급하지 않았다고 내가 지적하자, 그는 그럴 필요가 없다고 생각한다고 대답하였다. 그가 어떤 반응을 보였음이 틀림 없다고 말하자, 그는 유사한 상황에 대해 처음 분석을 받을 때 짜증을 표현한 적이 있다고 말했다. 그의 분석가는 주제를 바꾸었고, 그 후에 그와 유사한 방해 요인이 있었으며, 의자로 돌아와서 "미안합니다" 라고 말했다. 그 환자는 이것이 그 분석가는 자신의 분노를 참지 못한다는 것을 의미한다고 해석했으며, 계속된 분석에서 그는 그러한 감정을 억제했다. 내가 그의 공격성에 대해 똑같이 불편해 한다는 그의 전이 가정을 지적했을 때, 그는 그 방해 요인과 그의 전 분석가가 자신의 공격성을 다루길 꺼려했음에 대해 그가 느꼈던 깊은 분노에 대한 설명을 시작할 수 있었다.

4. 분석가가 때때로 안심, 칭찬 또는 "좋은" 행동에 대한 긍정적인 반응을 제시하거나, 또는 비판, 대안적인 판단, 힐책, 또는 다른 형태의 부정적인 반응을 제시하는 전이 패러다임의 정립은 환자가 분석가의 견해와 판단에 의존하도록 고무되는 상황을 만드는 경향이 있다. 그러한 상태는 개인적인 자아 관찰 및 평가에 대한 환자 자신의 자기 결정성, 독립성 및 능력을 향상시키는 것과는 대조적으로, 외부 권력으로부터의 전이 보상 또는 처벌을 얻기 위해서 수행하는 환자의 자발적인 경향성에 추가된 힘을 행사할 수 있다.

   무의식적인 경쟁적 아버지 전이와 관련된 한 내과 의사는 자신의 전문의 시험을 준비하고 있었다. 그는 시험의 임상 부분에서 무엇을 해야 되는지에 대하여 선배와 동료들에게 조언을 받았다. 시험 바로 전의 분석 회기는 일상적인 방식으로 끝이 났고, 나는 그가 떠날 때 시험에 대한 어떠한 말도 하지 않았다. 그는 조언에 대해 노골적으로 무시하는 태도를 보였고, 결국 시험에 떨어지는 결과를 낳았으며, 그 태도에 대한 분석은 내가 그의 성공을 두려워할 것이며, 시험에 대해 그를 처벌(거세)할 것이라는 환상을 보여 주었다.

   6개월 후에, 그는 다시 시험을 보았고, 머지 않아 그는 시험에 통과한다고 내게 말했다. 다음 회기에 그는 컴퓨터 에러가 있었다는 환상을 보고하였다; 실제로 그는 시험에 떨어졌고, 곧 그의 낙제에 대한 통보를 받을 것이었다. 분석을 통해 내가 그의 성공을 축하하지 않은 것은 내가 그를 싫어하기 때문이며, 시험에 통과함으로써 나에게 도전했다는 이유로 내가 다시 한 번 그를 거세할 것이라는 환상을 드러내 보였다.

   이 두 사건은 그의 성공에 대한 두려움과 그의 파괴적인 경쟁적 소망을 나에게 투사시킨 정도의 중대한 경험적 수준을 노출시키는 데 있어 중요한 사건이었다. 내가 첫 번째에 그에게 "행운을 빌어요"라고 말했다면, 또는 두 번째 사건에서 그를 축하했다면(두 경우 모두 정상적인 "인간적" 비분석적 행동이다.) 그는 평범하게 시험을 통과했을 것이고, 근원적인 갈등은 나타나지 않았을 것이다.

5. 대부분의 분석가들은 일반적인 분석 상황에서 직접적인 조작적 지시와 제안은 적절하지 않다는 데에 동의한다. 그러나 정신분석적 관계의 본질상 강력한 제안적 힘은 계속적으로 작용한다. 개인적인 감정, 가치 및 견해에 대한 행동적 단서가 일반적으로 부족하고 분석가에 의해 제시되는 언어 표현이 상대적으로 적고, 의미에 대한 작은 단서를 살피려고 환자들이 끊임없이 시도하는 상황에서, 분석가가 말하거나 행동하는 모든 것(또는 말하지 않거나 하지 않는 모든 것)은 환자에게 중대한 내면화된 의미와 압박을 준다. 이러한 방법으로, 환자는 분

석가를 올바르게 또는 올바르지 않게 “읽으며”, 그러한 자료를 생각, 정동 및 전이 상호 작용의 안내로서 사용할 수도 있다. 그리고 이러한 “자료”는 환자에게 추가적인 의미와 힘을 주는데, 이는 다른 인간관계의 상호작용에서 일반적인 피드백이나 정보에 의해 상쇄되거나 교정되지 않기 때문이다.

직접적인 전이 실행을 전달하는 상호 작용 또는 반응은(긍정적이든 부정적이든) 그래서 환자에게 증가된 중요성을 주며, 때로는 분석가의 의식적인 인지를 가지고, 또 때로는 그러한 인지를 가지지 않고, 환자의 사고 과정과 행동을 조작하고 제어할 위험을 수반한다.

한번은 한 환자가 직접적인 성적 전이 환상을 표현하기 시작할 때, 내가 의자를 살짝 이동시키는 소리를 들었다. 그녀의 연상은 재빨리 멈추었고, 긴 침묵이 뒤따랐다. 그 침묵의 분석을 통해 그녀는 내가 의자를 끄는 행동이 내가 그녀의 환상에 화가 났고 탐탁치 않아 하며, 그녀가 이야기하는 것을 멈추길 원했다는 것으로 해석했다는 것을 드러냈다. 나는 우리가 그 침묵 자체를 분석할 때까지, 그녀의 침묵에 대한 계기를 알아채지 못했다.

6. 중대하게 의미 있는 전이 소망의 출현이 행동의 충족없이 생겨나고 동시에 분석적 자아 관찰의 관점에서 그런 소망을 바라보면, 환자는 소망과 욕구를 행동으로부터 분리하라는 반복적인 배움을 경험하게 된다. 이러한 구별이 정립되면, 환자는 정신 내적이고 대인 관계에 관련된 소망과 욕구에 대하여, 조절, 통제 및 의식적인 자유 의지적 의사 결정을 할 수 있는 자신의 능력에 더 큰 자신감을 가질 수 있다. 이러한 자신감 있는 능력은 환자가 다른 경우라면 용인할 수 없는 소망과 환상의 조직에 한층 더 의식적으로 접근할 수 있게 된다. 이는 행동적 통제의 상실에 대한 위협이 감소할 것이기 때문이다. 그러한 변화는 사고(“행동만큼이나 나쁜 생각”)에 대한 초자아의 금지를 해결하는 것을 도울 수 있으며, 또한 판단, 종합, 충동 제어, 그리고 궁극적인 승화의 발달에 대한 자아의 능력을 향상시킬 수 있다.

   분석 과정의 후반부에 있었던 한 환자는 이 문제를 다음과 같이 표현하였다: “내가 분석을 시작하였을 때, 나는 내 생각은 매우 나쁘기 때문에 그 생각을 표현하는 것을 두려워했어요. 그리고 나는 당신의 감정을 상하게 하거나, 그렇지 않다면 당신이 나를 비밀리에 싫어할 것을 걱정했어요. 그리고 내가 비밀로 하지 않고 나 자신을 표현한다면, 나는 경멸 당하거나, 뭔가 통제력을 잃어버릴 것이라 느꼈죠. 이제 나는 내가 원하는 것을 말할 수 있고, 사물과 나의 생각을 통제할 힘을 갖고 있어요. 결국 기분은 그렇게 두렵거나 위험하지 않다는 것을 알아요.”

7. 전이 소망의 파생물에 대한 만족은 잠시 동안 그 강도를 감소시키고, 그렇게 함으로써, 그에 관련한 갈등을 감소시키는 경향이 있다. 이러한 강도의 감소는 정밀한 조사 또는 연상을 약화시키고, 지식화하며, 때로는 사실에 대한 재구성을 함으로써, 문제에 대한 정서적인 분석 경험을 상실하게 할 수 있다. 상호 작용을 분석하기 앞서 절제는 논의 중에 있는 갈등의 강도를 고조시키는 경향이 있으며, 그렇게 함으로써 특정한 전이 사건의 훈습과 해소에 있어 생

기와 정서적 특질을 고조시킨다.

분석 초기의 한 여성 환자는 나에게 아이가 있냐고 물었다. 그녀의 질문 뒤에 어떤 의도가 있는지, 그리고 왜 그 시점에 그런 질문이 나왔는지 내가 묻자 그녀는 짜증을 냈으며, 분석가들은 너무 경직되고 비인간적이며, 그들의 분석 대상자와 같은 인간이 되기를 꺼려한다고 말했다. 몇 주 후에 그 환자는 똑 같은 질문을 내게 하면서, 어떤 대답을 기대하지도 않으면서 왜 그런 질문을 했는지 스스로 궁금해 했다. 잠깐의 침묵이 흐른 후, 그녀는 8살 때 아버지가 이미 결혼한 적이 있고, 한 번도 만나보지 못한 배다른 두 명의 형제 자매가 있다는 사실을 알게 되었을 때 느낀 충격과 비통함을 설명하였다. 그 시점에서 그녀는 나와의 관계 초반에 그녀에게 닥쳐올 수도 있었던 놀라움에 대해 걱정과 두려움을 인식할 수 있었다.

내가 그녀의 원래 질문에 사실대로 대답했다면, 이것과 같은 고민이 다른 분석적 상호 작용을 통하여 의식 밖으로 나올 수 있었는지에 대해 논쟁의 여지가 있을 것이다. 그게 사실이긴 하지만, 분석은 이미 그러한 조사를 해 볼 기회를 낭비하지 않을 만큼 충분히 긴 것이다.

8. 만족 대 절제의 문제는 또한 환자의 연상과 전이 관계 안에서 경험되는 저항과 방어의 과정과 관련이 있다. 만족, 수용 또는 특정한 방어나 저항의 강화, 또는 결국 그것을 해석하고 분석하는데 있어서의 실패는 갈등을 피하고, 환자의 불안을 감소시키며, 일시적인 편안함의 감정을 향상시키는 경향이 있다. 그 결과 정신적 갈등의 중요한 요소를 훈습하는 데 있어 분석적인 검토와 경험은 회피될 수 있다. 이는 모든 저항이 즉시 해석되어야 한다거나, 환자가 일시적으로 특정한 방어를 유지하는 데 적당한 시간이 분석 과정에는 없다고 말하는 것이 아니다. 이는 분석가에 의한 신중한 기법적 결정을 반영해야 한다는 것이며, 환자가 피해진 내용에 직면하게 될 준비가 되었다고 생각할 때, 문제가 되는 저항이 분석되어야 한다는 것이다. 만일 환자가 이미 갈등과, 저항에 대해 인식하고 있고, 분석가는 그 문제를 직접적으로 설명하지 않는다면, 그 환자는 분석가가 그 내용에 직면하기를 꺼려하거나 두려워한다고 이해하게 되며, 결국 더 강렬하거나 더 지속적인 저항을 야기한다.

분석을 잘 진행하던 한 남성은 극찬하는 말로 나에 대한 감탄, 존경, 애정과 이상화를 반복적으로 표현하였다. 그의 소망은 나의 피보호자가 되는 것이며, 나의 과학 원고와 논문의 사후 집행자로서 일하는 것이었다. 이러한 환상은 그가 나의 죽음을 생각하고 있음을 암시한다고 내가 지적하자, 그는 매우 당황하였고 불안해 하였으며, 매우 어렵게 자신이 나보다 더 우월하다고 생각하는 근원적인 환상을 인정하였으며, 내가 더 늙고 약해져서 나의 보복에 대한 두려움 없이 내 자리를 차지할 수 있을 때까지 기다리는 환상을 인정하였다.

9. 전이 기대와 소망의 만족은 많은 형태로 발생할 수 있으며, 분석가에 의한 특정한 개입의 효과는 개입 그 자체의 형태나 내용에 의해서보다는 환자의 전체적인 전이의 본질에 의해서 더 결정될 수 있다. 그 시기의 전이의 본질에 따라 같은 개입 (또는 개입의 실패)은 환자에 의해

만족 또는 절제로 인지될 수 있으며, 그래서 다양한 환자에 대해 특정한 기법적 개입의 효과는 유사한 가변성을 가진다.

어머니에게 의해 사랑 받지 못한다는 감정의 분노 전이를 재현하던 한 환자는 나의 침묵을 내가 그녀를 돌보지 않고 그녀가 사랑스럽지 않다는 데 대한 더 혹독한 증거로서 경험하였다. 몇 주 후의 다른 회기 때, 그녀의 감정을 분석하는 동안 그녀는 유사한 침묵 반응을 경험하였는데, 내가 수용받기 원하는 그녀의 감정에 매우 세심한 주의를 기울이는 것으로 느꼈다. 이 두 경우에 환자의 반응은 결국 분석적으로 탐구되어야 한다.

10. 대부분의 환자들은 효과적인 분석 과정에서 결국 전이 갈등의 전형적인 "이중-구속"을 경험하는데, 이는 중요한 발달상의 과정을 반복하는 것이다. 유아기 및 아동기의 발달 단계와 갈등을 반복하고 재현하는 전이 압박 하에서, 환자는 의식적으로, 또 무의식적으로 전이 환상과 소망, 또는 그러한 소망의 방어적이거나 적응적인 타협에 대해 보완적인 분석가의 반응으로부터 기억이나 감정을 불러 일으키려 한다. 그러한 전이 반응에 대한 절제는 상처, 실망, 좌절, 수치 또는 경멸과 같은 감정으로 연결될 수 있으나, 동시에 그러한 절제를 통해 금기는 위반되지 않을 것이며, 분석 상황은 안전하게 보호될 것이라는 안심을 하게 된다. 전이 소망과 요구의 만족은 순간적인 흥분, 즐거움, 성취, 또는 안심으로 연결될 수 있지만, 또한 수치, 죄의식, 강화된 갈등 및 치료적 동맹과 분석 상황의 붕괴를 야기할 수 있다. 이는 전-오이디푸스적이고 오이디푸스적인 소망이 최적으로 용인되어야 하며, 환경적 대상에 의해 아무 문제 없이 용인되어야 하는 아이들에 의해 경험되는 일종의 발달상의 갈등을 표현하지만, 그들에게 그러한 소망의 과도한 자극과 만족은 불안, 죄의식 그리고 다양한 자아 왜곡을 불러 일으킬 수도 있다. 아이들에게 있어 발달상의 임무는 과도한 죄의식 또는 수치심 없이 그 소망의 존재를 경험하고 용인하는 것이며, 그와 동시에 직접적인 만족의 한계를 받아들이고, 연기되거나 대체된 성취에 대한 인내를 얻는 것이다.

소녀였을 때 아버지와 장기적인 직접적 근친상간적 성관계를 경험했던 한 여성이 미리 회기를 취소하였다. 몇 일 후에 그녀는 자신의 계획이 변경되었음을 알렸고, 분석 회기가 여전히 가능한지 물었다. 내가 그렇다고 말하자, 그녀는 기쁨을 표현하면서 참석하겠다고 알렸다. 다음 날 그녀는 불안하고 쌀쌀맞았으며, 연상에 어려움을 겪었다. 그녀의 행동을 분석하면서, 그녀는 내가 "잘 대해주고" 그녀가 회기를 연기하도록 해 준 것은, 내가 약하고 그녀에게 너무 많은 관심을 두고 있으며, 그녀에게 어떤 부적절한 기대를 하고 있다고 그녀가 생각한다는 것을 보여 주었으며, 그녀는 내가 그녀의 시간을 다른 누군가에게 주었기를 방어적으로 바라고 있음을 알려 주었다. 동시에 이러한 상호작용의 분석은, 그녀에게 우리 각각에 의한 부적절한 행동을 야기하는 것 없이, 현실 기반의 요구 사항 성취를 경험할 기회를 제시하였다.

11. 상반되고 모순되는 전이 소망이 공존하는 복잡하고 다면적인 상황이 자주 있다. 한 가지 소망의 만족은 동시에 다른 것을 좌절시키거나, 그 반대일 수도 있다. 그러한 상황에 대한 최적의 관리는 상반되는 전이의 복잡성에 대한 인식을 필요로 하며, 모든 활동적인 전이에 대한 해석적 주의를 기울이는 것을 필요로 한다. 절제는 분석 태도와 입장을 통해 유지된다.

비판 받고 거부되는 것의 전이 기대를 가진 한 환자는 감정적 거리와 거친 태도의 방어적인 입장을 유지하였다. 복잡한 사건을 설명하는 데 있어, 그는 자신에게 잘못이 있고, 동료와의 갈등 상황에 대해서 자신이 비난받아야 한다고 말했다. 환자의 이전에 인식된 자기 패배적 행동(환자가 기대하고 의식적으로 끌어내길 추구했던)을 해석하기보다는, 나는 대신에 나에 의해 오해 받고 비난 받는 감정을 위해 호의적이지 않은 곳에 자신을 두길 원하는 그의 소망을 해석하였다. 이는 감정적 분리를 유지하려는 그의 소망을 정당화하였다. 환자는 갑작스럽게 울음을 터뜨리며 반응하였고, 이해 받는다는 것에 대해 깊은 만족을 표현하였다; 바로 후에 그는 화를 내며, 내가 그를 속이고 있다고 비난하였고, 자신의 감정적 방어를 풀고 나를 더 신뢰하고 싶다는 유혹에 항복했으니 자신이 바보가 될 거라고 했다. 그는 내가 그의 갈등의 강도를 증가시켰다고 화를 냈다.

12. 유아 및 아동기 소망과 환상에 대하여, 퇴행 전이 열망을 의미있게 의식하는 경험은 모든 성공적이고 잘 실시된 정신분석에서 중요한 부분이다. 그러나 분석은 그러한 소망과 환상이 기본적인 인간의 요구와 소망에 대해 나이에 맞는 수준의 표현과 대상 선택으로 대체되는 것을 증진하기 위해 설계된 치료 절차이다. 만일 정신분석 과정이 유아 및 아동기 환상의 파생물의 활발하고 지속되는 실제적인 충족을 제공한다면, 그리고 만일 분석적 상호 작용이 수단이기보다는 목적이 된다면, 과거에 대한 환자의 고착은 커지게 되고 부적절한 대상과 소망을 포기함으로써 생겨나는 정신 구조의 성숙한 변화는 매우 지연될 것이다. 때로 이것은 끝이 없는 분석으로, 원래의 분석 목적은 사라지고 전이와 역전이의 힘에 의해 계속 상호 살아 나가는 교착 상태로 이끌고 말 것이다. 또 어떤 경우에는 행동화에 대한 경향을 향상시킬 수 있으며, 특히 만일 분석가에 대한 환자의 전이 압박이 성공적으로 분석가의 중립적 위치를 손상시키고 상당히 지속되는 만족을 불러 일으킬 때 더욱 그러하다.

자신의 내과 전문의의 요청으로 면담에 온 한 중년 여성은 같은 분석가에게 지난 14년 동안 일주일에 4번 분석을 했다고 설명했다. 첫 5년 동안, 그녀는 의미 있는 증상의 완화를 얻었고, 이제 그녀가 이전의 죄의식 없이 즐거움을 받아들일 수 있게 해 주는 몇몇 통찰과 기질에 대한 변화를 얻었다고 말했다. 최근에 수년 동안 그녀는 그 분석가를 자신의 삶에 있어서 다양한 사건과 고민을 자신의 배우자보다 더 쉽고 안전하게 이야기할 수 있는 사적인 친구로 느껴진다고 했다. 그녀는 그 분석가를 그녀가 어린 아이일 때 돌아가신, 매우 사랑했던 삼촌을 대체하는 대상으로 보고 있었다. "내 삼촌을 다시 보는 것은 나를 기쁘게 만들어요.

그리고 나는 분석을 위해 지불할 돈이 있기 때문에, 이러한 관계를 즐길 수 있도록 무기한으로 분석을 계속할 계획을 했어요, 나는 결코 이것을 그만두지 않을 거에요."

13. 환자의 주요 병적 측면이 전-오이디푸스적 또는 언어이전 단계의 것이라 하더라도, 그리고 이러한 갈등이 다양한 자아 기능의 발달을 정지하는 결과를 가져온다 하더라도, 분석 중인 그 성인 환자는 어린 아이와는 같지 않다. 원초적인 전-오이디푸스적 전이와 갈등이 분석 과정에 의해 움직이고 강화되어 가면서, 적절한 수준의 전이 절제는 언어이전 혹은 기억이전의 경험으로부터 언어적 묘사와 의사소통으로의 점진적인 변화를 이끌어 낸다. 분석 과정의 일부로서, 그러한 성인은 자신의 즉각적인 전이 경험을 설명해야 할 때, 빈약한 언어적, 의사소통 기술을 점점 더 사용할 수 있게 된다. 이렇게 초기의 서툰 언어 표현을 시작으로 상호 작용적인 의사 소통, 조절 및 종합이 가능해진다. 그러한 요구와 감정 상태(행동에 반하여)를 전달하기 위한 언어의 사용은 개인 간의 분리를 더 효과적으로 인정할 수 있게 해주며, 더 정확하고 복잡한 형태의 언어적 표현의 발달로 이어질 수 있다.

    주요한 두 사람관계(dyadic) 및 전-오이디푸스적 갈등과 병적 측면을 가진 한 젊은 여성이 심한 식욕 이상 항진증, 만성적인 이 갈기, Isakower 현상(역주: 분석 중 잠에 빠지는 현상)의 느낌, 신체 이미지의 왜곡, 강화된 분리 불안과 전이에 있어 다양한 분리-개별화의 재현을 경험하기 시작했다. 퇴행적인 행동 현상의 언어적 해석을 제외하고 절제와 함께 모범적인 정신분석 상황의 유지는 그 환자가 점차적으로 점점 복잡하고 설명적인 형태로 자신의 정동과 자아 상태를 말로 표현하도록 만들었다. 그러한 언어 표현에 대한 증가하는 능력으로, 행동화와 변형된 신체 이미지에 있어서 감소가 나타났으며, 갈등의 삼자관계(triadic)인 오이디푸스 수준으로의 궁극적인 진전이 일어났다.

14. 드물지 않게 환자의 전반적인 전이 행동의 효과는 분석가에게서 정서적이거나 행동적인 방법으로 반응하고자 하는 충동을 끌어냄으로써, 환자의 원래 전이 표현을 보완한다. 분석가는 그러한 주관적인 역전이 반응을 전이 자극의 신호로 사용하고, 즉각적인 개입 또는 행동보다는, 그의 만족시키고자 하는 역전이 반응을 자기분석적 탐구의 계기로 만드는 자극으로 사용할 수 있다.

    분석 중간 시점에서 한 남자는 몇몇 회기 동안 분석과 나에 대해 일련의 불평과 경멸과 분노의 반응을 표현하였다. 나는 화난 실망감의 지속적인 장황한 설명에 대해 짜증난 기분을 인지하였고, 왜 저 환자가 분석 회기에 오려고 애쓰는지, 또는 그렇게 분노한다면 왜 일어서서 나가지 않는지 스스로에게 물어보았다. 이러한 인식은 내가 처음의 짜증스런 감정과, 환자를 직면시키고 거부할 소망을 억제하도록 하였으며, 대신에 환자의 행동을 이전 주 동안에 사랑과 존경의 언어화된 감정에 대한 반응으로서 거절을 유발하는 방어적 소망이라 해석하였다.

15. 환자의 정신 병리와 성격 구조상 그들의 소망에 대해 어떠한 작은 좌절 또는 실망도 참을 수 없는 것이라고 여기는 환자들 중에 결국 분석이 가능한 경우도 있다. 그들에게 일반적인 경우에서의 적절한 전이 절제의 수준은 그들이 분석에 자유롭게 기꺼이 참여하는 마음을 위협할 수 있다. 파생된 전이 표현을 전략적으로 만족시킬 필요가 있지만, 그러한 만족의 효과는 논의 중인 사건이 발생한 후에는 분석적인 조사를 받아야 한다. 이런 만족을 둘러싼 문제의 분석적 접근과 해석을 통해서, 파생된 소망의 직접적인 충족에 대한 환자의 요구가 점차 언어화 되고, 행동화가 서서히 반복적으로 반성적인 인식으로 이끌어지며, 점차 충동조절능력이 향상된다. 행동화가 주요한 기질적인 적응의 형태인 환자에게 있어, 이는 길고 아주 힘들고 지장을 주는 과정이다. 하지만 만일 그것이 결국 성공하지 못하고, 전이 만족이 적절한 수준의 절제에 의해 점차적으로 대체되지 않는다면, 진정한 정신분석 과정이 일어났는가 의문이 생겨날 수 있다.

한 의사의 아내는 분석 3년 째 되는 해에 그녀의 남편이 치료 초기부터 그녀에게 수면제를 처방해 왔다고 고백하였다. 그것에 대하여 물었을 때, 그녀는 내가 그것을 못마땅해 하며 약을 사용하도록 허락하지 않을 것 같았다고 말했다. 그 시점에서 나는 내가 그녀에게 약을 처방할 것이며, 한 달에 한 번 처방이 필요할때면 나에게 말하라고 하였다. 그 후 8개월에 걸쳐 처방전은 그녀의 불면증의 복합적인 의미를 이해하고 활발한 분석 작업을 진행하는 데 도움이 되었으며, 그녀는 더 이상 약이 필요없게 되었다.

16. 분석가가 앞에서 설명한 대로 중립적인 관찰적 절제를 대체적으로 유지하다가, 심한 고통과 퇴행의 시점에서 전이 만족을 제공한다면, 그는 부주의하게 증상의 퇴행을 강화하고 증진하는 것이다. 환자는 의식적으로 또는 무의식적으로, 고통, 고난, 그리고 와해된 행동은 분석가의 관심과 적극적인 관여를 보다 직접적으로 유도한다고 인식한다. 만일 이러한 형태가 해석에 의해 역전되지 않는다면, 분석가가 유발하게 되는 파괴적인 전이 퇴행이 뒤이은 분석 과정을 방해할 수 있다. 그리고 일단 그러한 과정이 시작되면, 자동적으로 지속되는 경향이 있다.

경계선적 성격 특징을 가진 한 젊은 여성이 분석 4년 째 되는 해에, 주요한 어린 시절의 외상에 대하여 극도로 고통스러운 기억과 갈등을 회복하기 시작했다. 그녀는 매우 미미한 사회적 지원 체제를 갖고 있었으며, 주말에는 점점 더 강렬한 분리 불안과 버려진 기분을 경험하였다. 그녀가 소외감과 버려진 기분을 극복하도록 돕기 위한 역전이가 고조된 상태에서, 나는 분석 회기의 것과 유사한 대화 방식으로 그녀와 주말 전화 통화에 응했다. 정규 분석 회기 동안 전화 통화를 다루려는 나의 노력에도 불구하고, 그것은 너무 빈번해졌고, 더 절박해 졌으며, 결국 평일 저녁에도 통화를 하게 되었다. 그녀의 퇴행적인 의존성과 분열은 결국 분석이 중단될 때까지 꾸준히 증가하였다.

분석 2년째에 있던 또 다른 환자는 그녀의 전 분석가가 때로 그녀가 격렬한 불안 또는 "분리"된 것 같은 감정을 경험할 때, "연결의 느낌을 유지하기 위해서" 그녀의 손을 잡곤 하거나, 회기가 끝날 때까지 그녀가 그 분석가를 안고 있도록 허락했다고 말했다. 이러한 행동은 격렬한 고통으로부터 그녀를 안심시켜주었으며, 그녀는 점점 더 이러한 징후가 생길 때마다 그의 존재와 관심이 더 절박해 짐을 느꼈다. 그러나 그녀는 또한 자신은 결코 의식적인 성적 환상을 표현하지 못할 것이라는 인식을 하게 되었다. 그녀는 분석가와의 상황에 대한 통제를 유지해야 할 사람은 바로 자기 자신임을 깨달았고, 관련된 쾌락에 대한 애착의 감정에도 불구하고 그녀가 자신의 더 깊은 신경증적 갈등에 마주하고자 한다면, 그 치료를 궁극적으로 중단해야 한다고 인식하였다(그녀 친구의 도움으로).

요약

분석가에 의한 절제는 환자에 대한 완고함, 경직, 감정적 냉철함 또는 처벌과 유사한 의미가 아니며, 또한 분석가에 의한 장시간의 침묵 또는 비활동과 유사한 의미도 아니다. 대신에 그것은 분석동기와 의미에 대한 호기심, 인간 행동의 다중 결정적인 본질의 인식, 모든 행동의 개념의 용인("정상"이든 "신경증적"이든 간에)의 태도와 관련이 있다. 이런 행동은 갈등을 일으키는 경향이 타협형성으로 나타나며, 분석의 전반적인 목표를 고통의 즉각적인 완화나 경감보다 우선시하려는 의지와 관련있다. 절제를 유지하는 가장 효과적인 방법은 이해했음을 보여주고 동시에 환자의 갈등과 고통을 존중하는, 적절하게 전달되는 해석을 통해서이다.

분석이 진행되면서 환자가 절제의 효과를 인식하게 되면, 분석가의 분석 기능에 대해 점점 더 많은 동일시가 생길 것이다. 전이 절제의 유지는 결국 치료적 동맹의 견고함을 향상시키며, 자기분석, 훈습 및 나이에 맞지 않는 오래된 소망과 목표를 포기하려는 환자의 노력을 촉진한다.

8장

외상의 재구성 증례

Robert L. Tyson, M.D.

분석에서 환자가 할 일은 과거의 흔적들을 기억하고 제공하는 것이다. 분석가가 할 일은 환자가 기억의 흔적에서 잊어버린 것들을 발견하는 일, "좀 더 정확히 말해서 기억을 구성하는 일"이다(Freud, 1937, pp.258-259). 다시 말해 환자가 제공한 기억의 자취들을 연결시키고 채우면서 잃어버린 다리를 놓아 경험을 구성한다. 분석가는 자신이 구성한(또는 재구성한 프로이트는 이 두 용어를 혼용해서 사용했다) 내용을 환자에게 전달하면서 환자의 마음속에 이러한 연결점을 만들어준다. 이렇게 연결된 다리가 유효한가 여부는 분석기법, 즉 그 연결방식과 시점 그리고 그 내용에 달려있다.

재구성과정을 면밀히 들여다보면, 환자가 제공하고 분석가가 작업하는 기억의 흔적과 조각들은 다양한 형태를 띤다. 프로이트(1937, p.258)는 분석상황이나 아닌 상황에서 보이는 환자의 행동이나 환자의 연상에 내포된 암시, 그리고 꿈에서 그러한 형태가 간명하게 드러난다고 했다. 그는 전이를 "환자가 잊어버린 자료들에 연결된 감정으로 돌아가도록 특별히 계산된" 것으로 간주했다. 분석가가 이러한 자료들을 가지고 하는 작업에 대해서는, "분석가가 추정하고 있는 유기적 그림에 이러한 기억의 조각들을 한 번 더 끼워 넣는 것이 정신치료자가 할 일이다"라고 했다(Breuer and Freud, 1893-1895, p.291). 그리하여 분석가 측에서의 이러한 작업은 환자의 정신세계가 어떤 패턴인지, 그 이론이 무엇인지에 달려있다. Kennedy(1971)가 지적한 대로 프로이트는 재구성 또는 구성이라는 용어를 두 가지 의미, 즉 분석가의 마음에서 일어나는 과정과 분석가에 의해 이루어지는 언어적 개입의 한 유형으로 사용했다.

프로이트에 이어서 Greenson(1967, p.16)은 분석가가 환자로부터 제공된 자료를 가지고 어떤 지적인 작업을 해야 할 필요성에 대해 강조했다. 분석가는 그의 직관과 공감으로부터 나오는 통찰을 가지고 환자의 삶의 커다란 부분을 재구성한다. 프로이트에게 그러했던 것처럼, Greenson에게도 전이신경증은 임상적 관심의 초점이 된다. Greenson은 하나의 단편적 행동이 잊혀진 경험들을 연결시켜주는 자취들 중 하나라는 사실을 분석가가 감지하는데 비록 수년의 세월이 걸릴 수도 있지만(p.265), 환자는 전이 안에서 오이디푸스기와 그 이후 시기의 다양한 소아기 신경증을 재경험하고 훈습한다고 말한다(p.185). Greenson이 그의 임상증례에서 전-오이디푸스기에서 유래한 요인들을 고려했다는 증거들도 많이 있지만, 분석가의 지적 작업에 있어서의 지배적 원칙이 되는 것은 오이디푸스기의 패턴이라는 점은 명백하다.

프로이트(1937)는 나아가서 해석적 개입과 구성 혹은 재구성적 개입의 차이를 구분했다. 해석은 환자의 무의식적 정신 생활의 한 개의 요소나 측면을 다루며 그것들 전체를 의식화하여 더 잘 이해하게끔 한다는 목표를 가지고 있다. 재구성은 Greenson이 말했듯이, 다양한 해석들을 함께 가져다가 환자의 내부와 주위에서 현재 계속되고 있는 삶을 다루는 것으로서, 이러한 요소들의 운명을 설명해 줄 것이다(1967, p.323). 분석가는 재구성을 해나갈 때 부모의 감정, 행동, 동기들과 같은 요소들이 지금 환자의 내부에서 진행되고 있는 것과 밀접하게 관련되어 있다면, 그러한 요소들에 관해서 가설을 세워도 괜찮다고 Greenson은 부언했다.

이 글에서 나의 주된 목표는 분석가가 어떻게 그의 작업을 해나가며 분석 과정을 증진 및 심화시키기 위하여 환자의 과거의 부분들을 어떻게 재구성해 나가도록 요청되는지의 증례를 보여주는데 있다. 나는 높은 지성을 가졌으나 자기애적 성격장애를 비롯하여 많은 뚜렷한 신경증 증상을 가지고 치료에 찾아온 34세의 남자환자 분석증례 중 몇 부분을 선택해서 기술하려고 한다. 이 증례는 환자의 전-오이디푸스기와 이후의 신경증적 정신병리가 혼합되어 있는 것을 보여주기 위해 마련되었다. 또한 이 증례는 전이의 발전과정에 반영된 방식과 환자의 소아기 경험의 의미 있는 측면이 구성될 수 있게 하는 과거의 자취들이 나타난 모습을 강조한다. 특별한 재구성에 잇따라 네 살 때의 외상적 사건에 대한 감정 실린 기억이 회복되었다. 한번 기억이 되살아나자 이 경험과 그 기억이 스크린 기억으로 작용하여 환자의 어릴 적의 자기애적 영역에서의 고통들과 그리고 현재의 오이디푸스기 갈등을 조직화하고 함께 가져오는 방식을 이해할 수 있게 되었다. 환자의 우수하고 특별한 지능이 방어적, 적응적, 발달적으로 활용된 방식들 또한 기술된다.

배경

A씨는 그의 아내를 분석하고 있던 한 동료에 의해 의뢰되었다. A는 그의 결혼생활이 파탄이 나고 있었기 때문에 도움을 요청하였는데, 그도 어느 정도 책임을 느끼고 있었으므로 분석 받기를 원했다. 그는 자신이 왜 치료를 원하는지 다른 이유에 대해서는 암시적 언급은 있었으나 자세히 말하지는 못했고, 자신은 자기 집에 따라와서 칵테일을 한잔 할 수 있는 분석가를 원한다고 말하는 것으로 보아 분석이 그를 위해 무엇을 해줄 것인지에 대해 뚜렷이 불안해하고 있었다. 그는 완전히 방어할 수 없는 상태로 될까 봐 두려운 나머지 처음에는 내가 제안한 주 5회의

치료횟수를 4회로 줄여달라고 했다. 그러나 자신이 나를 만나지 않고도 오는 주말을 잘 견뎌낼 수 있을지를 자문한 다음에 그는 주 5회의 치료에 동의했다.

분석작업으로부터 주로 모아진 간략한 병력은 다음과 같다. A는 부유한 유대인 가정의 세 아이 중 막내였다. 나이차가 많이 나는 큰 형은 예외적으로 재능이 많고 학업 능력을 타고났으며, 결혼하여 수지가 좋은 자신의 사업을 일으켰다. 4세 위의 누나는 그가 표현하기를 "B급"학생이라고 했다. 그녀는 대부분의 생활에서 부모와 형제들에게 무시를 당했고, 어떤 영역에서도 형제들과 경쟁이 안되었다. 환자의 묘사에 의해 집안의 경쟁적인 분위기가 잘 그려졌는데, 환자가 두 살 반이었을 때 그는 그의 천재적인 지능을 사용하여 완벽한 암송을 해냈고, 기억에 의하면 그의 누나는 언어장애를 교정하기 위한 발성법 레슨을 받느라고 쩔쩔 매고 있었다고 한다.

환자의 아버지는 자수성가한 사람으로 그 아들에게 학교공부를 잘 하는 것, 돈을 버는 것, 지도자가 되는 것이 중요하다고 누차 강조했고, 자신을 하나의 모범으로 제시하면서 사람이 얼마만큼의 돈을 가지고 있는 지와 사람이 느끼고 생각하는 바를 어떤 이에게도 드러내지 않는 것이 중요하다고 가르쳤다. 그의 아버지는 비밀스럽고 멀리 떨어져 있으며 때때로 부재했으며, 분노발작이 일어났을 때조차도 A는 아버지를 지성과 미덕의 전형으로 우상화했다. 그는 자기 몫의 관심과 돌봄을 챙길 뿐 아니라 학교에서 그의 형보다도 훨씬 훌륭하게 행동함으로써 자신에 대한 부모의 기대에 순응했다.

A의 어머니는 비록 아버지보다 더욱 주의 깊고 확실히 더 말수가 많고 마음을 열고 그를 존중해 주었으나, 그럼에도 불구하고 사람은 항상 자기 스스로를 돌봐야 하고 다른 누구도 신뢰해서는 안 된다는 남편의 철학을 자기 식으로 아이들에게 주입했다. 예를 들면, 그녀는 "아이를 강인하게 만들기 위해서"라며 아직 유아였던 큰 아들을, 비록 옷은 입혔다지만 한 겨울에 침대째로 수 시간씩 심한 눈보라 속에 내놓았다고 한다. 수년 동안 환자의 누나는 매 계절 내내 창문도 없고 셔터도 없는 현관에서 잠을 잤다. 환자는 가장 많이 보호받았는데, 그것도 난방이 들어오지 않는 창문 열린 다락방에서 자는 것이었다. 특별히 겨울에는 이 때문에 그의 야뇨증상이 악화되었고, 그는 등이 얼어버리는 것 같았던 느낌을 회상했다. 이 감각은 그의 아내와의 섹스에 실망을 느꼈던 결혼 초기의 신체증상으로 다시 나타났고, 분석과정 중에는 가끔씩 자신이 여자에게 배신당하고 있다거나 좌절 당하고 있다는데 대한 격분을 느낄 때에 나타났다.

야뇨증 외에도 A는 똥이나 구두약, 신발냄새, 높은 곳, 그리고 새를 두려워하는 공포증을 비롯한 다른 소아기 증상들도 있었다. 이 증상들의 일부는 비교적 변형되지 않은 양상으로 성인기 이후까지 지속되었다.

A의 회상은 몹시도 외롭고 슬픈 아동기에 관한 내용이었다. 그의 부모는 항상 싸우고 있는 것 같았다. 그들은 각자의 방으로 들어가 버렸고, 마침내 아버지는 환자의 사춘기 초기에 영원히 집을 나가버렸다. 이에 대하여 환자는 의식적으로는 상실감은커녕 오직 살았다고만 느꼈다. 그

의 형은 항상 그 자신의 목적추구에만 집착해 있느라고 환자에게는 시간이 없었고, 환자는 그와 같은 방식으로, 아니 아마도 더욱 경멸적인 태도로 누나를 대했다. 학교에서 그는 그의 학교생활을 어렵게 만들고 친구들보다 훨씬 앞질러가게 만든 월등한 지능 때문에 더해진 여러 가지 이유들로 인해 "아웃사이더"가 된 것처럼 느꼈다.

A의 어머니는 아들들에 대해 매우 야심적이었고, 그녀의 "격려"로 그는 14세에 유명한 대학에 입학자격을 얻는데 성공했으며, 2년 만에 졸업하고 전문대학원에 들어가서 규정된 기간 안에 성공적으로 학업을 마쳤다. 그는 19세 때 그의 분야에서 유명한 회사에 들어가 일을 시작했다. 그의 타고난 재능과 창의적 사고력 덕분으로 그는 주의를 끌었고, 얼마 안 있어 유대인이 아닌 사장의 딸과 곧 연애가 시작되었다. A는 자신의 유대적 환경에 부끄러움을 느꼈기에, 비유대인 여자와 결혼하려는 계획은 매우 의식적으로 유대적 환경에서 도피하려는 한가지 방법이었다. 기회가 왔을 때 먼 도시로 이사 가는 것은 그에게 있어서 유대적 환경으로부터 멀리할 수 있는 또 다른 방법이었는데, 그것은 어머니와 동일시한 것이었다. 이사한 지 일 년도 안되어, A는 다시 방문했을 때 그 여자를 임신시켰고 그 후 결혼했다. 그들의 결혼생활은 서로에 대한 환멸감과 섹스에 대한 서로의 불만족이 점차 커지는 것으로 점철되었다. A는 자주 바람을 피웠지만, 아내 또한 그러고 있다는 사실은 한참 뒤에 그녀가 애인으로부터 받은 편지를 집에 놔둔 것을 발견하고야 깨달았다. 그 후에 그의 아내가 나이든 아랍인 애인이 그보다 훨씬 많은 성적 쾌감을 준다고 말하는 것을 들었을 때 그는 모멸감을 느꼈고, 분석을 의뢰해왔다.

분석

분석이 시작되었을 때 A는 카우치에 한쪽 발은 바닥에 내려놓은 채 누웠고 바퀴가 없는 롤러코스터와 같은 느낌이 든다고 말했다. 나는 분석이 그를 레일 너머 바깥으로 보내버릴지도 모른다고 느끼는 그의 두려움을 지적했다. 그는 카우치 위의 다른 쪽 발과 함께 그의 발을 나란히 올려놓는 반응을 보였고, 그의 고소공포를 비롯해서 그의 내부와 외적 세계를 통제하기 위한 싸움의 다양한 예들을 묘사했다. 그는 22세 때의 자살시도에 대해 말했는데, 그는 그때 빠른 속도로 차를 몰아 다리 밑으로 떨어지려는 시도를 했으나, 차는 가드레일에 의해 멈춰 섰다. 환자는 의식을 잃었다가 잠시 뒤에 회복되어 체포되지도 않고 치료받지도 않은 채 집으로 돌아갔다. 그 이후, 특히 최근의 심각한 재정난에 부딪힌 이후로 A는 자살환상을 가졌으나, 그 환상은 재정적인 일과 개인적인 모든 일을 "깨끗이 정리한" 후에 죽는 게 좋겠다는 반대생각에 의해 억제되었다.

분석의 첫 6개월은 A가 "법원관보"라고 부르게 된 일종의 "보고활동"으로 특징지어졌는데, 이것은 이전 치료시간 이후에 생긴 모든 일을 자세히 이야기하는 식이었다. 우리는 이 보고가 분석을 통제하고 그를 레일 위에 있도록 지켜주는 방어의 구실을 한다는 것을 알 수 있었다. 그것은 내가 그의 생활과 경험에 대한 완전한 그림을 갖길 바라는 그의 소망을 나타내는 것이기도 했다. 수주 동안 그는 회기 시간이 충분하지 않다고 불평하며, 한편으로는 분석과 나를 이상화하면서 할당된 시간 안에 모든 이야기를 집어 넣으려고 애썼다. 그와 그의 아내가 더욱 멀어져 감에 따라 A는 나를 가깝게 느꼈고, 그렇게 함으로써 그의 무의식적 동성애의 욕구를 자극하고 있었다.

그 결과로 생겨난 그의 불안은 완벽한 성경험을 추구하고 자기자신이 완벽한 연인임을 증명해 보이려는 시도로서 이전 비서와 강렬하고 갑작스런 혼외정사라는 방어적 행동화를 촉발시켰다. 타인과 자기자신과 그의 경험 및 행동 속에서 완벽성을 추구한다는 주제는 분석과정과 그의 생활 전반에 걸쳐서 지속되었다.

A의 아내와 아이들이 집을 나간 것은 분석시작 2개월째였는데, 그때 나는 그의 아버지를 다루는데 있어서 전혀 효과적이지 못했던 그의 어머니의 무기력한 측면을 그가 동일시한다는 것을 해석할 수 있었고, 이것은 그 후 나와 분석치료에 의존적으로 되는 것에 대한 그의 두려움으로 연결되었다. 그러나 그는 나를 그런 복잡한 문제가 없는 친구로서 원했고, 이 도시로 이사오기 전에 한때 가깝게 일하면서 지낸 한 동성애자를 생각했는데, 그 경험은 그 당시 떠오른 그의 의식적 동성애적 흥분 때문에 그를 걱정하게 했었다. 이 일을 하는 동안 A는 또 다른 여성과의 외도를 시작했는데, 이번에는 그가 알기로는 늙은 남자와 오랜 간통을 여전히 지속해오고 있는 젊은 여자였다. 삼각관계에 관련된 흥분은 실로 그에게 매우 뚜렷했으나 그에 관해 더 깊이 이야기하는 과정 그 자체가 그의 흥분과 그에 동반된 모든 불안을 자극했다. 이것은 분석에서 기법적 문제를 빈번히 가져오는 하나의 방어인, 불안을 성애화하는 A의 경향을 명확히 보여주는 예였다.

치료 6개월째에 휴일이 다가오고 있었을 때, A는 한 친구가 높은 빌딩에서 떨어지는 꿈을 가져왔다. 깨어나면서 그는 치료시간에 와서는 조용히 나를 쏴 죽이는 환상을 떠올렸다. 꿈 이야기 전후의 연상은 그를 다루는 나의 능력에 대한 의심과 관련된 것과, 그가 휴일 전후의 시간 동안 어떻게 나와 분석에 대해 아무 느낌도 없는 듯이 지낼 수 있는가 하는 것이었다. 나는 A에게 이 꿈이 단순히 나에게 지나치게 의존하는 것과 회기 중에 동성애적 흥분을 느끼는 것에 대한 두려움뿐이 아니라, 내가 떠나버린다면 그의 분노가 나를 파괴해 버릴지도 모른다는 두려움까지 포함한다는 것을 그리 어렵지 않게 보여줄 수 있었다.

바로 이 때에 환자는 갑자기 충격과 함께 내가 "시야에서 빠져버렸다는" 이상한 감각을 보고했는데, 그것은 다시 말해서 내가 있었던 곳에 더 이상 내가 존재하지 않으며, 대신 그곳에 구멍이 나있고 그는 카우치 위에서 둥둥 떠다니는 듯한 느낌이 든다는 것이었다. A는 마치 그의 아동기의 정서적 위기 때에 그가 그의 느낌들을 의심했던 것과 똑같이 이 느낌을 경험하고 있으면서도 근본적으로는 그것의 현실성을 의심하는 자기자신을 보고 있었다. 잇따른 지식화와 합리화 가운데, 현재의 여자친구에 대한 환멸감이 마음에 떠올랐고, 그는 자기가 어떻게 그녀를 이상화할 수 있었는지를 의아하게 여겼다. 그는 표현하기를 그가 얼마나 자신을 보는 듯한 반사 이미지의 여자를 찾는지를 표현했으나, 그런 여자는 항상 얻기 힘든 것으로 판명되었는데, 왜냐하면 그가 가까이 다가감에 따라 그 여자에게서 여러 가지 흠을 발견하게 되고 그 여자의 완벽성에 대한 환상이 깨지기 때문이었다. 이어서 그는 자신이 이 여자친구의 질 속으로 두 손을 집어넣고 있는 꿈을 보고했다. 그는 성교 시에 상호수음을 했던 자신의 경험과 연관 지었다.

나에 대한 그의 성적 느낌을 비켜가기 위해 여자친구와의 성관계를 이용하는 것에 대해 상당한 작업을 한 이후, 나는 수개월에 걸쳐서 그의 이상화된 기대를 실망시킨 데 대하여 나를 향한 분노와, 그의 분노를 방어하기 위해 이상화를 사용하는 것과, 치료시간 중에 자위행위를 하고 싶은 충동을 그가 조절하기 힘들어하는 것과, 그가 하나의 위로수단 및 흥분에 집중하기 위한 도구로 분석을 자위행위적으로 이용한다는 것을 해석할 수 있었고, 마침내 만족과 안전과 편안함의 이상화된 원천으로서 나의 내부로 들어오고자 하는 그의 소망적 환상에 접근할 수 있었다. 이 작업의 과정 중에 A는 또 하나의 꿈을 보고했는데, 수많은 위험을 헤치고 복잡한 미로를 지나가서 마침내 벽 표면에 암호로 새겨진 단어를 발견하는 내용이었고, 그 단어는 번역하면 "끝"이라는 뜻의 단어였다. 그리고 나서 그는 동성애와 수음에 관해 나와 이야기하면 그에 관해 다른 모든 사람들과 이야기해야만 하고 그와 마찬가지로 행동해야 한다는 믿음의 결과로 오는 불안을 인식하게 되었다. 이것은 그가 언어의 마술적 힘이라고 무의식가운데 느끼고 있었던 것을 극적으로 그에게 보여주는 것이었다. 그것은 그가 가장 숨겨놓은 대상인 아버지와의 동일시를 반영하는 것으로서, 무엇인가를 밖으로 내보내는 것은 자신을 고갈시키고 취약한 상태로 남겨두는 것이 된다는 생각을 반영하는 것이었다.

이 분석의 단편은 그의 연상을 편집하고 그의 느낌을 격리함으로써 나와 우리의 작업을 통제하려고 하는 A의 노력을 드러내 보여준다. 나는 그와 그의 삶을 통제하고 있으며 그러므로 우리는 서로 밀접히 결속되어있다는 환상이 나타났다. 그의 통제하려는 노력의 시기와 그것의 절망적인 특징 때문에, 어쩌면 A는 아동기의 고통스러운 이별 경험들과 관련된 매우 어릴 적의 두려움들과 싸워야만 했던 것이 아닐까 하는 생각이 나에게 떠올랐고 이는 그의 성격의 항문적 특징보다 더 중요한 것일지도 모른다는 생각이 들었다.

이런 생각에 대한 확신이 여름 휴가가 가까워오면서 생긴 것 같았다. A가 호소하기를 분석이 너무 빨리 진행되고 너무 빨리 끝나버리는 것 같다며, 무언가 두려운 일이 다음에 일어날 것 같다고 하였다. 분석 14개월째에 다음 휴일이 가까워지고 있을 때 똑같은 특징이 극적으로 명확해졌는데, 그는 나에게서 어떤 종류의 반응을 얻으려고 초조해하고 있다는 것을 인식하게 되었다. 이것은 내가 갑자기 사라졌다는, 내가 있었던 자리에 구멍이 있다는 예리한 느낌의 경험이 두 번째로 일어났을 때 극에 달했다. A는 이 순간에는 일종의 불안을 느꼈고 그리고 나서 그는 거의 이러한 불안의 느낌을 즐기고 있는 것 같다고 말했다. 나는 그의 불안은 사실상 그를 구제해 주고 그가 여전히 거기 있다는 사실을 재 확인시켜주는 것 같다고 말했다. 여기에 덧붙여 나는 그가 어렸을 때 나와 함께 있으면서 가진 것과 유사한 일련의 경험들을 겪었는데, 그 경험들 속에서 그는 어머니에게 실망했으며 어머니가 안전하다거나 지지적이라거나, 심지어 자신을 이해하고 있다는 것조차 믿을 수 없었다는 것과, 그리고 그의 불안의 고통이 그가 아직도 살아있음을 의미하는 것임을 그가 그 당시에 가까스로 확인할 수 있었다는 것을 말했다.

이 재구성에 대한 환자의 반응을 말하기 앞서서, 나는 잠깐 멈추어 분석의 이 시점에서의 나의 인상을 요약해보려 한다. 환자의 어머니에 대한 관계는 그의 아내와의 관계와 과거 및 현재의 여자친구들과의 관계와 그리고 전이의 발달과정에서 보여지는 바와 같은 어머니상 속에 잘 반영되어 있다. 아버지에 대한 갈망도 있었지만, 아버지라는 사람이 아닌 어머니로부터 풍족하게 받은 존경과 칭찬과 인정에 대한 것이었다. 이러한 인정은 그의 지적 능력으로 인해서 2세 이전부터 관심의 중심이 되기 시작하였고 어머니는 이를 영광스럽게 생각했다. 그는 분명히 이러한 재능의 과시에 대한 보상으로서 두 부모로부터 거의 아무런 감정적 따스함을 받지 못한 것으로 느꼈다. A는 나에게도 역시 이런 종류의 반응을 필요로 하는 듯이 보였고, 대부분 분석기간 중의 이별이 다가오는 때에 특히 더 그랬다. 나의 반응이 그의 필요에 비해서 충분하지 못했을 때, 그는 불안해 했고 나와의 이별을 갑작스럽게 지각했다.

내가 아직 심도 있게 이야기하지 않은 내용은 그의 아내, 동료, 또는 여자친구와 초기에는 좋아 보이는 관계를 시작해도 그 후에 공감적인 관계를 거의 유지하지 못하는 어려움에 관한 것이다. 몇몇 자기애성 인격에서 볼 수 있는 오만함과 차가운 무관심은 A의 성격에 없었던 반면, 도덕적 우월감과 전형적인 항문기적 특성인 완고함, 검소함, 질서정연함은 뚜렷이 있었다. 그는 시간이든 돈이든 전혀 합리적인 관리를 하지 못했다. 그는 시계를 수집했고 그것들을 강박적으로 정확하게 시간을 맞추었으나 정작 그 자신은 모든 일에 습관적으로 늦었다. 그는 반복적으로 재정난을 겪고 있었으며, 한번에 수개월씩이나 치료비 지불을 연체하다가 엄청난 액수를 한꺼번에 지불하곤 했다. 분석초기에 그는 자신의 수입을 모르고 있었고, 그의 지출비용을 그 자신이 설립한 회사에 부담 지우고 아무 목적으로나 필요한대로 돈을 인출하고 있었지만, 사실상 그의 수입이 보장하는 것보다 훨씬 적게 쓰고 있었다. 이것은 우연하게도 그의 아버지와의 관계를 재현하고 있는 모습인데, 아버지는 결코 그에게 정기적인 용돈을 주는 일이 없었고 A에게 돈이 필요하면 언제든지 오라고 지시하여 꼭 필요한 만큼만 주곤 했다. A가 그의 어머니의 애정을 놓고 그의 대단한 지능과 뛰어난 기억력의 과시를 무기로 형 및 아버지와 경쟁했던 어린 시절의 삼각관계는 결혼 전후에 여자친구들과의 관계에서와 그의 아내의 사랑을 얻는 과정에서 반복되었다. 나이든 정부가 그보다 더 훌륭한 연인이라고 그의 아내가 명확히 선언했을 때 그가 겪은 자기애의 굴욕은, 그가 많은 영역에서 흔히 오이디푸스기적 승리[1]를 얻었다고 믿는 것처럼 보일지라도 그것이 끊임없이 다시 쟁취되어야만 할 얄팍한 승리임을 보여주었다. 패배를 부인할 수 없는 전투에 직면하였을 때 그는 다른 사람에게 도움을 구하는 굴욕을 어느 정도 견딜 수 있었고, 그때 그는 분석을 요청했다.

나의 인상에 대한 이 요약에서 마지막 요점은 다음과 같다: 그 자신도 경멸감을 느끼던 어머니를 소유하려는 그의 독점적인 소망과, 어머니에 대한 성적 소망에 따르는 죄책감과, 아버지를 향한 살의적 소망에 대해 아버지로부터 보복 당하는 것의 두려움과, 어머니를 동일시하고 동성애적 입장에 있는 것의 안전감 등과 같은 주제들을 따르는 해석은 A에게 의미가 와 닿는 것으로 인정되어졌으나, 그것이 감정적 수준의 의미는 아니었다. A의 오이디푸스기적 본능과 대상관계를 더욱 심층적으로 분석하는 과정의 방해물들은 두 가지 기원을 가지는 것으로 이해되었다. 첫 번째는 Reich(1949)의 "남근기적-자기애적 성격"[2]의 저항에 관한 묘사와 관련된 것으로, A의 증례에서는 우리가 서로 밀접하게 결속되어있다는 그의 환상과 특정시기에 내가 사라졌다는 갑작스런 감각의 이 예에서 보여지듯이 거세불안보다는 오히려 대상상실에의 두려움과 더욱 밀접하게 연관되어 있었다. 나는 전이의 발전과정에서 나를 필요로 하는 그의 요청들이 보편적으로 이상화된 대상을 향한 강렬한 갈망이라는 사실을 이해하게 되었다. 그리하여 어떠한 전이해석도 이 같은 필요를 방해하는 것으로 받아들여지거나 아니면 다양한 방식으로 회피되었다. 두 번째 저항은 첫 번째와 관련된 것으로 A의 몸에 배어있는 지식화[3] 경향의 결과이며, 이것은 나로 하여금 환자의 진정한 느낌들에 접근하지 못한 채이거나 명확한 내용물들을 아주 넉넉히 확보하지 않은 채로 해석하는 것을 경계하도록 요구했다.

이제 다시 임상 장면으로 돌아가 보자. 그의 불안감을 안심시켜주는 기능을 내가 재구성한 것에 대한 반응으로 A는 그의 어머니와의 이별의 경험들을 이야기하기 시작했다. 하나의 패턴이 나타났고 우리는 그가 그와의 애착이 형성된 여자들로부터 떠나거나 혹은 그들이 그를 떠나도록 수를 쓰는데 있어서 그가 그들의 갑작스런 떠나버림으로 불의의 일격을 당한다기보다는 오히려 얼마나 적극적인 역할을 하고 있는지를 그 패턴 속에서 볼 수 있었다. 이 작업의 과정에서

주

1 "분석가능한 사람들 중에서, 적어도, 자기애성 환자란 자신이 오이디푸스기의 승리를 쟁취했다는 신념으로 자기 삶을 재조직해야만 하는 사람으로 정의될 수 있다." (Spruiell, 1974, p.276)

2 "만약 분석에서 남근기적-자기애적 태도가 수동-여성성향에 대한 방어임이 드러나고 반대성(sex)에 대한 복수심의 무의식적 성향이 해석된다면, 그 분석은 성공적이다. 성공하지 못한다면 환자는 자기만의 성에 남겨져 누구도 근접하지 못하게 할 것이다. 이들의 성격저항은 분석과 분석가를 다소 변형된 형태지만 공격적으로 비난하면서 지속되고, 해석작업도 자기애적으로 넘겨받으며 어떤 수동적인 염려하는 태도나 특히 긍정적 전이는 방어하고 부인하면서 저항은 지속된다.

3 A씨처럼 소통방식을 미리 계획하고 늘 말할 것을 준비해놓는 노력에서 보여지는 이런 종류의 저항에 대해 Abraham(1919)은 쉽게 묘사했다. 그런 환자들에 대해 이렇게 말한다.

'이들은 프로그램된 것처럼 말하고 자유롭게 자신의 자료들을 꺼내놓지 못한다. 분석의 기본법칙과는 반대로 이들은 일련의 사고과정에 따라 말할 것을 늘어놓고 자아의 한 부분에서 광범위한 비난과 변형을 겪게 한다. 또한, 정신분석을 굉장히 받고 싶어하고 아무 걱정 없이 받을 준비가 되어 있는 것처럼 보인다. 이들의 저항은 열성적인 모습 뒤에 숨겨져 있다[p.304].'

그는 분석을 시작한 이래로 세 번째 여자친구를 만났는데, 그 여자는 성적 문란으로 유명했지만 그는 그녀가 이전의 많은 애인들과 계속 만나는데 대한 강렬한 질투심에도 불구하고 그녀와의 관계를 계속 유지할 수 있었다. 얼마 안 지나서 환자는 그가 다시 어린 소년이 되어 집 부엌에서 시리얼을 먹고 있는 꿈을 이야기했다. 꿈을 이야기한 다음, 그는 4살 2개월이었을 때 처음으로 학교에 보내어졌던 일을 회상했다. 그의 가족은 학교에서 두 블록쯤 떨어진 곳에 살고 있었으나 환자는 전에는 학교에 가본 적이 없었다. 그가 원했음에도 불구하고, 그의 어머니는 입학 첫날조차도 세탁하는 날이라는 이유로 그를 데리고 함께 가주지 않았다. 그의 어머니는 세탁기가 있는데도 직접 손으로 모든 빨래를 한다는 사실에 큰 자부심을 가지고 있었고, 그녀는 그 동네에서 자신이 한 빨래가 가장 깨끗하다고 자랑스러워했다. 환자는 씩씩하게 아무런 저항 없이 빗속을 터벅터벅 걸어서 학교에 갔으나, 학교에 가서 들은 말이라고는 나이가 너무 어려 보이니까 집에 가서 생일 증명서를 가져오라는 말뿐이었다. 그는 울면서 집으로 돌아왔으나, 그의 어머니는 동정심 하나 보이지 않고 출생 증명서를 쥐어주고는 그를 돌려세워 학교로 되돌려 보낼 뿐이었다.

A는 그렇게 어린 아이가 혼자인 채로 처음 학교에 보내질 수 있다는 사실이 얼마나 믿기 어려운 일인지를 곰곰이 생각하면서, 마치 무대의 막이 내린 듯이 그 경험을 위대한 독립성을 이룩한 놀라운 일로서 이상화하기 시작했다. 그와 동시에 그는 여자친구를 죽여서 팔다리를 절단하고는 남은 몸뚱이와 성교를 하는 환상을 말하기 시작했다. 그는 혼자 살고 있었던 12년 전에 이와 비슷한 환상을 가졌던 것을 기억했다. 학교에 가는 것에 대한 이 기억과 여자친구의 다른 남자와의 애정관계에 대한 질투에는 우리로 하여금, 항상 그런 것은 아니지만 남근기적 언어로 흔히 표현되는 어머니에 대한 살의적 분노에 대해 더 잘 이해할 수 있게 해주는 특징들이 많이 있었다. 우리가 점점 더 이해해감에 따라 "애인"을 향한 분노의 삽화가 뒤따랐는데, 이는 그가 그녀로부터 놀라울 정도의, 거의 괴롭히는 수준의 무관심으로 취급 당해왔다는 느낌에 잇따라 나온 것이었다. 단지 몇몇 경우에만 이러한 감정의 경험이 그 여자의 다른 남자에 대한 관심과 연결되었을 뿐이었다.

A는 나에게 처음으로 아동기의 야뇨증에 대해 말함으로써, 위의 내용에 대해 이해할 수 있는 약간의 배경을 제공했다. 그는 말하기를, 6세가 되기까지 꽤 자주 침대를 적셨다고 했다. 그의 어머니가 그를 찬물에 샤워시킴으로써 야뇨증을 치료하려 했을 때, 그는 소리를 지르며 저항했으나 마침내 불편함을 없애기로 결심하고는 소리지르기를 그치고 오줌 싸는 일도 그쳤다. 그러므로 환자의 성애적 요도 쾌감의 승화는 여자의 손에 의해 야만적으로 취급 당했다는 느낌과 강하게 연결되어 있었다. 그의 차갑게 오그라든 남근의 모습과 그의 어머니에 대한 살의적 복수의 깊은 감정은 그의 굴욕 당한 남근 능력을 회복하려는 노력과 연결되었다.

이 시간 이후로 환자는 만족할 줄 모르는 그의 호기심을 채우려는 시도로 인해 열광적인 독서

광이 되었다. 그는 지식이 곧 힘이라는 신념의 살아있는 표본이었고, "지식=남근"이라는 등식을 증명하려는 듯이 살고 있는 자기자신을 발견하였다. 그는 그가 읽은 책에서 따온 "슬픈 사람에게 가장 좋은 것은 배우는 것이다"라는 표어를 인용했다. 그는 아동기 때부터 소년이나 남자에 대한 동성애적 감정을 가끔 의식하는 경우가 있었고, 그와 동반하여 다른 사람의 성기를 애무하거나 키스하고 싶은 욕망이 있었다고 말했다. 그러나 그 등식의 이런 측면의 의미를 의식하지 못하는 대부분의 시간 동안, A는 지적 잠재능력을 보여준 남자들에게 매력이 끌리는 것을 느꼈고, 자신의 지적 능력을 그들의 것과 비교하면서 그들의 이러한 정신적인 측면과 접촉하고 싶은 욕망이 자신에게 있음을 알게 되었다. 그가 최종적으로 자신이 더 강하다고 느끼는 경우에는 잠시 동안 기분이 좋아지는 것을 경험했다. 그들이 더 강한 경우, 그는 아첨하는 사람처럼 되었다. 말할 필요도 없이 전이는 그의 삶의 이 같은 측면의 다양한 변천사를 반영한 것이다.

A는 그의 어머니가 그의 조숙한 지능에 투자한다는 것을 알게 되었고, 그의 지적 기능과 함께 한 어머니의 주의 깊은 관심이 초기 아동기로부터 그에게 다양한 즐거움과 보호와 보상들을 가져다 준 것임을 알게 되었다. 이 내용으로부터, 그리고 11세 때의 예로부터 나는 A의 지능이 그에게 일종의 후기 과도기적 대상(transitional object)으로서의 역할을 해온 것일지도 모른다는 생각을 하게 되었다. 예에서 보았듯이, 어느 날 A는 그가 마음을 그곳에 집중하기만 하면 하지 못할 일이 아무것도 없다는 그의 신념을 표현했는데, 11세 때 그가 전자공학에 관한 교과서를 읽으면서 이런 신념은 의심받게 되었다. 처음의 10 내지 12페이지를 읽은 후 그는 더 이상 할 수 없다는 것을 알고는 난처하게 되었는데, 주된 이유는 그 내용을 이해하는데 필수적인 수학 지식을 그가 가지지 못했기 때문이었다. 그는 이것이 그의 첫 실패라는 심한 굴욕감을 느꼈고, 마치 지능을 빼앗겨 버린 것처럼 그의 지능에 의하여 전적으로 버림받았다는 느낌을 받았다.

그러한 고통스런 경험으로부터의 보호수단이 발전되었는데, 그것은 일할 수 있는 그의 능력이 "죽어버리게"될까 봐 그가 특별한 과제를 달성할 계획임을 그 자신이나 또는 다른 아무에게도 결코 입밖에 말하지 않는 방식이었다. 또한 이 보호수단은 지금은 분석 회기에서 더욱 자주 연상되곤 하는 완벽성에 대한 그의 과대한 환상을 보호해 주었다. 예를 들어, 그의 일에 관하여 그는 자주 말하기를 어떤 일이든 간에 누구도 그 일을 "올바르게" 해내지 못하고 오직 그만이 할 수 있다고 하였다. 나는 이것이 그의 아동기 경험들, 특별히 우리가 알게 되겠지만, 그가 아이로서 항상 좋은 보살핌을 받는다고 느끼지는 않았다는 사실과 연결되는 것으로 이해했다. 나는 해석하기를, 그가 오직 자신만이 그의 분석을 해낼 수 있고 나는 아니라고 말하고 있는 것이라 했다. 그리고 어느 누구도 아닌 그만이 그 일을 "올바르게" 할 수 있을 뿐 아니라, 오직 그만이 자기자신을 살아 있는 상태로 유지할 수 있다고도 했다. 나는 계속해서 그를 완벽하게 보살펴줄 수 있는 전능한 대상을 찾고 싶은 욕망을 해석했고, 그러나 지금은 어린아이였을 때와 꼭 마찬가지로 반복적으로 자신에게 환멸감을 느끼고, 분석에서 그래야만 한다고 자주 느꼈던 것처럼 그 자신의 자원에 기대어 의지해야만 하게 되었다고 했다.

환자는 이 재구성에 대하여 짐이 덜어진 것을 느끼면서 이후의 수주 동안 크게 편안해졌다는 느낌으로 반응했다. 그것은 마치, 최소한 일시적으로는 그가 당분간 과대적인 환상을 버리고, 그 환상들이 부과한 요구들을 포기한 듯 해 보였다. 그는 이제 나의 모든 말에 귀를 기울이면서 정서적으로 굶주린 아이가 그러듯이 나와의 관계에 매우 기대어 오는 것 같았다. 그는 말하기를 "선생님의 말씀은 나에게는 계시와 같아요."라고 했고, 우리가 주말에 만날 수 있는지를 알고 싶어 했다. A는 그의 여자친구와의 관계에서 전이적 욕망을 행동화했고, 그녀와 성교를 하는 동안 그가 얼마나 그녀를 탐욕적으로 바라보곤 하는지, 그리고 그녀 속으로 말려들어가고 싶은 욕망을 의식하게 된다고 말했다. 그는 4살쯤 되었을 때 어머니가 그의 낮잠을 위하여 그가 잠들 때까지 옆에 누워 있었던 것을 기억해 냈다. 그녀는 그리고 나서 일어나서 자기 일을 하러 가곤 했다. 언제인지 기억나지 않는 어느 날 깨었을 때, 그는 어머니가 사라진 것을 발견하고는 버림받았다는 느낌을 심하게 받았고, 초조하게 온 집안으로 엄마를 찾다가 세발자전거를 타고 밖으로 나가서 엄마를 찾아 길 아래위로 슬프게 돌아다녔다.

이 무렵, 그의 동료와의 관계는 그로 하여금 거의 숨도 쉬지 못하게 만들 정도의 심한 분노 폭발에 의해서 더욱 어려워졌다. 이 폭발은 또 다른 그의 몇몇 동료들로부터 배신당해 왔다는 느낌과 관련이 있었다. 이와 함께 그들 모두를 떠나고 그의 회사와 그의 분석을 버리고 떠나서 칼로 자신의 목을 긋는 환상들이 잇따랐다. 그의 환타지 속의 완벽하고 이상화된 남자는 그토록 조절할 수 없는 분노에 사로잡히는 일이 없었고, A는 완벽함으로부터 벗어나는 이 일을 가장 힘들어했다. 이 기억과 환상과 감정들을 이용하면서, 나는 그에게 그가 지금 그의 분노의 감정을 다루는 방식과, 그가 아무런 도움 없이 버림받았다는 감정과 그에 따른 분노, 슬픔, 그리고 아동기 때부터 시작된 자기충족의 감정들을 분리시키는 방식의 상호 연관성을 보여줄 수 있었다. 나는 또한 부정적 전이와 그의 잘 방어된 나에 대한 분노를 염두에 두었고, 분석에서 이별하기 전후에 그의 감정의 상실이 나에 대한 앙갚음으로 나를 파괴하는 방법임을 계속해서 해석했다. 나는 이것이 그의 아버지가 가족에게 한 것을 그대로 본받아 그가 능동적인 입장으로 되어서 그가 전에 버림받은 느낌을 받았던 것과 마찬가지로 그에게 애착된 사람들을 파괴적으로 유기하고자 하는 방법을 나와의 관계에서 반복한 것이라고 말했다. 이후 얼마 안되어 환자는 그가 나에게 의존하고 있지 않다는 것을 증명하고픈 의식적 욕망에서, 업무 여행 차 2주정도 떠나 있을 것이라고 알렸다. 그는 "당신이 이별에 관해 말하는 것은 무엇이든지 믿지 않아요."라고 말했다.

분석으로 돌아왔을 때 A는 치료를 재개하기 하루 전 날, 내가 첫 회기에서 그를 기다리고 있지 않으리라는 생각으로 불안발작을 경험했다. 그리고 나서 그가 나를 떠난 것이 나를 파괴한 것은 아님을 자기자신에게 재확인시킬 뿐만 아니라 이 경험의 타당성을 시험해 보려는 듯이, 그는 내가 휴가를 가기 이틀 앞서서 먼저 부활절 휴가를 떠났다. 이번에는 그가 말한 "끝없는 우울"이라고 부른 감정으로 고통 받으며 다시 자살에 대한 환상을 품은 채, 나와 분석을 잃어 버렸다는 느낌을 가지고 돌아왔다. 그의 강렬한 외로움의 감정에 대해 함께 이야기하는 동안, 나는 내가 그에게 너무 많이 그리고 너무 일찍 자기자신을 돌보라고 그에게 요구한 것으로 그가 느끼고 있는 것은 아닐까 하는 의문이 들었다. 환자는 이에 깊이 동감하면서 내가 그를 떠나지 못하게 막았어야 한다는 자신의 느낌을 말했다. 그는 계속 나에게 말하기를, 자신이 왜 치료비 지불을 지연시키는지에 대해 이젠 좀 더 이해한다고 했다. 그는 내가 돈을 위해서가 아니라 사랑을 위해서 그를 돌봐주기를 소망했고, 사실상 나는 매우 부자여서 전혀 돈을 필요로 하지 않으리라는 환상을 가지고 있었다. 이런 소망과 그에 따른 부채는 이별을 물리치는 한 방법으로 작용하고 있었고, 또 그는 그가 왜 수년 동안 아버지에게 약간의 돈을 빚진 상태로 계속 지내왔는지 그 이유 중 하나를 알 수 있게 되었다.

분석을 시작한지 만 2년이 되어가는 여름휴가 직전에 환자는 나에 대한 그의 인상이 그 자신과 매우 닮은, 동료 전문가 같다는 느낌이 들지만, 또한 그가 자기자신에게서 성취하고 싶었던 자기 이상향의 사람이기도 하다고 묘사할 수 있었다. 그러나 그 때, 나를 향한 분노와 분개의 어떤 감정들이 표면에 떠오르기 시작했고, 그가 막 묘사한 이상적 분석가가 되는 것이라는 생각이 이와 연관되어 나타났다. 물론 우리는 전에 이것의 근거를 조사했지만, A는 그것을 이 관점에서 알고 있지 못하는 듯 했고, 다른 식으로 이해하고 있는 듯 했다. 어쨌든, 여름 휴가는 곧 시작되려고 했고, 마지막 회기에서 그는 말하기를 그가 자신의 분노를 보유한다면 자신은 힘이 넘치게 될 것 같고, 이 분노가 마치 자신의 똥을 보유하는 것처럼 조직화하고 수행하려는 욕동을 그에게 제공해 줄 것 같다고 했다.

여름휴가가 지난 후, A는 자발적으로 말하기를 그에게 있어서 분석은 그가 좋아하는 "항문의 통증"같은 것이며, 그는 나의 분석을 그리워했음을 깨닫게 되었다고 하였다. 당시에 그것을 확인할 증거는 부족했던 반면, 그가 보유한 똥이 그로 하여금 특히 독립된 개인으로서 자기자신에 대한 조절감을 유지해준 것과 꼭 마찬가지로 내가 그의 일부가 된 것 같은 느낌이 들었다. 그의 항문기적 동성애적 전이에 관한 주제는 아직 또 다른 주제이나, 이 책의 목적에 맞추기 위하여 나는 이상화와 재구성의 주제로 돌아가려고 한다.

A는 그가 수년 동안 품어온 여러 가지 이상화된 자기상을 표현하기를 계속했고, 그의 과거 및 현재의 삶의 단편으로부터 그려낸 과대적 생각들과 전능성을 점점 더 많이 드러냈다. 이 자료는 치료한지 2년째에 나타나기 시작했고, 더욱 분명한 오이디푸스기적 주제들과 연결될 수 있었다. 그러한 많은 자기애적 관심이 나타났고, 그 다음에 그가 삼각관계의 상황(triadic situation)에 관계된 기간이 잇따랐으며, 그리고 분석가와 기타 그의 인생에서 중요한 사람들에 대한 경쟁, 질투, 불안의 감정이 분석작업의 초점을 형성하는 기간이 잇따랐다. 이 후자의 자료를 이해하는 과정은 종종 나에게 관련된 방어들이 나타나는 것으로 특징지어졌다. 예를 들면, 한 시점에서

나는 환자와 내가 제3자를 분석하고 있는 것 같은 역전이 반응에 걸려든 것을 알아차렸다. 나는 환자에게 우리가 잠시 동안 다른 어떤 사람을 분석하고 있었던 것 같다고 말했다. 뒤 이은 그의 연상 중에서 그는 그의 형과 관련된 경험을 회상하기 시작했는데, 그가 얼마나 그를 부러워했고 그와 같이 되기를 그리고 심지어 그를 능가하기를 얼마나 원했는지 하는 것이었으며, 또한 그는 그의 어머니가 형을 대단히 자랑스러워했었던 것을 기억해냈다. 그는 지난 3년 동안 매우 중요한 이 주제를 전혀 다루지 못했다는 사실을 깨닫고는 당황스러워했다. 지금까지 이야기한 것을 되돌아보면서, 나는 어떤 기간 동안 자기애에 집착해 있는 것이 어떻게 그 뒤에 나타나는 오이디푸스적 주제와 갈등들, 즉 이 증례에서는 형과의 경쟁을 분석하는데 저항으로서 작용하는지를 알 수 있었다.

A의 이상적 자기 이미지(또는 이상적 자기상들)에 관하여, 나는 아동기에 시작된 두 가지의 상반된 이미지의 윤곽을 그리면서, 순차적으로 나타난 자료를 요약하려고 한다. 그는 먼저 그 중 하나와 싸우고 다음에는 또 하나와 싸우면서 두 이미지 모두에 직면했음을 계속적으로 느꼈다. 아주 간단히 말해서, 하나는 미식축구 스타, 기업 대표자들의 회의를 이끌어가는 거물, 완벽한 명성을 얻은 완벽한 학자, 사물에 뛰어들어 그 속에 질서를 부여하는 질서정연한 사람으로 표현될 수 있다. 이 이미지에는 남성적 속성이 있음에도 불구하고, 그 요소의 대부분이 그의 어머니에 대한 경험으로부터 유래되었다. 어느 날 그는 "당신은 분석가로서 매우 적합한 딱 그런 부류의 사람이에요!"라고 말했다. 그러나 A는 더 자주 이 이미지에 대해 경멸감을 느꼈는데, 그가 어떤 목적을 얻으려고 노력해도 이 감정은 지속되었고, 또한 전이에서도 충분히 표현되었다. 환자가 첫 번째 이미지에 의지하려 할 때 그는 사람들이 그를 좋아하게 되는 것을 무조건 허용하곤 했고, 그리고 나서 그들을 떠나거나 또는 그들이 그를 좋아했으므로 그들은 무가치하다는 느낌을 받곤 했다.

두 번째 이미지는 혼자만의 방식으로 그의 사적인 즐거움을 즐기는 은둔자이자 교수의 모습이면서, 첫 번째 유형의 사람을 경멸하지만, 천재적이고 영감이 있는 정신이 산만한 사람이자 이런 산만함을 정돈해주는 수행원이 뒤따르는 이미지였다. 그는 몇몇 작가들의 작품 속에 위대한 지식이 숨겨져 있다고 믿었기에 그 작품들을 이해하게 되면서 자신이 특히 다른 사람과의 관계에서 위대한 능력을 얻은 것처럼 느꼈다는 아동기의 환상을 묘사했다. 그는 세상에서 떨어져 물러나와서 인생에 참여하고 있지 않은 관찰자가 되곤 했으며, 그의 능력은 그에게 세상에 대한 거대한 인식과 이해를 주곤 했다. A는 이 전능한 지식이 어떤 것을 계산하고 생각하고 조사할 필요 없이 즉각적으로 그리고 완벽하게 "알 수 있는" 능력의 귀중한 보고에 달려있다고 말했다. 그러나, 이 능력의 귀중한 보고를 보존하는 것이 항상 중요했는데, 왜냐하면 그것을 써버리는 것은 그를 무력하고 능력 없는 상태로 버려두는 것이기 때문이라고 했으며, 그는 이 환상이 아직도 그에게 영향을 끼치고 있다는 것을 분명히 했다. 기본 환상이 나타나는 한가지 방식은 남근의 결합에 의해 능력이 증가된다는 믿음 가운데서인데, 남근 그 자체가 꿈과 환상 속에서 적나라하게 나타나거나 강력하고 멋진 자동차, 비행기 또는 지식과 같은 전치된 형태로 나타나는 동안, 그 결합은 구강, 항문에 의하여 또는 배움과 같은 다른 방식에 의하여 성취되었다.

이 시점에서 A의 연상가운데 "이상적인 여성"의 주제가 떠올랐는데, 특히 그의 아내에게 있는 속성들로서, 이는 그녀가 그런 이상적 역할을 수행했다고 믿게 만들었고, 그는 나의 아내에 대해서도 비슷한 환상들을 묘사했다. 그는 한 여자가 할례 받지 않은 남근을 가지고 나타나는 불안한 꿈을 꾸었다. 그는 다음에 청소년기에 일어난 사고를 회상했는데, 사진관의 암실에서 일하던 중 손가락 끝을 벤 일이었다. 피를 보게 되자 그는 거의 실신했고 이성을 잃어버리고 있다고 느꼈다. 그는 또한 잠재기 동안에 그가 가깝게 지낸 한 친구가 소아마비에 걸려 다리를 절게 되자 그를 멀리한 일을 기억하며 수치스러워했다. 분석을 통하여 내가 그의 지적 능력을 빼앗아가 버릴 거라는 그의 두려움은 점점 더 명백해졌고, 몇 주 동안은 분석작업이 그의 거세불안을 더 깊게 해석하고 훈습하는 것에 중심을 두고 이루어졌다. 이 거세불안은 그의 아버지의 예측할 수 없는 분노폭발에 대한 어릴 적 두려움과 아버지의 이러한 측면을 동일시하는 것을 포함하고 있는 한편, 그의 유아기 성적 욕망은 이전과 마찬가지로 분석작업과는 거리가 먼 것 같았다.

15세 때 "그것이 무엇인지를 알고 싶어서" 스스로에게 자위행위를 강요했지만 그전에는 한번도 해본 적이 없다는 그의 진술에서 이 같은 성적 욕망을 굴복시키기 위한 강력한 억압이 명백하게 드러났다. 이때까지 그는 성에 대해 "아무것도 몰랐다"고 말했으며, 그가 다른 많은 분야에 관해서는 그토록 많은 정보를 받아들이고 있는 반면 그의 지식에 있어서 이런 빈틈을 그대로 놔두고 있었다는 사실이 지금에 와서야 그에게 현저한 충격을 주었다. 16세 때 대학에 다닐 때, 한 소녀와 성교를 시도했으나 자신이 성적 불능이라는 것을 알고는 굴욕감만 느끼게 되었다. 2년 후 그는 다시 한 번 시도했지만, 이제 학업에 대한 그의 태도는 "아무 노력도" 할 필요가 없는 것으로 특징지어졌다. 그는 끝없는 카드게임에 빠졌고, 일광욕을 했고, 그의 학위를 얻는데 필요한 지식을 마술적으로 생산해내는 듯한 인상을 주었다. 그가 성공적인 성관계를 해내고 특히 한 소녀를 임신시켰을 때, A는 비록 마술적인 지적 능력의 환상이 일부 계속되긴 했지만 그제서야 더욱 전통적인 방식으로 공부하고 일할 수 있게 되었다.

치료 3년째의 기간 동안, 그의 거세불안과 동성애적 두려움 등의 감정들에 대한 분석작업이 많이 이루어진 다음, A는 그의 삶에서 일어난 유익한 변화들을 이야기했고, 그는 이 변화들을 분석의 덕택으로 돌렸다. 이것들은 그의 아버지와의 관계에서의 주목할만한 변화를 포함하고 있었는데, 그는 불안을 수반하지 않고도 아버지와 친구처럼 이야기할 수 있다는 것을 경험하고는 놀라워했다. 또, 그의 여자친구의 다른 남자들과의 성관계에 대한 호기심에 덜 집착했고, 그의 일과 사업의 재정적 업무에 대해서도 좀 더 합리적인 태도를 보였다. 그러나, 이제 분석작업의 초점은 오이디푸스적 색채가 더 두드러지긴 했어도 다시 자기애적 발달 및 대상관계에서의 고통이라는 주제로 돌아왔다.

예를 들면 A는 9세 때의 환상을 묘사했는데, 거기서 그는 자기자신이 영국 왕실의 숨겨놓은 왕자라고 믿었고, 언젠가는 그가 발견되어 영국의 왕이 되리라고 믿었다는 것이다. 그는 이 환상의 현재상의 부분적 파생물이, 그가 "풍부한 광맥"을 발견하여 갑자기 Howard Hughes같은 거부가 된다는 상상임을 알아차렸다. 그가 그의 가족 로맨스 환상을 있음직한 일로 여기게끔 만든 것은, 그의 아버지가 주워온 아이였고 그러므로 유대인이 아닐 수 있다는 전설 같은 가족사 때문이었다. 그러나 환상에는 A의 감춰진 능력의 원천이 명확히 나타나 있었다. 할례 받지 않은 남근을 가진 것은 잠재능력의 귀중한 보고와 같았다. 비유대인 남자들과 애정관계를 가진 비유대인 여자와 결혼함으로써, 이러한 상황을 여러 여자들과 반복함으로써, 그리고 마찬가지로 유대인이 아닐 거라고 확신하는 분석가를 "받아 들임"으로써, A는 그의 인생의 기초가 된 남근에 대한 거대 환상뿐만 아니라 동성애적 감정들과 환상들을 경유하여 어린 시절의 자기애 손상을 어떻게 보상하려고 했는지 보여주었다. 그리하여 동성애 성향에 대한 더 깊은 분석에 잇따라서, 아버지를 향한 갈망이 새로운 모습으로 나타났고, 이에 수반하여 나와 더 많은 시간을 보내고 싶은 욕망과 분석이 분석시간 안에만 명확히 국한된 것은 아니라는 느낌이 드러났다. 우울감이 호전되자 그는 이제 감정들이 더 이상 흑백이 아니라 색깔을 되찾은 것처럼 느꼈으며, 그의 말로 하자면 "북극의 빙산이 부숴져 버린" 것 같았다.

이러한 진전과 함께 편안함과 힘이 생긴 느낌이 증가하면서, A는 어느 날 그는 분석이 필요치 않으며 어찌되었든 분석을 할 수 있는 유일한 사람은 바로 자신이라는 그리 낯설지 않은 생각을 표현했다. 그러나 그는 자신과 같은 재능 있는 환자를 보는 것은 나에게 정말 큰 즐거움이 될 것이라 생각했다. 절대적 능력과 정복불가능성에 관한 이 기분 좋은 느낌은 내가 실수로 말을 더듬거린 세션 동안 갑자기 무너져버렸다. 환자가 "마치 머리 위에 바위가 떨어진 듯이" 얼마나 충격을 받았는지에 대해 나에게 말하기까지 1주일이 걸렸다. 그는 그 일에 대해 나에게 말하는 것조차 너무 공격적인 것이라고 느꼈다. 이제 고통스러운 외로움이 생겨났고, 그가 지능 상실의 위협을 느꼈을 때 그랬던 것과 꼭 마찬가지로 그의 전능감을 상실할 것 같은 위협을 느꼈을 때 이런 일을 예상하는 법을 배운 적이 있음을 알아차렸다. 그러나 내가 놀랐던 것은 나의 실수가 처음 나타난 것도 아니고 유일한 것도 아닌 게 분명한 데 그에 대한 반응의 정도와 강도 때문이었다. 치료초기의 분석작업은, 이것이 A의 자살환상에 지대한 영향을 준 자기애적 분노의 또 하나의 예가 됨을 암시하는 배경을 제공해 주었다. 그러나 이 환상들은 1년 넘게 나타나지 않았었고, 나는 그가 보통 때와는 달리 이 분노의 초점을 직접 나에게 겨냥한 것과 그것으로부터 나를 보호하려고 시도한 것이 어쩌면 자기애적 영역에서의 분석이 사실상 진전되고 있음을 나타내는 표시일 수 있다는 생각이 들었다. 그러나 비록 내가 그의 재능을 좋아한다는데 대한 기분 좋은 감정이 먼저 나오기는 했지만, 그의 충격적인 경험에 대한 자세한 표현은 이러한 사건들이 그를

"추락시켜버린" 것을 포함하는 어떤 아동기의 경험을 재현하고 있는 것 같은 느낌을 강하게 전달해 주었다.

그 다음 몇 주간에 A는 보통 때보다 더욱 냉담하고 쌀쌀해졌으며, 가끔씩 나에 대한 분노와 원망의 감정을 보였다. 그는 차를 도둑맞고 전화기가 고장 나서 나에게 연락이 되지 않는 꿈을 꾸었다. 그는 머리가 없는 몸이 휙 지나가는데, 목이 있어야 하는 부분에 구멍이 있다는 환상을 이야기했다. 나는 전이의 관점에서 그것이 나에 대한 실망감과 나를 파괴하고 싶은 욕망을 뜻한다고 해석했다. 그는 더 이상 모든 생각을 나에게 말해야 할 책임을 못 느낀다고 말함으로써, 분석에서 "도망"하려고 했다. 그는 내가 절대적으로 무서운 어떤 것을 그에게 말하려 한다고 느끼기 시작했다. 조금 시간이 지나서, 그의 사업이 "결단나는 것(falling apart)"을 막기 위해 그가 뭔가 해야 한다는 걱정을 표현한 다음, 나는 그가 고통스러운 충격으로부터 자기자신을 보호하려 하는 것 같다고 말했고, 또 내가 분석 상황에서 그를 안전하게 "붙잡아(hold)"줄 수 있을 거라고 믿지 못하는 그의 느낌은 그가 어린 시절에 떨어졌던 아픈 경험이 있었음을 암시한다고 말했다. A는 밀려오는 감정과 함께 2년 전 그가 나에게 명랑하게 말했던 이야기를 자세히 이야기했는데, 이번에는 그가 엄마의 지지도 받지 못한 채 처음 학교에 갔던 아픈 경험이 있기 두 달 전인 그의 네 번째 생일 직후의 시간으로 거슬러 올라갔다.

그가 이번에 말한 이야기 가운데서, 그의 부모님들은 자기들끼리만 휴가를 보내려는 1주일간 그와 그의 누나를 외갓집에 머물게 하려고 차에 태워서 데려가고 있었다. 그는 잠든 누나와 함께 뒷좌석에 타고 있었다. 문손잡이를 가지고 장난을 치다가 그만 문이 열려서 고속도로 한 가운데에 떨어지고(fell out) 말았다. 나중에 그가 들은 바에 의하면, 몇 마일을 더 달리는 동안 그의 부모 둘 다 그가 사라진 것을 알아차리지 못했다가, 차를 돌려 되돌아와서는 그가 도로 반대쪽에 쓰러져있는 것을 발견했다고 한다. A는 이 이야기를 하는 동안 특이한 어지러움과 불안감이 퍼져나가는 것을 경험했다. A는 투우사가 황소의 뿔에 찔리는 것처럼, 자동차 보닛의 장식물에 찔리는 잠재기 때의 환상을 기억해 냈다. 그는 그의 발이 아직 페달에 닿지도 않았던 5살 때와 그 이후에, 심지어 차에 꽂혀 있던 키를 눌러서 시동을 걸기까지 했을 정도로 차를 운전하는 법을 배워보려고 시도했던 일을 기억했다. 간단히 말해서 이 기억은 그의 수많은 전(前)오이디푸스기 갈등과 자기애적 실망과 사실상 생명을 위협할 정도였던 그의 어머니의 무관심이 불러일으킨 불안들이 그의 다양한 현재의 오이디푸스기 갈등들에 동반되어 있도록 조직화하는 기능으로서 역할을 수행해왔다. 그의 경험을 이렇게 조직화함으로써, 그는 상당한 천부적 재능을 더 잘 활용할 수 있었던 것 같고, 그 결과 일생 동안 그의 환경을 안전한 것으로 만들기 위해 조절하고 뜻밖의 일에 대비하며, 심지어 버림받는 일이나 학문적, 재정적 재난과 같은 거의 파멸에 가까운 일을 야기하기도 했다. 이로부터 그는 자신이 이 세상에서 정말 혼자이고 다시는 아무에게도 의지하지 말아야 하며 그의 오이디푸스기 욕구를 채울 이상적인 대상을 얻으려고 애쓰는 것은 너무 큰 위험이 따르는 일이라는 생각을 가짐으로써 자기자신을 끊임없이 구해내고자 했다.

토의

재구성을 보여주는 충분한 근거를 제공하기 위해서는 많은 양의 임상 정보가 필요하다. A의 증례에서 전-오이디푸스기에 시작되어 그의 발달과정을 편향되게 만드는데 있어서 타고난 지능의 역할과 같은 관련된 측면들을 토의하는 것이 가능해진다. 분석작업은 그의 지적 능력의 다양한 의미와 그것을 그가 어디에 사용했는지 뿐만 아니라 어느 정도 이러한 효과들을 그가 이해하도록 도와 주었다.

Mahler의 작품에 종종 고무되어서(Mahler, Pine, and Bergman, 1975) 많은 저자들이 전-오이디푸스기의 결정인자들이 유아신경증의 절대적 요소를 이루고 있음을 주장해 왔다(Blum, 1977; Coltrera, 1980; Tyson and Tyson, 1990). 이 환자의 분석에서 그의 조숙한 지능의 효과로 지속적인 전-오이디푸스기 주제를 오이디푸스기 주제에 섞어 넣는 것이 가능했고, 그의 치료과정에서 이루어진 재구성의 예들은 분석작업을 촉진시키면서 "재구성은 언제나 오이디푸스기와 전-오이디푸스기에 해당된다"는 Rangell의 선언(1980, p.92)을 지지해준다.

James(1960)는 왜 지능이 균형 있고 시기에 적합한 방식으로보다는 오히려 조숙하게 발달할 수 있는지 그 이유에 대해 약간의 조명을 해주고, Keiser(1969)는 우수한 지능이 신경증적 갈등의 형성에 영향을 끼치는 방식에 관하여 사려 깊은 논의를 펼쳤다. 분석가들은 우수한 지능이 필연적으로 조숙한 지적 발달을 수반한다고 자주 생각하는 것 같지만, 임상 경험에 의하면 그런 식의 단순한 관계는 없다는 것이 명백히 규명되었다. James의 증례에서 양육자의 교체를 포함하는 유아시절 초기의 경험들은 그녀의 인격발달의 많은 측면에 의미 있는 영향을 끼쳤고, 그녀의 지능의 조숙한 발달을 자극하여 그것이 타고난 것인 양 보이게끔 만들었다. 이번 증례에서는 환자의 어머니의 때때로 기괴한 자녀양육 태도와 진행성의 우울 증상이 인지적 영역에서의 정신적 발달을 가속화시키도록 기여했으리라는 암시들뿐 아니라, 가족적으로 높은 지적 재능이 있음을 나타내는 점들이 있었다. Keiser는 인지적 조숙함이 어떻게 어린 아이들로 하여금 아직 감정적으로 준비되어 있지 않은 문제들에 직면하게끔 하는지의 증례들을 제공하는데, 이 경험들은 후에 A의 분석에 대해 조명해준다.

타고난 아동의 지적인 묘기에 대한 가족의 반응이 아동의 발달과 그 자신의 정신적 능력에 대한 태도에 영향을 준다는 사실은 놀라울 것이 없다. 그러나 A와는 다르게 Keiser의 증례들은 심지어 가족들의 태도가 긍정적이었음에도 불구하고 소위 그가 말한 바 그들의 지능에 대한 "파괴적 태도"를 가지고 있었다. A는 두드러진 지능을 가진 형이 먼저 앞서 있었고, 다른 가족들도 비슷하게 두드러졌기 때문에, 처음부터 뛰어난 수준의 지적 능력을 수행할 것으로 기대되었다. 그의 가족과 꼭 마찬가지로 그는 자신의 마음이 완벽하게 일을 해낼 것으로 기대했고, 그것이 아주 흔히 그가 원하는 대로 반응할 것처럼 보여졌기 때문에, 자신의 마음을 애정을 가지고 보았다. 그리하여 자신의 마음과의 관계에서 그는 그의 가족, 특히 어머니와의 관계를 반복했다. 그가 준비되어 있지 못한 수학문제를 이해하는데 실패했던 11세 때, 그의 지성의 실패로 여겨진 그 사건에 대한 그의 반응은 이 관계의 몇몇 측면들을 예시해 준다.

첫 번째로 A의 분석 자료 가운데서 버림받음에 대한 강한 위협을 볼 수 있었는데, 그것은 그의 발달이 진행되었어도 전혀 감소되지 않았으며, 내가 사라졌다는 갑작스런 느낌의 경험 속에서 구체적으로 표현되었다. 다음으로, 버림받음의 위협과 그에 따른 전반적인 분노의 감정으로부터 보호하기 위해 그가 채택한 안전장치는 공격성을 그 자신에게로 돌리는 것과 지적 능력의 실패 위험을 피하기 위해 어떠한 야망, 계획, 목표라도 알리기를 거부해야 한다는 것의 두 가지와 관련되어 있었다. 그리고 마지막으로, 여기서 그의 지능은, 이유도 설명하지 않고 갑작스럽게 사라져버린 일로 인해서 그의 삶과 생각들 가운데 중심테마를 형성하게 만든 그의 어머니와 흡사했다. 그의 완벽하게 기능하는 마음은 Winnicott(1953)의 과도기적 대상처럼 어머니가 없을 때에 어머니와 이어지는 다리와 같았다. 나의 완벽성의 실패가 분석 회기에서 나의 사라짐으로 적나라하게 경험되었던 것처럼, 그의 마음의 실패는 그에게는 어머니에게 버림받는 것과 다름없는 것으로 경험되었다. 어릴 적에 떨어진 경험의 재구성은 차에서 떨어졌던 스크린기억과 관련된 감정을 되찾게 해주었다. 이것이 분석에서 하나의 전환점을 마련해 줌으로써, 그 후에 해석과 재구성간의 복잡한 상호작용을 통하여(Kris, 1956a,b) 그의 아버지에 대한 동성애, 그의 끈질긴 분노와 파괴적 충동의 몇 가지 원천들, 그리고 그의 일찍 발달한 지각적 예리함의 결과들을 포함한 다른 영역들로 진행해 나가도록 하였다.

요약

A의 분석의 여러 측면을 제시함으로써 나는 분석과정을 강화시키고 촉진시키는데 있어서 분석가의 재구성이라는 역할을 설명하였다. 나는 A의 조숙한 지능이 그의 어린 시절 특히 어머니와의 대상관계에서의 깊은 실망감을 다루기 위한 오랜 동안의 노력을 나타내는 방어적, 자기애적 "껍질"의 발달과 관련되어 있는 방식을 추적해 나갔다. 환자와의 분석작업의 전개과정은, 한편으로는 전-오이디푸스기와 자기애성을 중심으로 한 자료와 다른 한편으로는 뚜렷이 오이디푸스기에 속하는 갈등들 사이를 천천히 왔다갔다하는 양상을 보여주었다. 전이의 전개과정은 후기의 갈등들이 어떤 식으로 항상 초기의 갈등들로 채색되면서 깊은 영향을 받는지를 예시해

준다. 비록 환자의 자살 환상은 사라졌고 그의 작업능력은 호전되었지만, 오직 장기간에 걸친 분석 작업만이 그가 대처해야만 했던 초기 유아기의 분노라는 무거운 짐을 극복하게 한 그의 사랑의 능력을 가능하게 해 주었다.

9장

꿈 해석의 기본적 기법

Alexander Grinstein, M.D.

정통 정신분석의 기법과 실제 1권에서 Ralph Greenson은 그의 임상 경험을 통하여 개인의 역동의 다양한 측면들이 어떻게 꿈에 나타나는지를 예증하는 많은 훌륭한 증례들을 인용했다. 누구도 흉내 낼 수 없는 읽기 쉬운 문체로 제시된 그의 탁월하고 설득력 있는 증례들은 그의 특징을 대표하는 것으로서, 그의 매력과 그의 환자들과의 관계를 명확하게 보여준다. 수련 분석가들과 더욱 숙련된 분석가들조차도 환자들이 치료 회기에 가지고 오는 꿈에 대한 접근에 있어서 어떻게 하면 그의 작품을 모방할 수 있을까를 자주 생각하곤 한다.

이 장의 목적은 꿈에 대한 작업을 하고 있는 치료자들을 돕기 위하여 간결하고도 체계적인 방식으로 다양한 기법의 제안을 개관하려는 것이다. 대체적으로, 나의 책 "꿈의 해석에 관한 프로이트의 규칙Freud's Rules of Dream Interpretation(1983)"의 기본 구성을 따랐다. 도서 인용, 참고 문헌, 부가적인 기법의 제안, 그리고 증례들은 그 책에서 찾아볼 수 있을 것이다.

정신분석적 치료에서의 꿈은 분석가가 환자를 돕기 위해 사용하는 자료를 얻을 수 있는 여러 원천들 중에서 단지 하나일 뿐이다. Greenson은 그의 책에서 환자가 치료의 어디쯤에 있었는지를 논증하기 위해, 그리고 진행 중에 있는 작업에 대한 분석가의 이해를 확인하고 정교하게 다듬기 위해 환자의 꿈 증례들을 사용한다. 그러나 때때로 꿈 자료가 분석가로 하여금 환자에 대한 그의 이해 면에서 더 마음 편하게 느끼도록 돕는다고 하더라도, 우리는 어떤 상황하에서도 꿈을 과도하게 특별한 가치를 지닌 것으로 보아서는 안되며, 환자가 상당한 기간 동안 꿈을 보고하지 않는다고 해서 치료에서 가치 있는 것이 일어나지 않는다고 생각해서도 안 된다. 프로이트(1900)는 "꿈의 해석은 마음의 무의식적 작용을 알 수 있는 왕도"라고 했다(p.608). 그러나 우리는 그것이 결코 유일한 길도, 반드시 잘 포장된 고속도로인 것도 아니라는 점을 덧붙여야 할 것 같다.

물론 환자가 전혀 꿈을 보고하지 않는다면, 어느 적절한 시기에 분석가가 환자에게 꿈을 꾸었는지 물어보는 것이 적절하다. 만일 환자가 오랜 치료과정에서 꿈이라고는 도무지 이야기하지 않는다면, 이것은 어떤 심각한 자아의 혼란 또는 중요한 저항을 나타내고 있다는 것이 일반적인 견해이다.

꿈을 회상하는 것에 대한 주제는 항상 환자에 의하여 치료 초기에 제기된다. 그들은 꿈꾼 내용을 적어두거나 녹음기에 말로 녹음하여 가져와야 할 지를 묻는다. 그런 방법은 더 심한 저항만 만들어낼 뿐이므로 금기시된다. 그밖에 분석가가 환자의 저항을 다루고 있다면 꿈을 회상하는 것이 종종 저항 이면의 내용물에 접근하는 길을 찾아주기도 한다. 요점은 우리가 관심 있어 하는 것은 환자로 하여금 꿈을 모아두게 하는 것은 아니며, 꿈의 내용은 그 이면에 있는 내용물만큼 중요하지는 않다는 것이다.

내가 전에 말한 대로 일반적으로 환자들은 꿈 내용을 회상하는데 심각한 문제가 있지 않는 한 분석의 시작 즈음에 꿈을 보고할 것이다. 초기의 꿈은 대단히 중요한데, 이는 그것이 치료자에게 환자의 근원적인 문제들을 즉시 경고해 주고, 환자의 전이와 저항의 초기 징후들의 특징을 나타낼 수도 있기 때문이다. 꿈은 자주 환자의 신경증을 결정지은 요인들을 농축된 형태로 설명해 준다. 초기의 꿈들이 매우 의미 있기 때문에, 꿈의 특수한 내용이 충분히 이해되지 않거나 환자가 꿈이 보여주는 모든 것을 다 다룰 준비가 되어있지 않을 지라도, 치료자가 약간의 적당한 논평으로써 꿈의 보고를 칭찬해 주는 것은 일반적으로 좋은 생각이다.

환자가 초기 꿈을 보고할 때, 그가 꿈에 대해서 그리고 그것을 다루며 작업하는 방법에 대해서 알고 있는지를 물어보는 것은 필수적이다. 치료자가 환자에게 어떤 설명을 제공해 줄 것인지 또는 어떤 의견을 제시해 줄 것인지는 자명한 일이지만 꿈에 대한 환자의 지식과 교양에 따라야 할 것이다.

꿈에 대해 그렇게 익숙하지 않은 사람들에게는 간단한 설명이 적합한데, 분석에서의 꿈은 치료자에게 환자 자신에 대해 말하기 위해 사용하는 하나의 의사소통 수단이라는 것을 쉬운 용어로 알려 주어야 한다. 우리는 환자에게 그가 꿈의 줄거리를 무시해도 괜찮으며 꿈의 어떤 요소들이나 부분들이든 마음에 떠오르는 것은 무엇이든지 연관시켜 나가도 좋다고 말해준다. 그의 꿈의 첫 시작에서부터 순서대로 시작해도 좋고, 또는 특별히 그에게 생생하고 인상적이었던 꿈 속의 어떤 요소를 선택해도 좋으며, 아니면 정반대로 특별히 희미한 어떤 것을 선택해도 좋다. 또, 꿈을 꾼 날과 관련 있는 어떤 요소를 가지고 시작해도 좋다. 이것은 그가 보았고 들었고 말했고 또는 읽었던 어떤 것일 수 있다. 꿈에는 꿈꾼 날에 관하여 말해주는 요소가 반드시 최소한 하나 이상 있기 때문에, 이 마지막 제안은 매우 가치가 있다. 여기에 주의를 집중함으로써 치료자는 분석 과정을 환자의 생활과의 밀접한 관계 속으로 가져다 놓을 수 있다. 더욱이 치료 과정 동안 보고되는 모든 꿈에서 이전의 분석 회기에 대해 어느 정도 말해주는 최소한 하나 이상의 요소를 갖고 있다. 이것은 그 다음에 치료자가 이전 회기와 현재 회기 사이의 연속성을 유지할 수 있게 해 준다. 이런 식으로 환자는 각각의 회기가 분리되어 있어서 먼저 시행된 회기와는 전혀 무관한 것이라 여기지 않고, 한 회기에서부터 다음 회기까지의 내용물의 흐름을 관찰할 수 있도록 도움을 받는다.

가끔 회기가 진행 중에 환자가 전에는 꾼 적이 없거나 이전에 꿈을 연상시킬 때에는 말한 적이 없는 단편적인 꿈을 회상하는 경우가 있다. 그럴 경우 이 새로운 단편적 꿈에 주의를 돌리는 것은 좋은 생각이다. 그 이유는 어떤 저항들이 뚜렷이 극복되었고, 환자는 그 부수적인 꿈 내용을 가져옴으로써 사실상 그가 이제 이 특별한 꿈과 연결되어 있는 근원적 자료를 다룰 준비가 되어있음을 보여주고 있기 때문이다.

이 제안들이 특별히 분석의 초기에 환자로 하여금 꿈에 대한 작업을 시작하는 것을 도울 수 있는 한편, 시간이 흐르면서 환자가 꿈 작업을 하는데 더욱 친숙해짐에 따라 환자는 그에게 떠오르는 대로 자발적으로 다양한 꿈의 요소들을 연상시켜 나갈 것이다.

환자가 전체로서의 꿈을 무시하고 그가 선택한 어떤 다른 연결을 따라 연상을 계속한다 해도 치료자가 염려할 필요는 없다. 꿈이 그때 환자의 무의식에서 무엇이 진행되고 있는지에 대해 많은 것을 보여주긴 하지만, 환자의 1차적 관심은 지금의 어떤 현실 문제에 관련되어 있다는 것은 당연하기 때문이다. 그것이 바로 그의 마음속에 있는 것이며, 그가 이야기하기를 원하는 것이며, 또 치료자가 다뤄줘야만 하는 것이다. 무의식은 기다릴 수가 있다. 같은 주제를 다루는 다른 꿈들이 나타날 것이다. 그러나 이에 대해 하나의 예외가 있다. 발현몽의 내용이 매우 위협적인 심각한 문제나 어떤 주요 저항이 있음을 암시한다면, 치료자는 그 문제를 본격적으로 다루어야 한다.

치료자가 다양한 꿈의 요소들에 대한 환자의 연상을 숙고하는 동안, 그가 대단히 주의를 기울여야 하는 다른 문제들이 있다. 치료자는 환자의 일반적인 태도와 그의 첨가하는 말들과 자세 및 다른 행동상의 변화를 간과해서는 안 된다. 환자의 행동이 꿈의 어떤 요소와 일치할 때 치료자가 그 연관성을 지적하는 것은 중요하다.

한 예로 환자가 약속 시간보다 10분 늦게 도착을 했다. 그는 차가 막혀서 늦었고, 게다가 알람시계가 제대로 울리지 않았다고 말하면서 사과했다. 그리고 나서 그는 그 전날 밤에 꾼 꿈을 떠올렸는데, 그 꿈에서 그는 사업 약속이 있었는데 10분 지각을 했다는 것이다. 그가 분석 약속에 늦은 것과 꿈속에서 사업 약속에 늦은 것 사이의 연관성을 지적해 줄 수 있었다.

우리는 이미 환자가 치료에 가져오는 꿈에 특별한 강조를 두어서는 안 된다고 이야기한 바 있다. 그럼에도 불구하고 발현몽의 내용 중 특수한 요소들로의 연상은, 그것들이 환자에게 특별한 의미가 있는 그 날의 상황이나, 그의 삶에서의 중요한 역사적 사건 또는 경험들이나, 그가 이야기하기를 망설일 수 있는 환상 또는 상상들을 암시할 가능성이 있기 때문에 매우 중요하다. 또한 여기에는 치료 또는 치료자에 대한 환자의 태도도 포함된다. 치료자는 환자가 치료에 관해서나 치료자에 관해서 주저함이나 불안이 있음을 시사하는 모든 꿈 내용을 특별히 알아차릴 수 있어야 한다. 이런 내용들이 지적되고 환자와 함께 터놓고 이야기될 때, 환자는 주저함이나 의심이 자유롭게 이야기될 수 있음으로 인해서 안도감과 긴장감소를 얻게 되는 것을 흔히 본다. 그 결과 환자와 치료자간의 작업 동맹이 발전된다. 환자에게 어렵거나 공격적인 것을 담고 있는 내용물을 치료자가 솔직하게 다루어주는 것은, 고통스럽거나 당황스러운 내용물을 내놓도록 격려하며 환자의 신경증적 문제들을 해결하는데 유익이 된다.

어떤 경우에는 환자가 그의 치료자가 지나치게 통찰력있고 그의 꿈이 과도한 노출을 시키고 있다는 느낌을 가지게 되어 이에 대해 부정적인 면이 있을 수도 있다. 그 결과 환자는 꿈을 아예 꾸지 않게 되거나 심층적인 탐구에 저항이 높아질 수 있다. 이러한 경우 치료자는 활용 가능한 내용물이 손에 잡히는 대로 저항을 적절히 다뤄줄 필요가 있다.

기본적으로 문제점은 치료에서의 꿈이 환자와 치료자간의 의사소통 수단으로서 기능하는 한편, 환자의 인격의 어느 한 부분은 그의 어려움을 야기해 온 바로 그 내용물을 감추기 위해 애쓰고 있다는 점이다.

지금까지 우리는 꿈의 해석과 관련된 일반적 문제들을 고찰해 보았다. 이제 좀 더 복잡하고 도전을 요하는 꿈의 측면들을 탐구해 보도록 하자. 치료자는 자기 환자의 꿈을 이해하기 위한 노력으로 꿈의 발현적 내용상의 어떤 요소든지 네 가지 상이한 관점에서 고려되어야 한다는 사실을 인식해야 한다: (1) 그것이 "액면 그대로", 다시 말해서 긍정적 의미로 받아들여져야 하는지, 아니면 그것의 반대 의미로 간주되어야 하는지, (2) 그것이 역사적으로 고려되어야 하는지, (3) 그것의 해석이 표현방식에 달려 있는지, (4) 그것이 상징적으로 고려되어야 하는지.

이 고려사항들의 첫 번째와 관련하여 꿈의 한 요소가 긍정적, 아니면 부정적 의미로 이해되어야 하는지의 여부에 관해서는 다음의 삽화가 생각난다.

수년 전에 Ralph Greenson은 미시간 정신분석학회에서 강연을 했다. 그는 말하는 동안 Groucho Marx 식으로 비슷하게 담배를 손에 끼고 천천히 왔다갔다했다. 그런 뒤 갑자기 멈추고는 그 특유의 방식으로 말하기를 "결국 여러분은 정신분석이 유대인의 과학이 되어야 한다는 것을 알고 있습니다. 왜 그것은 유대인의 과학입니까? 왜냐하면 오직 유대인만이 환자가 '모든 일이 끔찍해요' 라고 말했을 때 어떤 좋은 일이 있는 게 틀림없다고 생각할 수 있기 때문입니다. 그리고 그 반대도 역시 진리입니다. 만일 환자가 모든 것이 잘 되어가고 있다고 말한다면 분석가는 '그래서 무엇이 잘못되었습니까' 라고 생각해야 합니다." 물론 청중들은 매우 즐거워했다.

또 하나의 예로서 Theodor Reik은 미시간 정신분석협회에서 한 강연에서 어려운 꿈을 다루는 데 있어서 탈무드 식의 접근법에 대해 말했다. 그가 말한 것의 의미는 어떤 것이 이해가 잘 안될 때 치료자는 탈무드 학자들의 정신을 따라 "뒤집어서 생각해" 보거나 "옆으로 비켜서 생각해" 보아야 한다는 뜻이었다.

"유대인의 접근 방법"이 적용되든 않든 간에, 많은 경우에서 꿈의 요소는 그것이 보여진 관점에서뿐만 아니라 그 반대적 의미에 의해서도 함께 고려되어야만 한다는 사실에는 변함이 없다.

무의식 내 양극간의 관점이 존재한다는 것은 "사랑하는 것과 사랑 받는 것", "사랑하는 것과 증오하는 것", "주목하는 것과 주목 받는 것", "공격하는 것과 공격받는 것" 같은 식으로 어떤 요소를 양쪽 모두의 관점에서 고려하는 것을 촉진한다. 무의식의 충동이 너무나 불안을 유발하고 있기 때문에 억압되어야만 하는 경우에서 충동의 역전은 특히 현저하다. 환자들, 특히 남자 환자들은 성관계에서 공격하고 싶거나 능동적 역할을 맡고 싶은 욕망이 그러한 충동의 수동적 요소에 비하여 더욱 자아동조적임을 발견한다. 수동적 요소가 더욱 위협적이고 자아이질적이라는 사실을 알고 있음으로 해서, 치료자는 그런 가능성들을 주의 깊게 살피고 환자에게 그것을 제시하는데 특별히 신중하도록 주의하게 된다. 수동적 충동에 대한 토론은 적당한 타이밍과 기술을 요구한다. 그러한 가설을 제시하는 것은 이드의 욕망을 직접 직면시키는 방식보다는 자아 측면의 관점으로부터 이루어져야 한다. "당신은 내가 당신을 공격할까 봐 두려워하는군요"와 같은 표현이 겁에 질린 환자에게 "당신은 내가 당신을 공격하기를 바라는군요"라고 말하는 것보다 훨씬 자아동조적이다. 이러한 기술적 제안은 Greenson의 책에서 많은 증례를 곁들여서 잘 제시되어 있다.

한 요소가 역전되어 있는 꿈은 마찬가지로 역전되어 있는 다른 요소들을 자주 동반하고 있다. 때때로 그것은 꿈꾸는 사람의 스타일 때문에 일어나며, 그의 꿈의 많은 요소들이 역전되어 있다. 역전된 요소들이 있는 꿈은 흔히 수동적 동성애적 욕망과 환상들을 다루고 있다.

가끔 주체와 객체가 바뀐 꿈은 꾼 사람이 방어기제로써 투사를 사용하고 있음을 보여준다. 이와 같은 경우, 특수한 내용을 다루기 위한 어떤 노력보다도 앞서서, 우선적으로 고려되어야 할 것은 바로 방어기제이다.

일반적으로 역사적 관점으로부터의 요소를 고려하는 것은 긍정적, 부정적 관점에서 이해되어야 하는 꿈보다 훨씬 다루기가 쉽다. 역사적 사건들에는 꿈꾼 사람의 최근 사건들을 포함하는 모든 시기의 모든 과거 사건들이 포함된다. 과거의 사건들에 주의를 집중하는 것은 환자의 삶에 대한 이해를 가져다 주며, 환자의 문제에 관계하고 있는 초기 결정요인들을 재구성하는데 유용하다.

한 예를 들면 한 남성이 꿈을 가져왔는데 긴 탁자들과 그 뒤에 앉아있는 남자들과 관련 있는 긴 꿈이었다. 이 특별한 요소에 대하여 질문 받았을 때 그의 첫 반응은 매우 상투적인 것이었다. "아!" 그는 말했다. "그것은 2차 세계대전이 선포된 직후 내가 갔던 징병선발위원회를 기억나게 하네요. 나는 징병을 위해서 소집되었고 꿈에서의 구조는 징병선발위원회 앞에 가는 것과 징병을 위한 신체검사를 받으라는 말을 들은 것이 기억나게 하네요." 이 시점에서 그는 멈추었고, 그는 문제를 추적해 나가기를 꺼리고 있음이 분명했다. 계속 진행해 나가기를 격려하자, 그는 "그래서 나는 신체검사를 받았고 알레르기가 있어서 거부당했어요"라고 말했다. 그가 이러한 자기 노출에 관련된 연상을 중단한 것으로 만족하고 있는 동안, 그의 분명한 불편감은 뭔가 문제가 더 있음을 암시해 주었다. 조사를 해 들어감에 따라, 그는 그 당시에 아내와의 관계에서 대단히 큰 어려움을 겪어오고 있었음이 드러났다. 그는 아내에게는 비밀로 한 채, 친구 내과의사에게 가서 그가 경미한 알레르기로 치료 받아오고 있으나 지금은 더 이상 아무런 증상이 없다는 내용의 편지를 징병선발 위원회 앞으로 써달라고 부탁했다. 아내나 다른 아무에게도 말하지 않은 채 그는 이 편지를 징병선발 위원회로 가지고 가서 자신은 더 이상 증상이 없고 군대에서 기꺼이 봉사하기를 원하노라고 그들에게 말했다. 그는 즉시로 입대할 수 있었다.

그는 사회적 비난이 두려워서 감히 이혼하지 못한 그의 아내로부터 합법적으로 떨어져 있기 위해 군에 입대하는 계략을 사용한 것을 부끄럽게 여기고 있었기 때문에, 그가 한 일에 대해 아무에게도 말하지 않았다. 동시에 그는 나라를 위해 봉사한다고 친구들의 칭찬과 존경을 얻어냈고, 군대로 떠나야만 하는 것에 대해 가족들로부터 어느 정도 위로를 받기까지 했다. 이야기를 털어놓은 뒤에 그는 후회스러워 하면서, 도저히 스스로는 아내와의 이혼까지 몰고 갈 수 없었으나 결혼 이후 그가 경험했던 아내와의 지옥 같은 결혼생활보다는 차라리 능동적으로 병역의 의무를 부여 받는 것이 더 낫다고 생각했노라고 말했다.

이 예에서의 자료는 중요한 역사적 사건을 나타내 준 한편, 그것은 또한 그의 현재의 결혼 생활에서의 심각한 불화에 대한 통찰까지 제공해 주었다. 그는 그의 결혼 생활이 사실상 얼마나 불행한가를 인정할 수 없었고, 오히려 그가 얼마나 아내를 많이 사랑하며 얼마나 아이들을 깊은 애정으로 돌보고 있는지를 반복해서 확인함으로써, 그 문제를 덮어버리려 했다. 그는 결혼 생활의 문제를 토의하기를 꺼렸는데, 이는 만일 그렇게 하면 그는 결국 외도를 저지르고 이혼하게 될 것 같다고 느꼈기 때문이었다. 그리하여 그 꿈은 그의 과거에 있었던 비슷한 상황을 암시해 주었다. 그는 결혼 생활로부터 탈출하고 싶었지만, 그러기 위해 감히 아무 일도 할 수가 없었다. 그는 친구 의사로 하여금 아내로부터 떨어져 있게 되는 일을 촉진하게 만듦으로써, 그의 처신을 비밀로 유지할 수 있었다. 그는 나 또는 분석이 그로 하여금 합법적으로 결혼 생활에서 빠져 나오는 것을 가능하게 해 주리라고 비밀스레 바라면서 또한 두려워하고 있었으므로, 꿈에서의 유사한 상황에는 전이의 암시가 들어 있었다.

또 하나의 예를 들면, 한동안 분석을 받아온 한 여자환자가 욕조 위에 걸어놓은 빨래줄에 빨래가 몇 점 널려있는 꿈을 꾸었다. 그런데 이 꿈을 이야기하는데 많이 어려워했다. 마침내 꿈에서의 욕조가 젖은 수영복이 빨래줄에 널려있는 또 다른 욕조를 상기시킨다고 털어놓았다. 한번은 이전의 정신치료자에게 해변의 가족별장으로 자기를 보러 오라고 초대했다고 하였다. 그가 거기 있을 동안 그들은 밤에 알몸으로 헤엄을 쳤고, 결국 성관계를 갖는 데까지 나아갔다. 그녀는 이 경험에 대해 너무 죄책감을 느껴서 전에는 털어놓은 적이 없었다. 그 꿈은 이 사건을 나타내면서, 그와 비슷한 상황이 현재의 치료에서 일어날 것이라는 중요한 전이의 암시를 보여주었다.

두 증례 모두에서, 환자들이 알고는 있으나 그들에게는 너무 혼란스러워서 억제할 수밖에 없었던 자료에 대한 암시가 있었다. 이 증례들에서 꿈의 내용물은 그들의 성인기 삶의 사건들을 나타내 주었고, 그 이야기를 드러내면 분석가의 비난이라든지 분석가와의 성관계 같은 두려운 일에 빠질 것 같아서 처음에는 기꺼이 말할 마음을 갖지 못하게 하는 상황들을 다루고 있었다.

발현몽의 요소들은 완전히 또는 부분적으로 억압되어 있었던 아동기의 특수한 사건들에 자주 관련되어 있는데, 이것들은 환자의 기억의 너무 가장자리에 위치하고 있어서 기억해 내는데 아주 어려움이 많다. 이러한 경우에 꿈의 특수한 요소가 탐색된다면 고통스런 사건 전체에 빛을 가져다 주게 되고, 치료자의 도움으로 환자가 그것을 적절히 다룰 수 있게 된다. 외상적 사건들은 여러 가지이나, 무엇이 개인에게 특별한 어려움을 일으켰는지는 환자의 연상으로부터만 확인될 수 있다.

하루는 분석을 받던 한 여자환자가 꿈에서 창문 밖을 내다보고 있었는데 땅에 산타클로스와 비슷한 사람이 서 있는 것을 보았다고 이야기했다. 그녀의 연상은 어린 시절의 입원 경험으로 이어져 나갔다. 그녀는 전염병을 앓고 있었으므로 다른 환아들과 함께 격리병동에 수용되었는데, 그들 중 아무에게도 면회가 허용되지 않았다. 그녀는 간호사가 자기를 높이 안아서 올려주어 창문 밖으로 부모님이 자기에게 손을 흔들고 있는 것을 볼 수 있었던 일을 기억했다. 그 때는 마침 크리스마스 시즌이어서 그녀의 부모님은 병원의 산타클로스가 그녀에게 전해줄 수 있도록 많은 장난감을 남겨두고 갔다. 그 선물들 중에 그녀가 특별히 좋아했던 것으로 기억나는 것 하나는 침대에서 함께 데리고 자던 부드럽고 포근한 인형이었다. 그녀가 병에서 회복되고 퇴원하여 집으로 가게 되었을 때, 장난감은 하나도 가져갈 수 없었다. 그녀는 매우 슬퍼하면서 그 인형을 남겨두고 떠나야만 했다. 그 후 그 인형을 자주 생각했고, 심지어 어른이 되어서도 자신이 그것을 아직 가지고 있었으면 하고 바라고 있음을 깨달았다. 그녀의 꿈은 입원 경험 및 그 인형과 마찬가지로 홀로 남겨졌던 외상적 경험 전체를 암시했다. 그 일은 이후의 이별과 상실의 사건들에 대한 전형이 되었다.

꿈에 대한 작업에 있어서 가장 흥미롭고 매력적인 면의 하나는 꿈에서 사용된 단어나 표현의 중요성을 이해하는 것이다. 여기서 꿈 작업은 농담, 말장난, 그리고 가장 원시적 유형의 위트에서 흔히 볼 수 있는 기전들을 이용한다. 치료자가 어떤 단어들이 영상 혹은 어구로써 표현되는 방식에 대한 통찰을 활용하는 것은 사실 기술적으로 어렵지 않다. 유대인이 아닌 분석가인 내 친구 한 명은, 한 여자환자의 꿈을 떠올렸는데, 거기서 그 여자환자의 속옷 속에 말벌(wasp) 한 마리가 들어있었다. 그림처럼 떠오른 곤충의 표상은 그녀의 비유대인 분석가를 WASP(White Anglo-Saxon Protestant, 앵글로색슨계 백인 신교도)로 보는 그녀의 시각과 그에게 연결된 뚜렷한 성적 욕망을 상징한다.

꿈은 관념이나 생각을 표현하기 위해 영상을 자유롭게 활용한다. 앞서 발표한 책에서 나는 남자들의 발현몽에서의 컨버터블 자동차는 성전환(남자에서 여자로 전환되거나 능동적 성욕에서 수동적 성욕을 갖는 것으로 바뀌는 것에 대한 무의식적 욕망과 두려움)을 표현하기 위해 사용된 전환어였던 증례들을 많이 보고했다. 그 책의 출판 이후로 나는 환자가 다른 종교로 전환하거나 다른 정치적 교파로 전환하는 것에 대한 욕망 혹은 두려움을 내포하는 꿈에서도 같은 영상이 사용되는 것을 관찰할 기회가 있었다.

치료자가 주어진 꿈의 요소에 관하여 특별히 고려해야만 하는 마지막 사항은 그것이 상징적 관점에서 이해되어야 하는지 여부이다. 여기서 우리의 견해는 상징적 암시들에는 다음이 포함되어야 한다는 것이다: (1) 그것의 비유적 의미, (2) 개인의 생활이나 신체의 어떤 친숙한 측면에 대한 암시.

상징의 첫 번째 고려사항은, 상징은 비유적 또는 풍유적 의미를 가지고 있기 때문에, 사실상 그 어휘와 일치하는 꿈의 요소를 사용하는 것과 밀접히 연관되어 있거나 어쩌면 같은 것이다. 이런 관점에서 그것은 우리가 간단히 논의하려고 하는 표현의 수단들로 간주될 수 있다. 우리는 이 범주에서 국가를 상징하는 국기, 종교를 상징하는 교회, 정부 또는 그에 속한 기간들을 상징하는 청서, 특별한 부서를 상징하는 유니폼 등과 같은 사물들을 볼 수 있다. 이런 유형의 상징 사용에는 처음에는 항상 주의를 기울여야 하는데, 그 이유는 환자가 특정한 때에 마음에 두고 있었던 것에 가깝다고 할 수 있는 좀 더 일반적인 적용에 대한 정당한 고려를 하지 않고 바로 다른 유형의 상징으로 비약해 버리는 경향이 많은 치료자들에게 있기 때문이다.

상징적 의미에 대한 다른 고려사항은, 분석가 집단에서 일반적으로 이해되는 것과 같이 주어진 꿈의 요소를 특별한 대상이나 활동을 뜻하는 것으로 직접 번역시켜 놓는 것과 관련된다. 상징화된 대상들은 꿈꾼 사람 자신, 그의 몸 전체 혹은 성기와 같은 일부분, 또는 그의 가족 중 한 사람 들일 수 있다. 또한 성관계, 탄생과 죽음 같은 삶의 근본적인 어떤 측면들 역시 상징화될 수 있다.

꿈의 이해에 있어서 상징적 의미에 대한 지식이 매우 중요한 반면, 꿈꾼 사람의 연상을 고려해 넣지 않은 채 꿈속의 상징을 직접 번역하는 것은 그것들의 개인적 의미에 대한 어떤 특별한 이해도 지나쳐버릴 수 있기 때문에 대단히 위험한 일이다. 어떤 분석가들은 이를 피하기 위해 아예 모든 상징의 사용을 회피해버림으로써 반대의 극단으로 치닫고 만다. 그러나 이것은 꿈에 대한 작업에서의 요긴한 도구 한 가지를 박탈당하는 것이므로 역시 잘못된 것이다. 상징적 의미의 이해는 항상 환자의 연상에 대한 이해를 증진시키되 그것을 대신하지는 않는 보조적인 방법으로 사용되어야 한다. 결국 권총은 그냥 권총일 뿐일 수도 있고 공격성 또는 방어를 나타낼 수도 있다. 치료자는 아무리 명백한 상징의 경우라 하더라도 먼저 환자가 말하는 것에 면밀히 주의를 기울이도록 하는 것이 좋다.

잠시 분석을 받았던 한 유대인 사업가가 여성들과 반복되는 외도를 일삼고 때로는 수동적인 역할을 하면서 매춘부들과 놀았다. 하루는 꿈에서 알몸의 여자가 어떤 물건이 달려있는 목걸이를 하고 있는 것을 보았다고 이야기했다. 그가 꿈 이야기를 한 뒤 처음으로 꺼낸 말은 "선생님은 이것이 고추가 달린 여자라고 생각하시겠죠. 네, 그녀는 틀림없이 여자고 매우 예뻤어요. 물론 고추는 없었어요."라는 것이었다. 잠시 침묵이 흐른 뒤 그는 말했다. "그런데요, 농담이 하나 생각나요. 한 유대인 녀석이 라스베가스로 가서 창녀를 하나 건졌어요. 그들이 방으로 들어가서 옷을 벗었을 때 그는 그녀의 목걸이에 유대인의 별이 달려있는 것을 알아차렸대요. 그래서 그는 그녀에게 말했죠. '말해봐, 너 유대인이니?' 그녀가 그렇다고 대답하자 그는 그녀에게 '나도 유대인이야, 그러니 깎아주는 게 어때? 반값만 받으라구.' "

환자는 이 농담이 어떤 물건이 달려있는 목걸이를 하고 있는 여자가 나오는 그의 꿈에 대한 연상임을 바로 알아차렸다. 그러나 그는 더 이상 진행하지 못했다. 그는 그가 아직 지불하지 않은 월말 계산서를 받았을 때인 그 달 첫 날 직후에 그 꿈을 꾸었다. 그 시기 동안 그는 치료에 오면서 치료비에 대해 불평한 적이 없었으며 오히려 치료비를 즉시 지불했다. 처음에는 그 농담과 그의 분석치료 사이의 연관성을 탐구하려는 다양한 시도가 아무 것도 이끌어내지 못했고, 그는 드디어 "결국 농담은 농담일 뿐이죠. 선생님은 좋은 농담을 분석하지 않고 그냥은 들을 수 없으신가 보죠?"라고 말했다. 얼마 지나지 않아서 환자는 자신의 치료비에 관한 느낌을 다룰 수 있었다.

그에 대한 환자의 꿈과 연상에 의해서 환자는 역시 유대인이었던 그의 분석가를 창녀와 동일시했다. 분석가는 한 번의 치료비를 요구했으나, 그와 분석가가 모두 유대인이었으므로 그는 이 기회에 치료비를 절반으로 깎아 주기를 원했다. 전이에서의 수동적 동성애적 욕구와 관계 있는 이 자료에는 성적인 암시가 또한 들어있었다.

내가 여기서 강조하고 싶은 것은, 환자가 사실상 자기가 보았으면서도 부인한 '목걸이와 거기 달린 물건'이라는 발현몽의 요소를 페니스로 단순히 번역해서는 아무 것도 이끌어내지 못하고 분석에서의 전이 상황을 다루는 데 있어 저항만 증가시킬 뻔했다는 점이다. 이 자료에서 주의해야 했던 중요한 것은 치료비에 대한 그의 반응과 그가 그 당시에는 이 주제를 다룰 수 없었다는 점이다. 그의 수동성과 모든 대가를 치르고서라도 사랑 받고자 하는 욕망과 치료비를 흥정한다는 인상을 주지 않으려는 욕망은, 처음에는 그로 하여금 그 주제를 꺼내놓지 못하게 만들었다.

꿈꾼 사람의 가족 구성원을 나타내는 꿈에서는 전형적인 상징들을 볼 수 있다. 형제들은 해로운 곤충이나 작은 동물들로 자주 나타난다. 부모는 모든 종류의 권위적 인물상으로 나타나는데, 그들의 성은 그 상이 아버지를 나타내는지 아니면 어머니를 나타내는지를 결정해준다. 부모를 나타내는데 사용된 권위적 인물이 인정이 많은지 아니면 잔인한지, 애정이 있는지 아니면 증오로 가득한지 등의 특수한 속성을 아는 것이 매우 중요하다. 한 환자가 알렉산더 대왕의 꿈을 꾸고 와서는 그 전날 밤 그에 관한 책을 읽었었노라고 말했다. 그는 처음에는 그를 위대한 지도자이며 정복자라고 말했다. 그리고 나서 그는 알렉산더 대왕이 또한 잔인하고 폭력적인 사람이기도 하며 간질발작을 가지고 있었고 동성애자에다가 어머니와의 근친상간적 관계를 가졌던 자라고 이야기했다. 잠깐의 시간이 흐른 뒤 그는 내 이름이 그 위대한 정복자와 같다는 것을 알아 차렸다. 농축된 한 방식으로 그의 알렉산더 대왕 꿈은 그가 위대함을 높이 평가한 중요한 역사적 인물로서 나를 나타내준 한편, 동시에 매우 부정적인 성격들을 내게 돌리고 있는 것이기도 했다. 사실 이것은 그가 아버지에 대해 가졌던 매우 양가감정적인 태도와 동일한 것으로 판명되었다. 그러나 환자에게 꿈에 나타난 알렉산더 대왕의 상이 그의 아버지를 상징하는 것이라고 임의적으로 해석하는 것은 환자의 지식화만 촉진시켰을 것이다. 그랬다면 전이상황에서 표현되고 훈습의 과정에 있는 다양한 뉘앙스의 의미들을 놓쳐버렸을 것이다.

개인의 자아상이나 그의 환경에서 중요한 인물에 대한 상은 전체적인 몸의 상징으로 많이 표현된다. 꿈에서 사람은 자주 집, 자동차, 또는 몇 점의 가구로 상징화된다. 또한 부모의 상징에서와 같이 환자가 사용한 용어가 그가 자신이나 중요한 사람들을 어떻게 보는지에 관하여 많은 중요한 면들을 흔히 보여주기 때문에 이러한 상징의 표현법에 많은 주의를 기울여야 한다. 현재의 또는 과거에 있었던 신체 기형은 그들의 꿈에서의 상징의 표현방식을 종종 찾아줄 것이다. 다리에 약간의 기형이 있는 한 남자는 한쪽 면이 뭔가 잘못된 집이 나오는 꿈을 자주 꾸었는데, 그는 어떤 종류(차, 버스, 보트 등)의 고안을 하는 중이었고 그것은 한쪽으로 기울어져 있었다 (그는 사실 가끔 다리를 절었다). 또 다른 한 남자는 정말 믿기 어려울 정도로 엉망이었고 그 자신의 삶을 완전히 비틀거리는 것으로 표현했는데, 그는 너저분하고 어질러져 있는 집이 나오는 꿈을 자주 꾸었다. 그는 이것들을 자기 어머니의 집과 동일시했다. 주기적으로 정신병적 상태로 표류하곤 하여 폐쇄병동에 입원해야만 했던 어머니는 퇴원했을 때는 지저분하고 황폐한 집에서 은둔자처럼 살았다. 그는 어머니의 성격이 그녀가 살던 집과 마찬가지였고, 그는 어머니와 어머니의 집을 모두 동일시했노라고 말했다.

꿈에서 가장 많은 상징은 성적인 상징들이다. 이것은 가장 손쉽게 그리고 가장 자주 인식된다. 젖가슴과 엉덩이는 모양과 크기에 유사한 점을 갖는 물체들로 상징화된다. 남자의 성기는 모양이나 기능(관통, 사정, 수태, 배뇨)에 있어서 닮은 점이 있는 물체들로 상징화된다. 여자의 성기에 대한 상징들은 음모를 포함한 외음부 또는 질 및 자궁과 관련된 내부 생식기간의 주관적 개념을 나타낼 수 있다. 모양에 있어서나 기능에 있어서 어떤 방식으로든 다른 물건을 에워싸거나 담을 수 있는 물체는 꿈에서 여자의 성기를 나타내기 위해 쉽사리 사용된다. 그러나 치료자는 그런 꿈의 요소들이 항문, 직장, 대장을 나타내는 경우도 자주 있는 것인지 아니면 여자의 성기에 대한 꿈꾼 사람의 인상에 해당되는 것인지를 구별하는 것이 꼭 필요하다.

체질적 양성성 때문에, 그리고 우리가 전에 논의한 바대로 꿈의 어떤 요소든 그 반대를 나타낼 수 있다는 사실 때문에, 치료자는 처음 보기에는 분명히 한쪽 성에 속한 것 같은 상징이 분석적 탐색 과정에서 그 반대의 성을 나타내는 것으로 밝혀질 수 있다는 사실을 인식하기 위해 계속 정신을 차리고 있어야 한다. 그리하여 꿈에 배가 불룩 나온 남자 인물이 나왔다면 '남자도 임신하여 아기를 가질 수 있다' 는 꿈꾼 사람의 아동기의 관념을 나타내는 것일 수 있다.

성행위는 기어오르고 문지르고 톱질하고 줄질하고 또는 악기로 음계를 연습하는 등의 리듬 있는 활동을 나타내는 지시물로 꿈에서 자주 상징화된다. 치료자는 연상을 통해서 특수한 상징들이 어떠한 자기애적 행동 혹은 성관계를 나타내는지, 그리고 쾌락과 함께 절정에 도달하는지 혹은 어떠한 억제가 있는지를 알아야 한다. 예를 들어 한 꿈에서 한 남자가 반복적으로 플러그를 콘센트에 꽂으려고 시도하고 있었으나, 웬일인지 그것을 구멍에 맞춰 끼워 넣을 수가 없었다.

거세에 관한 꿈은 다양한 방식들로 표현되며 분석에서 대단히 중요하다. 때때로 그런 꿈들은 꿈꾼 사람의 금지된 욕망에 대해 처벌을 내리는 권위적 인물을 포함한다. 꿈에서의 거세는 보통 신체 일부의 상실이나 손상 또는 어떤 부속물의 첨가나 증식을 나타냄으로써 다양한 방식으로 상징화된다. 때때로 더 세부적인 내용이 발현몽에 동반되지 않은 채, 도끼, 칼, 혹은 면도날 같은 손상을 가할 수 있는 어떤 도구들이 꿈에 출현함으로써 거세가 암시되기도 한다. 이런 경우 그 도구는 꿈꾼 사람이 무서워하는 것을 상징화하는 역할을 한다. 다른 경우에는 거세가 암시되고 나서 남자 환자가 여자로 되는 식의 노골적인 꿈을 꿀 수도 있다.

임신의 상징은 매우 보편적이며 중독, 감염, 혹은 모든 종류의 침입을 나타내는 꿈들이 포함된다. 또 암에 걸리는 꿈이나 몸 안에서 어떤 다른 종류의 성장이 있는 꿈들은 자주 임신을 나타낸다. 특별히 무게가 많이 나가는 큰 동물들과 캥거루는 뚜렷이 임신을 나타낸다. 짐수레, 바구니, 가방같이 물건을 나르는데 사용되는 물건들도 마찬가지로 임신을 나타낸다.

임신에 관한 꿈 다음에는 종종 자궁 내에서의 삶이나 출생과정에 대한 암시가 들어있는 꿈들이 잇따르거나 연상된다. 전자(자궁내의 삶)의 꿈은 협소한 공간, 잠수함 혹은 잠수종을 나타내는 어떤 지시물을 그 내용으로 한다. 후자(출생과정)는 어떤 좁은 통로나 구멍을 지나가는 것, 또는 물 속에서 몸이 빠져 나오는 것을 특징적으로 묘사한다. 때때로 출생은 선물이나 새로운 곳에의 도착으로 상징화되기도 한다. 구출하는 꿈은 아이를 낳는 것이나 엄마가 되고픈 욕망과 같이 일반적으로 출생과 연결되어 있다.

인생 주기의 반대편 또한 보편적으로 꿈에서 상징화된다. 죽음에 관한 꿈과 연관해서 꿈꾼 사람이 어떤 사람의 죽음을 바라는 소망을 표현하고 있는지, 아픈 아이처럼 개인에 관한 어떤 불안을 나타내고 있는지, 혹은 죽음에 관한 내용물이 그 자신의 건강에 대한 생각과 관련되거나 자살사고를 동반한 우울을 나타내는지를 치료자가 확인하는 것은 대단히 중요하다.

상징에 관한 이 짧은 논의에서 독자는 사람들에게 영향을 미치는 기본 문제들이 얼마나 많이 그들의 꿈속에서 상징적으로 표현되는지를 알 수 있을 것이다. 치료자는 특별한 갈등이나 특별한 경험에 대한 암시를 인식하기 위해 꿈의 상징에 대한 지식을 활용해야 한다. 이것을 기초지식으로 사용함으로써, 치료자는 특별한 꿈 요소에 대한 환자의 연상을 탐색하는 것만으로는 환자가 초기에 직접적으로 드러내지 못하거나 드러내기를 꺼려온 심층의 내용물을 끌어올릴 수 있을 것이다. 그러므로 예를 들어, 한 사람이 성적 욕망을 가지고 있음을 단순히 확인하는 것만으로는 충분치가 않다. 치료자는 그 특별한 욕망의 본질이 무엇인지와, 그것의 대상과, 그것이 특별한 시기에 꿈에 나타난 이유를 발견하기 위해 더 심층적으로 들여다보아야 한다.

발현몽에 활용되는 다양한 표현 수단들이 꿈에서의 상징들과 연관되어 있다. 앞서서 우리는 정신분석적 치료에서 꿈은 치료과정에서 환자의 무의식과 의사소통하는 수단으로서의 역할을 하기 때문에 특별한 기능을 가진다고 말했다. 이것을 염두에 두면서, 우리는 꿈에 치료자 자신 또는 치료과정과 직접적 관련을 갖는 내용의 출현에 특별히 주의를 기울이는 것이 얼마나 중요한가를 알 수 있다. 비유적 의미로 사용된 상징들은 환자에게 도움이 되는 어떤 인물로서, 아니면 그 반대로서의 치료자를 나타낼 수 있다. 예로서, 교사, 의사, 또는 군인에 관한 암시들은 흔히 긍정적 의미로서의 치료자를 직접 나타내고 있다. 때로는, 특별한 사람과의 관련성이 탐색될 때, 치료자가 무능하고 더디며 너무 많은 책임을 부과하는 사람이나 혹은 적절한 도움을 주지 않는 그런 사람과 비교되거나 동일시되고 있음을 발견하기도 한다. 가끔 치료자가 반대의 성을 지닌 사람으로 표현되어지기도 한다. 그러므로 남자 치료자가 환자의 꿈에서는 여자로 등장하는 것을 보는 것은 결코 이상한 일이 아니다. 여기서 그가 선하고 헌신적인 어머니 상("마음 착한 할머니")로 그려지는지, 악독한 마녀로 묘사되는지를 확인하는 것 또한 중요하다.

꿈은 근본적으로 자기중심적이기 때문에, 환자는 항상 꿈속에 나오고 많은 경우 치료상황에 있는 자신을 발견한다. 나는 유명인사들이 정신분석적 치료를 받고 있는 내용의 꿈을 가져오는 환자들을 많이 보았다. 이런 꿈에서 환자는 자기 자신을 유명인사와 동일시했으며 자신의 치료자를 그 유명인사의 분석가와 동일시했다. 이에 관한 많은 꿈들이 마릴린 먼로와 그녀의 치료자로 잘 알려진 Ralph Greenson과 관련되어 있다. 이와 같은 증례들에서 환자는 유명인사이며 매혹적인 섹스 심벌로서 뿐 아니라 분석을 받고 있었으며 끝내 자살하고 만 인물로서의 그녀에게 자신을 동일시하고 있었다. Ralph Greenson의 성씨와 나의 성씨(Grinstein)가 발음이 비슷한 점도 환자로 하여금 나와 치료를 향한 양가적 감정을 표현하도록 하는 중요한 매개물이 되었다. 유명한 분석가를 만나고 있었던 마릴린 먼로가 자살을 감행할 수 있었다면, 그런 일은 그들에게도 마찬가지로 일어날 수 있다는 것이다.

치료 상황 그 자체는 흔히 어떤 종류의 여행과 꿈꾼 사람 자신이 타고 있는 운송수단으로 나타남으로써 특정 시기에 치료에 대한 환자의 느낌이 어떤 것인지를(그 여행이 빠른지 혹은 느린지, 편안한지 아니면 위태로운지를) 알려주는 중요한 단서를 치료자에게 제공한다. 이와 관련해서 통신을 위해 사용된 모든 장비들(전화, 라디오, 텔레비전, 기내통화장치 등) 또한 치료 상황의 비유로서 꿈을 통해 보고될 수 있다. 여기서 수신된 메시지가 명확한지 아니면 희미한지, 그리고 수신을 방해하는 많은 전파장해가 있는지 여부가 중요하다.

한 환자는 통제를 벗어난 비행기 안에 타고 있는 꿈을 꾸었다. 그는 필사적으로 관제탑에 송신을 하고 있었으며 "찍찍거리는 박스"에 수신되고 있는 것을 이해할 수 없다고 소리치고 있었다. 그 내용은 치료상황에 대한 것이었고 그가 점점 통제를 잃고 공황 상태가 되는 느낌을 나타낸 것이었다. 그가 관제탑(즉 나)으로부터 수신한 메시지는 명확하지 않았다. 그의 연상은 그가 아동기 때 어머니에게 도움을 요청하며 겁에 질려 소리쳐 울었으나, "그만 좀 찍찍거려"라는 말밖에 듣지 못한 사건들로 깊게 이어져 나갔다. 꿈에서 그는 불안에 빠져 있는 그를 도와주지 않고 그를 울게 내버려뒀을 뿐 아니라 오히려 "그만 좀 찍찍거려"라는 말로써 그를 훈계하기까지 한 공감해주지 않는 그의 어머니와 나를 동일시했다.

환자가 그 자신의 문제들을 분석가에게 투사하는 일은 드문 일이 아니다. 이것은 그 문제들이 정신병리적이거나 성격적인 속성을 가지고 있을 경우 특히 더 그렇다. 부정직함, 어떤 비정상적이거나 거친 성적 행동, 혹은 난폭한 공격성 등과 같은 부정적인 속성들은 자주 분석가에게로 전치된다. 한 예를 들면, 정신병을 앓고 있는 어머니를 둔 환자가 나에게 뭔가 잘못된 점이 있고 혹시 나도 그의 어머니와 같은 종류의 증세로 고생하고 있으면서 그것을 숨기고 있는 것은 아닌지 의심하는 내용의 꿈을 반복해서 꾸었다. 시간이 흐르면서, 우리는 그가 자신도 사실상 그의 어머니와 마찬가지로 정신병적이며 미쳐버린 여자로 되어가는 것은 아닌지 몰래 두려워하고 있었음을 알게 되었다. 자신의 충동에 대한 그의 두려움이 나에게 전이되었고, 동시에 그는 병적 상태의 어머니에 대한 두려움을 반복해서 나에게 관련시켰던 것이다.

꿈에서는 개인이 직접적으로 표출할 수 없는 다양한 감정이나 충동들을 표현하기 위해 투사기제가 사용될 수 있다. 예를 들어 환자가 그 자신의 어떤 감정을 치료자에게 투사함으로써 표현하는 것을 우리는 볼 수 있다. 겁을 먹고 있는 사람은 그가 아니라 치료자라는 것이다. 화가 난 사람은 그가 아니라 치료자이다. 이러한 예에서 감정이란 역전될 수 있는 것이므로, 표현된 어떤 불안은 사실은 그 반대를 나타낼 수도 있음을 염두에 두는 것이 중요하다. 한 환자는 내 아내가 죽었고 내가 매우 슬퍼하고 있는 꿈을 꾸었다. 그는 연상을 통해서 자신의 아내가 자동차 사고로 죽는 환상으로 이어져 나갔고 그리고 나서 그는 자유의 몸이 되어 억압된 성욕의 만족을 거리낌없이 추구할 수 있게 되는 환상으로 나아갔다. 그는 그 장면 전체를 나에게 투사했으나, 나에게는 정반대로 아내의 죽음에 대해 더 받아들여질 만한 반응을 제공함으로써 죄책감과 부끄러움을 일으키는 자신의 감정을 억압하였다.

환자가 그 자신의 생각, 욕망, 성격적 문제들을 치료자에게 투사할 때, 치료자가 그것들을 직접적으로 다루는 것이 특별히 중요하다. 그렇게 하지 않으면 환자는 치료자가 방어적이라고 느낄 것이고 치료자가 정말로 뭔가를 감추고 있으며 자신의 주장이 어느 정도 진실에 부합되는 면이 있다고 느낄 것이다. 흔히 그런 움직임의 이점은 환자가 그의 관심사항들을 토론하는 것이 수용되고 있음을 깨달으면서 이런 부분에서의 그 자신의 문제들을 드러내고 싶은 느낌을 더 많이 느낄 것이라는 점이다.

꿈에서 감정의 역전(reversal)이 일어나는 기전은 쾌락을 숨김없이 보여주는 꿈에서도 역시 고려되어야만 한다. 한 남자환자는 한 여자와의 매우 야한 성애적 장면의 꿈을 꾸었고, 그 꿈은 그가 사정하는 데서 절정을 이루었으나, 오르가슴은 없었다. 그 꿈에 대한 처음의 인상은 그 꿈이 성적인 쾌락의 정점을 나타내었고, 그가 가장 좋아하는 꿈을 실현시켰다는 점이었다. 그러나 그의 연상은 일반적으로 여자들과 관계를 갖는 데 대한 그의 불안과 그의 조기사정문제로 이어졌다. 한번은 그가 대학에서 중요한 시험을 치르고 있었을 때 필기시험을 보고 있는 동안 사정을 한 적이 있었다. 그는 만일 시험에서 떨어지면 어떻게 될까 하는 생각으로 겁을 먹고 있었노라고 말했다. 그는 동료들로부터 비웃음을 당하고 부모님으로부터 책망 받을 것 같았다. 꿈에서의 그의 사정은 그가 대학에서 중요한 시험을 치료고 있었을 때의 사정과 꼭 같았다. 꿈에서의 장면이 쾌락적이고 성애적인 반면, 억압된 감정은 극도의 불안이었다. 그는 대학 시험 동안 그랬던 것처럼 꿈속의 그 여자와의 성애적 장면에서도 불안했으며, 동료들과 부모로부터 비웃음과 비난을 살까 봐 두려워했던 것처럼 그 여자에게서도 그럴까 봐 두려워했던 것이다.

또 한 환자는 다소 비슷한 매우 쾌락적인 꿈을 꾸었는데, 그것은 한 여자와의 성애를 나누는 상황이었고, 아무런 오르가슴의 경험 없이 사정을 하는 내용이었다. 그러나 그의 연상은 젊은 시절 그가 지나가는 차를 얻어 탔을 때 그를 태워준 남자가 손을 그의 허벅지 안에 넣었던 사건을 회상하는 것으로 이어졌다. 환자는 그 남자가 자기에게 동성애적인 수작을 걸어오고 있음을 알아차리고 차에서 내렸으나, 그 즉시 사정을 하고 말았다. 이 예에서 그의 사정 역시 불안에 기초한 것이지만, 여기서의 불안은 자신이 동성애자일지도 모르며 그 남자와 같이 있는 동안 점점 성적으로 흥분되고 있었을지도 모른다는 두려움이었다. 그의 꿈은 동성애적 갈등에 대한 그의 무의식적 욕망과 두려움을 역전시켜서 이성에 대한 성욕에서의 쾌락으로 표현한 것이다.

때때로 개인이 자기 감정을 표현할 수 없거나 필요한 행동을 취해나갈 수 없는 느낌이 꿈에 나타난다. 그 꿈에 대해 이야기하게 하면, 그는 움직일 수가 없었으며 "그 자리에서 얼어버렸다"거나 "마비되었기" 때문에 말을 할 수 없었고 혹은 도망갈 수도 공격할 수도 없었다는 이야기를 할 것이다. 이 꿈들은 그 개인이 막 뭔가를 하려고 하는 순간의 갈등을 나타낸다는 점에서 매우 특징적이다. 대부분의 경우 이 꿈들은 특별한 욕망적 충동에 대한 초자아의 금지에 근거한 억압을 나타낸다. 그러한 한가지 예를 보면, 한 남자가 꿈에서 자신이 어머니와 침대 위에 나란히 누워있는 것을 발견했다. 그는 어머니가 심장마비나 중풍을 앓아오다가 죽어가고 있다는 것을 알았다. 그는 즉시 의사를 불러야 한다는 것을 알았지만 전화를 걸러 가기 위해 움직일 수가 없었다. 그는 꿈에서 매우 겁에 질렸으며 불안한 채로 잠을 깼다. 그 환자는 그리고 나서 연상하기를 10년 전에 그가 실제로 먼 도시에 살던 어머니를 방문한 적이 있었다고 하였다. 어머니는 아팠으며 의사의 치료를 받고 있었다. 그는 대규모의 사업을 협상 중이었고 같은 시기에 심각한 부부간의 문제를 겪고 있었으므로, 어머니를 보러 가기 위한 그 여행은 몹시도 불편한 감정을 불러 일으키는 것이었다.

꿈을 꾸었을 즈음에 이 환자의 분석은 그의 어머니와의 관계와 연관된 문제들을 다루는 시점에 있었다. 그는 어머니를 보러 떠날 때 어머니가 죽어서 어머니의 끊임없는 요구들로부터 자신이 해방되었으면 하고 바랬노라고 어렵사리 털어놓았다. 그는 어머니를 만나러 가기 위해 자신이 하고 있던 것을 포기해야 했던 것에 화가 났다고 기억했으며, 계속해서 그의 시간과 자유를 빼앗아간 어머니의 비합리적 요구들을 많은 예를 들어 이야기했다. 이 꿈이 있기 전에는 그의 이런 생각들이 부끄럽게 느껴지고 그런 생각을 가졌다는 이유로 비난 받을 것 같았으므로, 분석에서나 그 자신에게나 이런 감정들을 고백할 수가 없었다. 엄격하고 종교적인 집안에서 자랐기 때문에 그는 '너의 부모를 공경하라' 는 계명을 문자 그대로 받아들였고, 이 계명을 어기는 어떤 경우에라도 가혹한 처벌이 있을 것이라고 확고히 믿고 있었다. 그 꿈은 그의 갈등을 나타내 주었다. 그는 즉시 의사를 불러서 어머니를 구해야 한다는 것을 알고 있었다. 그러나, "너무 늦은 일"이 되기까지 의사를 호출하는 것을 미루기를 바라는 반대편의 욕망이 있었다. 그러면 어머니가 죽어도 정말로 그의 잘못은 아니라고 할 수 있었던 것이다. 그 두 가지의 갈등하는 욕망들이 마비를 초래한 것이다.

여기까지 우리는 꿈의 내용에 우리의 주의를 집중시켜왔다. 그러나, 치료자가 꿈의 형식과 꿈이 어떤 무의식의 갈등들을 표현하기 위해 사용하는 다양한 방식들을 마음에 두고 있는 것 또한 매우 중요하다. 많은 꿈에서 내용과 형식은 매우 밀접하게 연관되어 있다. 그러나, 어떤 꿈에서는 꿈의 근본적 의미가 꿈의 특수한 내용에 의해서가 아니라 오직 꿈이 제시된 형식에 의해서만 확인될 수 있다. 그러므로, 치료자는 꿈의 전반적 특징들뿐만 아니라 꿈꾼 사람이 자신의 꿈을 묘사하는 양식까지도 알고 있어야 한다.

이것은 예를 들면 치료 회기의 중요한 시간을 잡아먹는 길고 산만한 꿈에서 특별히 더 주목할 만하다. 그런 꿈을 듣고 있을 때 치료자는 흔히 어디에서 끊고 시작할지 혹은 거기에 대해 무엇을 말할지를 판단하기가 어려워진다. 사실 그런 꿈들에 대한 중요한 요점은, 그 특수한 내용에 의해서는 결코 이해될 수 없고 오히려 그 형식에 의해서만 이해되어야 한다는 것이다. 셀 수 없는 세부적 내용들로 가득 차 있는 길고 산만한 꿈들은 치료상의 특정 시기에서의 꿈꾼 사람의 마음 상태를 보여주거나 혹은 그가 다양한 문제들로 인해 혼란스러웠던 과거의 삶을 나타낸다. 그는 현재의 시간에 경험하고 있을 뿐 아니라 과거에도 느꼈던 당황스런 느낌을 표현하려고 시도한 것일 수 있다. 그런 상황하에서 치료자가 경험하는 혼란한 느낌인, 환자의 꿈 생산에 대한 역전이 반응은, 그 자체로서 환자가 직접적인 방식으로는 할 수 없지만 무엇인가 표현하려고 애쓰고 있음을 보여준다. 그는 그가 어렸을 때 얼마나 혼란스러웠는지를 기억할 수 없으며, 오직 그것을 되풀이하면서 치료자도 그가 그 때 느낀 만큼 혼란스럽게 할 수 있을 뿐이다.

그러나 만일 그런 꿈들이 오랜 기간에 걸쳐서 계속된다면 그 꿈들은 꿈꾼 사람에 관한 성격적인 어떤 것을 나타내고 있는 것 아닌가 하는 중요한 의문을 떠올려보아야 한다. 그의 자아는 어떤 면에서 약화되어 있으며, 그는 그의 무의식에 있는 모든 종류의 내용물로 범람되어 그것을 종합하거나 어떤 이해할 수 있을만한 내용으로 제시하지 못한다.

어떤 환자들은 다양한 꿈 요소들에 관련된 사소한 세부 사항을 끊임없이 묘사하거나 꿈 자체에 대한 의심을 표현한다. 그들은 말하자면 꿈 내용의 특별한 점들에 강한 인상을 받아 전체적인 꿈의 그림에 대한 포괄적 이해에 결코 도달하지 못하는 것 같다. 세부사항들에 대한 강박적 집착을 표현함으로써 이 환자들은 그들의 근본적인 성격상의 어떤 문제들을 드러내고 있다. 가끔 환자의 꿈 내용이나 그 연상들이 발현몽 내용 중의 사소한 사항에 대한 강박적 집착과 관련된 것으로 이해될 때 환자의 강박적 행동에 대한 근본적 원인의 단서를 제공해 줄지도 모른다. 한 환자는 회기 시간의 대부분을 차지한 하나의 긴 꿈을 이야기한 뒤에, 빨리 지나가는 말로 그가 어떤 의심스러운 사업 업무에 관계하고 있다고 넌지시 말했다. 강박적 집착의 목적은, 그의 말에 의하면 "진정한" 문제들을 다루는 것을 회피하기 위한 하나의 "의사 방해자"였던 것으로 드러났다.

발현몽 형식의 또 다른 측면은 시간적 관련성이 공간적 관련성으로 변형될 수 있다는 것이다. 꿈꾼 사람의 어린 시절과 같이 오랜 기간 전에 일어났던 사건들은 매우 멀리 떨어진 것으로 혹은 매우 작은 것으로 나타날 수 있다. 그는 자신이 거대한 방에, 거대한 빌딩 속에, 혹은 거인처럼 매우 키가 큰 사람들에 둘러싸여 있는 것을 발견할 수도 있다. 꿈은 아주 오래 전 꿈꾼 사람의 어린 시절에 일어난 사건을 나타내기 위해 이 같은 기전을 사용한다.

발현몽은 보통 꿈의 "줄거리"를 중세기 암흑시기나 "초기 문명화 시기"같은 인류 역사의 어떤 초기 시대에 맞추어 놓거나 혹은 공룡들이 있었던 때와 같은 선사시대를 나타냄으로써 꿈꾼 사람의 인생의 초기를 표현한다. 후자의 경우는 환자의 삶에서의 "선사시대"를 나타내는 것뿐만 아니라, 그의 부모들이 감정도 없고 놀라운 공격성을 지닌 거대한 짐승과 같다는 그의 생각 또한 나타내고 있는 것이다.

꿈꾼 사람의 나이에 대한 특별한 암시는 발현몽의 내용 중에 시계의 영상으로 나올 수 있다. 시간으로 나이를 표현하는 것은 그 자체로서 유아기적인 표현임을 알고 있어야 한다. 한 환자는 시간에 대한 묘사가 나오는 그런 꿈에서 시계 바늘이 "다섯 시 반"을 가리키고 있었다고 이야기했다. 나이에 대한 암시는 다섯 살 반이었던 한편, "손(시계바늘)"에 대한 그의 연상은 그 나이 때 여동생의 성기를 만지고 자위행위를 했던 사건으로 이어졌다.

분석기간 중 하룻밤 사이의 꿈 혹은 특정기간 중의 꿈은, 주말 또는 휴가에 걸친 꿈에서와 같이 항상 관련이 있다.

한 여자가 일련의 연속적인 꿈들에서 그녀가 잃어버린 물건을 찾고 있는 꿈을 꾸었다. 그녀는 그 물건이 무엇인지 확실히 알 수가 없었으나, 자신의 연상을 통해서 지난 수년간 없어진 물건들을 계속 묘사해 나갔다. 그녀는 "항상 뭔가를 잃어버리고 다녔던" 시기가 있었다고 말했고, 지난 몇 주 동안 그녀는 정말 많은 품목의 물건들을 잃어버렸다고 연상해 나갔다. 하루는 안경을 잃어버렸고 또 하루는 지갑을, 또 다른 날은 장지갑과 몇 점의 보석까지 잃어버렸다. 그녀는 옷 가게에 지갑을 두고 왔고 다른 가게의 여자화장실에서 손을 씻다가 반지 하나를 두고 왔다. 분석을 하면서 그 꿈이 그녀의 어머니가 몇 달 동안 집을 나간 어린 시절의 기간을 나타낸다는 것이 드러났다. 그 당시에 환자는 엄마를 잃고 자신이 미아가 되었다고 느꼈다. 그녀는 또한 엄마가 어디 있을까 하고 이 방 저 방으로 찾아 다닌 일을 기억했다. 이 시기에 가족 중의 한 사람이 산책이나 쇼핑에 그녀를 데리고 갔을 때 그녀는 엄마가 어디 있을지, 엄마를 과연 다시 만날 수 있을지를 궁금해 했다.

분석에서 꿈에 대한 작업을 할 때 치료자는 발현몽의 내용에서 유사점들에 의해 그 내용이 표상된다는 것을 마음에 새겨두는 것이 중요하다. 이 유사점들은 환자의 마음에서 감정적으로 동등한 상황을 나타내거나, 어떤 식으로든 어떤 공통적인 성격을 지닌 사람을 나타낸다. 치료자는 그런 유사점들이 아주 흔히 전이와 관계 있다는 것을 고려하고 있는 것이 바람직하다. 이 과정에는 다양한 변형들이 있다. 때때로 비슷한 성격을 가진 두 사람이 언급될 때 비슷한 성격을 가진 또 다른 사람을 찾아보는 것이 치료자에게 필수적이다. 또 다른 경우, 성격 특성들은 꿈에서 몇 명의 인물들에게 분배되어 있으며, 이들은 또한 이 모든 특징들을 지니고 있는 또 다른 사람을 가리킬 수 있다. 그 외에도, 환자가 치료자를 포함한 다른 사람들의 성격에 대한 자신의 느낌을 표현하고는 있지만, 그는 또한 참기 어려운 자신의 성격들을 다른 사람에게 투사하고 있는 것이기도 하다는 것을 치료자는 알고 있어야 한다.

회기 중에 환자가 여러 편의 꿈들을 보고할 때, 치료자는 그 꿈들 사이의 관련성이나 회기 중에 나온 다른 내용물과의 연관성을 확인하도록 노력해야 한다. 꿈들은 쌍을 이루어 나타날 수도 있고, 이런 형태는 두 꿈들 또는 여러 부분의 꿈들 사이의 연결성을 표현하는 한 가지 방식을 나타낸다. "그래서, 그러므로", "왜냐하면, 그래서 이렇게 되었고, 그 결과 그렇게 된", 또는 "나는 그렇게 했고 그래서" 또는 "그때 무슨 일이 일어났더라면 다른 무슨 일은 일어나지 않았을 텐데"와 같은 인과적 연결들은 자주 이런 식으로 나타난다. 이러한 꿈의 연결은 환자의 증상의 근본 원인에 대한 이해를 자주 제공해준다.

한 남자가 다음과 같은 한 쌍의 꿈을 가져왔다. 첫 번째 꿈에서 그는 인도로 가고 있는데 거기는 기아가 심하고 아기들이 영양실조로 죽어가고 있는 몇 개의 마을들이 있다. 두 번째 꿈에서 그는 사회적 상황 내에 처해 있고 그의 아내는 그녀에게 접근해 오는 다른 남자와 너무 가깝게 지내고 있다. 환자는 이 남자에게 매우 노하여 그에게 큰 목소리로 그만두고 아내를 혼자 있게 놓아두라고 말한다.

그는 즉시 첫 번째 꿈을 전날 저녁에 본 인도 아기들의 기아에 관한 TV 프로그램과 연결시켰다. 그는 수년 전에 아기들은 실제로 소홀함과 사랑 받지 못함으로 죽을 수 있다는 이야기를 들었다. 그때부터 그는 돌봄을 받지 못한 결과 영양실조가 생기고 결국 죽게 된 아기들과 아이들에 관한 잡지 기사들을 수없이 읽었다.

그 뒤에 그는 두 번째 꿈으로 나아갔다. 몇 년 전에 그는 교회 모임에서의 남자 동료와 자기 아내와의 관계를 정말 질투하고 있었다. 그는 그때 이미 그의 질투가 충분한 실제적 자료에서 나왔다는 근거가 현실적으로 없다는 것을 알고 있었다. 환자는 피해망상적이지는 않았으나, 자세하게 진술된 내용들을 통해서 그가 어렸을 때의 상황을 아내에게 투사해온 것으로 드러났다. 그의 부모님은 그가 어린 소년 시절에 이혼했고, 그의 어머니는 술을 지나치게 마시고 여러 남자들과 자주 관계를 가졌다. 그녀는 저녁때 자주 나가서 그를 완전히 혼자 아무도 돌봐주지 않은 채로 남겨두곤 했다. 가끔씩 그녀는 집 문을 잠가서 그가 들어갈 수 없게 만들어 놓기도 했다. 그는 남자들이 그녀에게 수작을 거는 것을 여러 차례 보았고, 가끔은 학교에서 돌아왔을 때 잠긴 침실 안으로부터 엄마가 낯선 남자와 이야기하는 소리를 들었다. 그녀는 그의 아버지와 이혼한 후로 재혼하고 다시 이혼하기를 수 차례 반복했다. 어떤 경우에는 엄마와 엄마의 현재 남편이 친밀한 애정을 나누는 장면을 목격하기도 했다. 아동기와 청소년기의 상당 기간 동안 그녀는 그를 위한 아침 식사를 차려주지 않았고, 그가 학교 갈 때 점심을 사먹을 돈조차 주지 않았다. 가끔 그녀는 저녁 때 집에 있지 않았고 그는 허기진 채 침대로 가야만 했다.

그가 두 꿈을 관련시켰던 회기가 진행되는 동안, 그는 비슷한 내용물을 다루는 최근의 다른 꿈 하나를 기억해 냈다. 그 꿈에서 그는 어머니의 남편들 중 한 명과 어떤 대립 상황에 들어가게 되었다. 그 꿈에 대한 연상에서 그는 한 번은 이 남자가 "거대하게 발기되어" 욕실로 가고 있는 것을 보고서 그에게 매우 분노했던 일을 기억했다.

그 꿈들은 그 환자의 오이디푸스기 문제들과 원초경을 본 것을 명백히 암시해주고 있는 한편, 인도에 가는 첫 번째 꿈에 대한 그의 반응은 그의 어머니가 다른 남자를 더 좋아했을 뿐만 아니라 그가 아주 어렸을 때부터 완전히 그를 소홀히 대한 데 대한 박탈의 감정을 나타내 주었다. 아내가 충분한 관심을 주지 않는다고 느낄 때 그가 끊임없이 직면 당했던 현실은 바로 어머니에 의해 방치된 경험이었다.

어떤 경우 환자들은 꿈속의 꿈을 보고할 것이다. 다른 꿈들과 비교하여 이런 꿈들은 비록 거의 모든 분석의 어떤 시점에서 일어날 가능성이 있다 하더라도 그렇게 흔한 것은 아니다. 이 꿈들은 꿈속의 꿈이 현실에서 일어난 어떤 일을 나타낸다는 점에서 매우 특별한 의미를 가진다. 어떤 내용물이 꿈속의 꿈에 삽입되는 것은 꿈꾼 사람이 그 내용물에 있는 어떤 것과 동떨어진 느낌을 갖게 만드는 한 방법이다. 이런 이유로 치료자는 꿈의 그 부분에 대한 환자의 연상을 탐색해야 한다.

몇 개의 요소들 밖에 없는 발현몽은 일반적으로 고도로 농축된 것으로 간주되므로, 거기서 나타난 특별한 요소들에 관한 환자의 연상에서 여러 가지의 암시들을 찾아내는 것이 필요하다.

앞서 언급된 한 남자는 화려하게 차려 입고 짙은 화장을 한 여자가 나오는 꿈을 꾸었다. 그는 그녀가 창녀 같다고 생각했다. 실제로 TV에서 여러 채널을 훑어보던 중에 그와 비슷하게 닮아 보이는 어떤 사람을 본 적이 있었다. 이를 통해 그는 그가 본 적이 있고 같이 성관계를 가진 적이 있는 창녀들을 여러 명 연상하게 되었다. 궁극적으로 그의 연상은 그가 아이였을 때 침실에서 낯선 남자와 "즐기고 있는" 그의 어머니를 보았던 일로 이어졌다. 그가 학교 친구에게 그 일을 말했을 때 그 친구는 그의 어머니가 창녀라는 것을 모든 사람이 안다고 빈정거리며 말했다.

특별히 생생한 꿈이나 특별한 색깔이 있는 꿈에서 농축을 볼 수 있다. 많은 예에서 색깔은 다소 전통적인 관습을 따른다. 노란색은 비겁함을, 녹색은 질투를, 빨강은 열정을, 파랑은 우울을, 자주색은 권력을, 검정색은 죽음을, 그리고 흰색은 순수 또는 결백을 의미한다. 그러나 치료자는 어떤 표준적 의미의 기초 위에서 발현몽 내용 속의 색깔을 이해하는 것에 만족하지 말고, 왜 특별한 색깔이 선택되었는지에 관한 환자의 연상을 탐구해야 한다. 아주 흔히 치료자는 그 이유들을 섣불리 단정했음을 발견할 것이다.

꿈속의 숫자들 또한 섣불리 단정될 위험이 있다. 숫자들은 꿈꾼 날 동안의 다양한 특별 자극들을 나타내거나, 숫자가 나오는 특별한 연상물을 나타내는 것일 수 있다. 분석치료비, 치료시간 횟수, 꿈꾼 사람의 생활 주변 사람들의 주소나 전화번호, 기념일이나 중요한 날을 나타내는 숫자들에 특별히 주의를 기울여야 한다.

대개 꿈에서의 말은 꿈꾼 날 동안 말했거나 들었거나 읽은 어떤 것을 나타낸다. 꿈에 이런 것이 나오는 것은, 그 꿈이 요구하는 바에 따라 끼워 맞추기 위해 자주 그 본래의 정황에서 찢겨져 나오거나 왜곡된 것이다. 그러므로 치료자는 문제의 말을 정확히 알아내기 위해 신경을 쓸 필요가 없다. 때때로 꿈에서 말한 것들은 실제로 꿈꾼 사람이 낮에 깨 있는 동안 가졌던 생각들이 꿈에 옮겨진 것일 수 있다. 꿈꾼 사람의 과거에서 유래하고 초자아에 의해 취하여진 강박적 명령들 역시 발현몽의 내용에 등장할 수 있다. 한 예를 들면, 자신을 결박시키는 성도착적 수음을 하는 한 남자가, 어떤 사람이 권위적이고 큰 목소리로 "다시는 그런 짓을 하지 마라"고 외치는 꿈을 꾸었다. 그 말은 아기였던 여동생의 성기를 그가 탐색하려 했을 때 그를 붙잡았던 아버지로부터 직접 인용한 것이었다. 그의 성도착을 결정지은 한 가지 요소는 자신이 여자와 뭔가 성적인 짓을 하는 것을 막기 위해 자신을 옭아맸다는 사실이다. 자신을 묶어둠으로써, 그는 자신을 언어적으로 옭아매는 아버지의 명령 역시 수행했던 것이고 다시는 "그런 짓"을 하지 않도록 했다.

분석 과정에서 환자가 이야기하는 꿈을 듣고 있을 때, 그 꿈 또는 그 안의 어떤 요소에 대해 어떤 논평이나 설명이 언급되는지를 주의하는 것이 중요하다. 그러한 논평은 꿈을 이야기하는 중에, 혹은 꿈꾼 사람이 꿈에 대한 연상을 하기 전후에 꿈에 대한 평가를 하면서 삽입될 수도 있다.

꿈에 대한 논평이라는 일반 제목 아래, 치료자는 환자의 언어적 연상뿐 아니라 행동에도 주의를 기울여야 한다. 대인관계에서 심한 어려움을 겪고 있으며 사회적 상황에서 부적절한 말을 잘 하는 경향이 있는 한 남자가 하루는 약속 시간에 플라스틱 컵을 들고 왔다. 그는 내 진찰실에서 그것을 휴지통에 집어 던지면서 다소 호전적인 말투로 "나는 이것을 선생님의 휴지통에 던져 넣으려고 가져 왔어요. 나는 치료에 오려고 여기로 운전하는 동안 커피를 약간 마셨지만, 그 컵을 차에 두고 오기가 싫었어요. 나는 내 차를 어질러 놓는 그와 같은 물건을 아주 싫어하거든요"라고 말했다.

그는 카우치에 누운 다음, 즉시 한 꿈을 이야기하기 시작했다. "그건 아무 것도 아닌 꿈이었어요"라고 그가 말했다. "아무 것도 아닌 꿈이라고 선생님도 생각할지 모르겠네요. 그건 우리 집 개와 관련된 꿈이었어요. 그 놈이 거실의 카펫 위에다가 똥을 싸놨어요. 동양식 융단에다가도 똥을 한 바가지 싸놨죠. 아내는 그걸 다 치웠어요. 그 개는 그 짓을 매우 자주 하는 건 아니지만……" 그 꿈이 "아무것도 아니다"라는 환자의 논평은 그의 마음속에서 그 꿈의 의미를 축소시키는 역할을 했다. 그러나 그런 판단은 그의 행동과는 거의 조화가 되지 않았다. 그는 실제로는 그의 강아지가 한 짓을 나에게 행동화하였다. 그는 지저분한 때가 묻은 자신의 플라스틱 컵, 자신에게 무가치하며 아무 것도 아닌 쓰레기를 가지고 들어와서, 강아지가 똥싼 뒤에 아내가 치웠듯이 내가 뒤에서 치워주기를 바라며 내 휴지통에 그것을 버렸다. 이 내용의 이면에는 그에게 청결을 강요한 어머니에 대한 희미한 기억이 있었다.

꿈을 연상함에 있어서 환자는 어떤 특별한 요소를 묘사할 때 아주 흔히 양자택일의 "이거 아니면 저것"의 문장을 사용한다. 치료자는 이 양자택일의 진술을 "그리고"의 문장으로 간주해야 한다. 한 남자가 자신이 "침실 아니면 욕실에" 있는 꿈을 꾸었다. 그는 어느 쪽이 맞는지 확신할 수 없었다. 연상을 통해서 그는 "침실 그리고 욕실" 모두에서 그의 어머니가 다 벗고 있는 것을 본 적이 있다고 기억했다.

때때로 환자들은 "빼먹은 게 있어요"라든가, "내 기억에 선명했던 것 같은 중요한 부분이 꿈 가운데 있었는데, 그게 뭔지를 모르겠어요"와 같이 꿈에 관한 어떤 것을 나타내는 논평을 한다.

이런 언급은 환자의 연상의 관점에서 본다면 환자가 말하고 있는 것에 대한 추가적인 정보를 치료자에게 제공한다. 위에서 제시된 짧은 증례에서 그 남자환자는 어렸을 때 여자의 성기를 보고 발기했던 기억과 씨름하고 있었다.

치료자는 환자가 꿈의 특별한 세부내용을 확실히 모르겠다고 말하는 것에 대해 아무 판단도 내리지 않는다. 말한 것이 무엇이든 간에, 그것은 전적으로 액면 그대로 받아들여지고 그 다음에 특별한 요소에 대한 연상들이 탐구된다. 꿈속의 한 요소에 관한 의심은 특별한 의미를 가지고 있을지도 모른다. 그런 의심은 문제의 특별한 요소에 대한 환자의 견해나, 어떤 사람이 그에게 말했던 것, 그 꿈이 무엇과 관계된 것인지에 대한 의문, 또는 자기 자신이나 진실성에 대한 어떤 일반적 의심을 나타내는 것일 수 있다. 본질적으로 꿈에 표현된 판단에 대해서도 똑같은 사실이 적용된다. 꿈 자체는 아무 판단도 표현하지 않으나 꿈꾼 사람이 꿈의 한 요소나 꿈 전체에 대해서 판단을 가하는 어떤 내용물이 있음을 뜻한다. 예를 들면, 한 환자가 "어젯밤에 좋은 꿈을 꿨어요"라든가 "어젯밤에 혼란스러운 꿈을 꿨어요"라고 말할 수 있다. 이러한 판단들은 꿈속에 담긴 내용물에 대한 개인의 반응을 나타낸다. "좋은 꿈"이라는 말은 환자가 그 꿈 이면에 있는 것을 이해했다거나, 그의 잠재몽 내용 중에 그가 좋게 느꼈거나 전이의 대상인 치료자가 칭찬할 만한 행동과 같은 어떤 것이 있음을 뜻할 수 있다. 환자가 특별히 부끄럽게 여기거나 불쾌감을 느끼는 문제를 꿈이 보여줄 경우 환자가 그 꿈을 대수롭지 않게 여기고 잊어버리는 일은 결코 드문 일이 아니다. 그렇게 함으로써 환자는 그 꿈이 관계하고 있는 내용물의 중요성을 무시하는 것이다. 내 휴지통에 플라스틱 컵을 집어 던진 환자는 바로 그렇게 하고 있었다.

환자는 꿈이 불합리하다거나 매우 자주 어떤 꿈의 요소들이나 상황이 이국적인 모습으로 나타난다고 말할 수 있다. 이것은 특별한 의미를 지닌다. 그런 논평은 꿈과 관련된 내용물이 잠재몽 내용 중 어떤 욕망이나 충동이 불합리하다는 점에 대한 꿈꾼 사람의 판단임을 치료자에게 알려준다. 드물지 않게 이런 불합리함은 꿈꾼 사람이 그 부모에게 가졌던 공격적 태도와 관련 있으며, 다른 권위적 인물에 대한 유사한 비난을 나타낸다. 환자는 꿈에서의 이 같은 기전을 사용하여 전이의 대상인 치료자를 향해서 비슷한 태도를 표현한다.

우리는 약간의 변화들을 보이면서 주기적으로 나타나는 꿈들이 많다는 것을 임상 작업에서 본다. 꿈의 상징들에 대해 앞서 이야기한 권고 사항들은 여기서도 마찬가지로 적절하다. 치료자가 그런 꿈들의 다양한 요소들에 대한 환자의 특별한 연상들을 물어보는 것은 필수적이다. 대부분의 이런 꿈들에서 전체적으로 발현 내용은 비슷하지만, 잠재몽 내용과 관련되어 있는 그 의미들에는 차이가 있다. 그런 꿈들 중에는 발가벗게 되는 것, 어떤 유형의 시험을 보게 되는 것, 혹은 누군가가 죽는 것을 말해주는 꿈들이 있다. 또 다른 꿈들로는 이빨이 빠지는 것, 날아가거나 추락하는 것이 있다. 이런 꿈들은 모두가 둘 이상의 여러 가지 의미를 지닐 수 있고, 꿈꾼 사람의 심리적 또는 정서적 발달의 어떤 단계에서라도 유래된 것일 수 있다.

또 하나의 유형인 구출하는 꿈은 출생을 말하는 내용물과 흔하게 연결되어 있으나, 또한 꿈꾼 사람이 구출 받기를 소망하는 다른 상황이나 또는 그가 누군가를 구출해 주고 싶은 상황과 관련된 것일 수도 있다. 전체주의 국가로부터 친구나 친척을 구출하려고 하는 환자의 꿈을 그 사람에게 새로운 삶을 주고 싶은 자아의 욕망을 나타내는 것으로가 아니라 그 사람을 낳고 싶은 욕망으로 해석하는 것은 대인관계적 민감성은 말할 것도 없고 치료적인 민감성을 희화화하는 것이다.

창문이나 TV를 통해서 또는 객석에서 보는 것처럼 개인이 어떤 인물이나 어떤 행동을 주시하고 있는 꿈은 분석과정에서 흔하게 나타난다. 그런 꿈들은 대개 반대되는 성을 가진 사람의 성기를 관찰하는 것이거나, 더 전형적으로는 원초경을 관찰하는 것을 나타낼 수 있다. 이 꿈들이 역사적 사건을 나타내는 것인 반면, 그것들은 또한 분석에서 이별이 있을 때 매우 흔하게 나타난다. 이 경우 그 꿈들은 꿈꾼 사람이 배제 당한 것을 느낀 원초적 상황을 나타낸다(Izner, 1959).

벌받는 꿈의 경우 어떤 행동에 대해서 처벌이 부과되었는지를 확인하는 것이 치료자에게 중요하다. 한 남자가 아내와 성관계를 가지려고 시도했을 때 성불능이 되었던 일을 연관시켰다. 그날 밤 그는 꿈에서 한 파티에 참석했고 그가 성관계를 갖고 싶은 욕망을 느낀 한 아름다운 여자가 있었다. 그 여자에게 다가감에 따라 한 남자가 그에게 와서는 칼로 그를 위협했다. 그 남자는 그리고 나서 환자 바지의 양쪽 가랑이를 칼로 가르는 솜씨 좋은 묘기를 부렸다. 그는 아무 통증도 느끼지 않았다. 깼을 때 그는 성기가 오그라들어서 클리토리스처럼 된 것 같다고 느꼈다.

꿈을 말한 뒤 즉각적으로 이어진 환자의 연상은 그의 성적 관심에 대해 과도하게 엄격했던 아버지의 태도에 관한 것이었다. 그는 아버지가 유럽군대에 입대했었고, 플러레, 에페(모두 펜싱의 칼 종류), 기병도를 다루는 기묘한 재주가 있었다고 말했다. 그의 아버지는 그가 자위행위를 할 경우 의사에게 데려가겠다고 반복해서 위협했다. 그는 자신의 성욕이 거세와 여자가 되는 것으로써 처벌되고 말 것이라고 완전히 확신했다.

더 흔한 다른 꿈은 소위 화해의 꿈이다. 그런 꿈에서 개인은 자신이 헤어진 후에 떨어져 지냈던 사랑하는 대상에게로 돌아가는 것을 본다. 전형적인 경우, 흔히 꿈꾼 사람은 대단한 기쁨으로 이 사람과 인사하고 이별한 후에 일어났던 중요한 사건들을 이야기한다. 특징적으로 꿈속에서나 꿈 깬 직후에 꿈꾼 사람은 이별이 일어나지 말았더라면 하는 소망을 느끼지만, 이런 감정 뒤에는 이별이 참으로 불가피하다는 현실 인식이 뒤따른다. 또한 관계가 잘 되지 않았다는 슬픈 감정 역시 흔히 나타난다. 이 꿈들은 고통스러운 것으로 판명된 이별을 극복하려는 시도이며 사랑하는 대상의 상실을 애도하는 과정의 일부이다.

한 여자가 자신과 "전적으로 불가능한" 연애를 했던 한 남자와 이별한 후로, 다양한 상황 하에서 그를 만나 재회를 기뻐하면서 그와 헤어진 이후에 그녀의 삶에 일어났던 일들을 이야기해 주는 내용의 꿈을 반복해서 꾸었다. 잠에서 깼을 때 그녀는 전 애인에게 화가 나는 것을 느꼈고, 어쩔 수 없이 헤어지게 만든 그의 참을 수 없는 행동에 대해서 “똑 부러지게 그를 책망하고 싶은” 감정을 몹시 느꼈다.

또 다른 형태의 아주 흔한 꿈은 환자가 이전 분석 회기에서 이루어진 해석에 동의하는, 소위 확증하는 꿈이다. 이 꿈들이 정말 확증적인 것처럼 보일 수 있는 한편, 치료자는 정반대의 관점을 흐리게 하는 순응적 태도를 경계해야만 한다. 이런 상황에서 환자의 연상을 따라갈 때에 부정적인 언급이나 연상들을 주의하고 있는 것이 중요하다.

치료가 진전됨에 따라 환자는 분석의 종결이 가까워옴을 나타내는 내용물을 다양한 시점에서 가져올 것이다. 종종 이 시기의 환자의 발현몽 내용은 개인의 근본적 문제들에 초점이 맞춰져 있다. 전형적으로 종결의 꿈은 치료과정의 끝을 암시하는 이미지를 사용한다. 건축과정에서 거의 완공이 끝나 가는 건물, 이사하기 위해 박스와 옷 가방을 꾸리는 꿈, 환자가 책을 읽고 있는데 거의 끝까지 다 읽은 꿈 등등. 여행의 끝이 다가오는 것도 발현몽의 내용에 흔히 사용되는 비유이다. 치료자는 그 다음에 암시된 종결이 개인의 문제의 해결에 기초하고 있는지, 아니면 중요하지만 갈등과 부끄러움을 불러일으키는 문제를 다루는 것을 피하기 위한 자의적 종결인지를 확인해야 한다. 종결 꿈이 죽음의 비유를 자주 사용하기는 하지만, 예를 들어 종결의 결과로 자신이 죽을지도 모른다고 걱정하거나 분석가가 죽을지도 모른다고 걱정하는 환자의 경우처럼 왜 그런 특별한 비유가 사용되었는지를 이해하는 것이 매우 중요하다. 종결의 과정에서 사랑하는 대상의 죽음에 대한 이전의 경험이 종종 재현되며, 환자의 꿈에 그 사람에 관한 내용물이 나타난다.

한 여자환자가 치료기간 동안 종결의 주제가 여러 차례 제기된 바 있었던 길고 힘든 치료를 거친 후에 마침내 분석을 종결하기로 동의하였다. 그녀는 날짜를 정하고 싶다고 제안했으나, 막상 자신이 제안한 의도를 실현하지 못하겠다는 것을 알게 되었다. 그녀가 종결 날짜를 미래의 어떤 시점으로 막연히 설정함에 따라 그녀는 굉장한 불안으로 빠져들게 되었고, 어떤 상황 하에서도 그만두는 것이 불가능함을 암시하였다. 그녀는 만일 자신이 종결하면 심각한 우울에 빠지고 자살을 감행하게 될 것이라면서 몹시도 두려워했다. 그녀가 도저히 종결할 수 없다며 울었던 어떤 회기 동안, 그녀는 자신이 어떤 남자가 운전하고 있는 차에 타고 있는 꿈을 이야기했다. 그 차는 정지한 것 같았다. 한 흑인 여자가 차의 창문을 통해서 손을 건네어 환자의 손을 잡았다. 환자는 빠져 나오려고 했으나, 자신의 손을 붙잡고 있는 흑인 여자의 센 악력때문에 그렇게 할 수가 없었다. 차가 앞으로 움직이면서 환자는 결국 그 여자의 팔을 찢어내 버렸다. 그리고 나서 환자는 고개를 뒤로 돌려서 팔꿈치에서 절단된 그 팔이 뒷좌석에 남아있는 것을 보았다.

그녀는 그 꿈이 역전되어 있음을 알아차렸다. 흑인 여자(전이관계 내에서의 나 자신)가 그녀를 붙잡고 있는 것이 아니라, 오히려 그녀가 흑인 여자를 붙잡고 있었다. 그녀는 자기 자신을 떼어내고 싶었으나, 그렇게 하는 것이 두려웠다. 그녀의 연상에서 그녀가 자신의 분석가를 포기하는 것은 거세와 동등하다는 것이 명백해졌다. 그녀나 나 둘 중의 한 명은 거세될 운명이었다.

이 장에서 나는 분석 작업에서 꿈을 다루고 있는 치료자들을 위한 많은 기본적 제안들을 제시했다. 치료자의 우선적인 작업은 환자의 꿈의 다양한 부분들에 대한 연상이 나타나도록 촉진하는 것이다. 환자의 연상이 나오기 시작하고 신중하게 탐구된 다음에 치료자가 해야 할 일은 거기서 나온 내용물의 의미에 관한 건설적인 제안이나 해석을 제공하는 것이다. 꿈은 흔히 중층적으로 되어 있고 다양한 해석들 역시 그러할 수 있기 때문에, 서로 다른 환자들이나 서로 다른 치료자들이 그 내용물을 다른 방식으로 이해할 수도 있으며, 그러므로 그 중 하나만이 반드시 유일하게 옳은 해석이라고 말할 수는 없다. 치료자가 환자로 하여금 제시된 해석들을 수용하거나 수정할 수 있는 기회를 갖게 해주는 것은 매우 중요하다. 그러므로 해석은 그 다음에 이어지는 내용물에 따라 확증되거나 거부될 수 있는 가설의 속성을 지닌 것으로 간주되어야 할 것이다.

10장

발현몽에 나타난 남성의 성기*

Alexander Grinstein, M.D.

Ralph Greenson은 언제나 우리의 정신분석적 이해를 도울 수 있는 임상적 자료를 관찰하는 것에 관심을 가졌다. 이 논문은 그러한 탐색의 정신을 진전시키는 그의 관심을 기리기 위해 헌정되었다.

남성의 성기를 상징하는 꿈의 요소들이 꿈의 의식적인 내용들에서 매우 흔하지만 남성의 성기가 직접적으로 나타나는 꿈들은 결코 흔치 않다. 남성 성기의 상징들을 이용하는 일반적인 꿈과 마찬가지로 그것들은 같은 밤에 나타나기도 하고 또는 동일한 시간에 나타나기도 한다. 남성의 성기들이 "위장되지 않은 채" 나타나는 꿈들은 특별한 의미를 가지고 있다는 것이 나의 느낌이다.

다음의 임상 증례들은 몇 가지 가능성들을 보여주기 위해서 제시되었다.

증례 1

결혼을 거부하는 남자와 함께 살고 있는 젊은 여성이 분석을 받은 지 2년 정도가 지난 후 다음과 같이 두 개의 분리된 꿈을 꾸었다.

꿈의 첫 번째 부분에서 그녀는 남자친구와 걷고 있다. 그들이 몇 사람을 지나쳐가는데 그녀는 바지지퍼가 열린 채 성기가 "나와 있는" 한 남자를 본다. 성기는 팽창되어 있다. 그녀는 의도적으로 그것을 쳐다보며 남자친구에게도 보라고 한다. 꿈의 두 번째 부분에서 그녀는 어떤 예쁜 레스토랑에 남자친구와 있다. 저녁식사에 다른 커플과 함께 하려고 한다. 다른 커플의 남자는 그녀가 성기를 보았던 바로 그 남자다. 레스토랑에는 높은 테이블과 의자들이 많이 있다.

그녀는 그 꿈에 대해 궁금했고 누구의 성기와 닮았는지 생각하게 되었다. 애인의 것은 분명

주
※ 이 자료는 1990년 10월 25일 미시간 정신분석학회에서 발표되었다.

아니었고, 그간 성관계를 했던 다른 어떤 남자의 것과도 비슷하지 않았다. 몇 분 후 어렵게 그녀는 네 살 경 아버지와 같이 샤워할 때 보았던 아버지의 성기와 똑같다는 것을 회상하였다. 그 때 어머니가 임신 중이어서 허리를 굽혀 편안히 그녀를 욕조에서 목욕시키기가 어려우니 아버지에게 같이 샤워를 하라고 요구했던 것이다. 아버지는 다소 보수적이고 까다로운 사람이었기 때문에 그것은 흔치 않은 상황이었다. 그녀는 그전에도, 그 후에도 아버지가 벗은 모습을 보지 못했다고 했다. 그녀가 기억하기를 샤워를 하는 도중에 아버지의 성기가 팽창되었고 그녀는 그 변화를 호기심을 가지고 지켜보았다고 했다. "아버지가 발기되는 것을 본 적이 없었어요"라고 그녀는 덧붙였다. 아버지가 어머니에게 그녀와 같이 샤워를 하기에는 너무 컸다고 말하고 난 후에야 아버지와의 샤워는 끝이 났다. 정말 갑작스럽게 끝이 났다. 그녀는 왜 갑자기 일상에 변화가 왔는지 이해하지 못했고 아버지의 성기를 건드렸는지 모르겠다고 했다. 그러나 그녀는 또한 자기가 그렇게 했는지 안 했는지 기억이 나지 않는다고도 했다. "그랬을 수도 있어요. 그땐 옳았어요."

그 후 회기 중 잠깐의 중단이 있은 후, 그녀가 10대 때 같은 반 남학생이 크리스마스 휴가 때 하우스파티에 같이 가자고 데이트신청을 했던 일을 연상했다. 부모님 허락을 받으려고 하자, 아버지는 화를 내며 못 가게 했고 대신 온 가족을 뉴욕시로 데리고 갔다. 그녀의 나이가 아직 어린데도 불구하고, 아버지는 그녀와 어머니를 데리고 '황새 클럽' 에 데리고 갔다. 그녀가 기억한 것은, 그곳에 바와 높은 테이블, 그리고 꿈의 두 번째 부분에 나왔던 것과 유사한 의자가 있었다는 점이다. 그녀는 그 후로는 한번도 그 레스토랑에 간 적이 없다.

그녀는 청소년기에 성교육을 받아본 적이 없었다고 연상을 이어갔다. 그녀가 어머니에게 튀어나온 배에 대해 물었을 때 어머니는 아버지가 "씨앗을 심었어"라고 말하며 이제 곧 남동생이나 여동생을 갖게 될 것이라고 대답했다. 그때 그녀는 아버지가 가게에 가서 씨앗을 사왔고 그것을 엄마가 삼킨 것이라고 생각했다.

그녀의 이어진 연상은 어린 시절과 청소년, 그리고 청년기 때 아버지가 그녀의 남자친구들을 모조리 반대했던 많은 이야기들을 회상하게 했다. 아버지는 딸에 대한 집착이 강해서 그녀가 데이트를 하려고 하면 상대 남자들에 대해 경멸하는 말을 자주 하였고 여러 다양한 방식으로 아버지를 선택하는 것이 더 나은 것임을 암시하였다.

아버지는 그녀와 어떠한 명백한 성적 행동은 하지 않았지만, 그녀의 기억 속에서는 그녀를 데리고 가서 함께한 샤워는 그녀에게 유혹과도 같은 것으로 시작했다가, 갑자기 쫓아내졌고 거절당하는 일이었다. 어머니의 임신과 관련한 그녀의 연상과 임신에 대한 전형적인 생각은 아버지에 대한 억압된 구강성교 환상을 암시하며 또한 그로써 그녀도 임신해서 아기를 가질 수 있다는 것이었다.

증례 2

부인과 이혼 수속 중인 중년의 남성은 동년배의 한 여성과 불륜관계를 맺었다. 부인과의 성관계는 만족스럽지 못했지만 애인과의 성관계는 매우 만족스러웠다. 그는 애인과의 관계에 대해 죄책감을 가졌지만, 불륜 관계를 계속하는 것이 결혼으로 이어질지 알지 못하였다.

수개월 동안 분석을 받은 후에 그는 다음과 같은 꿈을 꾸었다. 애인이 그의 성기를 어루만지자 성기는 점점 커져서 자기 입으로 빨 수 있을 정도로 충분히 거대해졌다. 이러는 가운데 그는 꿈에서 깼다. 그는 꿈에 의해 매우 혼란스러워졌고 꿈이 자신이 동성연애자이고 다른 남성의 성기를 빨고 싶어한다는 것을 의미하는 것인지 확신하지 못했기 때문에 말하는 것에 대해 주저했다.

그는 자신의 요구에 의해 부인이 구강성교를 했던 것에 대해 짧게 이야기하였는데 그녀는 매우 드문 경우에 마지못해 했다. 그는 구강성교에 전혀 주저함이 없는 여성과 불륜을 맺었으며 그들은 서로 만족해 하였다. 불륜에 대한 그의 강한 죄책감으로 인해 그 관계는 끝이 나게 되었다.

그와 많은 생각과 느낌들을 공유하는 가장 친한 친구와 함께 그의 부인이 침대에 있는 것을 발견하였던 것에 대해 이야기를 계속해 나갔다. 그 친구와의 관계는 명백히 동성애적이었던 적은 없었다. 그 사건 이후 그는 자신이 잠재적인 동성애자인지 그리고 자신이 교묘하게 자신의 부인과 친구가 가까이 있는 상황을 조장해서 그들이 친밀해지고 그가 그들을 발견하게 되었는지 자주 궁금해 했다. 그는 그 후 그가 소년이었을 때 그의 기억에 실제로 그들이 구강성교를 하지는 않았지만, 소년들이 구강성교에 대한 장난을 쳤던 것을 기억해 냈다.

갑자기 그는 청소년기에 꾸었던 꿈을 회상했다. 꿈에는 누구인지 모르는 두 명의 남자가 있었다. 한 남자는 다른 남자보다 나이가 많았다. 그는 그 남자들이 서로 구강성교를 할 것이라고 생각했다. 그는 청소년기 때 자주 자신의 성기가 길어서 자신이 빨 수 있었으면 하는 소망을 가지고 있었음을 기억했다. 그는 여러 방법으로 시도해 보았지만 성공하지는 못하였다.

그는 꿈속에서의 그 두 남자가 누구인지 곰곰이 생각해 나갔고 그들은 형과 아버지를 지시하는 것이라고 믿었다. 그들 모두가 벗은 상태로 있는 것을 자주 보았고 그들의 성기를 그가 부러워했다. 그는 이것을 말하면서, 다시 한번 자신이 동성애자였는지에 대한 관심을 표현하였다. 이것은 그로 하여금 다양한 포즈의 벌거벗은 청소년들의 사진을 찍곤 했던 아버지에 대해 말하게 하였다. 그는 아버지가 동성애자였는지 궁금했고, 만약 그렇다면 자신이 아버지와의 어떤 동성애적 행동, 말하자면 그에게 구강성교를 하는 것에 참여하기를 원하였는지 궁금해 하였다. 환자는 일련의 생각들이 자신의 부인과 불륜을 맺었던 자신의 친구, 청소년 시절의 친구들, 아버지와 형 등 자신이 동성애적 감정을 느꼈던 모든 남자들을 포함하고 있다는 것을 깨달았다. 현실에서 그의 부인과 꿈에서 그의 애인 모두는 또 다른 남자에게로 가는 도관을 제공했다. 꿈에서 나타난 자가구강성교를 하려는 그의 시도는 동성애적 행위에서의 두 참여자의 역할을 모두 하려는 그의 소망을 표현하는 것이었다. 분석을 하는 과정 중 이 시점에 이런 꿈이 나타난 것은 전이에서 동성애적 감정이 나타났음을 알리는 것이다.

증례 3

약 2년간 분석 중인 젊은 여성은 오랫동안 성적으로 과잉자극을 받았던 어린 시절 개인력을 가지고 있다. 그녀의 집에는 나체의 모습이 많았다. 그녀의 아버지는 자주 성기가 앞에서 불거지거나 또는 앉았을 때에는 아래에서 불거진 채 단지 속옷만 입고 걸어 다니곤 했었다. 아버지는 환자에게 성적인 장난을 친 적이 전혀 없지만 그는 그녀에게 암시적인 이야기들을 많이 했다. 어렸을 때 연세 드신 그녀의 조부모님이 그들과 함께 살았고 그녀는 할아버지가 여동생의 성기를 가지고 장난쳤을 수도 있다는 것을 의심하게 만드는 어떤 대화를 엿들었었음을 회상하였다.

환자는 성기가 명확하게 보이는 나체의 남자들에 대한 꿈을 반복적으로 꾸었다. 많은 꿈들에서 그녀는 자신 앞에 무릎을 꿇고 구강성교를 하라고 명령하는 남자와 샤워를 하였다. 이 꿈들 중 어떤 것에서는 그녀는 무엇을 해야 할지 몰라 했었다. 그녀는 꿈에서 성기가 작고 가늘어 보였던 꿈을 연상했다; 다른 꿈에서 나타난 성기는 커 보였다. 어떤 꿈에서는 젖어 있었고 끈적끈적한 것처럼 보였다.

성기가 작았던 꿈에 대한 연상에서 그녀는 남자 아기들의 성기를 회상했고 그녀가 청소년기 때 발기하는 것을 보려고 아기의 성기를 자극했던 것을 기억했다. 그 다음에 그녀는 자신이 아이였을 때 한 무리의 소년들과 놀았고, 그들 중 한 아이가 성기를 그녀에게 보여주었던 것을 회상하였다.

큰 성기를 가진 커다란 남자가 그녀에게 성기를 입에 넣으라고 명령한, 또는 실제로 넣은 꿈에 대한 그녀의 연상은 그녀로 하여금 아이였을 때 실제로 누군가 그녀에게 그렇게 했는지, 그녀가 이런 행위가 이루어지는 것을 보았는지, 또는 그것은 전적으로 환상인지 궁금하게 했다. 그 가능성들 중 어떤 것이 타당한지 결론지을 방법은 없었다. 그녀는 그녀의 몇몇 꿈에 젖고 끈적끈적한 성기가 나타난 것은 성교 이후에 보았던 어떤 이의 성기를 가리키는 것이라고 생각하였다.

증례 4

얼마 동안 분석을 받고 있는 한 결혼한 여성이 동물원에서 남편과 산책을 하고 있는 꿈을 꾸었다. 주변에는 아무도 없었다. 그녀는 옷을 완전히 입고 있었지만 남편은 완전히 벗었고 그녀는 그의 성기를 보았다. 갑자기 난폭한 동물(사자나 호랑이)이 그들 뒤를 따라왔다. 그녀는 놀랐으며 남편을 난폭한 동물에게 보호되지 않은 채로 남겨 놓은 도망갔다. 그녀는 동물이 남편의 성기를 물어뜯을 것이라고 확신했다. 그녀의 연상은 그녀가 어린 소녀였을 때 동네의 아이들과 이웃에 있는 차고에서 자주 놀았던 것을 회상케 했다. 하루는 소년이 그녀에게 자신과 함께 그들 외에 아무도 없는 차고 뒤로 가자고 요구했다. 그는 스스로 옷을 벗고 그녀에게 성기를 만져 보라고 했다. 그녀는 놀라서 집으로 도망갔지만 그 일에 대해 아무에게도 이야기하지 않았다.

잠시 동안의 침묵이 있은 후, 남자다운 목소리로 "살려주세요"라고 소리치고 난 뒤 그 다음에는 여자 목소리로 "상어다"라고 소리치는 나체로 수영을 하고 있는 한 남자에 대한 농담을 기억해 냈다. 분명히 상어가 그 남자의 성기를 물어뜯었던 것이다. 이것은 그녀로 하여금 소년과 남성들에 대한 그녀의 명백한 질투와 관련된 많은 연상들을 하도록 이끌었다. 광신적인 남성사회에서 그들의 이점들, 그리고 소녀로서 언제나 불이익을 받았다는 느낌들, 그녀의 부모는 필사적으로 남자 아이를 원하였고 그녀가 태어났을 때, 어머니가 자주 그녀에게 말해 주던 "또 다른 배설물 조각"이라는 언급과 함께 경멸하듯이 그녀를 옆으로 밀어 놓았다. 은밀하게 그녀는 모든 자신의 뇌가 성기 안에 있는 듯이 행동하는, 또는 그렇게 취급 받는 모든 남성들을 증오했다. 그녀 자신이 임신하였을 때 그녀는 어머니가 자신을 거부했듯이 자신이 거부할 아들을 낳게 될 까봐 두려워했다. 성적 적응에서 그녀는 흔히 오르가슴을 느끼지 못했으며 특히 그녀가 느끼기에 자신을 무시한 남편과 어떤 논쟁을 벌인 후에는 더 그랬다. 그녀는 흔히 성기가 잘리고, 찍히고, 끊겨 나간 남성들에 대한 생각을 자주 했다고 말하였다. 이런 꿈 이후에야 그녀는 남편의 성기를 끊어버리고 싶은 구강 공격적인 소망을 다룰 수 있었다.

증례 5

분석 중에 있는 동성연애 경험이 많은 동성연애자인 남성이 남자 화장실 내의 칸막이 안에 있는 꿈을 꾸었다. 칸막이에 난 "빛나는 구멍"으로 부터 발기된 성기가 불쑥 나왔다. 그는 성적으로 각성되었고 구강성교를 하면서 동시에 자위행위를 하였으며 꿈속에서 오르가슴을 느꼈고 꿈에서 깼다. 그 꿈은 많은 비슷한 종류의 그의 경험들을 반복해서 재현하는 것이었다. 수일 전 그는 고속도로 휴게소에 있는 남자 화장실에 있었다. 그곳에서 그는 한 남자가 다른 남자를 구강성교하는 것을 보았고 그가 스스로 칸막이 안으로 들어갔을 때 얼굴을 보지 못한, 그리고 누구인지 모르는 한 남자가 발기된 성기를 환자가 "빛나는 구멍"이라 부른 칸막이에 난 구멍으로 밀어 넣었다. 그는 성기를 빠는 것을 시도하려 했지만 그는 자신의 행동에 대해 분석 중에 이야기해야만 했기 때문에 단념하였다. 그가 이전에 있었던 많은 비슷한 상황에서 행동하였던 것처럼 그 남자에게 구강성교를 하지 않은 이유뿐만 아니라 그가 당황한 이유는 치료의 현 시점에서 분석 중 그가 보지 못하는 그의 분석가에 대한 동성애적 전이를 행동화하려는 것임을 마지못해 깨달았기 때문이다.

증례 6

분명한 동성애자는 아니지만 수년 동안 정신분석을 받고 있는 다른 남자는 수동적인 동성애 양상의 강박적인 사고와 싸우고 있었다. 그는 자신의 동성애적 흥미들을 드러내는 어떠한 종류의 활동도 철저하게 회피하였다. 그는 어떤 포르노물도 읽거나 보지 않았고 동성애적 관계를 다룬 비디오 카세트도 보지 않았으며 혼자 게이 바에 가지도 않았고 심지어 동성애자들이 자주 나타난다는 도시의 지역을 통과하여 운전하지도 않았다. 그러나 의식에 나타난 꿈과 환상에서 그는 자신이 어떤 이의 성기를 애무하거나 키스하거나 입에 무는 것을 자주 상상하곤 하였다. 얼마간의 시간이 흐른 뒤 그는 학교에 입학하기 전에 부모가 자신보다 나이 많은 소년을 그의 보모로 데리고 왔었다고 말하였다. 이 소년은 그에게 구강성교를 하였고 한 번은 자신의 발기된 성기를 그의 입에 밀어 넣기도 하였다. 그는 소년이 한 짓을 부모에게 절대 이야기하지 않았지만, 충분히 이야기해서 그 이후 그 소년이 절대로 자신을 시중들지 못하게 하였다. 이 사건의 자세한 내용은 단지 하나에 대한 연상으로 나타났다.

증례 7

수년간 분석을 받아온 한 여성이 다음과 같은 꿈을 꾸었다.

그녀는 방 안에서 한 남자가 성기를 노출한 채 누워있는 침대를 바라보고 있었다. 그녀가 쳐다봄에 따라 성기는 점점 커져 갔고 거대하게 발기되었다.

그녀는 어린 청소년 시절에, 부모님이 몇 살 위인 오빠와 함께 침실을 사용하게 했다는 것을 기억했다. 오빠가 자주 그녀를 만지고, 자주 건드리고, 최소한으로 자극하며 꼬집곤 하였기 때문에 그녀는 오빠와의 사이에 어떤 성적인 행동이 일어나지는 않았는지 자주 궁금해 했다. 그들의 관계는 매우 가까웠고, 그들이 청소년기 후반부였을 때에는, 그녀는 그의 데이트 상대로 자주 외출하곤 했었다. 그녀는 그를 매우 깊이 사랑했고 그들이 결혼하는 환상을 자주 가지곤 했다.

꿈에 대해 연상하는 과정에서 그녀는 수년 전 남편이 포르노 영화를 가지고 와서 같이 본 것을 기억해 냈다. 영화에서 한 남자가 침대에 누워서 자위행위를 하고 있었고 다른 침대에서는 한 여자가 누워서 역시 자위행위를 하고 있었다. 영화 속의 장면은 그녀의 의식 상태에서의 꿈의 내용과 비슷했다. 그녀는 그 영화에 있었던 다른 성적 내용, 예를 들면 그 커플이 다른 성적인 행동을 하였는지에 대해서는 기억하지 못했다. 그녀는 그 특별한 장면을 제외하고는 영화의 다른 상세한 내용들을 기억할 수 없었다. 비록 그녀는 여러 형태의 성행위를 담고 있는 다른 포르노 영화들도 보았지만 이 영화에서 특별한 장면만을 기억할 수 있었다.

처음에 환자는 오빠가 아마 자신 앞에서 자위행위를 했을 것이고 자신은 그가 그렇게 하는 것을 보았을 가능성이 아주 높다고 이야기했다. 그러나 분석 회기가 진행되어 가면서 그녀는 그것에 대해 더 생각하였고, 오빠가 자위행위 하는 것을 분명히 보았으며 그것이 그녀를 성적으로 분명히 흥분시켰다고 확신하게 되었다. 그녀는 자신이 오빠의 성기를 만진 적이 있는지 또는 영화 속의 여자처럼 오빠가 자위행위 하는 것을 보면서 자신도 자위행위를 하였는지 의심스러웠다.

증례 8

어려서 요도하열로 고통 받고 성기에 대한 반복적인 수술을 받은 또 한 남자가 자기가 자신의 성기, 또는 다른 사람의 성기가 꿰매지고, 탐침으로 조사되고, 산산이 잡아 당겨지고, 붕대가 감겨지는 것을 보는 꿈을 자주 꾸었다. 때때로 성기는 피투성이로 보였다. 모든 경우마다 이들 꿈들은 청소년기까지 수년 동안 이따금씩 행해졌던 많은 복잡한 수술 과정에 대한 상세한 것들을 기억나게 했다.

증례 9

이따금씩 나타나는 발기부전으로 고통 받고 있는 한 남성이 자신의 성기가 잘려서 나무 그루터기에 놓여져 있는 것을 보고 있는 꿈을 꾸었다. 그의 연상은 그가 5세경에 있었던 한 사고를 기억하게 했다. 그는 자위행위를 하고 있었다. 아버지가 그에게로 걸어왔고 만약 자위행위를 하면 인디언 보호 거주지로 데리고 가서 주술사가 큰 도끼로 성기를 잘라내게 하겠다고 소리치며 위협했다. 이런 꿈을 꾼 몇 개월 뒤에 그는 크리스마스 사무실 파티 후 한 여자를 집으로 데리고 와서 성관계를 맺었다. 며칠 후 그는 사무실의 한 남자로부터 그녀가 성적으로 난잡하기로 악명 높다는 것을 들었다. 그는 그녀로부터 어떤 감염이 옮았을 까봐 소스라치게 놀랐다. 그날 밤 그는 자신이 스스로의 성기를 보고 있고, 귀두에 깊은 찰과상이 "거의 분화구처럼" 나 있는 꿈을 꾸었다.

위의 임상적인 자료와 나의 임상 중에 있었던 비슷한 양상의 다른 예들을 고찰하면서 나의 느낌은 의식적 상태의 꿈의 내용에서처럼 남성 성기의 영상화는 특별한 상황에서 발생한다. 그러므로 남성 성기는 대개 꿈의 언어로 상징적으로 표현되지만, 어떤 꿈의 잠재적인 내용에서의 강렬한 감정은 분명히 성기가 직접 표현되는 것이 필요한 것 같다. 이런 꿈들에 대한 연상은 성기와 관련된 어떤 특정한 사건들을 나타낸다: 관찰, 유혹, 외상(실제적이든 또는 위협으로든), 또는 전이에서 나타난 어떤 매우 격렬한 성적인 자료들의 극대화. 이 잠재적인 자료는, 그 강도로 인해, 검열 장벽을 파괴하고 상징적인 표현보다는 다소 직접적인 표현으로 나타나게 되는 것 같다.

이 정보는 하나의 관찰로 소개한 것이고 다른 분석가들의 추가적인 경험들에 의해 반드시 검증되어야만 한다.

11장

훈습[1]

Samuel L. Wilson, M.D.

서론

Ralph R. Greenson, M.D.의 업적을 기리기 위한 이 책의 한 장에 기여하게 되어 자부심과 겸손, 그리고 그에 대한 그리움을 느낀다.

확신하건대 나에게 있어서 Dr. Greenson은 내가 실제로 만난 첫 분석가이다. 이 책의 저자 중의 한 사람이며, 그의 아들인 Dr. Daniel P. Greenson과의 우정을 통해서, 우리가 의과대학에 다니던 첫 해에 그 만남은 이루어졌다. 어느 주말 산타 모니카에 있는 Dr. Greenson의 집에 초대되었고, 그때 Dr. Greenson은 문을 활짝 열고 일주일 동안 보지 못했던 아들을 두 팔 벌려 꼭 껴안아 주었다. 나는 그런 여유로우며 자유분방한 즐거움을 지금도 기억한다. 나의 보다 보수적인 가족 배경에 이 장면을 비교하면서 나는 "이런 사람이 정신분석가라면, 나도 그렇게 되고 싶다"라고 생각했다.

Dr. Greenson과 나의 관계는 선생님이자, 수퍼바이저, 조언자 그리고 존경하는 친구로 발전하였다. 그에 대한 추억과 업적을 기릴 수 있다는 것은 나로서는 참으로 즐거운 일이다.

일에 관한 문제는 Dr. Greenson에게도 대단히 중요한 것이었다. 프로이트는 정신적으로 건강한 사람은 사랑하고 일할 수 있는 사람이라고 하였으며, 그에 따르면 Dr. Greenson은 진정한 일꾼이었다. 그는 수동적이지 않았으며 일을 사랑했으며 이러한 노력에 같이 하지 않는 사람에게는 관대하지 못했다. 그의 불후의 공헌 중 하나로서 "작업동맹(1965a)"이라는 논문이 있다. 그의 일에 대한 경향은, 확신하건대, 훈습이라는 주제를 지속하게 하는 동기의 일부였으며 그의 인생의 많은 시간 동안 그렇게 하고 있었다. 1965년 처음 출판된 그의 논문 '욕동, 정동 그리고 행동(1965b)' 과 그 후 재출간된 '정신분석에서의 탐색(1978)' 은 이러한 중요한 주제에

주

1 Dr. Ralph R. Greenson의 세미나에 나와 있는 증례를 인용할 수 있도록 허락해준 Dr. Greenson의 오랜 친구이자 아내인 Mrs. Hildi Greenson과 아들인 Dr. Daniel P. Greenson에게 감사드린다.

가장 많이 인용되고 있는 저서들 중 하나이다.

정신분석 문헌을 읽다가 보면 훈습이라는 용어는 마치 약의 일반명과 같은 유사한 상태로 쓰여지고 있음을 알 수 있다. 이것은 모든 이론적 학파들에게 영향을 미치고 동시에 어떤 정신분석적인 언어로 말해지기보다는 정신분석적 과정을 통합하는 것으로 받아들여졌고 이러한 전체적인 위치를 획득하면서 이 개념은 그 특수성을 잃게 되었다. Dr. Greenson에게 이 특수성은 중요했고 개념을 정리하는데 있어서 중심적인 위치를 차지하였다. 훈습을 언급한 많은 문헌들도 이 개념을 정리하지는 못하였다. 대개의 문헌에서 일반적으로 획득된 통찰을 여러 종류의 순열과 조합으로 반복한다는 뜻을 내포하고 있다고 보인다. 몇몇 문헌에서는 같은 정도로 모호하지만 우리에게 익숙한 분석이라는 용어가 동의어로 쓰여지고 있는 것처럼 보였다. 1965년 Dr. Greenson의 논문에서 그는 얼마 되지 않는 빈약한 문헌들을 검토했다. Charles Brenner, M.D.는 그의 주요 저서(1987)에서 보다 최근의 그리고 보다 철저한 문헌 검색을 통합시켰다.

나는 먼저 이 주제에 대한 Dr. Greenson의 이해가 어떻게 발전했는지에 대해 검토하고, 그가 이룬 다른 기여에 대해서도 검토해 보려고 한다. 내 자신의 몇 가지 생각과 함께 결론을 맺을 것이다. 내가 언급하는 훈습에 대한 Dr. Greenson이 가졌던 관점은 세 가지 자료에 근거하고 있다. 첫 번째는 1960년 봄에 로스앤젤레스 정신분석연구소에서 분석 수련생을 위하여 Dr. Greenson이 지도했던 증례의 축어록이고, 두 번째는 Dr. Greenson의 논문(1965b)이며, 세 번째는 그의 1967년 저서인 '정통 정신분석의 기법과 실제' 이다.

1960년 세미나에서 그의 마음속에 가장 중요하다고 자리잡고 있었던 Franz Alexander, M.D.(Alexander and French, 1946)가 주장한 〈교정적 감정경험〉에 대하여 언급했다. 분석가에 의해서 치료적이라고 간주되는 어떤 경험을 제공하기 위하여 전이를 의식적으로 조정하는 것을 제시하고 있는 이 방법은 Dr. Greenson이 훈습에 있어서는 악영향을 끼친다고 생각했다. Dr. Greenson의 시각으로는 이러한 경험은 훈습과정에 있어서 필수적인 요소의 하나인 통찰을 포함하고 있지 않다고 보았다. 그는 또한 Ferenczi와 Rank(1925)에 의해서 발전된 신-카타르시스학파(neo-catharsis)도 저항과 분석을 희생시켜가면서 제반응(abreaction)과 카타르시스를 확산시킨 것에 대해 통찰의 성취를 필수적으로 보지 않았다는 같은 비판에 직면하였다고 보았다. Dr. Greenson은 훈습을 다루지 않는 분석은 분명히 쉬울 것이라고 의견을 말하면서 이러한 치료는 인격에 있어서 어떠한 실제적인 변화도 일어나지 않을 것이라고 했다. "통찰이 없는 제반응은 불충분하다"라고 Dr. Greenson은 말했다. 만약 통찰로 이끌 수만 있다면 제반응 자체는 유용할 수도 있지만, 통찰이 획득되어지기 전에 중단된다면 유용하지 않다고 말했다. Dr. Greenson은 이 세미나에서 훈습에 대한 예비적인 정의를 제안하였다. "훈습이란 주어진 어떤 현상으로부터 통찰을 획득하기 위해 그것에 반대하는 일련의 힘들에 대항하는 반복적인 시도의 다양함을 일컫는다. 훈습이란 통찰을 성립시키기 위해 그것을 방해하는 힘들에 대항해서 시도되는 수단과 과정 그리고 행위들의 이질적인 집합을 말한다. 통찰이 완전히 이루어지지 않는 한 우리는 훈습을 다룬다." 그리고 나서 그는 어떻게 훈습이 이루어지는가에 대해서 좀더 기술하기를 훈습은 해석과 직면 그리고 압축에 의해서 완성된다. 그러나 이것은 반대하는 힘에 대항하여 통찰을 이루기 위한 반복적인 사건이다. "획득된 통찰을 환자가 쉽게 접근할 수 있다고 우리가 느끼게 된다면 훈습은 이루어진 것이다." 이 세미나에서 Greenson은 훈습이란 자아의 합성기능이 강화되면서 일어나는 자아의 활동이라고 하였다. 훈습이란 특별한 통찰과 리비도적 수준의 관계에서 보여지는 것이 필요하다. 훈습의 필요성은 저항이 되돌아오고 그것을 다시, 또다시 다루어야 한다는 사실을 설명해 준다. 이러한 방식으로는, 훈습이란 저항의 분석이라는 개념의 특수한 확장을 기술한다. Greenson은 훈습과정에 있어서 시간의 차원이 필수적인 요소라고 느꼈다. 과거에 환자가 보여주었던 저항의 예를 지적하면서, 분석가는 구조적 변화가 일어나려면 명백해져야 할 필요가 있는 저항이 어떤 연속선상에 어떻게 존재하는가를 보여준다. "현재에서 과거로 그리고 다시 현재로 관심의 초점이 변화하는 것은 우리가 하고 있는 것이 훈습이라고 이름을 붙이려면 필수적이다." Horney처럼 현재의 방어분석을 하는 몇몇 분석가들은 훈습과정에서 나타나는 보다 어렵고 복잡한 문제들을 피하려고 한다고 Greenson은 느꼈다. Greenson은 분석상황의 안과 밖에서 모두 드러날 수 있는 저항이 훈습과정의 전체라고 느꼈지만, 훈습이 되어야 할 것의 정확한 본질과 관련해서 분석가와 환자 모두 집중해야 할 특별히 중요한 것이 전이저항이라고 강조하고 있다. 1960년 3월 9일에 열린 두 번째 세미나에서 Greenson과 그의 동료들은 훈습이라는 주제를 더욱 확장해 나갔다. Greenson은 훈습과정 내에서 연결을 만들어내는 것의 중요성에 대하여 강조했다. 이 연결은 서로 다른 리비도 영역(libidinal zone)과 행동, 방어들 사이에서 일어나는 것이 필요하다. 이것이 일어나게 되면 분석은 깊어지며 환자는 이전에는 비켜 지나갔던 감정과 생각들에 대한 통찰을 획득한다. Greenson은 훈습을 그 안에서 자아가 퇴행하고 시험하고 그리고 다시 전진해 나가는 활동이라고 보았다. 이렇게 하면서 합리적인 자아는 힘을 얻게 되고 보다 잘 판단하고 관찰할 수 있게 된다. 이러한 모든 것이 왜 분석이 시간이 오래 걸리는 지를 설명해 준다. 자아 능력의 영역은 다시 생겨난 저항을 훈습하는 데 있어서 분석가로부터 환자가 요구하는 것이 어느 정도인지 평가하는 것이 중요하다. 어떤 환자들은 다른 사람들보다 훈습과정에 있어서 도움을 덜 필요로 할 것이다. 물론 이러한 필요는 분석이 경과하는 동안에 변화할 것이다. 분석이 종결 시기에 도달했음을 판단하는 한가지 방법은 환자에 의해서 이루어진 훈습과정의 상대적인 양을 인식하는 것이다. 후자의 경우에는 훈습에 보다 숙달되게 되면 분석가로부터 요구되는 도움이 적어도 보다 많은 작업을 하고 우리는 분석가의 기능을 수행하는 증가된 자아강도와 능력에 대한 객관적인 척도를 가지게 된다. 물론 궁극적인 목표는 실제적인 분석의 종결이며 훈습과정을 궁극적인 자기 분석의 측면으로 전환하여 보는 것이다.

Fenichel(1941)과 Rado(1925)와 마찬가지로 Greenson도 훈습을 애도에 비유하였는데, 두 가지 모두 과거 반응과의 연결이 느슨해지고 떠나게 되는 과정이기 때문이다. 그는 말하기를 과거 반응을 포기하려면, 과거에 대한 애착에 리비도 집중이 되어 있던 것을 자유롭게 해야 한다. 이 결과로 생긴 에너지는 새로운 경험, 새로운 대상 그리고 새로운 지각을 유용하게 하는데 쓰여진다. 여기에서 그는 그 때까지 보지 못했던, 3년 동안 벽에 걸려있던 그림을 갑자기 발견하게 되는 환자를 예로 들고 있다. Kohut의 연구에 앞서서 Greenson은 훈습과정에 결정적인 도움을 주는 환자의 주관성을 공감적으로 조율해 주는 것의 중요성을 강조했었다. Greenson은 이러한 모든 것을 수행하기 위해서 전이저항을 분석하는 것이 가장 유리한 방법이라고 보았다. 그가 세미나에 참석한 사람들에게 주의를 촉구하기를 "우리는 오늘 나에 대하여 어떻게 느끼는지? 지금 내가 누구인지? 여기에서 어떤 느낌을 받는지? 라고 질문하는 것을 계속 해야만 합니다." 그리고 그는 덧붙이기를 이러한 형태의 질문을 계속하려면 분석가는 자기애적 문제를 둘러싼 주요 저항에 대하여 작업하는 것이 요구된다.

Greenson은 1965년 발간된 '훈습에서의 문제' 라는 저서에서 어느 정도의 변화와 함께 훈습에 대하여 다시 상세히 논하였다. 간단 명료한 그의 정의는 "훈습이란 환자로 하여금 중대하고 지속적인 변화로 이끄는 통찰을 방해하는 저항 및 다른 요소들을 분석하는 것이다"(p.231). 분석작업에서 환자가 통찰을 가지기 전까지는 훈습을 고려하지 않는다. 훈습의 목적은 통찰을 보다 효과적으로 만들어서 환자의 성격구조가 변하더라도 그 변화를 견딜 수 있도록 하는 것이다. 통찰의 형성을 중요한 초점으로 보면, 통찰을 방해하는 저항과 통찰이 변화를 이끌어 내는 것을 방해하는 저항으로 구별할 수 있다. Greenson은 통찰을 방해하는 저항을 분석하는 것을 본연의 분석이라고 하였고, 통찰이 변화를 만들어내는 것에 대한 저항을 다루는 것을 훈습이라고 하였다. Greenson은 어떤 환자들의 경우에는 그들의 다양한 저항이 반복적으로 해석되는 훈습이 거의 소리 없이 진행되기도 한다고 하였다. 다른 경우에는 새롭고 특별한 저항이 획득된 저항의 사용을 방해한다.

Greenson은 지속적인 훈습과정이 일어날 수 있게 하려면 그 전에 믿을 만한 작업동맹을 가지는 것이 필요하다고 강조했다. 분석이 난국에 봉착했을 때 그 문제는 대개 작업동맹의 결여 또는 훈습과정 중의 어떤 특별한 문제일 것이라고 느꼈다. 그는 후자의 경우, 치료 시간 밖에서 분석적 태도를 동일시하지 못하는 환자의 증례를 자세히 묘사함으로써 설명하였다. 이러한 특별하고 끈질긴 저항이 분석되면서 다시 진행하게 되었다.

Greenson의 훈습에 대한 관점을 수집하는데 있어서 세 번째로 주요한 자료는 정통 정신분석의 기법과 실제(1967)라는 저서이다. Greenson의 전문가적 경력 중에서 주요 저서인 이 책에서 그는 그 개념을 보다 자세히 기술하였다. 여기에서 그는 훈습은(직면, 명료와, 해석과 함께) 네 번째의 기법으로서 이 네 가지가 함께 우리가 분석한다라고 알고 있는 기법을 진전시킨다고 하였다.

"훈습이란 과정의 복잡한 집합을 말하며 통찰이 주어진 후에 일어나게 된다. 통찰을 변화로 이끄는 것을 가능하게 하는 분석적 작업을 훈습 작업이라고 한다. 이것은 통찰이 변화로 이끄는 것을 방해하는 저항에 대한 진보적이고 정교한 탐험으로 반복적이라는 것이 요점이다(Greenson, 1967, p.42). 부가적으로 저항의 분석을 넓히고 깊게 하며 재구조화하는 것도 특히 중요하다. 통찰과 기억 그리고 행동의 변화가 서로 영향을 주는 순환기 과정의 다양함이 훈습에 의해서 자리를 잡게 된다(Kris, 1956a,b).

Greenson은 1965년 그의 논문에서 애도의 작업과 훈습 사이의 연관성에 관심을 가지고 있듯이 반복강박과 죽음의 본능도 중요하다고 보았다. 반복 강박과 죽음의 본능에 대하여 Greenson은 1917년과 1926년 프로이트의 역작인 훈습이 필요하도록 만드는 "특별한 저항"을 인용하였다(1917a, 1926a). 프로이트는 1914년 "반복하려는 강박"이라고 불렀고 나중에 1920년에는 죽음의 본능으로 나타내어지게 된다. 1917년에 있었던 입문적인 강의에서 리비도가 특정한 대상에 매달리고 욕망분출의 통로로 유지하려는 완고함을 "리비도의 부착(adhesiveness of the libido)"이라고 생각했다. 1926년에 그는 이것을 "무의식의 저항"이라고 하였으며 그 뒤에 이러한 힘을 그는 "이드의 저항"이라고 불렀다. 마지막으로 1937년 "끝이 있는 분석과 끝이 없는 분석"에서 이러한 리비도의 부착을 공격본능에 연결시켰다. 이전에 그가 이 힘을 "이드의 저항"이라고 불렀음에도 그는 이제 보다 더 나아가서 궁극적인 현상을 한가지 정신 기제의 진행으로는 규정할 수 없으며 두 가지 원초적 본능의 행동 때문이라고 그 원인을 돌렸다. 그는 모든 가능한 방법을 동원하여 질병의 회복에 대항하고 질병과 고통에 집요하게 의존하는 이러한 힘이 작업 중에 나타나는 것에 대하여 계속 기술하였다. 그는 이러한 힘을 "무의식적인 죄책감과 처벌의 필요성"이라고 불렀고 다시 말하기를 살아있는 개체의 죽음 본능에서 발현된 공격적이고 파괴적인 본능에서 유래되었다고 하였다.

Greenson은 1965년 그의 논문에서 프로이트의 이러한 생각들에 대하여는 상세하게 설명하지는 않았다. 그러나 Greenson은 기술에 관한 그의 책에서 말하기를 죽음의 본능이 존재하느냐 그렇지 않느냐 하는 것은 제1권의 범위를 벗어나는 토론이라고 하였다. 그의 경험에서 그는 이러한 죽음의 본능을 가정할 필요가 없다고 보았으며, 쾌락-고통의 원칙으로 설명이 가능하다고 하였다(Schur, 1960, 1966). 훈습과 애도작업의 비교에 대하여 Greenson은 Fenichel과 근본적으로 동의를 하고 있었다(1941). 그는 한 증례에서 어떻게 한 젊은 남자가 그의 잃어버린 어머니에 대하여 무의식적으로 매달리는지, 변화가 일어나기 위하여 필요한 새로운 정체성을 만드는 것을 어떻게 방해하고 있는지를 보여주었다. 이러한 것들이 Greenson과의 전이를 통하여 작업되고 환자의 임상적인 우울증과 곤경에 빠졌던 분석이 풀려나가게 된다. Glenn(1978)은 이러한 연관성을 가정함에 있어, 더 나아가서 훈습을 "잃어버린 대상을 애도하기 위한 매개체"라고 하였다(p.41). (Fenichel, 1941; Lewin, 1959; Kris, 1956b; Stewart, 1963).

훈습 관련 문헌의 또 다른 주요 공헌들

1965년 Greenson의 논문 이후 훈습의 개념에 대한 가장 최근의 조사와 역작은 Charles Brenner(1987)의 논문이다. Brenner는 훈습을 특수한 종류의 분석이 아니라 오늘날 우리가 알고 있는 보통 우리가 일상적으로 하고 있는 그런 분석이라고 하였다. 또한 이것 저것 모든 심리적 갈등들을 분석하는 것도 아니라고 하였다. 이것은 심리적 갈등들을 하나 하나씩 그것의 모든 측면에서 분석하는 것이라고 하였다. 환자가 진전을 이루지 못하는 데에는 특별한 종류의 분석이 필요한 것이 아니라 전이에 대하여 체계적으로 집중하는 것을 통하여 분석 작업을 온전하고 탄탄하게 수행하는 것이 전제되어야 한다고 하였다. Brenner가 지적하기를 방어와 초자아에 대한 분석이라는 개념이 알려지기 이전에 프로이트는 훈습의 정의와 기능에 대하여 두 가지 문장으로 설명하였다. 이러한 용어들은 환자가 저항을 극복하려는 것을 도와주려는 의미이다. 저항이라고 이름 붙이는 것은 억압되어 깔려있는 본능적 충동으로부터 사람을 자유롭게 하는 데에는 충분하지 않다. 분석적 치유가 일어나기 위해서는 저항을 훈습하는 시간이 환자에게 허락되어야 한다. Brenner는 프로이트가 말하려고 했던 저항은 억압된 어린 시절의 소원들이 발현된 것이라고 하였다.

나중에 프로이트는 이것을 이드 저항 또는 반복강박의 표현이라고 하였다. Brenner는 그의 논문에서 훈습에 대한 정신분석학 논문들을 철저히 검토하였다. 나는 여기에 이러한 학문적 시도의 가장 중요한 부분만을 제시한다. 이 주제에 대하여 자세한 내용을 원하는 독자들에게는 Brenner의 역작을 권한다. 프로이트(1974)는 저항이라는 이름을 만들어낸 이후 환자들이 이것을 알기 위해서는 그들에게 더 많은 시간을 주어야 한다고 하였다. 저항이 절정에 달하였을 때 분석가는 환자와 작업할 수 있고 저항을 부추기고 있는 억압된 본능적 충동을 발견할 수 있다. 이렇게 힘든 훈습은 필수적이며 이것이야말로 암시를 이용하는 모든 다른 종류의 치료와 정신분석이 구별되는 점이다. 프로이트는 훈습을 최면치료를 효과적으로 하는 데에 유용한 감정의 제반응과 연결시켰다. Fenichel(1941)은 환자의 방어적 태도에 초점을 맞추었다. 이러한 환자는 무언가를 피하고 있다고 보여지며 그것은 계획적인 의도가 있다고 하였다. 훈습은 저항의 분석을 심화시키는데 필수적이다. 그는 어떤 특수한 형태의 저항이 훈습을 필요로 한다고는 믿지 않았다.

Greenacre(1954, 1956)는 훈습을 전이분석에 연결시켰으며 어린 시절의 사건들, 그리고 "잠복기의 잘 짜인 사건들"을 재구성하는 의미에 중요성을 부여하였다. Novey(1962)는 말하기를 이것은 변화에 저항하는 자아의 방어라기보다는 변화에 저항하는 유아적인 감정의 응어리로써 병식과 변화 사이의 시간적 지연을 설명해준다.

Stewart(1963)는 해석하기를 프로이트는 이드를 포함하며, 본능의 방출을 반복하려는 경향의 변화만을 훈습이라고 했다고 하였다. 이것은 환자가 변하려는 의지를 초월하고 있는 것이다. 방어적인 저항에 대항하여 환자가 분석작업을 지속하려는 미덕이 변화를 일어나게 하며, 작업을 치유로 향하게 하려는 성숙과 발전이라는 한결 같은 "생물학적" 힘에 대항하는 것의 결과로 변화가 일어난다. Stewart의 의견은 훈습이란 오로지 환자의 활동이라는 것이었다. Stewart는 훈습을 애도와는 다른 것이라고 주장했는데, 이것의 이유는 애도는 사람들이 사랑하는 대상을 상실하는 문제와 씨름해야만 하는 것이고 반면에 훈습은 본능적 욕동의 방법과 목적을 변화시키는데 목적이 있기 때문이라고 하였다. 또한 Stewart는 환자들이 분석 중에 유아적 갈등의 영역에 도달하게 되면 그들은 자아기능을 상실할까 봐 두려워한다고 느꼈다. 이러한 관점에서 Stewart는 Fenichel의 관점에 보다 가까워졌다. Ekstein(1966)은 훈습을 적응의 도움아래 끊임없는 반복이 요구되는 학습의 한가지 형태로 보았다. Brodsky(1967)는 말하기를 훈습은 불안의 강렬한 불쾌감이나 심한 자기애적 모멸감에 대한 이해와 이를 관용할 수 있게 되기까지의 시간 간격적인 기능이라고 하였다. Karush(1967)는 어느 정도 Kohut의 생각을 예견이라도 한 듯이, 환자가 분석가를 본보기로써 영향을 준 이상화된 대상으로 보게 되는 것의 필요성을 인식하였다. 다른 요소들과 함께 이것은 자아이상의 새로운 정체성과 재구조화로 귀결된다. Glenn(1978)은 훈습이 방어를 부정하는 것의 반복이라는 Fenicel의 생각에 동의했다. 그는 훈습의 개념으로 덧붙이기를 상실한 대상을 애도하기 위한 매개체라고 하기도 했다. 분석이 진행되면서 환자는 유아적 대상표상으로부터 점차적으로 벗어난다. Dewald(1976)는 환자에게 새롭고 실재적인 경험을 제공하는 것은 분석가의 관용적인 분석태도라고 느꼈다. 이러한 현상의 반복은 욕동 파생물에 대한 방어를 점진적으로 부정하게 된다. 이것이 훈습이다. Shane(1979)은 말하기를 훈습은 발달학적 접근을 통하여 가장 잘 이해할 수 있다고 하였다. 그는 분석을 발달적 성숙 과정으로 보았으며 따라서 병적인 방향으로 진행된 발달이 분석과정을 통해서 점진적으로 변한다고 하였다. 이것은 정상적인 발달처럼 시간이 걸린다. 통찰과 변화 사이의 시간 간격은 발달과정이 시간이 걸린다는 개념에 의해서 가장 잘 설명이 된다. O' Shaughnessy(1983)는 훈습과정에 있어서 환자의 역할을 강조한 저자들 중의 한 명이다. 변화가 일어나기 위해서 환자는 분석가의 언어를 그 자신의 정서가 담긴 언어로 바꿀 수 있어야만 한다. 이것은 시간이 걸린다. Sedler(1983)는 훈습과정에서 환자가 하는 역할을 강조했다. 저항을 극복하는 가장 강력한 요소는 다름 아닌 환자의 기억하려는 의지라고 하였다. Valenstein(1983)은 훈습은 환자의 행동이라고 정의를 내렸다. 그는 환자들은 통찰을 행동으로 변화시켜야 하며 그리고 나서 변화가 일어나도록 이러한 행동들을 연습하여야 한다고 하였다. 분석을 통해 알게 된 행동들을 습관적으로 사용함으로써 결국은 자아동조적이고 비교적 자동적으로 된다. 이것은 결과적으로 자아와 성격의 구조적 변화로 이어진다. 이 과정은 분석가들이 자신들을 위해서 작업해 주기를 소망하는 "발달적 신경증"(이전에 자기애적 신경증) 환자들에게 특히 중요하다.

이상의 검토들을 요약하면, Brenner는 각각의 저자들이 분석 과정을 가장 잘 묘사하기 위해 어디에 초점을 맞추었는지를 보고 있다. 분석이 느린 작업이며 훈습은 시간이 걸린다는 것에는 모두들 동의하고 있었다. Brenner가 지적한 바처럼, 이것이 왜 이런지는 알려져 있지 않았고 단지 한가지 단어를 다른 것으로 바꾼다고 하더라도 적절한 설명은 되지 않는다고 하였다. (예를 들면, 분석은 느린 작업이다, 방어적 분석은 느린 작업이다 등) Brenner의 시각에 의하면 우리는 다음과 같이 훈습에 대하여 말할 수 있다: "분석에 의하여 접근 가능한 신경증적 증상과 성격 경향들은 어린 시절에 근원을 둔 정신적 갈등의 결과이다. 그들은 이드와 자아 그리고 초자아 사이에서 일어난 타협형성이다(p.101)." 이러한 타협형성을 분석하는 것이 훈습이다.

Brenner는 훈습에 대한 현대적인 관점을 전이라는 용어의 비슷한 현대화와 비교하였다. 프로이트의 1914년 논문에서 훈습과 전이 모두 두 가지의 의미를 가지고 있다고 하였다. 한편으로는 그것들은 모두 방해의 의미를 가지고 있다. 예를 들면 저항으로서의 전이 그리고 통찰에서 치유로 가기 위한 "유감스러운 지연"이라는 형태의 훈습이다. Brenner는 이제야 두 가지 모두 오류가 있음을 느꼈다. 그는 비록 전이가 분석에서 유별나게 다루어지기는 하지만 인생 전체에 편재하고 있는 것이라고 보았다. 마찬가지로 훈습도 분석이다. 이것은 해석적인 작업이다. 모든 측면의 정신적 갈등을 분석하는 것이 아마도 우리가 훈습이라고 불러야 하는 것일 것이다.

Greenson의 연구로 돌아가서, Brenner는 Greenson이 1965년 사용했던 증례를 기술하고 있다. Brenner는 그 자료를 재분석하고 전이가 일어난 곳에서 표현된 저항을 더 분석하는 것이 이와 같은 결과를 나타냈다고 결론지었다.

Hans Loewald(1980)는 훈습에 대하여 토론하면서 어느 정도 새로운 방침을 가지고 있었다. 먼저 그는 반복 강박으로 표현되는 이드 저항을 극복하는 것이 훈습이라는 프로이트의 견해에 동의했다. 그러나 훈습과정 내부에 대하여 계속 언급하기를 "자아가, 반드시 의식적인 자아라고는 말할 수는 없지만, 오래된 갈등 경험과 현재의 반복 강박 그리고 특히 전이 상황을 철저히 살펴보는 것이 훈습과정을 구성한다"라고 하였다(p.67). 이 언급은 그가 훈습을 환자와 분석가 사이의 상호작용으로 인하여 지속되는 활동이라는 장점으로 일어나는 분석과정의 한 부분이라는 식의 일반적인 방식으로 나타내려고 하였다. 이 과정은 효과적으로 하기 위하여 의식화할 필요는 없다. 한편으로 Lewald는 언급하기를 "훈습은 수동적으로 경험했던 것을 능동적으로 새로이 하고 고치는 자아의 작업이며, 더 많은 차원과 더욱 분화되고 통합된 경험과 기능의 수준에서 반복하는 것이다. "훈습은 새롭게 다시 하는 것이지 과거를 고쳐내는 것이 아니다"(p.67). (반복은 재창조이다.)

Rangell(1987)도 역시 훈습 과정을 통해서 자아가 변화하는 과정을 과제로 삼았다. 반복 강박 자체가 치료적인 진행의 과정 중에는 덜 이드 지향적이고 더욱 자아 지향적이 된다는 가정을 세움으로써 그 과정에 새로운 변화를 덧붙였다. 이러한 방법으로 반복 강박 그 자체로써 불안을 극복하기 위한 더욱 큰 힘을 가지게 되고 보다 적응된 해결 방안을 찾게 된다. Rangell은 이것을 증상의 이차적 그리고 삼차적인 이득을 포기하는 자아의 무의식적인 자발성이라고 보았다.

또 다른 매우 존경 받는 임상 이론가인 Robert Waelder(Guttman and Guttman, 1987)는 훈습에 있어서 해석적인 측면에 일차적인 관심을 두었다. 그는 다음과 같이 그 과정을 기술하였다.

> 훈습이라는 그 특별한 이름에도 불구하고 해석보다 더 나을 것이 없는 것으로 이루어져 있다. 한 가지는 이것을 특별하게 만들 수 있다. 그것은 훈습이 분석을 끝낼 수 있는, 특별한 형태의 해석이라는 점이다. 분석의 성공적인 종결은 이전에 주어졌던 해석을 훈습하는 결과이다. 이것을 기술적으로 다루게 되면 안심을 주게 되고 증상들, 성격 경향, 신경증 또는 환자는 더 이상 분석이 필요하지 않게 된다. 훈습에서 행하여지는 해석은 그 기능상의 장점으로 인하여 다른 해석과는 구별이 된다. 그것은 환자에게 어떻게 무의식적으로 특별히 정해진 방법으로 반복적으로 행동하고 또는 재현하는지를 보여준다. 적절한 해석은 "당신이 진정으로 의미하는 것"이 "다시 또 다시"라는 의미를 가진 훈습이라는 것을 보여준다(Guttman and Guttman, 1987, p.60).

위에 제시한 예들은 미국 정신분석의 주류에서 고려되고 있는 것이다. 도입부에서 언급하였듯이 훈습의 개념은 모든 그리고 각각의 정신분석 학파들의 보편적 유용성을 획득하는 것처럼 보여진다. 예를 들면 Hanna Segal(1981)은 Melanie Klein 학파의 해설로써, 대상 관계와 "위치"라는 용어를 이용하여 훈습을 기술하였다. 그는 조증 방어는 자아로 하여금 우울 감정을 못 느끼도록 하며, 우울 위치(depressive position)에서 훈습하는 것을 방해한다. 정상적인 발달 과정에서 우울 위치에서 훈습은 배상을 획득하기를 요구한다. 다시 반복의 중요성이 강조된다. 나의 생각으로는 편집-분열 위치(paranoid-schizoid position)와 우울한 감정 사이를 왔다 갔다 하는 것이 훈습과정에 깔려 있다. 분석적 상황에서 그의 본래 대상과의 관계를 재생한다. 그가 그들에게 가진 애착은 다시 또 다시 그리고 다시 재생된다(p.20). Dr. Segal은 역시 훈습을 애도와 비교하였다. "애도 과정은 이전에 어떤 대상과 가졌던 병적인 관계를 포기하는 데에 필수적이다."

훈습은 Heinz Kohut(1984)의 저서에서도 더욱 두드러지게 나타나고 있다. Kohut의 마지막 주요 저서로써 그의 사후에 출간된 "분석의 치료효과(How Does Analysis Cure)"에서 훈습에 대한 열두 개의 증례가 들어 있다. 각각의 훈습 증례는 분석과정에 있어서 결정적인 부분으로 기술해 놓았다. 그러나 이것이 분석이라는 일반적인 용어와 어떻게 다른지는 규정해 놓지는 않았다. Kohut은 훈습에 관하여 전통적인 분석과 다른 한가지 차이점을 구별하였는데 이는 다름 아닌 훈습하는 것이 필요하다라는 것이었다. Kohut은 갈등과 타협 형성에서 일어나는 보다 친숙한 전이에 덧붙여서 자기대상 전이(selfobject transference)의 중요성을 강조했다. Kohut에 의하면 이러한 전이는 오이디푸스기에 기원을 둔 전통적인 전이와는 어느 정도 다른 이해와 취급이 필요한 전-오이디푸스기의 발달 정지에서 유래하였다고 하였다. 모든 훈습의 체계가 기본적으로는 전이에 관련된 저항을 다루는 것이라는 가정에서 논리적으로 확장되어, Kohut은 이러한 전이에 기초한 저항을 훈습하는 과정에는 자기대상 전이의 취급이 필요하다는 같은 형태의 접근을 주장하였다. 우리는 이것을 고려해 볼 때 자기대상 전이가 발달하는 것에 대한 저항이 또 다시 일어날 것이라는 다른 문제가 제기된다. 이러한 것들은 자기대상의 없음으로 인한 저항과는 다르게 다루어져야 되는가? 나는 그렇다고 생각한다. 내가 보기에는 자기대상 전이의 발전에 대한 저항에는 직면, 동일시, 명료화, 그리고 해석의 보다 익숙한 조합이 요구되며, 이는 이러한 환자는 그들의 마음을 퇴행된 상태로 허용할 수 없으며, 분석가와의 관계에서 이러한 원시적 자기대상 형태가 재활성화되기 위해 필요한 의존성 때문이다. 다른 한편으로 자기대상의 부재로 인한 저항을 다루는 데에는 어느 정도 다른 접근이 필요하다고 보인다. 그 어려움 중에는 하나의 이론에서 다른 이론의 언어로 번역하는 문제가 있다. 자기대상의 부재가 저항 그 자체로 기술되지 않지만, 자기 심리학의 이론에서는 이것은 분석의 흐름에서 저항과 같은 효과를 만들어낸다. 전통적인 분석에서 개념의 차이가 있을 수 있는데, Greenson은 1965년 논문에 저항은 분석되고 극복되어야 하며 그럼으로써 분석과정은 깊어지고 진전된다고 하였다. 통찰을 사용하는 것에 대한 이러한 저항의 극복이 훈습을 구성하게 된다.

자기대상전이의 훈습에서 우리는 어느 정도 다른 길을 따라가면서 같은 결과를 얻기를 희망한다. 통찰을 사용하는 것에 대한 저항을 극복하는 동안, 전이 저항은 다시 또 다시 의식화되도록 변화되어야 하는데 반하여 자기대상 전이의 훈습에서는 공감의 결여로 인한 자기대상 전이의 탈선에 대한 이해와 설명으로 원시적인 형태에서 보다 더 성숙해지는 자기대상 전이의 성숙이 점차적으로 일어난다. 이러한 과정이 반복적으로 일어나게 되면, 훈습의 새로운 형태가 생겨나는 것을 보게 될 것이다.

Stolorow, Brandchaft 그리고 Atwood(1987)는 양극성 전이(bipolar transference)라는 개념을 제시하면서, 자기대상 전이와 남겨진(전통적인) 전이 현상이 후면과 전면에 교대로 배치되는 분석과정을 기술하였다. 훈습의 개념과 그것에 대한 연구는 모든 분석을 이러한 전이 현상의 형태들의 조합처럼 간주함으로써 확장되고 있는 것처럼 보인다.

토론

나는 훈습과 같은 분석용어의 특수성은 소중한 기능을 가지고 있다고 생각한다. 훈습은 우리가 무엇을 하고 있고 무엇을 생각하고 있는지 고배율로 보게 만들어 준다. 우리는 더 이상 광학현미경시대에 살고 있는 게 아니고 전자현미경시대에 살고 있다. 훈습을 정신적 갈등의 모든 측면을 잘 분석하는 것뿐이라는 식으로 격하시킨 Brenner처럼 포괄적으로 생각하는 것은 인색해 보이는 반면, 나는 이 특별한 분석적 작업의 한 형태를 갈고 닦아 가치를 발견한 Greenson과 같은 사람들과 운명을 같이 하고 싶다. 임상 상황에서 경험되는 이러한 입장의 이득은 분석적 재료의 흐름 속에서 분석가의 본분을 지킬 수 있도록 도와준다는 것이다. 나의 경험에 의하면 분석가에게 이러한 개념은 조직적인 초점으로 작용하며 분석이 반복적이고 방어적인 파생물들로 가득 찬 바다 같은 수렁에 빠졌을 때 분석가에게 한 가닥의 희망을 유지하도록 도움을 준다. 이러한 시기에 훈습에 대하여 이런 개념을 가질 수 있다는 것은 분석가를 도와주는 효과가 있으며, 다른 관점에서는, 환자에게 난관에 봉착한 분석을 분석의 특별한 기능으로 보게 하는 낙관론을 유지하도록 하는 효과도 있다. 내 생각으로는 훈습을 분석되지 않은 정신적 갈등 정도로 보는 시각으로는 만약에 명백히 해석된다면, 분석작업 내에서 용인되고 해소되려는 방향으로의 움직임을 활성화시킬 보다 깊은 수준의 저항을 놓치게 될 것이다.

분석 이론의 다양성이 확산되면서 우리의 익숙한 영토로 점잖게 후퇴하려는 경향이 점차 증가하고 있으나 아마도 조심스럽게 진실을 밝혀내는 진정한 일꾼으로 우리 자신을 선언하려는 경향도 증가하고 있다. 만일 우리가 우리의 언어를 세련되고 명확하게 할 수 있다면, 지금까지 가능했던 것보다 더 많은 영역에서의 합의를 찾을 수 있는 가능성이 있다. 이것은 정신분석적 지식을 확장하려는 우리의 지속적인 노력에 유익이 될 것이다.

나는 미래에 발견될 추가적인 다른 형태의 전이 현상은 저항의 기능과 연결된 것일 것이라고 예상하며, 따라서 훈습의 개념을 계속 정제하는 것이 필수적이라고 생각한다. Greenson과 그 이전 프로이트가 훈습의 개념을 지속적으로 정제하고 완벽을 기하려고 했듯이, 그들의 작업을 이어서 수행하고, 모험정신을 가지고 분석적 개념의 도구들을 더욱 확장하고 깊이 있게 정제하는 것이 우리의 과제이다.

12장

자위 환상의 방어적 측면과 그에 대한 훈습의 필요성

Sanford M. Izner, M.D.

프로이트(1900)의 초기 저술 이래로 자위 환상과 자위 행위의 이해를 둘러싸고 나타나는 문제들은 정신분석과 관련된 사람들에게 흥미 있는 위치를 차지하였다. 유아기 성생활(1910c)에 대한 연구에서, 프로이트는 아동의 성기능과 성적 관심의 중요성을 발달적 관점에서 분명하게 지적하였다. 이러한 현상에서 자위와 및 이러한 행위와 관련되는 환상은 중요한 역할을 한다.

정신분석의 발달 초기 이래로, 자위에 관한 토론과 저술이 우선적인 관심을 받아 왔다. 즉 비엔나 정신분석학회의 1912년 심포지엄 및 수많은 중요한 논문들(Eidelberg, 1945; Lampl-de Groot, 1950; Kris, 1951; Arlow, 1953)이 자위라는 주제 및 신경증적 증상학과의 관련성을 심도 있게 다루었다. 이 글의 주된 관심은 분석 동안 나타나는 자위 환상 내용의 변화가 얼마나 중요한지 알리고자 하는 것과, 이러한 환상생활의 변화를 전이와 및 이러한 환상에 의해 반복되는, 해결되지 않은 아동기로부터의 오이디푸스 문제에 관련된 방어적이고 퇴행적 현상과의 연결을 위해 노력하는 것이다. 이러한 환상 내용의 변화는 전이 관계를 더 명확하게 하는 부분이 있는데, 이는 특정한 전이 양상을 막아내려는 시도라는 관점에서 볼 때 그러하며, 분석에 있어서 특정한 시기에 작동하는 방어적 조직의 수준을 명백히 하는 것과 동반된다. 분석 동안 자위 환상이 더 깊어지고 변화를 겪으면서, 이러한 자위환상이 아동기 시기의 오이디푸스 문제를 다르게 해결하려는 시도와 함께 전이 신경증의 해결을 시도하려는 어떤 표시를 제공하는 것임이 분명하다. 프로이트(1920)는 전이신경증의 발달과, 이것이 어떻게 분석에서 질병(illness)인 동시에 "치유(cure)"를 획득하는 방법이 되는지에 주의를 기울이면서, 정신분석치료에서 전이신경증의 사용과 전개에 관한 논의 속에 이러한 생각을 분명하게 피력하였다. 이러한 요소만큼이나 중요하게 요구되는 것일 수도 있지만, 강박적 형태의 자위나, 자위에 있어서 난폭성의 중요성, 혹은 행위의 방출적 기능의 경제적 측면과 관련된 문제를 다루는 데는 이하 토론의 범위를 제한하기 위하여 특별한 노력을 기울이지는 않았다.

이 주제를 적절하게 소개하기 위하여 더 타당한 문헌의 일부를 간단하게 검토하는 것이 순서라고 생각된다. Tausk(1912)는 '1912년 자위에 관한 심포지엄(Symposium on Masturbation)'에서 자위의 역할을 "개인에게 현실을" 금하는 것으로 언급하면서, 그 행위와 관련된 몇몇 방어적 기능을 언급하였다. 그러나 그는 자위행위에 수반되는 환상과 관련된, 특히 어머니를 향한 근친상간적 소망과 아버지를 향한 도전을 둘러싸고 일어나는 죄책감의 요소에만 깊이 관심을 두었던 것 같다.

Annie Reich(1951a)는 심포지엄의 토론에서, 적절한 논제의 중요 요점들을 다음과 같이 여러 번 강조하였다. "자위는 성적 만족의 자기-성애적(auto-erotic) 형태이기 때문에, 대상-리비도적 노력이 어느 정도로 성숙에 도달하면, 자위는 적절한 만족을 제공할 수 없게 된다(p.84)." Annie Reich는 청소년기 자위의 부재는 심각한 질병의 징후라고 덧붙이면서, "분석 과정 동안 자위의 재출현은 억압이 올라오는 징후이며, 치료적 개선의 전구체"라고 하였다(p.87). 더 나아가 그녀는 성인에서의 자위는 특별한 환경 하의 경우를 제외하고는 증상으로 고려해야만 한다고 언급하였다. Fenichel(1945b)은 이 주제에 대한 소견에서 언급하기를, "자위는 신경증을 일으키지 않는다. 그러나 신경증의 증상일 가능성은 얼마든지 있다. 성인이 성교보다 자위를 선호할 때면 항상 신경증적인 것으로 고려할 수 있다(p.101)."고 하였다. 1912년 심포지엄에 대한 프로이트(1912b)의 의견을 요약하면서, Annie Reich는 자위 환상에서 환상의(이상화된) 대상으로부터 실제 대상으로 가는 단계는 만들어지지 않으며, 이들은 "가볍게 가장된" 근친상간적 대상이라고 지적하였다.

Anna Freud(1949)는 자위에 반대하는 "이중 투쟁(double struggle)"의 중요성을 강조하였는데, "신체적 활동과 환상의 내용 둘 모두에 반(反)하는 투쟁으로, 무의식이 되거나, 혹은 자아 활동으로 옮겨져서 이러한 방식으로 행동화되거나, 혹은 환상이 증상으로 나타날 수 있다(p.202)"라고 하였다. Ernst Kris(1951)는 자위를 이해하는데 있어서 가장 중요한 것은 자기성애적 행동 그 자체가 아니라 환상의 내용이라고 강조하였다. Arlow(1953)는 프로이트의 논문(1908)에서 발달시킨 생각을 "히스테리적 환상과 양성성과의 관련성(Hysterical Fantasies and Their Relation to Bisexuality)"에서 가장 명백하게 논하면서 이들을 자위 환상의 더 깊은 오이디푸스적 의미와 연관시켰다. Arlow는 증상의 형성에 있어서 자위의 역할을 증명하면서, 행위를 실행하려는 모든 충동을 다 막아내기 위한 노력으로서 자아의 방어적 기능이 자위의 신체적인 행위(자위)와 정신적인 행위(환상)를 분리시킬 것이라고 하였다. 이로써 보다 특정한 성격의 증상을 형성하게 되는데, 환상이나 뒤늦게 꿈의 형태로 나타나는 것을 억압하게 된다. 그리고 가장 중요하게는, 이 논의에 가장 적합한 것인데, 어떻게 전이 관계에서 자유로워진 성애적 충동이 자위하려는 충동을 막아내려는 노력으로서 종종 퇴행적 성격을 가지는 방어를 발달시키게 되는지 지적하였다.

Jeanne Lampl-de Groot(1950)은 아주 분명하게 설명하고 요약하기를, "성적 신체적 성숙의 과정에서 환상생활은 극적인 변화를 겪는데, 어머니와의 전-오이디푸스 관계라는 초기 환상으로부터 시작하여 애무와 수유를 받고 수동적으로 돌봄을 받는 단계를 거쳐 항문 수준의 만족을 향한 욕구로 변화되고, 마침내는 생식기 조직의 오이디푸스기에 이르게 된다(p.155)."고 하였다. 또한 그녀는 강조하기를 오이디푸스기의 거세 위협을 피하기 위하여 환상생활에서 퇴행이 일어나 전-오이디푸스기의 욕구와 환상 충족 상태에 이른다고 강조하였다. 그녀는 자위에 관련된 건강이나 질병에 관한 결정 요소들을 지적하여 논하면서 이들은 "의식 혹은 무의식적 환상, 느낌(죄책감), 그리고 자위행위에 수반되는 충동에 존재"한다고 하였다. 오이디푸스 환상은 신경증에서 일차적으로 중요한데, 왜냐하면 이러한 환상은 이성의 부모를 성격 측면에서 만족을 주는 대상으로 생각하는 첫 번째 환상이 되기 때문이다. 그녀는 이러한 환상생활의 발달을 다음과 같은 말로 더 표현하였는데, "정상적 발달에서 오이디푸스 콤플렉스는 성기 자위가 유일한 자기-성애적 만족을 주는 행위가 된다는 사실로 구별이 가능하다. 이 시점에서 소년의 욕구와 본능적 충동은 '난 엄마와 함께 있는 아빠의 자리를 차지하고 싶어요' 라는 요약된 내용으로 환상 속에 표현된다(p.162)." 이러한 현상은 혼란스러운 성애적 공격적 충동과 연관된 강렬한 불안 때문에 29세에 분석을 받게 된 한 젊은 남자의 임상적 자료로 증명될 수 있다. 이러한 충동들은 다른 남성이 옆에 있을 때 그들의 성기를 응시하고 싶은 욕구로부터 유발되는 불안 때문에 몹시 불편스러워지는 경향으로 가장 잘 드러났다.

분석에 들어오던 시기에 환자는 자기 고향집으로부터 멀리 떨어진 도시에 살고 있었으며, 고독감에 깊이 빠져 있었다. 그는 자신의 직업적 영역에서 앞서 나가거나 대학원 학위를 취득할 수 없었고, 사회적인 관계를 맺는 데 어려움을 겪었는데 특히 자신의 또래 동료들과 그러하였다. 그는 사무실에 있는 사람들에게 강한 경쟁심을 느꼈고, 자기 직업에 관련된 권위상에게서 끊임없이 강렬한 어려움을 경험하였다. 이 환자는 세 형제 중 막내였으며, 부모가 가장 사랑하는 자식은 자신이라고 언제나 생각했음에도 불구하고 셋 중 고향을 떠나야 할 필요성을 느낀 유일한 사람이었는데, 다른 형들은 가족과 아주 가까이 잘 지냈다. 그는 자신의 학업을 마치기 위해서, 그리고 가족 사업에 더 이상 남아 있을 수 없다고 느꼈기 때문에 집을 떠났다. 환자는 집에서 다른 사람들과 별로 잘 지내지 못했고, 거기에서 살던 때에 자기와 부모님은 항상 말다툼을 했다고 불평하였다. 그는 자기 어머니를 공격적이고 지배적인 여성으로서 자기 남편과 가사일을 다스리고 사업을 지시하는 사람으로 생각했다. 환자가 어렸을 때인 대공황 시기 동안 그의 아버지는 사업에 실패하였고, 그때 이래로 약하고 수동적인 사람으로 느껴졌다. 어머니가 책임을 떠맡기 시작한 것은 이 실패 이후였던 것 같다.

가족은 환자가 태어난 도시에서 낙후된 지역에 살고 있었다. 부모와 자녀의 접촉은 언제나 아주 가까웠고, 그들이 살던 거처에서는 더 친밀하였다. 이러한 연결 하에서, 분석을 통해 공격적 성애적 노력을 포함한 환자의 초기 경험에 관련된 스크린 기억들이 밝혀졌다. 초기 기억의 대부분은 형을 가족 내 아버지의 자리에 속하게 하는 것이었으며, 원초적 환상(primal fantasy)과 초기 자위 행위와 연관된 것이었다. 예를 들면 환자는 10대 초반의 기억을 떠올렸는데, 뒷 계단에서 자위하고 있는 조카를 그와 큰 형이 우연히 발견하게 되었다. 환자는 형에게 어떻게 해야 하느냐고 물었고, 형은 "내가 어떻게 하기를 바라니? 난 이런 일에는 경험이 없어"라고 대답하였다. 이런 종류의 또 다른 기억에서는, 어머니가 대개 공격적인 여성으로 "검둥이들"과 술 마시고 노닥거리는 매춘부로서 비추어졌다. 이러한 기억 속에서 아버지는 신체적으로는 강하지만 얕보게 되는, 깨지고, 성격적으로 약하고 주눅든 사람으로서, 환자가 실망을 느끼고 기대를 저버린 사람으로 나타났다. 다른 많은 초기 기억들은 환자의 "더 크고 특권을 더 가진 형들"에 관련된 강렬한 경쟁심의 느낌으로부터 나오는 것이었다. 큰 형은 아버지와 동일시되고 작은 형은 어머니의 대리로서 경험되곤 하였다.

시간이 감에 따라 전이 신경증에서 이러한 모든 관계가 반복되었고 재경험되었으며 이러한 모든 환상이 분석가에게 투사되었다. 분석 초기에 환자는 남성의 성기를 응시하고 싶은 충동 속에서 선임자와 동료 모두를 향한 동성애적 요소를 깨닫게 되었다. 그는 또한 이런 남자들에게 도전하고 그들을 깎아내려야 하는 필요성과, 이러한 느낌 때문에 자신의 직업과 전문적 연구의 진보가 어려워졌다는 것을 직시할 수 있게 되었다.

사춘기와 초기 청소년기 이전의 수년 동안 환자는 규칙적으로 자위를 하였다. 자위는 분석 시기까지 지속되고 있던 구원 환상과 동반되었다. 환상 속에서 그는 서부의 한 도시에 있는 도박장의 소유주였고 성공적이고 부유한 사람이었다. 아름답고 젊은 여인이 도시에 일자리를 찾으러 와서는 매춘부가 되고 싶어하거나 혹 다른 경우에서는 그 여인이 매춘부였다. 환자는 그녀에게 고결한 자리를 제공해주면서 성적 문란함으로부터 구원해주었다.

Lampl-de-Groot(1950)는 잠복기 동안 일어나는 이러한 형태의 환상의 발달을 설명하면서, 이 시기는 "숨겨진 근친상간적 욕망"과 연관되는 불안 때문에 자위가 산발적으로 나타나는 때라고 하였다. 이러한 환상은 "자라난다는 것"과 연관되어 나타나며, "이러한 환상의 중심에는 영웅적 사랑의 삶과 모든 삶의 상황 전부에서 강력한 남성이 되고자 하는 야망이 자리잡고 있다(p.170)."고 하였다. 전이 관계에서 이러한 환상이 자기 아버지와의 경쟁적 투쟁을 나타내고 있음이 분명해졌다. 여기서 환자는 어머니가 악랄한 아버지나 형들에게 먹이가 되는 것을 막는 강력하고도 영웅적인 보호자가 되고자 하였다. 이러한 연관 관계에서, 환자가 자신의 첫 번째 성교 경험을 자주 언급하는 것에 주목하는 것이 중요하리라 생각된다. 그는 성관계를 하던 소녀를 자기가 다치게 한 것 때문에 얼마나 두려워하였는지 기억하였는데, 그녀는 다음날 검사를 받으려고 의사를 찾아가야만 했다. 성관계를 여성을 향한 난폭하고 파괴적인 행위인 것으로 생각하는 게 분명했다.[1] 이 시기에 분석에서 환자는 자신의 성기를 붙들거나 긁적거리거나 혹은 자신의 손으로 덮는 행동을 빈번하게 보이기 시작하였다. 종종 성기 부분의 "가려운" 느낌이나 "긁어야 할" 필요성을 언급하였는데, 카우치에서 보내는 대부분의 시간 동안 이를 호소하였다. 이 시기에 환자가 빠져있던 자위는 오이디푸스기 리비도 충동의 방출과 한 발 더 나아간 오이디푸스 환상을 막아내기 위한 시도 둘 다를 목적으로 하는 방어적 행위라는 것이 명백해졌다. 게다가, 아버지를 향한 반항의 형태이면서, 자신을 향한 공격적 행동의 다소간 조절된 형태로 나타나는 처벌적 행위가 되었는데, 마치 "봐요, 당신은 나를 해치는 건 뭐든 할 필요가 없어요, 난 나 혼자서 해요."라고 말하는 것과 같았다. 이 시기에 자위에 관한 그의 관심은 미쳐버리게 되는 것에 대한 두려움과 관련이 있었다.

수개월의 분석 이후에, 전이에서 환자의 수동적이고 여성적인 동성애적 갈등이 분명하게 확고해졌을 때, 자위 구조 환상의 지속과 함께 분석가를 향한 의존적이고도 구순기적 색채를 띤 수많은 감정을 드러내기 시작하였다. 그는 리비도 구성에서 보다 초기상태로 퇴행을 시작한 것처럼 보였는데, 이는 분명히 분석가와의 경쟁적 오이디푸스 투쟁과 그 결과인 거세 위험에 의해 생긴 불안을 방어하기 위한 것이었다. 그가 더 예전에 자위를 하면서 떠올리던 아동기의 환상을 기억해 낸 게 이때였다. 이 환상에서, 환자는 계단 아래쪽에 있고 어머니는 계단 거의 꼭대기에 서서 남자 하숙생에게 이야기하고 있었다. 하숙생은 자신의 상처와 흉터 난 발에 대해 불평하고 있었고, 어머니는 그에게 동정심을 보이면서 안쓰러워하고 있었다. 이 환상을 분석가에게 말하기 전 집에서 기억해 냈을 때 환자는 자위의 자극을 받았다. 환상의 의미는 아주 명백하다. 분석에서 오이디푸스 투쟁과 동성애적 분투 및 이에 수반되는 거세 불안과 연관되어 있는 퇴행적 후퇴는 분석가가 어머니를 표상하게 되는 전이에서의 어떤 위치로 환자를 밀어 넣는 것 같았다. 아버지에 비해 부족하고 무기력한 상태이기에, 사랑과 연민을 위한 그의 탄원과, 보호와 돌봄을 받을 필요성이 분명하였다. 성적 불능, 거세, 부적절함의 느낌은 자신의 아내에 대한 성적 흥미 결여나, 분석가에게 음식 및 온정에 대한 많은 애원과, 이제는 아주 분명히 어머니를 표상하게 된 분석가의 돌봄과 관심의 필요성을 반복해서 표현하는 것으로 나타났다. 전이에서, 구순기 용어로 표현된 어머니를 향한 리비도 충동은 아버지 전이에서 보이는 경쟁적인 오이디푸스기 위치로부터 방어적으로 후퇴한 것을 표상하였다. 아버지 전이는 자위와 동반된 구조환상에서 명백히 드러났었다. 이 시점에서 분석 중의 어머니는 강력하고 보호해 주는 권위 상으로 경험되었으며, 아버지는 어머니에게 지배당하는, 얕보게 되는 약해진 사람으로 간주되었다. 분명히 환자는 초기 아동기의 근친상간적 사랑의 대상을 향한 자신의 본능적 충동으로부터 자기를 보호하고 구조하는 것을 찾고 있었다. 환상 속에서 아버지에 의해 얕잡아 보이고 거세당한 운명으로부터 어머니로서의 분석가에 의해 연민과 도움과 구조되고자 하는 열망은 분명해 보였다. 이러한

주

1 환상에서 리비도 충동의 대상(이 경우에는 어머니)을 향하는 공격적 요소가 분명하다. R.Sterba는 환상의 이러한 요소를 자신의 "구조환상에 나타난 공격성(Aggression in the Rescue Fantasy)"이라는 제목의 논문(1940)에서 증명하였는데, 여기서 리비도 대상은 구조자에 의해 환상화된 위험한 위치에 놓인다.

연관 관계에서, 환자는 초기 아동기의 한 사건을 기억해 냈다. 아버지가 카드 놀이하는 것을 보고 있었는데, 같이 카드 놀이하던 사람들 중 하나인 작고 약해 보이는 남자 한 명이 말싸움을 걸더니 아버지를 때렸다. 아버지는 되받아 치지 않았고, 이때 환자는 아버지가 실패한 것 때문에 몹시 낙심이 되었다.[2]

초기 아동기시절 어머니와의 관계의 반복으로서 분석가에게 더 돌보고 사랑해달라고 요구한 것이 계속 좌절되고 실망하면서, 환자는 전이적 관계를 한 번 더 바꾸게 되었다. 그는 수많은 항문기적, 적대적, 경쟁적 감정을 발달시켰는데, 이는 폭격의 꿈과, 복수로서 뒤쪽으로부터 항문 공격을 당하는 것의 두려움으로 나타났다. 이러한 느낌은 일련의 꿈에서 가장 명백하게 표현되었는데, 그 중 전형적인 것으로 환자가 신체적으로 강력한 남자와 싸우고 레슬링을 하는 것이었다. 싸움은 점점 격렬해지면서 그 남자가 손가락을 환자의 직장 내로 밀어 넣는 것으로 정점에 도달했다. 이러한 꿈들은 아버지에 대한 환자의 분노를 바탕으로 한 전이에서 보이는 경쟁적이고 적대적인 느낌만 표상하는 것이 아니라, 자신의 리비도 충동을 만족시키려는 그의 욕망을 나타냈는데, 이런 만족을 아버지가 어머니에게 주었다고 생각했고, 어머니와 아버지 모두 그에게는 주기를 거절했던 것이었다. 어린이로서의 그는 이러한 좌절을 견디거나 극복할 수 없었던 것 같다. 이러한 꿈들 이후에 분석가는 실제로 아무도 만족시킬 수 없는 사람으로서, 실망시키고 빼앗아가며 간섭하는 아버지로 경험되었다. 이 시점에서 분석 초기의 구조 환상이 다시 나타났지만, 동반되는 자위는 그다지 만족스럽지 못한 것 같았다.

자위 행위가 감소하고 환상이 덜 자극적이 됨에 따라, 환자는 아내를 "상사"로 부터 구조하려고 애쓰는 꿈을 꾸게 되었다. 꿈속에서 그는 "울타리가 둘러쳐진 곳" 안에 있는 자신의 아내를 소유하는 것 때문에 "상사"와 싸웠다. 그는 꿈의 전이적 의미를 이해하였고, "상사"를 분석가 및 아버지와, 아내를 어머니와 연관시켰다. 이 꿈은 분석가의 휴가 기간 동안에 나타났으며, 꿈에 나타난 원초경적 측면은 자신의 부모와 분석가에게서 배척당하는 느낌과 더 명백히 관련되어 있었다(1959). 곧 환자는 어머니를 친절하고 베푸는 사람으로 경험했다는 것을 깨닫기 시작하였다. 그리고 아버지와 형들에 대한 그의 적대적이고도 경쟁적인 오이디푸스적 감정 때문에, 항상 그들을 자신과 어머니 사이에 끼어드는 사람으로 경험했다는 것도 깨달았다. 그리고 그는 꿈을 꾸었다. "사무실에서 함께 일하는 아주 매력적인 여성에게 말을 하고 있었다. 그는 그녀와 성관계를 갖고 싶었지만, 크고 힘센 남자가 사무실로 걸어 들어왔고, 그녀는 이 남자에게 말을 하기 시작했다. 환자는 아주 우울해졌고 실망하고 상처받고 기죽은 채로 사무실을 떠났다. 그 여자는 곧 그를 찾으면서 따라 나왔다." 이 시점에서 그가 깨달은 것은 자신이 어머니의 사랑을

주

2 오이디푸스기의 소년에게 성격적으로 약하고 얕보이는 사람으로 나타나는 아버지의 표상은, 근친상간적 충동의 조절이 다소간 그를 혼자 남겨둔다는 두려움과 함께 나타난다. 동성애적 분투의 강화는 전-오이디푸스기 상태로의 퇴행을 향한 경향 증가와 더불어 나타나는데, 이 상태는 돌봄과 통제가 더 완벽하게 지배적이고 강한 어머니에게 남겨지게 된다.

자연스럽게 갈망했고, 어머니나 아내의 사랑을 위해 경쟁하거나 투쟁할 필요가 없다는 것이었다. 그리고 아버지는 환자와 어머니 사이에 끼어들려고 애쓰는 사람이 아니며, 어머니는 (실제로) 성적 대상으로서 아버지를 좋아했다는 것도 전이 내에서 깨닫게 되었다. 환자는 발을 다친 하숙생에 대한 환상에서 어머니가 그랬던 것처럼 자신 역시 아버지에게 사랑과 동정을 느낄 수 있다는 것을 알게 되었다. 왜냐하면 "어머니가 실제로는 결코 나를 성적 파트너로 원하지 않았다"는, 진짜로 상처를 주는 느낌에 대한 저항으로서, 그를 어머니로부터 떼어놓는 것은 아버지 자신이 아니라 그 자신이 내재화한 "아버지상"이었기 때문이었다. 게다가 어머니를 향한 근친상간적 충동에 대한 그의 두려움이 아버지를 구속적이고 간섭하는 대상으로 "방어적으로 사용"하도록 그에게 강요했다. 이렇게 전반적 양상이 드러날 무렵의 전이가 분석가와의 관계에서 반복되었다. 분석의 다른 시기에 있었던 재미있는 사건이 하나 있다. 위에 기술한 감정을 숙달하기 위한 노력으로서 아동기로부터의 상처에 대한 반복강박 내에서 다시 재현(reenact)해야 할 환자의 필요성을 더 잘 설명하는데 도움이 될 것이다. 한 번은 환자가 정규 약속이 잡혀 있던 시간이 거의 끝나갈 무렵에야 도착했다. 이전 약속을 취소한 다음날 있었던 일이다. 그는 지난 3년간의 분석 동안 이런 종류의 혼동이 한 번도 없었다는 사실과 연결 지어서 자신의 실수를 깨달았다. 다음 약속 시간에, 그는 이날 오고 싶지 않았고 분석가에게도 몹시 화가 나 있다는 감정을 표현했다. 그는 아내와 분석가 모두를 없애버리고 싶다는 생각이 들었다. 그 전날 밤 그는 꿈을 꾸었는데 그 꿈을 분석하자, 이러한 느낌과 함께 분석가가 환자를 돌보지 않으며, 이전 약속을 취소하도록 허락한 것을 보면 아마도 다른 누군가를 보는 걸 더 좋아함에 틀림없다는 생각이 드러났다. 동시에 환자는 그 전날 밤 아내와의 사이에 일어났던 일을 연상하였다. 그는 성관계를 갖고 싶어했고 아내는 처음에 그를 거절하였다. 그는 아내에게 화가 나게 되었고, 아내가 침대에 들어가 성관계를 갖자고 불렀을 때, 그는 계속해서 책을 읽으면서 아내가 잠 들 때까지 침대로 가지 않았다. 마침내 침대로 갔을 때 그는 성적으로 흥분되는 걸 느꼈고, 여러 명의 매력적인 여성과 성관계를 가지는 상상을 하기 시작했다. 이 상상은 자위로 정점에 이르렀다. 분석가와 아내가 그에게 관심이 없고 성적 대상으로 흥미가 없다는, 그리고 분명히 다른 누군가를 좋아한다는 느낌 때문에 자신의 분노가 생겼다는 걸 깨달았다. 자위 욕망은 아내에 대한 행동화와 분석과정에서 재건해야 했던 사랑의 대상으로서 거부당한 느낌을 이겨내고자 고안된 것이었다. 그는 자위행위와 다음날 분석으로 돌아온 것에 동반된 분노 감정을 다음과 같이 표현하였다. "만일 당신이 내게 신경을 쓰지 않는다면, 당신 따위가 뭔데! 보여 주겠어! 당신이 나를 원하지 않는다면, 누가 당신을 필요로 하겠어?"

분석 기간 동안 당분간 자위는 계속되었고, 이러한 행동을 불러일으키는 환상은 환자가 함께 일하는 매력적인 여성들과 가지는 성관계를 둘러싼 것이었다. 그는 자기 부모와 부인, 형들과 및 직업적으로 만나는 사람들과의 관계에 대해 더 현실적인 태도를 취하기 시작하였다. 그는 자기 활동에 있어서 더 독립적이 되었고, 부모와 형들로부터 경제적 도움을 받고픈 욕망에도 신경을 덜 쓰게 되었다. 동시에 그는 자기 부인의 임신을 예상하고, 일을 그만두고 집에 머물러야 한다고 주장하기 시작하였다. 이 시점까지 그는 아이에 대한 부인의 모든 욕망에 강력하게 저항해왔다. 또한 그는 부모와 상급자로부터 관심과 인정을 받으려는 투쟁에 있어서, 형들과 동료들에게 덜 경쟁적인 것 같았다. 그는 자위 행위로부터 만족을 덜 느끼게 되었는데, 이는 앞서 다룬 것처럼 Annie Reich(1951a)가 대상 리비도적 분투의 성숙과 그 결과로 인한 자위로부터 얻는 만족의 감소에 대해 말한 것과 일치하는 것이다. 이러한 측면에서, 그의 구조환상이 직업적으로 어느 정도 변화를 일으키도록 승화되었다는 것은 특별히 흥미로운 일이다. 왜냐하면 그가 공격적/성애적 분투 때문에 법적으로 문제를 일으킨 탈선 소년소녀를 돕는 일을 하게 되었기 때문이다.

전이가 해소되어감에 따라 오이디푸스 투쟁의 극복도 더 적당히 진행되었고, 환자의 더 적절하고도 현실적인 대상 관계도 형성되었다. 분석의 종결기가 시작될 때, 이별 과정에 대항하는 방어로써 인식되는 자위와 오이디푸스기/전-오이디푸스기 환상이 다시 나타났다. 이 환자의 분석 동안 연관된 환상을 파악해보면, 분석이 환상의 변천을 따라가는데, 자위 행위를 하도록 자극하는 환상은 분석 동안 많은 수준에서 방어적 기능의 역할을 하는 것이 분명하다. Eidelberg(1945)는 그의 뛰어난 논점에서 지적하기를 "성공적 분석에서 나타나는 자위 환상의 변화에 대한 연구는 치료의 진척을 시사한다"고 하였다(p.128). 또 덧붙이기를, "좋은 조건 하에서라면, 자위 환상은 환자에게 점점 더 지루한 것이 되며 마침내는 사라지게 된다. 충분하게 분석되지 않은 경우에는 좋은 치료 결과를 방해할 수 있다"(p.128). 이 경우가 확실히 그런 사례로 드러났고 계속된 환상에 따른 지루함은 다른 방어적 기능이 나타남을 대표할지 모른다. Greenson(1953)은 지루함의 방어적 차원을 비교적 분명하게 표현했고, 환상에 대한 이런 식의 반응이 나타나는 것은 아마도 자위문제를 적절하게 훈습하지 않으려는 다른 무엇을 시사할 수 있다.

위에서 기술된 바와 같이 분석 과정에서 퇴행이 일어나는 리비도 구성의 수준은 아동기로부터의 오이디푸스적 문제라는 불안에 대항하는 환자 측의 초기 시도들을 반복한다. 전체 분석에 걸쳐서, 어머니를 사랑의 대상으로 하려는 소망과 관련된 충동을 조절하고 숙달할 필요성, 그리고 어머니와 함께 있는 아버지의 자리를 빼앗고 싶은 욕망이 뚜렷하게 나타났다. 전-오이디푸스기 환상과 자위 그 자체는 이에 대한 저항일 뿐인 것으로 보인다. 사실 꿈의 재료에서 "원초적 환상(primal fantasies)"의 존재(Freud, 1900; Jones, 1955)와 이러한 환상의 일부를 살짝 가장한 것 그 자체가 자위를 증상으로 보는 견해의 토대를 제공한다. 그 성격상 자위로 연결되는 의식적 환상으로 이끄는 환상이나, 직접적으로 오이디푸스기이건 전-오이디푸스기이건 간에, 자위와 연관된 무의식적 환상 모두가 가장 선동적이며 자극적인(아이에게 가장 곤란스러운 것인데) 상황 두 가지 모두를 막아내기 위한 시도일 수 있는데, 이것이 바로 원초적의 시각화나 환상이다. 사실상 분석의 종결이 결정되자, 환자는 자신이 분석 시간 동안에 자위하는 꿈으로,

또 환자가 분석가 및 분석가의 부인과 성교하는 공상을 하였기 때문에 분석가가 화가 났다는 꿈으로 반응하였다. 그는 전이와 자신의 아동기 오이디푸스적 문제와 관련하여 꿈의 의미를 깨닫고 있었다. 그러나 꿈은 여러 관점에서 매우 중요한 의미를 가지고 있었다. 첫째로 분석의 종결과 이러한 결정에 대개 동반되는 분리 불안과 관련하여 그렇다(Izner, 1959). 둘째로 여기서 다루는 주요 주제와 직접 연관되는 것인데, 꿈 속에서 아버지로서의 분석가가 화가 난 것에 기인한 환자의 불안이 성교환상이 관련되는 것만큼 자위행위 자체에 관련된 것은 아니라는 점이다. 이 성교환상은 원초적의 시각화나 원초적 환상에 보다 직접적으로 속한 것처럼 보인다. 이 환상은 환자의 죄책감과 분노를 동반하고 있었고, 전이에서 아버지로서의 분석가에게 분노를 투사하였다. 셋째로 전이 신경증과 아동기로부터의 오이디푸스적 문제 둘 다를 해소한다는 관점에서, 거세 위험은 오이디푸스기의 근친상간적 소망이나, 아버지(그리고 분석 내에서 분석가 역시)를 파괴하거나 제거하려는 소망, 그리고 이러한 욕망으로 인한 보복의 두려움이라는 심한 위협이 배제되는 더 일상적이고 가벼운 분노로 보이는 상황으로 누그러뜨려진 것 같다.

Jones(1955)는 Fliess(Bonaparte, A.Freud, and Kris, 1954)에게 보낸 편지에서, 일찍이 프로이트가 1897년에 "히스테리의 구조(Architecture of Hysteria)"의 논의에서 다루었던 환상의 방어적 기능을 강조한 바 있다. 프로이트는 말하기를:

> 목표는 원초적을 기억하는 일이 될 것 같다. 이는 어떤 증례에서는 직접적으로 이루어지지만, 다른 경우에서는 오직 다른 길, 즉 환상을 통한 방법으로 가능해진다. 왜냐하면 환상은 이러한 기억으로 가는 길을 가로막기 위해 구조화된 정신적 방어책이기 때문이다. 동시에, 환상은 이들을 정제하고 승화하는 목적을 갖고 있는 것 같다. 환상은 그 동안 들어왔던 것들로부터 형성되어서 고려의 대상이 되는데, 결국 환상이란 경험했던 자료들과 과거 사건들로부터 들어온 것, 그리고 주체가 되는 그 자신이 본 것들을 결합한 것이다[Freud, 1897, Letter 61]

Fenichel(1945b)은 전환(conversion)에 대해 말하면서, 원초적의 초기 기억과 관련한 불안을 막고자 하는 시도라고 자위의 방어적 측면을 언급했다. 그는 덧붙이기를:

> 오이디푸스 환상과 성인의 증상 사이에 백일몽(daydream)이라는 중간적 형태가 끼어있다. 그리고 본래의 오이디푸스 환상과 나중의 백일몽 사이에는 오이디푸스적 특징이 다소 뒤틀린 유아기 자위 환상이 삽입되어 있다. 본래 오이디푸스 콤플렉스와 연결되어 있던 갈등은 흔히 자위 행위로 전치된다[p.231].

또 다른 환자의 상황이 자위의 방어적 측면과, 분석 기간 동안 이와 연관된 환상을 더 자세히 설명하는 역할을 할 것이다. 이 환자는 성인이 된 뒤에 자위를 할 수 없었다. 어린 아이였을 때 그는 원초적의 상황에 아주 빈번하게 노출되었는데, 부모의 침실 밖에 밤새도록 앉아서 그곳으로부터 들려오는 소리에 귀 기울이던 것을 기억하였다. 그는 방안으로 들어가서 무슨 일이 벌어지고 있느냐고 묻고 싶었던 욕망을 떠올렸다. 그는 자위를 두려워하였기에, 오이디푸스적 근친상간 충동과 연관되는 불안을 막아내기 위한 방어로서 자위에 의지할 수 없었고, 심지어는 오이디푸스적 성질을 띤 각성 환상(waking fantasy)도 발달시킬 수 없었다. 분석 동안에 그는 원초적 내용을 담은 수많은 꿈을 꾸기 시작하였다. 이 꿈들 중의 일부는 야간 사정이 동반되었다. 그의 강렬한 불안과 분석 중의 퇴행 과정 동안 더 적절한 방어 기전을 사용할 수 없었던 점과 연관되어 이 환자는 망상적 정신병적 증후군을 발달시켜서, 자신의 근친 상간적 충동을 전이에 투사시키고 자신의 초기 유아기 생활을 외부 세계에 투사하였다. 이러한 충동을 투사함으로써 환자는 충동을 자신의 것으로 인지하는 것을 피할 수 있었고, 이 영역에서의 자아 기능의 손상과 연관된 현실의 왜곡으로 인해 그는 초기 원초적 환상을 재경험하는데서 오는 불안을 회피할 수 있었고, 이러한 환상이 촉발한 자위의 충동을 부인할 수 있었다. Lample-de Groot(1950)는 "만일 환상의 삶이 위험을 만들어 낸다면 - 전체 자아 발달에 억제적인, 심지어는 파괴적인 영향을 초래할 수 있다."(p.160)고 지적하였다. 이러한 측면에서, 분석을 시작한 뒤 갑자기 자위를 멈추는 환자들은 거의 대부분이 분석에서 전체적인 문제를 다루는 것을 피하기 위하여 그렇게 한다는 것을 주의하는 것이 중요하다.

다른 설명을 들어보면 이 주제가 좀 더 명백해질 것이다. 세 번째 환자는 극도로 풍부한 각성 환상(waking fantasy)을 보였는데, 영웅적 운동 선수가 되는 "잠들기 전" 환상에 지속적으로 만족을 느끼고 있었다. 그는 야구 경기나 골프 시합의 가장 마지막 순간에 "구원하고 이겼으며" 그 직후에 수면 상태로 빠져 들었다. 치료받는 동안 그의 수면 중 긴 시간이 "중세풍의" 악마에 둘러싸인 선명한 꿈으로 방해 받았다. 왕과 여왕 및 그들의 활동과 투쟁을 포함하는 법정 장면이었는데, 환자 자신은 빈번하게 영웅으로 나타났다. 종종 "사악한 왕이 살해당하거나 쫓겨났다." 이 환자 역시 자위를 할 수 없었지만, 대신에 방어로서 도박하고 구출되는 식의 만족시킬 수 있는 요구를 이용하였다. 카드는 왕(King), 여왕(Queen), 악당(Knave)의 형태로 가족을 표상하는데, 그의 분석 동안 반복적으로 "중세풍" 원초적의 꿈 속에 나타났다. 그의 의식 환상은 젊은 여자를 매춘부가 되는 것으로부터 구해내는 것을 반복하는 것이었다. 그는 잠에 빠져들기 직전에 성공적이고 영웅적인 운동선수가 되는, 상대적으로 "무해한" 환상을 발달시키면서 자위와 실제 원초적 환상을 피할 수 있었다. 도박의 증상을 포기한 지 오랜 후 치료의 한 시점에서, 그가 꿈 하나를 가져왔다. 꿈 속에서 어떤 사람이 비행기에서 낙하산을 타고 뛰어내려 얕은 물 속으로 뛰어든 뒤 구조되었다. 그들은 보트에 탄 뒤에 "날 다시 거기로 가게 내버려두지 마," 라고 얘기하였다. 환자는 그 꿈을 해산 달이 임박한 부인의 임신과 연관시켰다. 그와 부인은 수 주간 성관계를 하지 않았고, 앞으로도 두 세달 정도는 못하리라고 예상되었으며, 그는 다시 도박하러 가고 싶은 마음이 점차 커지는 것을 느꼈다. 그는 그 꿈이, 과거에 사용할 필요가 있었던 같은 종류의 방어 행동, 즉, 성적 환상이나 활동을 피하기 위해 했던 도박행위를 시작하려는 충동에 이끌리지 않았으면 하는 소망을 표현한다는 것을 깨달았다. 그는 자위하고자 하는 자신의 충동과, 자위에 이르게 되는 환상 둘 다를 조절하는 충동을 진정으로 원한다는 것을 인식하였다. 그렇게 오랜 기간 동안 도박이 대체물로서의 역할을 하였던 것이다.

정리하자면 나는 자위 환상에 대해 언어화할 수 있고 아주 자유롭게 연상할 수 있는 환자의 자위 환상의 방어적 기능에 관련된 임상 자료를 기술하였다. 분석의 시작에서 환자는 도박하는 사람과 매춘부를 포함하는 구조 환상을 표현하였는데, 이 환상은 잠복기와 매우 빈번히 연관되는 것이었다. 이는 전이 내에서 환자의 수동적이고 여성적인 동성애적 분투의 표현과 연관되었으며, 순종과 적개심, 그리고 항문기적 색채를 띠면서 고도로 양가적인 분석가에 대한 관계를 통해 나타났다. 내면을 알아내는 과정이 진행됨에 따라서, 리비도 구성의 보다 초기 시기 환상으로 퇴행적인 후퇴가 나타났다. 발에 상처 난 하숙생, 혹은 "상처 입은 제3자"의 환상은 이 시기의 분석에서 어머니를 표상하게 된 분석가로부터의 연민과 사랑에 대한 욕망과 연관되어 있었다. 이러한 후퇴는 오이디푸스기 수준에서 존재하는 문제의 고유한 위험에 저항하는 방어 안에서 나타났다. 환자는 자기 자신을 근친상간적 분투로부터의 구조를 필요로 하는, 무기력하고 성적으로 불능이고 거세된 아이로 표상하였다. 훈습의 과정에서 항문기적 성격을 띤 구조 환상으로의 복귀가 나타났다. 아버지로서의 분석가에 의한 앙갚음으로 뒤쪽으로부터 공격받는데 대한 수많은 공포와 함께 상당한 정도의 경쟁적 적개심도 동반되었다. 분석에서 환자가 진일보하면서, 그의 자위 환상은 그가 함께 일하는 매력적인 여성이나, 그가 알게 된 여성에 대해 성적 생각과 흥미를 갖는 것과 연관된 일련의 사랑 대상(love objects)에 대한 환상으로 바뀌었다. 분석이 종결기로 나아감에 따라 자위는 실제로 멈추어졌다. 환자가 분석가와 분석가의 부인 사이에서 일어나는 성관계에 대해 상상했기 때문에 분석가가 화났다는 느낌이 동반되는, 분석가의 사무실 안에서 자위하는 꿈이 나타났다. 이 시점에서 아동기의 가장된 환상과 자위 행동에서 숙달되었어야 하는 상황에 대항하는 방어와 유사한 모든 것들, 즉 원초적의 시각화나 환상은 모두 사라졌다. 이러한 생각과 느낌에 대하여 방어할 환자의 필요성은 크게 바뀌었고, 자위에 의해 상처 입은 상황을 숙달할 필요성이 취소된 것처럼 보였다. 이 결과로 나타난 보다 적절한 대상 관계의 형성이, 자위에 대한 거의 모든 필요나 욕망을 제거해 버린 것 같았다. 이제 환자는 분석가를 보다 현실적인 방식으로 경험하였는데, 그건 부모의 경우에도 마찬가지여서 부모와 환자의 관계는 더 어른스러워졌고, 부인과의 관계도 더 만족스럽고 성숙해졌다. 자위 문제와 관련된 환상을 훈습한 것이 그의 방어 과정의 구조 중 많은 부분을 밝혀냈고, 동시에 상대적으로 만족스러운 전이 신경증의 해결과 그 뒤를 따라 어린 시절로부터의 오이디푸스 문제의 보다 적절한 숙달이 이어졌다. 이 시점에서 근본적으로 중대한 의미를 가진 문제를 고려해 볼 만한 가치가 있는데, 어머니가 단 한 번도 그를 진정한 성적 대상으로 원한 적이 없다는 자기애에 상처를 입히는 "타격"에 의한 직면을 피하기 위하여, 오이디푸스 콤플렉스에서 아버지라는 위협적인 모습과 거세불안 그 자체가 환자에 의해 방어로서 사용되었다는 느낌에 관한 것이다. 어머니가 아버지를 더 좋아했다는 인식을 피하기 위해, 그리고 이러한 깨달음에 관련하여 생겨나는 분노의 충동을 막아내기 위해, 이 환자는 자신의 분노를 아버지에게 투사할 수 있었고, 환멸과 무기력, 더 나아가 어머니와 관련된 성적 불능의 느낌으로 귀결될 수 있는 충동의 표현을 방지하기 위하여 아버지를 "방어적으로" 사용하였다. 이러한 연관 관계에서 프로이트는 "모세와 일신교"(1938)에서 표현하기를, "소년이 경험하는 거세 공포의 강도는… 만일 이것을 남근기 동안에 소년이 노출되었던 실제 위협에 대한 반응으로 고려한다면 설명할 수 없을 것이다; 단지 그 시합의 기억만이 그것을 설명할 수 있을 것이다."(p.124) Hartmann과 Kris(1945), Hartmann과 Kris와 Loewenstein(1946)이 말하기를 "그러나 (거세) 공포의 강도는 현재 경험에만 연결되어 있는 것이 아니며, 과거의 유사한 경험에도 이어져 있다. 환경의 무서운 앙갚음은 다른 만족에 대한 욕망이 두드러질 때, 그리고 거세되는 것이 아니라 사랑 받지 못하는 것이 최고의 공포일 때, 비슷한 불안의 기억을 부활시킨다."(p.32)

두 번째와 세 번째 환자에 대한 임상적 관찰은 원초적 환상들을 둘러싼 느낌에 대항하는 방어로, 자위나 가장된 환상을 적절하게 사용할 수 없는 사람에서 방어 구조에 대한 영향의 일부를 묘사하는 역할을 하였다. 프로이트(1910c)는 사랑의 심리학에 대한 이야기에서 오이디푸스적 사랑의 과정을 요약하였다. 그는 "신경증 환자들은 오이디푸스 콤플렉스의 지속으로 고통을 받는다"라고 얘기하였으며, 이러한 현상에 기인한 사랑의 조건을 기술하였는데 이는 "상처 입은 제3자, 매춘부의 사랑, 사랑 대상의 긴 고리 형성, '사랑하는 사람을 구원하는' 것을 둘러싼 환상, 다정함과 관능 사이의 분할 필요성" 등이다. 이러한 방어적 환상 형성의 과정 혹은 체계는 첫 번째 임상 증례의 자위 환상 분석에서 보다 완전하게 반복되었던 것 같다. 프로이트는 소년의 오이디푸스 콤플렉스에 대해 얘기하면서 덧붙이기를(1924) "자위는 오이디푸스 콤플렉스에 속한 성적 흥분이 성기를 통해 방출되는 것이며, 이러한 의미는 이후의 생애를 통해서 명확해질 것이다"(p.176)라고 하였다.

13장

행동화

Ralph R. Greenson, M.D.

정의와 설명

행동화는 환자가 과거의 죄책감이나 유년기의 억눌렸던 충동을 뒤늦게 현재의 상황에서 발산시킬 수 있도록 해주는 행동이라고 정의 내릴 수 있다. 이러한 상황은 과거와 연결되어 있기는 하지만 환자 스스로는 이러한 연결을 의식하지 못한다. 이러한 행동은 과거경험의 기억으로부터 자신을 방어하려는 무의식적인 목적을 가진다. 환자는 그가 행동하고 있다는 것과 행동을 알긴 하지만 그것의 의미를 자각하지는 못한다. 행동은 기괴하거나 하지 않고 비교적 잘 조직화된 행동이기 때문에 환자 스스로 자신의 행동을 이상하다고 느끼지는 않는다. 그리고 비록 그러한 행동은 과거의 경험에 대한 왜곡된 반복이긴 해도 살짝 가려져 나타나므로 환자가 알 수는 없다. 행동화에서 반복되는 상황은 어떤 부분적인 경험이 아니라 하나의 전체적인 경험이라고 할 수 있다.

행동화는 분석에서 일어나는 다른 신경증적인 행동과 구별되어야 한다. 특별히 그것은 증상에 의한 행동이나 제반응(abreaction)과 구별되어야 하는데 증상에 의한 행동은 자아가 분리되어 과거의 경험으로 몰입된다는 면에서 구별된다. 원래의 상황은 억압이라는 기제를 통하여 왜곡된 형태로 유지되는데 증상에 의한 행동은 과거의 경험의 왜곡된 형태의 반복이라고 볼 수 있다. 그러나 환자는 증상을 보일 때 그 행동의 의미뿐만 아니라 자신의 행동조차 의식하지 못하는 수가 종종 있다.

예를 들면 분석시간에 환자는 어린 시절 자위하면서 했던 손 동작의 리드미컬한 운동을 무의식적으로 할 수 있다. 그것을 분석가가 지적하면 비로소 그는 다음과 같은 것을 의식하게 된다: 1)그가 그깃을 의식하지 못했다는 것; 2)그가 의식을 하는 순간 그가 자신의 행동을 멈추게 되고 자신의 행동이 스스로에게 이상하게 생각이 된다는 것; 3)그것을 분석했을 때 그것이 자신의 어린 시절 자위행위의 동작의 반복의 한 측면이라는 것.

이 예와 비슷한 예가 증상에 의한 행동과 행동화가 어떻게 다른지를 보여준다.

환자는 분석시간에 많이 흥분되어 떠듬떠듬하면서 말을 시작한다. 말하는 동안 그는 리드미컬한 손동작을 보인다. 그러한 동작을 하고 나서 불안, 눈물 그리고 침묵의 느낌이 뒤따른다. 그러한 침묵을 해석하기 위한 어떤 시도도 소용이 없다. 위에 언급한 전체 행동의 순서를 통합적으로 인지하고 이것을 통해 환자에게서 이전에 나타났던 행동 패턴을 상기하고 나서야, 분석가는 우리가 행동화를 다루고 있다는 것을 알게 된다. 이 시간에 보인 환자의 행동이 성적인 흥분, 자위, 죄의식, 처벌, 그리고 분노의 왜곡된 반복임을 이해할 수 있다. 환자는 자신의 대상이나 행동 그의 감정적인 폭발을 잘 방어하거나 그 자신의 다른 사건들에 아주 잘 맞는 것이라고 합리화할 수 있을 것이다. 그는 자신의 행동의 어떤 측면도 기괴하거나 낯설거나 부적절하다고 생각하지 않는다. 따라서 이 시간의 여러 부분적인 요소들을 해석해봐야 전혀 소용이 없다. 행동의 전체를 해석해야 과거의 기억과 연관 지을 수 있다. 만약 해석이 내용에 있어서 적확하다면 그리고 전이 상황이 적절히 긍정적이라면 그러한 해석이 근원적 사건 혹은 행동화 안에서 표출이 되고 있는 사건들에 다가갈 수 있게 할 것이다.

제반응 또한 과거의 경험의 반복으로서의 행동이나 행위로 이루어진다고 볼 수 있다. 제반응을 다른 것과 구분 짓게 하는 두드러진 점은, 이점이 행동화와 증상으로서의 행동과 구별되는 것인데, 그것이 과거의 일의 왜곡되지 않은 반복이라는 점이다. 제반응에서 재가동되는 감정은 언제나 강력하고 깊은 상처의 경험이다. 제반응은 고통스럽긴 하지만 자기 자신에게 이상하게 느껴지지 않으며 과거와의 연결이 언제나 분명하고 환자도 스스로 언제나 과거와의 연결을 알아내고 싶어한다는 것이다. 분석 시간에 나타나는 제반응은 다음의 예와 같다.

환자는 연상을 하면서 막연하지만 강렬한 불안을 느끼는 어떤 동성애적 환상이나 경험을 나타내는 내용에 점점 접근해 가고 있었다. 이 시간 동안 환자는 어린 소년이었을 때 집안의 일꾼이었던 한 남자 하인을 떠올리고 있었다. 환자가 이 하인에 대해서 말할 때 환자는 공포에 질리고 떨고 땀을 흘리며 카우치에서 기어 다니고 기침하며 파랗게 질리고 구역질을 했다. 그는 일어나 앉으며 땀에 절어서 하얗게 질린 채 숨을 몰아 쉬었다. 그는 방금 그 남자 하인에 의해서 자신에게 일어났던 끔찍한 동성애적인 강간을 재 경험했던 것이다. 그는 그것을 현재에서 경험했지만 바로 과거와 연결 지을 수 있었다. 이 예를 보면 증상에 의한 행동이나 행동화와 달리 제반응이 과거와 쉽게 연결되며 왜곡된 형태로 나타나지 않는다는 것을 알 수 있다.

분석을 하는 동안 우리는 행동화, 증상에 의한 행동, 제반응이 서로 연결되어 나타나는 것을 볼 수 있다. 이 중에서 가장 찾아내기 어렵고 해석하기 어려운 것은 행동화이다.

분석에서의 행동화

행동화는 분석 중에 자주 일어난다. 그렇지만 그것은 또한 분석외적인 상황에서도 일어난다고 볼 수 있는데 그럴 때 그것은 탐색하거나 해석할 수가 없다. 분석시간에 왜 그렇게 자주 행동화가 일어나는가 하는 이유는 전이와 밀접한 관련이 있다. 전이 감정이라는 것이 과거의 경험으로 인하여 환자가 왜곡되게 지각하게 되는 현재의 인물에 대한 감정이라는 점을 기억하는 것은 중요하다. 느낌만이 재경험되고 재현되는 것이 아니라 이러한 느낌과 맞는 행동이 반복되는 것이다. 따라서 전이가 발달하는 동안 우리는 분석에서 이러한 전이감정의 행동화를 만나게 된다는 것은 어떤 점에서 필연적인 것이기도 하다. 행동화가 좁은 의미에서 기억을 방어하기 위한 저항이라고 하더라도 행동화가 분석에서는 하나의 중요한 도움을 제공한다는 사실을 잊어서는 안 된다. 전이 상황, 그리고 전이 감정에 의해 일으켜지는 행동 또한 환자에게 성인 신경증에서 소아 신경증으로 넘어가게 하는 역할을 한다. 프로이트가 이야기한 것처럼 우리는 분석 상황에서 환자가 분석가에 대해 일시적으로 그리고 부분적으로 과거의 경험을 되풀이할 수 있는 놀이공간을 만들어주어야 한다. 행동화의 의미를 해석해줌으로써 그것을 인식함으로써 우리는 이제까지 우리가 기억하지 못하는 유아시절의 묻혀있었던 기억으로 가는 길을 열어줄 수 있는 것이다. 따라서 전이 신경증에서 우리는 언제나 행동화를 보게 될 수 밖에 없다. 그러나 전이에 대한 해석이 적절히 다루어진다면, 이러한 행동화는 분석가에게 유년시절의 사건들을 재구성할 수 있는 여지를 열어주게 되는 것이다.

분석에서 행동화를 일으키는 다른 일반적인 요소는 환자의 조절기제, 즉 방어기제에 대한 분석가의 해석이다. 방어를 변형시키는 것은 방어 뒤에 숨어 있는, 그래서 행동을 통해서 표출되는 유년기의 충동과 감정의 왜곡을 교정하여준다. 더 나아가 분석가는 환자에게 보다 분석상황이라고 하는 더 허용적인 그리고 관대한 분위기를 환자에게 제공함으로써 환자의 본능적인 욕동을 가동시킨다. 이러한 3가지 요소들, 방어를 공격하고, 본능적인 욕동을 재가동시키고, 허용적인 분위기를 제공하는 것은 환자의 행동화 경향을 부추긴다고 할 수 있다.

일반적으로 분석 중에 긍정적인 전이보다 부정적인 전이의 행동화가 많이 일어날 수 있다. 대부분의 환자는 부정적인 전이보다 긍정적인 전이를 더 잘 언어화할 수 있으며, 행동화는 말보다 행동을 통하여 표현되는 것이므로 말로 표현하는 것이 어려울수록 기억하기보다 반복하려는 성향이 더 강해진다고 볼 수 있다. 일반적으로 더 심한 전이 반응일수록 행동화의 경향을 증가시킨다.

저항의 증가는 자주 행동화의 전조가 된다. 지속적인 저항은 행동화의 표시라고도 볼 수 있지만, 어떤 때는 행동화의 이전단계로 나타날 수도 있다. 해석을 적절한 양으로 하지 못하거나 타이밍을 잘 맞추지 못했을 때는 파괴적인 행동화를 유발할 수 있다. 분석가가 지나치게 표면적으로 해석할 때 환자가 분석을 중단하게 되는 예들을 나는 본 적이 있다. 부분적으로는, 분석의 중단이라는 것이 환자가 이해 받지 못한다고 느껴서 집을 떠났던 경험의 반복으로 이해될 수 있다.

어떤 젊은 여자 환자는 자신의 부모가 성문제에 대한 중요한 질문을 의논하기를 거부해서 집을 나왔는데, 이 환자는 이러한 성적인 영역에서 환자가 이야기할 수 있도록 분석가가 아무리 명백한 힌트를 주어도 자신의 성적인 갈등에 대해서 분석가와 이야기할 수 없었다. 그녀는 3년간 다른 여러 분석가와 만난 후 나를 찾아왔었다. 그녀는 자신의 처음 분석가와 3번째 초기 면담을 했을 때 그에게 자신의 꿈에서 나타난 성적인 흥분에 대해 숨김없이 그 분석가와 이야기하려고 했었다. 하지만 그 분석가는 그녀와 그 꿈에 대해 이야기하는 것을 피하고 그녀의 주의를 다른 중요하지 않은 것에 돌리려고 노력하였다. 환자는 그의 사무실을 나오며 자신이 다시는 이곳에 오지 않을 것을 다짐하였다. 그녀는 그 상황이 실제로 어떠했던 간에 그 분석가에게 무척 화가 나 있었다. 그 환자가 자신의 가정에서 경험했던 것을 그 분석가와 반복했다는 것이 내게는 분명해 보였다. 불행히도 그 분석가는 과거 그녀의 부모와 똑같이 행동함으로써 그 일을 더 쉽게 만들었던 것이다.

전이의 행동화

위에서 언급한 것처럼 전이 반응은 말이나 느낌으로 표현되기보다 행동화로 표현된다. 환자가 자신의 전이 감정과 충동을 분석시간에 행동화할 때야말로 중요한 순간이다. 이러한 순간은 분석가에게 행동화를 잘 관찰해서 그것이 문제를 야기하기 전에 빨리 해석을 할 수 있도록 기회를 제공하여 준다. 이러한 종류의 행동화는 분석에 있어서 가장 소중한 기회이다. 환자가 반항적으로 혹은 완고하게 혹은 얼굴이 빨개져서 분석가에게 행동할 경우가 가장 쉬운 예인데 그들은 언제나 그렇게 함으로써 부모라는 중요한 인물과의 과거 경험을 반복하고 있는 것이다. "당신은 이런 느낌을 언제 경험했나요?" 혹은 "누구에게 이런 느낌을 가졌었나요?"라고 하는 질문은 직접적으로 과거의 중요한 인물과 연관을 지어준다. 물론 이러한 해석은 적절한 톤과 비난하지 않는 분위기를 전제로 하지만 말이다. 이러한 점은 강력한 전이 감정에 의한 행동화가 생각보다 어려우므로 강조되어야 마땅하다. 이처럼 환자의 강렬한 감정과 행동에 직면했을 때 분석가의 흔들리지 않는 조용하고 단호한 태도는 중요하다.

젊은 여자 환자가 그녀의 분석 초기에 나에 대한 사랑의 감정을 강렬하게 호소하면서, 분석하고 "변죽을 울리는 일"은 그만두고 성관계를 갖자고 우기고, 간청하고, 요구하였다. 나는 그녀가 이러한 나에 대한 감정과 같은 감정을 가지게 한 사람이 있을 거라고 단호하게 그러나 차분하게 주장하며 그녀가 그 사람을 기억하기를 요구하였다. 강력한 그녀의 저항 이후에 그녀는 내 목소리와 비슷한 목소리를 가진 어떤 사람을 희미하게 기억해냈다. 이러한 톤의 목소리는 그녀가 어렸을 때 그녀의 침실에서 나던 모닝 커피 냄새를 생각나게 한다고 하였다. 그리고 이어서 그녀가 어렸을 때 침대에 누워있을 때 아버지에 대한 성적인 환상을 가지고 있을 때의 그의 목소리를 떠올렸다. 이러한 반응이 그녀에게 예전에 일어났으리라고 주장하는 분석가의 차분함과 단호함은 환자로 하여금 자신의 충동을 만족시키려고 하기보다 자신의 감정과 작업할 수 있도록 도와주는데 있어서 결정적이었다.

또한 환자가 아주 공격적이고 사납게 달려들 때 아마도 부정적인 전이의 행동화가 일어나는 예를 많이 볼 수 있다. 이러한 감정에 대해 자신의 감정을 작업하도록 요구하는 분석가의 차분하고 단호하고 흔들리지 않는 태도나 이러한 감정이 과거에 일어났음을 일관되게 주장하는 분석가의 태도는 이런 때에도 환자로 하여금 행동화를 포기하고 그것을 이해하도록 노력하게 하는데 필수적인 요소이다.

전이의 행동화가 보다 어렵게 나타나는 형태는 분석시간 밖에서 일어난다. 이러한 상황에서도 우리는 환자가 분석가에 대한 감정을 통해서 과거의 한 부분을 반복하고 있음을 알게 된다. 전형적인 예는 흔히 교육 분석에서 볼 수 있다. 나와 분석중인 분석수련생들은 나에 대한 모든 적대감을 표현하기 위해 세미나에서 가르치는 어떤 선생을 희생양으로 만들지도 모른다. 나에 대한 적대감은 본질적으로 어린 시절 대상에 대한 적대감의 반복이다.

예를 들어 한 분석수련생은 지속적으로 어떤 선생이 게으르고 비효율적이며 지나치게 낙관적이며 겁이 많다고 비난하였다. 이러한 비난은 그가 언젠가 그의 아버지에 대해서 가졌던 비난이었지만 분석에서는 말하기를 망설였다. 그는 이러한 비난을 내게는 생각해본 적도 없고 오히려 그는 나를 가장 명민하고 효율적이며 그 그룹 중 유능한 사람으로 평가하고 있었다. 결과적으로 그는 그의 분석에서 별로 진보를 보이지 못하였다. 그래서 나는 이러한 그의 선생, 아버지, 그리고 자기자신에 대한 비난이 결국 나에 대한 비난이 아닌가 하는 가능성을 생각해 보았다. 그가 이러한 나에 대한 자신의 감정을 표현할 수 있게 된 후에야 비로소 그는 적절한 감정을 가지고 자신의 아버지에게 가졌던 많은 경험들을 기억해 낼 수 있었다.

분석상황 밖에서의 전이에 대한 행동화는 자신의 전이 감정을 느끼지 않기 위한 수단이다. 그것은 전이감정의 강렬함을 희석시키기 위한 시도일 수 있다. 때로 동시에 그것은 전이에 대한 방어로서 혹은 전이 인물에 대한 반항으로 이용될 수 있다. 이것은 분석에서 중요한 저항이며 따라서 환자의 외적인 상황에 문제를 일으켜 분석을 위험에 빠뜨릴 수 있으므로 좀더 집중적으로 다루어져야 한다.

전이와 관련되지 않은 행동화

대부분 행동화의 원인이나 상황이 전이와 연관되어 있지만 모든 행동화가 그렇지는 않다. 분석시간에 일어나는 행동화는 언제나 전이 행동화이지만, 분석시간 밖에서의 행동화는 전이와 관련이 있을 수도 있고 없을 수도 있다. 사랑의 대상이나 성적인 대상과 관련이 있는 모든 상황은 행동화와 비슷한 구조를 가지는 반복이기가 쉽다. 특별히 많은 신경증 환자의 성적인 전희나 신경증적 고통을 겪는 환자의 변태적 행동에서 그러하다. 결과적으로 본능적 행위를 성적 대상의 본능적 부위와 본능적 목적과 의미의 측면에서 해석하는 것은 필수적일 뿐 아니라, 그러한 행위의 전체 순서가 성적인 사건의 살짝 가려진 반복일 수 있음을 염두에 두는 것 또한 중요하다.

> 한 환자는 그의 약혼자와의 성생활에서 다음과 같은 패턴을 보였다: 그는 그녀가 완전히 조용히 침대에 죽은 것처럼 누워있어야 한다고 주장하였다. 그녀는 그가 그녀에게 신호를 주기 전에는 절대로 어떤 욕구나 흥분에 대해서도 반응해서는 안되었다. 그리고 나서 그는 그녀의 질의 음순과 음핵을 손가락으로 자극하였다. 마지막으로 그는 자신의 손가락을 그녀의 질에 넣고 벌렸다. 그 후에야 그는 발기가 되었고 잠깐동안이지만 섹스를 할 수 있었다. 이러한 전희 순서는 환자에게 있어 출산과 의사에 대한 환자의 환타지의 반복이었다. 그는 어렸을 때 의학 책을 읽었고 아이를 출산시키는 의사의 사진을 보았다. 그의 환타지속에서 의사는 출산을 시킬 뿐 아니라 아이를 만들었고 성적인 흥분도 만드는 사람이었다. 이렇게 해서, 그는 그의 아버지가 성적으로 그의 어머니를 자극했다는 것도, 어머니가 성적인 관계를 진정으로 즐기지 않았다는 것도 부인하였다. 오직 의사들만이 성적인 흥분을 가져올 수 있으며 아이를 만들 수 있고 자신의 환타지 안에서 아이를 출산시킬 수 있었다. 그는 자신의 약혼자와의 관계에서 의사가 어머니에게 했던 역할을 행동화하였던 것이다. 그는 그녀가 절대로 성적인 느낌을 갖지 않는다는 것을 보여주기 위해 그녀로 하여금 조용히 침대에 누워 있도록 하였고, 자신이 성적인 느낌을 창조하였다. 그는 아이를 손을 넣어서 꺼냈고 질을 벌림으로써 아이를 출산하였다. 아버지에 대한 상징적인 승리를 통해서만이 그는 그의 성기를 일시적으로 발기시킬 수 있었던 것이다.

비슷하게 변태행동에서도 성적행위 전체는 행동화의 의미를 가지고 있으며 각 성적행동의 부분이 가지고 있는 의미 외에 전체적인 의미가 해석되어야 한다.

직장환경

직장환경은 분석상황 밖이나 전이 밖에서의 행동화가 일어나는 또 다른 전형적인 현장이다. 직장환경의 권위 인물은 부모에 대한 감정을 재가동시키기 쉽다. 기억하는 대신에 이러한 감정들은 직장환경에서 되풀이된다. 적절하지 않은 불순종, 완고함, 혹은 다른 직장에서의 문제들은 이러한 행동이 어떠한 행동화 기능을 가지고 있는지를 알아야 완전히 이해될 수 있다.

행동화의 성향

일단 전이 신경증이 생기고 나서 모든 분석에서 나타나는 정상적인 행동화와 충동적인 경계성 환자에게서 보이는 지속적이고 습관적인 행동화를 구분하는 것은 중요하다. Fenichel과 Greenacre는 이러한 경계성 환자의 역동적이고 본능적이며 구조적인 특징들에 대해 강조하였다. 습관적으로 행동화하는 환자는 구강기에 고착되어 있기 쉽다. 그들은 지속적으로 만족을 찾으며 상대적으로 좌절이나 욕구의 연기를 기다릴 수 없다. 이러한 환자들은 행동화하는 성향이 높으며 충동을 생각으로 전환하는데 미성숙하다. 그들은 과장하는 성향이 있으며 과시에 대해 강렬한 소망을 가지고 있다. 그들은 자신을 변화시킴으로써 문제를 풀려고 하지 않고 환경을 변화시키고 싶어한다. 그래서 그들은 자신의 행동을 변화시키기보다 자신의 환경을 변화시키려고 한다. 이러한 환자들은 보통 말에 능숙하지 못하다. 그들은 말은 많이 하지만 의사소통이라는 목적이 아닌 과시적인 목적으로 말을 사용한다. 그들은 자신의 충동을 생각이나 말로 전환할 수 없으므로 분석시간에 침묵이 흐르게 되는 경우가 많다. 그들은 다소 혼돈되고 모호하게 자신을 묘사하는데 이것은 자신의 자아 동일시나 자기 표상이 불안정하고 취약하기 때문이다. 더 나아가 그들은 자신의 자아 기능이 잘 발달되어 있지 않으므로 자신의 과거와 현재를 잘 구분하지 못한다. 그들의 사고는 종종 마술적이며 많은 경우에 일차적인 사고가 이차적인 사고에 삽입되는 때가 많다. 그들은 탐욕스러워 보이기는 해도, 이런 환자의 대상관계는 표면적이며 실제로 가성-대상관계(pseudo-object relationships)라고 볼 수 있다. 그들은 외상기호증(traumatophilic)이 있어서 문제행동이 잘 일어난다. 이러한 환자는 고통스러운 기억에서 배우기가 어려우며 자신의 행동을 과거의 고통스러운 경험을 통해서 교정하기 힘들다. 이러한 모든 특징은 구강기 고착, 자기애적인 대상관계, 자아기능의 결함, 미약한 초자아 형성을 낳게 했던 유아기 초기의 외상의 흔적이라고 볼 수 있다.

행동화를 다루는 방법

정신신경증의 행동화

이 제목에 어울리는 환자는 때로 전이와 상관이 없는 행동화가 있기는 해도 대부분 전이 신경증의 힘 때문에 행동화를 하게 되는 환자를 말한다. 그러한 행동화를 다루는 첫 번째 단계는 행동화가 일어난 것을 인지하는 것이고, 두 번째 단계는 가능한 그것을 해석하는 것이다. 그러나 해석할 때 환자가 그것을 감지하는 관찰 자아가 있는가 하는 것이 중요하다. 행동화 경험은 그것이 강렬하지 않으면 성공적으로 해석될 수 없다. 분석가는 폭풍이 가라앉기를 기다려야 한다. 그러면 환자의 관찰하는 자아가 돌아오기를 기대할 수 있다. 분석가의 단호하고 차분한 태도는 환자의 이성적인 자아를 빨리 돌아오게 하는 촉진제가 될 수 있다. 분석가는 행동의 모델이 되어줌으로써 환자로 하여금 자신의 두려움이 가라앉도록 할 수 있고, 분석가 자신의 이성적인 자아를 환자가 스스로 동일시할 수 있도록 도와줄 수 있다. 관찰자아가 있지 않으면 행동화에 대한 해석은 빗나갈 것이며 환자에 의해 잘못 사용될 것이다.

만약 해석이 적당하지 않거나 효과적이 아니라는 것이 드러날 경우에 분석가는 환자로 하여금 그러한 행동이나 행위를 그만두도록 암시할 필요가 있다. 왜냐하면 그것을 그냥 놔두었을 경우 분석을 위험에 빠뜨리기 때문이다. 이렇게 할 경우 이러한 말들이 어떤 금지처럼 들리지 않도록 하는 것이 중요하다. 그럼에도 불구하고 많은 환자들은 이러한 암시를 마치 금지처럼 받아들일 수 있다. 그러나 암시나 그들이 그렇게 행동하는 이유를 설명하는 것은 환자가 금지로 덜 느끼게 도와줄 수 있다.

습관적인 행동화 환자

이러한 환자들은 성숙한 자아 기능대신 좀 더 원시적인 그리고 유아적인 자아 기능을 차용하는 사람들이다. 결과적으로 보면 우리의 목표는 환자의 자아 기능을 강화시키는 데에 두어야 한다. Greenacre(1950)는 유사하게 환자의 나르시시즘을 공격하는 것에 대해서 언급했고, Fenichel(1945a)은 행동화를 자아 이질적으로 만들 필요성을 지적했다. 두 사람 다 같은 목적, 즉 최소한 일시적으로나마 이성적인 자아를 확립시키려는 목적을 이루려고 노력했다고 나는 믿는다. 우리는 이러한 목적을 마치 우리가 환자가 취했으면 하는 행동을 우리가 취함으로써 달성할 수 있다. 우리는 단호해야 하고 확실해야 하며, 단호하게 차분해져야 한다는 것은 필수적이다. 무엇보다 우리는 환자와 어떤 접촉을 가져야 한다. 환자의 지성에 우리가 그러한 행동화를 다룰 수 있도록 도와주기를 감정적으로 호소해야 한다. 환자에게 이러한 문제에 대해 우리를 도와주도록 명백하면서 단호한 태도로 요구하는 것은 환자의 나르시시즘을 충족시켜 우리에게 주의를 돌리도록 할 수 있다. 또한 중요한 것은 이러한 환자에게 지나치게 많은 해석을 해서는 안 되는 것과 되도록 해석을 간단하게 하는 것은 중요하다. 덧붙여서 분석가는 염려를 표현하면서 그것이 환자에게 불안으로 느껴지지 않도록 해야 한다.

한 분석수련생이 최근에 그가 치료하고 있는 우울증 환자의 행동화 문제에 대해 말한 적이 있다. 이 환자가 20년간의 결혼 생활과 두 아이들을 버리고 젊은 여자를 택하려는 것은 환자가 청소년기에 집에서 가출했던 경험을 행동화하는 것임을 이 수련생은 정확히 알고 있었다. 또한 환자가 자신의 부인과 가족을 떠나려는 의도를 가진 것은 그가 15세 때 했던 행동의 반복이라는 것도 분명하게 환자에게 상기시켜 주었다. 환자는 그의 해석을 지적으로 받아들였지만 진정한 감정이 없이 그리고 진정한 심경의 변화 없이 받아들였다. 그는 그의 부모가 일에 매달려 있었고 자신은 견딜 수 없을 만큼 사랑에 빠졌던 한 소녀 때문에 집을 나왔다는 것에 동의하였다. 이 수련생은 환자에게 가족을 떠나려는 그의 의도로 인해 자신이 걱정이 된다는 말을 하였다고 보고하였다. 이 수련생은 이러한 시도가 환자와 그의 가족에게 상처를 줄 것이기 때문에 걱정된다고 말하려 했던 것이다. 걱정된다고 하는 말은 환자에게 놀라운 효과를 주었다. 그는 눈에 띄게 감동했고 자신의 청소년기의 일들을 감동을 가지고 말하였다. 회기 끝에 환자는 그의 가족을 떠나지 않을 것이며 자신이 사귀는 젊은 여자에게, 그 여자도 분석을 받고 있었는데, 자신의 어린아이 같은 행동은 분석 받아야 하는 행동이지 그대로 실행에 옮길 만한 것은 아니라고 말하였다. 그 환자 자신이 청소년기에 경험했던 부모의 무관심과는 전혀 다르게 느껴졌던 분석수련생의 환자에 대한 관심이 환자로 하여금 자신의 청소년기의 아팠던 기억을 분석가와의 관계라는 상대적인 안정 속에서 진정으로 기억하도록 하였던 것이다.

분석의 일반적인 규칙으로서, 우리는 분석의 초기, 아마도 첫 번째 적절한 순간에, 행동의 변화를 주는 가장 중요한 결정들에 대해 분석가와 이 문제를 충분히 분석할 기회를 갖기 전에는 삶에서 큰 변화를 주지 말라고 말한다. 많은 환자들은 이러한 암시로 경고하지 않으면 자신의 갈등을 이해하는 대신 그러한 갈등을 행동화하려는 압력 때문에 자신의 인생상황에서 자주 아주 위험하고 손해가 많은 변화를 시도하려고 한다. 행동화는 상대적으로 잘 조직화되어 있고 자아 동조적인 행동이므로 이러한 행동은 특별히 환자의 인생에서 아주 위험할 수 있다. 그러므로 우리는 환자에게 이러한 경향에 대해서 경고 해야 하며, 해석에도 불구하고 저항이 지속될 때, 지속적이거나 강렬한 전이 반응 혹은 지속적으로 전이 반응이 생기지 않을 때, 행동화 상황의 가능성에 대해서 항상 경계하고 있어야 한다. 분석기간 중에 경직성을 보이거나 변화가 없을 때는 잘 인지되지 않은 행동화에 의한 것일 때가 많다.

14장

행동화를 다루는 기법

Haig A. Koshkarian, M.D.

정의와 설명

행동화는 전이나 방어와 같은 다른 정신분석적인 개념과 마찬가지로 넓게 정의 내리면, 어디에서나 볼 수 있으며, 분석에서나 일상 생활에서 일어나는 많은 현상들을 포함한다. 결국 행동화를 잘하는 어떤 성격을 가진 사람들뿐만 아니라 우리 모두 자신의 중요한 문제나 갈등들을 우리의 인생이나 우리의 분석상황에서 행동하게 된다. 중요한 것은 그것의 내용과 종류와 정도이다. 그런 면에서 우리는 행동화의 개념을 좀 더 넓고 광범위하게 보는 것이 어떤 특별한 이익이나 유용성이 있어서가 아니라 많은 정신분석에서 그 개념이 어떻게 쓰여져 왔고 사용되어왔느냐를 아는 것이 행동화의 정의의 범위를 좀 더 이해할 수 있게 한다는 점에서 중요하기 때문이라는 것을 상기할 필요가 있다.

이러한 범위는 행동화에 대한 언급을 좀 더 좁은 범위에서 이야기할 때 나타난다. 일반적으로 우리는 행동화를 치료 상황에서 일어나는 단순한 느낌이나 생각이 아닌 환자의 행동이나 행위로 생각한다. 다시 말해서 행동이 분석시간 안에서 일어나건 밖에서 일어나건 간에 행동화는 정신분석 과정에 대한 반응으로 혹은 정신분석 상황에서 일어난다. 그렇지만 행동화는 일반적으로 분석 상황에서 흔히 "행동화를 잘하는 성격"으로 혹은 그들 안의 충동을 행동화하는 습관을 의미하는 적이 많다.

임상에서 어떻게 임상가가 행동화를 이해하고 어떻게 반응하는가는 임상가에 따라 차이가 많이 있다. 극단적인 예는 어떤 사람들은 행동화를 언제나 치료의 진전에 방해를 주는 저항으로만 이해하고 따라서 행동화는 일어날 때마다 제지하고 말려야 한다는 견해를 가진 사람들도 있다. 이러한 견해로 보면 그것이 행동에 대한 제한이든지 해석이든지 간에 근본적으로 행동화를 하지 말도록 하는 것이 목표이다. 그렇지만 대부분의 분석가에게 있어 행동화는 혼합 기능을 한다. 이러한 견해에서는 행동화란 언제나 어느 면에서는 분석과정에 대한 저항이며 따라서 치료에 대한 방해가 된다. 그러나 어떤 면에서 행동화는 어떤 것에 대한 표현양식이며 소통이며 환자에 대한 정보를 줄 수 있는 근원으로서 해석에 이르는 중요한 단계로서의 기능을 가진다. 우리가 한 시점에서 어떤 식으로 볼 것이냐 하는 것은 물론 한편으로는 그 사람이 어떤 환자인지, 그 행동이 어떤 행동인지, 그리고 얼마나 환자에게 해롭고 위험한 것인지에 달려있고, 다른 한편으로는 치료 면에서 행동화의 의미가 무엇인지, 혹은 그 순간에 환자가 그것을 바라볼 수 있는 능력이 있는지에 달려 있다. 이러한 요소를 감안하여 행동화에 대한 분석가의 반응은 다만 사려 깊게 관찰하는 것으로 끝나는 것에서부터 해석, 또 더 나아가 행동의 제한까지 다양할 수 있다.

임상 개념으로서의 행동화는 어떻게 진화해왔는가

최초 프로이트가 행동화의 의미와 기능에 대해서 분석 상황에서의 반응이라고 정의한 이후 행동화에 대해 보다 좁은 의미의 개념과 혹은 보다 넓은 의미의 개념은 계속 논쟁이 있어왔지만, 행동화의 개념은 프로이트의 최초의 정의를 넘어서 진화되었다.

프로이트는 "기억, 반복, 훈습(Remembering, Repeating, and Working-Through)" (1914)에서 정신분석 방법의 목적은 "서술적으로 말하자면… 기억의 간극을 메우는 것이며, 역동적으로 말하자면… 억압에 의한 저항을 극복하기 위한 것이다" 라고 말한 적이 있다(p.148). 이처럼 프로이트는 정신분석의 중요한 목적으로 기억을 계속해서 강조하였다. 분석에서 전이가 가장 핵심적인 것이라고 주장하면서, 그는 전이를 기억에 대한 저항으로 보았고 해석을 통해 극복해야 한다고 보았다. 또한 프로이트는 환자는 잊혀진 것을 기억하려고 하기보다 그것을 치료에서 분석가와의 관계 속에서 "행동화"함으로써 그것을 반복하려고 한다는 것을 지적하였다. 이러한 반복이 느낌과 태도로 정신 세계에 남아 있다면, 프로이트는 그것을 전이로, 즉 기억에 대한 예상되는 정당한 저항으로 보았고, 이것이 해석되면 유아기 기억들이 일깨워진다고 보았다. 그렇지만 그는 그러한 행동이 영구적으로 환자에게 해로울 수 있으며 분석을 방해한다는 점에 주의했다. 이처럼 프로이트는 행동화를 기억에 대한 저항으로, 기억을 대치하는 것으로 보았다. 그것이 심리 영역에 머물러 있고 분석가에게 향해 있으면서 그런 순간에 행동화와 전이가 하나로 동일하게 나타나는 한, 그것을 그렇게 부정적으로 보지는 않는다. 그러나 그것이 분석 상황 바깥에서 일어난다면, 그리고 분석가가 아닌 다른 사람과 관계된 행동으로 드러난다면, 혹은 분석 상황일지라도 분석가에게 보다 극단적인 형태로 일어난다면, 이러한 것들은 현재 우리가 분석상황 바깥 혹은 분석상황에서의 행동화라고, 혹은 안에서의 행동화(acting in) (Zeligs, 1957)라고 부를 수 있는데, 이러한 행동은 제한되어야 한다.

분석 상황에서의 의미, 기능 그리고 분석상황에서의 위치에 대한 우리의 개념에 대한 계속적인 진화는 프로이트가 그랬던 것처럼 정신분석에서 전이와 전이 신경증의 발달, 표현, 분석, 해결에 강조점이 두어졌던 결과라고 볼 수 있다. 이것과 관련하여 그 동안 과거를 직접적으로 기억하는 것으로부터(전이 저항이 해석된 이후에는) 전이를 통해 과거를 재경험하는 것으로 그 중요성과 강조가 이동하게 되었다. 물론 우리는 전이를 지금-여기에서의 경험으로, 중요한 과거의 경험과 갈등을 현재 행동으로 표현하고 재구성하는 것, 무의식적으로 그 문제가 현재에 투영되는 양식으로 이해하고 있다. 전이나 행동화 둘 다 영역은 다르지만 기억에 대한 저항으로 이해한다면, 하나가 다른 하나에 대한 저항으로 보는 것은 논리에 맞지 않다. 그렇지만 전이를 분석에서 정보 교환의 가장 중요한 통로라는 것에 강조점을 두게 되면서, 행동화는 기능적으로 기억에 대한 저항이라기보다 전이 느낌을 체험하는 것에 대한 저항으로 이해된다. 다시 말하면, 전이 안에서 기억과 문제들을 현재 재경험하는 것에 대한 불안을 저항하고 있는 것이라고 보게 되었다.

이런 관점에서 행동화는 하나의 타협으로, 그리고 좀 더 일반적으로 말하면, 복합적으로 결정된다는 관점에 더 강조를 둔다. Blum(1976)은 꿈이나 증상과 마찬가지로 행동화는 방어와 욕구충족의 타협이라고 지적하였다. 그리고 그는 처음으로 행동화란 분석이 잘 진행되어가는 것에 대한 저항이라고 제안하였다. 즉 그것은 언제나 과잉-규정되어 왔으며 행동화는 도움이나, 제한, 혹은 통제에 대한 신호이며 인정이나 처벌에 대한 추구라고 보았다. 다른 말로 하면 분석가로부터 특정한 반응을 얻기 위한 시도라고 보았다. 다른 사람들은, 예를 들어 Boesky(1982), Erard(1983), Greenson(1967), Rangell(1968)은 모든 행동화는 복합적으로 결정되며, 분석 상황이든 분석 밖의 상황이든, 다양한 정도로 저항과 소통의 목적으로 이용되는 복잡한 결과물이라는 것을 강조하였다.

행동화와 분석가의 태도

분석가로서 행동화를 어떻게 다루느냐 하는 것은 대체로 행동화에 대한 우리의 견해가 어떠한가에 달려 있다. 위에서 말했던 것처럼 행동화 개념의 변화를 살펴볼 때 일반적으로 행동화에 대해서 덜 부정적이고 긍정적이며 수용적인 것으로 변화했다는 것을 알아보기는 쉽다. Blum(1976)이 말했듯이 행동화나 혹은 행동화를 하는 환자에 대해 부정적인 견해에서 좀 더 중립적이고 객관적인 견해가 다시 등장했다. 전이에 대한 우리의 이해가 어떻게 발전 했는가와 다르지 않게, 행동화도 장애나 회피해야 할 것이라기보다는 이해 받고 해석되어야 할 무엇으로 그리고 정보의 중요한 보고로 이해되고 있다. 이러한 태도가 좀 더 바람직한 것으로 보여진다. 이러한 태도는 Rangell(1968)과 Schafer(1983)가 정신분석에서 분석적이고도 긍정적인 태도라고 언급했던 것과 일치한다. 다시 말해서 치료에서의 어떤 다른 현상과 마찬가지로 행동화는 그것 자체의 의미와 가치가 있다는 것이다. 즉 그것은 이해되어야 할 무엇인 것이다. 어떤 차원에서 행동화는 성공적이든 혹은 외견상 부정적으로 보이든 환자가 자신의 심리적 현실에 적응하기 위한 시도인 것이다. 일반적으로 저항과 마찬가지로 행동화가 회피인 것은 사실이지만, 또한 어떤 무엇의 표현인 것이다. 그리고 저항과 마찬가지로 행동화도 이해되어야 하고 해석되어야 하는 무엇이다. Rangell(1968)이 지적했던 것처럼 분석가는 그것이 분석상황이 아닌 곳에서 방어적으로 일어나고 다만 힌트나 불완전한 자료로 주어진다고 해도 그것에 대한 해석을 할 수 있기 위해 깊이 "숙고해" 보아야 하고 충분히 "느낄 수" 있어야 한다는 것을 지적했다. 분석시간에 환자가 가져오게 되는 무언가 이해되어야 할 어떤 것으로 행동화를 보는 것은 분명히 행동화에 대한 새로운 태도의 하나이다.

이것이 환자에게든, 혹은 타인이든, 혹은 분석가이든 행동화에 의해 초래되는 어떠한 행동의 파괴적인 힘을 우리가 보지 않고 뒤로 물러나 있어야 한다는 의미는 아니다. 어떤 행동이든지 비록 우리가 그 행동을 환자에게 직면시키거나 제한을 둘 지라도 그러한 행동이 의미를 가지며 이해되어야 한다는 태도를 환자나 분석가가 가지는 것이 중요하다는 말을 하는 것이다.

> 한 환자는 분석의 첫해에 내가 그녀에게 나에 대해 말해주지 않는 것 때문에 점점 더 상처를 받고 치료가 끝나면 대기실로 가서 앉아 약 15분 동안 다른 사람이 알 정도이긴 하지만 조용히 울곤 했다. 어떤 때 그녀는 바깥의 건물 홀에서 벽에 몸을 기대고 마루에 앉아 그렇게 했다. 때때로 그 다음 환자에게 들어오라고 할 때도 나는 그녀가 있는 것을 보곤 했다. 어떤 환자들은 내게 도대체 그 "불쌍한 여자"에게 무엇을 했는지 궁금해 했다. 어떤 환자들은 그 일에 대해 흥미로운 환타지를 가졌고 그것들은 때론 분석에 유용했으나 대부분은 주의를 산만케 할 뿐이었다.
>
> 겉으로 보면 그 환자의 행동이 의미하는 것은 명백했다. 그것은 나나 다른 사람들에게 약간의 적개심을 가지고 내가 그녀에게 상처를 주었다는 것을 보여주고 선포하려는 것이었다. 나는 그녀가 사람들 앞에 피켓을 들고 알리는 행동처럼 나나 다른 사람에게 영향력을 행사하려는 그녀의 소망에 대해 해석하였다. 또한 나는 내가 그녀에게 어떻게 상처를 주었다고 생각하는지 그리고 나의 어떤 행동이 그녀에게 그런 상처를 주었는지 전이 상황에서 그리고 현실에서 이해하는 것이 중요했다. 그렇지만 어느 순간 나는 그녀가 그렇게 느끼는 것은 허용하지만 그러한 행동을 하지 말아야 할 것을 요구했는데, 왜냐하면 그녀의 그러한 행동이 다른 사람의 치료에 방해가 되었기 때문이다.

행동화에 대해 이러한 단호한 태도는 분석가능성의 문제와는 다른 주제이다. 어떤 환자는 행동화만 하고 그것을 통제하거나 그러한 행동에 대해 생각할 수 없어서 분석이 불가능할 때가 있다.

행동화와 전이

일반적으로 우리는 행동화를 행동을 통해서 무의식적인 갈등을 표현하는 것이라고 정의한다. 그렇지만 실제로 분석상황에서 자주 행동화는 전이의 어떤 측면과 관련이 있다(어떤 때는 역전이도 그렇지만). 그것은 분석상황이든 아니든, 그리고 행동화가 전이감정의 발달이나 표현, 인지에 대한 저항을 나타내든가 혹은 전이감정이라는 것을 인지하거나 인식하지 못한 채 전이감정이 표현되는 것이든, 전이에서 일어나는 느낌과 환상을 말로 표현하기보다 행동으로 표현(enactment)하는 것이다.

행동화가 분석상황에서 일어날 때 그것이 늦게 오거나 옷을 입는 것으로 표현되거나 혹은 행동이나 특정한 행위로 표현되거나, 분석가는 그것을 이해하거나 해석하기가 쉽다. 하지만 실제로 분석상황 안에서 행동화(acting-in)인지 통상적인 전이인지를 구분하는 것은 쉽지 않다.

> 어떤 여자가 분석 2년째에 나에게 매력을 느끼고 유혹하고 싶은 기분이 든다는 것을 말하지 않고 말이나 옷 입는 것에서 그리고 그녀의 표정이나 치료실로 들어올 때 나를 쳐다보는 모습에서 그러한 느낌을 보이기 시작했다. 내가 이것을 그녀에게 지적하자 그녀는 처음에는 놀라서 그것을 인정하기를 거부했지만 곧 나에 대한 그녀의 성적인 느낌을 이야기할 수 있었다. 결국 그녀는 이러한 행동화가 그녀가 어렸을 때 아버지에 대한 오이디푸스적 전이 감정과 마찬가지로 나에 대한 좀 더 성인으로서의 성적인 느낌에 대한 회피를 이해할 수 있었다. 이것을 종합하여 볼 때 그녀의 행동화에서 나왔던 행동은 전이 감정의 표현인 동시에 회피라고 볼 수 있고 분석을 통해서 이러한 행동은 해석될 수 있었다.

다음과 같은 예는 행동화가 카우치에서의 자세나 행동들로 나타날 수 있는지 보여준다.

> 어떤 강박적인 환자는 분석초기에 카우치에서 뒤치락거리며 돌아눕고 싶어하면서 마치 편안한 자세를 찾기 위해서 뒤척이는 어린아이처럼 빠르게 자세를 바꾸었다. 이것을 지적했을 때 이러한 행동은 바로 그가 자신의 오이디푸스적 갈등을 피하기 위해 내가 자신을 마치 꼼지락거리는 작은 소년으로 대해주기를 원하는 소망이 있다는 것, 그래서 자신의 일생 동안 내내 어린 소년이 자신에게는 가장 편안한 역할이고 위치라는 것이 드러났다.

행동화가 분석 바깥에서 일어날 때도 이러한 행동은 자주 분석시간에 보고되고 알아채게 되고 어떤 형태로든 분석시간에 다루어져서 분석되는 경우가 자주 있다. 이러한 종류의 환자가 우리에게 가져오는 임상 경험은 분석 안에서 일어나는 행동화와는 달리 분석할 수 있는 일상의 행동화라고 말할 수 있다. Rangell(1968)은 이것을 "작은 것에서 중간 정도 크기의 행동화"라고 불렀고, Rosenfeld(1966)는 이러한 좀더 일반적이고 일상적인, 충분히 이해 가능한, 그리고 논리적인 행동화와 극단적이고 과도한 그래서 분석의 진전을 위협하는 행동화를 구분하기 위해 이를 "부분적인 행동화"라고 불렀다. 다음은 분석상황 바깥에서 일어나지만 쉽게 분석상황으로 가져와지는 행동화의 예이다.

> 위와 동일한 강박적인 남자 환자가 분석에서 거의 시간이 다된 후에 한 지역 의사의 부인과의 짧은 연애담을 시작하였다. 그는 즐기면서 이러한 이야기를 하였지만, 이것과 나를 연결시키지는 못하였고 더 나아가 명백히 왜곡된 전이감정으로 나에게 자신의 오이디푸스적 승리감을 표현하고 있다는 것을 특별히 부인하였다. 그러나 그 다음 회기에 나는 그가 내 방으로 들어오기도 전에 휘파람을 부는 것을 들을 수 있었다. 나는 그에게 이러한 행동(행동화의 또 다른 부분)은 마치 나에게 자신이 다가오는 두려움 때문에 스스로 "난 작은 소년에 지나지 않아 나는 위험하지 않아"라고 말하며 어두운 곳에서 혼자 휘파람을 불고 있는 소년의 휘파람 소리를 듣는 것 같다고 말하였고 이것은 그의 전이 감정을 탐색하는데 도움을 주었다.

여기에서 그가 그 의사 부인과의 연애에 관한 소망이나 환타지를 말하였다면 전이 감정은 전치된 것이다. 하지만 여기에서는 전이 감정의 전치가 실제로 행동화되었던 것이다. 다음 예는 전에 환자가 홀에서 휘파람을 불었던 것처럼 분석 바깥에서의, 그러나 그렇게 멀지 않은 데서 분석가의 눈을 피하지 못하는 행동화이다.

> 한 여자 환자가 퇴행적이고 부정적인 전이 경험을 심하게 느끼면서 내가 자신과는 다르게 다른 사람에 대해 갖는 느낌 때문에 고통스러운 심한 질투의 감정을 경험하였다. 그녀는 회기가 시작되고 끝나는 정확한 시간에 신경을 곤두세웠는데 이는 내가 좋아하는 다른 환자보다 자신에게는 단지 일상적인 시간만을 주고 있고 공정하게 대하지 않는다는 증거를 찾으려는 것이었다. 이어지는 행동화는 그녀가 내 다른 환자들(그녀의 경쟁자인 형제들)에 대한 적대적이고 질투심에 불타는 파괴적인 감정과 나에 대한 극심한 분노의 감정을 감추기 위한 시도였다. 그녀는 분석시간에 자신의 시계를 차고 오지 않았고, 회기가 끝난 다음에 그녀는 차 안에서 출발하기 전에 시계를 보기 위해 잠시 동안 앉아 있곤 했다. 또한 그녀는 점점 건물 안에서 빙빙 돌다 시간에 맞춰 오기 시작했다. 예를 들면 엘리베이터 대신 계단을 이용하는 식이었는데 그 이유가 빌딩 안에서 그녀가 상상하기에 내 환자일 지 모르는 사람이 나와의 좋은 관계로 얼굴에 미소라도 띠고 있는 모습을 피하기 위해서였다. 그녀의 행동의 의미 중 어떤 것은 그녀에게 처음부터 명백하였다. 그러나 몇 가지 의미는 그녀가 그러한 행동을 더 극단적으로 계속하면서 더 분명해졌고, 그 후에 탐색 되었다.

이 환자의 행동화는 대부분의 행동화처럼 전이감정을 피하려는 시도였다. 이렇게 해서 자신과 나를 그런 감정으로부터 보호할 수 있었다. 하지만 오히려 더 분명하게 전이감정은 드러났고 표현되었다. 그리고 일정 시기 동안 지속되었지만 분석을 방해하지는 않았다. 실은 분석을 진전시켰다.

행동화와 역전이

언제나 구분이 명확하지는 않지만 우리는 분석가의 역전이나 환자의 행동화에 대한 역전이의 관계를 이야기할 때 일반적으로 환자의 행동화에 대한 분석가의 역전이 그리고 환자의 행동화에 일조하게 되는, 그리고 환자의 행동화를 부추기는 분석가의 역전이를 말한다. 환자의 행동화는 그것이 걱정이든, 불안이든, 무력감이든, 분노이든, 환자에게 반항하고 싶은 소망이든, 분석가의 다양한 정도의 감정을 이끌어내도록 미리 고안되어 있거나 아니면 단순히 그러한 느낌을 유발할 수 있다는 것은 분명하다. 이러한 역전이 감정은 환자의 행동화의 의미를 이해하는 데에 많은 도움을 준다. 그러나 그러한 역전이 감정의 첫 번째 신호는 분석가 자신의 행동화, 즉 말을 잘 하지 않는다던가, 공격으로 해석을 사용한다던가, 시간에 늦는다든가, 시간을 자주 바꾸고 빼먹는 것으로 나타나는 행동화일 수 있다. 그러한 행동은 알아챌 수만 있다면 환자의 행동화를 이해하는 역전이의 첫 번째 단서일수 있다. 그러나 그것을 알아채지 못하거나 분석가에 의해 언급되지 않는다면 환자의 행동화를 더욱 지연시키고 복잡하게 만들 수 있다.

한 젊은 남자는 분석이 중반에 이르렀을 때 별 대단치 않은 이유로 일주일에 한두 번 자신의 회기를 취소한다는 전화를 몇 분 전에 하기 시작하였다. 그는 자주 화를 내는 어려운 환자였다. 그는 성공적이고 잘 생긴 사람이었지만 다른 사람들이 자신을 가까이 하기 어려운 추한 무엇인가를 자신의 내부에 가지고 있는 것 같은 느낌을 늘 가지고 있는 사람이었다. 이것은 부분적으로 그가 한 번도 자신의 극단적인 노력에도 불구하고 자신의 아버지를 기쁘게 할 수 없었고 자신의 아버지는 아들로서 사랑하지만 자신을 좋아하지 않고 경멸하기까지 하는 것 같은 그의 기분과 관련이 있었다. 이것은 이제까지의 그의 전이에서의 주제였다.

그가 한 회기에서 나는 그가 피하려고는 하지만 계속해서 회기를 취소하게 되는 현재의 상황에 대해서 탐색해 보도록 그를 도우려고 했었다. 그렇지만 그가 시간을 취소하는 것에 대한 나의 역전이 감정을 인지해서 내가 그것의 의미를 이해하고 그 회기를 취소하는 것을 내가 계속하도록 하고 있다는 것을 알아챌 때까지는 가능하지 않았다. 나는 우선 그의 행동을 내가 그에게 직면시키려고 하지 않는 나의 상대적인 수동성에 주목하고 그가 시간을 취소할 때 내가 안도한다는 것을 깨달았다. 그와의 시간은 무척 힘들었고 또한 그의 시간이 거의 일과 끝에 있어서 그가 취소를 하면 내가 집에 일찍 갈 수 있기 때문이었다.

여기에서 나는 그에게 그의 행동화의 또 다른 부차적인 의미를 해석하여줄 수 있었는데 그는 그의 아버지와의 관계에서와 마찬가지로 내가 그를 싫어하며, 그를 보기를 원하지 않는다고 느껴서 시간을 취소하였던 것이다. 그는 내가 그가 나에게 와서 힘들게 하는 것보다 오지 않기를 원한다고 느꼈다. 그렇지만 실제로 그는 내가 그의 제안을 받아들이지 않고 내가 그가 오기를 주장하기를 바랐다. 이것이 밝혀지자 그는 더 이상 시간을 취소하지 않았다.

이러한 예는 분석가의 역전이가 환자의 행동화를 계속하도록 하거나 행동화를 자극하는 극단적인 예를 보여준다. 모든 행동화는 전이와 마찬가지로 분석상황에서의 실제 상황에 대한 반응이다. 그렇지만 여기에서 말하는 것은 행동화에 있어 더 많은 것은 아니지만 환자가 기여하는 만큼 분석가가 공헌하는 행동화를 말한다. Bird(1957)와 Langs(1976)와 같은 사람들은 이것에 대하여 상호적인 행동화라고 말하였다. 분명히 모든 환자에게서나 아니면 어떤 환자들에게 유혹적이거나, 지나치게 허용적이거나, 금지적이거나, 박탈감을 느끼게 하거나, 낙담하게 하는 분석가는 그들의 환자에게서 이러한 행동화를 유발한다.

미묘하게도 분석가의 무의식적인 요구와 충동이 환자를 통하여 행동화로 나타날 수 있다. Bird(1957)는 분석가의 행동화의 충동이나 난잡한 성적인 욕구가 적극적이고 강하지만 무의식적이고 은폐되어 있는 예를 제시한 적이 있다. 그러한 분석가는 무의식적으로 환자를 성적으로 문란하도록 부추길 수 있다. 또한 분석가 자신의 인생상황에 대한 자신의 무의식적인 느낌이 분석가로 하여금 환자의 분석에서 환자 개인적인 선택사항에 영향을 미치기 위한 목적으로 어떤 간섭을 하도록 할 수 있다. 이처럼 분석가 자신의 행동화의 특별한 예는 연구소에서 수련중인 피분석가가 가끔 자신의 분석가와 다른 분석가가 다투도록 무의식적으로 조장하게 되는 예이다. 일반적으로, 분석에서 우리가 정체를 경험하게 될 때면 언제나 역전이 문제를 생각해 보아야 하는 것처럼, 겉보기에 갑작스럽게 환자가 행동화할 때면 언제나 우리는 다른 모든 것 중에서 우리 자신의 역전이 느낌과 행동이 그것과 연관되어 있지 않은지 생각해 보아야 한다.

분석관계를 유지하기 위한 행동화

이제까지 우리는 행동화의 여러 혼합된 기능을 강조하였다. 행동화는 한 편으로는 분석을 방해하는 면도 있지만 그것이 환자에 관한 정보의 자원이라는 점에서 그리고 전이에 대한 정보를 준다는 면에서 유용한 기능을 한다. 그러면 이제 우리는 행동화에 대해 명백하게 알려지지는 않았지만 묵시적으로 책이나 논쟁에서 지적된 특별한 기능이나 의미에 대해서 알아보기로 하자. 그런 의미에서 행동화의 기능 중에 치료를 계속하기 위해 분석가와의 관계를 유지하기 위한 목적을 가지는 것이 있다. 어떤 환자들에게 전이 감정에 대한 불안은 치료를 계속하든지, 치료를 그만두던지, 아니면 행동화 하든지의 선택의 기로에 서게 할 수 있다. 이 때 행동화는 환자가 전이 감정을 체험하고 관용할 수 있을 때까지의 부분적이고 일시적인 해결책일 수 있다. 어느 정도 이러한 행동화는 대부분의 행동화의 중요한 부분일 수 있다. 다음 예에서는 다른 의미들과 마찬가지로 이러한 의미는 가장 중요한 목적이며 행동화의 주된 부분이 가지는 목적이라고 할 수 있다.

좀 더 구체적으로 말하면, 아래의 예에서 환자는 분석 초기 점점 더 강해지는 성적인 그리고 의존적인 전이 감정을 회피하려는 시도로서, 중요한 인생의 결정은 분석될 수 있을 때까지 기다리라고 하는 분석가의 제안을 무시한 채 충동적으로 결혼하였다. 그러한 행동은 아무리 긍정적으로 보려고 하더라도 전이에 대한 저항이며, 그것이 처음부터 해석과 연결되지 못했으므로 환자의 인생의 면으로나 분석의 면으로나 너무 큰 영향을 미칠만한 것이라고 볼 수 있다. 그렇지만 다음의 예에서의 결혼한 이후의 자료는 행동화의 중요하고 적응적인 기능을 나타내 준다.

어떤 젊은 미혼 여자가 만성적인 우울과 불행감 그리고 관계에서 만족을 찾지 못하는 무능함 때문에 분석을 받으러 찾아왔다. 그녀는 여러 남자들과 관계를 가졌으나, 언제나 혼돈된 느낌과 버림받은 기분으로 그러한 관계는 끝이 났다. 그녀의 아버지는 그녀가 14살 때 어머니를 떠났고 환자는 그때 버림받고 우울했다. 자기 손위의 형제는 벌써 집을 떠났으며 우울하고 불행한 어머니와 그녀만을 남겨두었다.

초기의 전이감정에서 그녀는 내가 그녀를 버릴 수 있는 (그녀의 부모와 마찬가지로) 존재로 보았고 한 편으로는 그녀에게 사랑하고 보살펴주고 먹여주는 이상적인 부모로 보았다. 그녀는 분석시간 안에서의 박탈감과 배고픔과 싸우기 위해 오기 전에 다이어트 약을 먹는다는 것이 밝혀졌다. 또한 그녀가 인정하지 않았지만 성적인 느낌에 대한 불안을 느끼고 있었다. 그녀는 카우치에 누우면 몸이 굳어지는 것 같은 느낌을 가졌고 아마도 내가 늙은 사람이라면 훨씬 나와 이야기하기가 쉬울 것 같다고 생각하였다. 그녀는 다른 사람을 제외하고 나에게 집중하는 것이 두려웠지만 왜 그런지는 알 수 없었다. 분석시간이 계속되는 동안 그녀는 어떤 긴박감을 느꼈으며 그녀 자신이 통제할 수 없는 무언가가 있다고 느꼈다.

그 다음 주에 거절감과 버림받음에 대한 공포와 연관된 성적인 그리고 의존적인 전이 감정이 점차 강하게 체험되었고 대부분 행동화 되었다. 그녀는 여러 가지 이유로 그녀에게 어울리지 않는 남자 친구를 새로 만났다. 그러나 그녀는 나를 보는 것과는 대조적으로 그를 자신을 보살펴주고 걱정해주는 사람으로 보고 있었다. 그녀는 자신의 새로운 남자 친구를 친절하고 부드러운 그러나 성적인 대상이 아닌 사람으로 보고 싶어했고 그녀의 이어진 몇 가지 꿈에서 어떤 상황을 직면하거나 다루지 못하는 사람이 결혼으로 도망치는 꿈을 꾸었다. 그녀는 그가 자신에게 구혼을 하도록 유도했고 그에게 몇 달 안에 그와 결혼할 것이라고 선언하였다. 이때 그녀는 겨우 두 달간 분석을 받고 있는 중이었다.

그 다음 시간에서 이러한 결정은 그녀가 성적이고 사랑하는 감정을 느끼고 있는 나로부터 도망치기 위한 시도임이 해석되었다. 그녀는 이 해석에 대해 눈물을 보이고 당황하면서 인정했다. 그녀는 이런 느낌 때문에, 예를 들어 내가 그녀를 데리고 도망치는 환타지로 인해 당황했고, 그래서 그러한 느낌과 환타지를 무시하려고 노력했다. 그리고 그녀는 만약 그 느낌을 내게 말한다면 나로부터 버림을 받을 것 같이 느꼈다. 그렇지만 어느 때에는 그러한 느낌과, 결혼하려는 자신의 결정과의 관계를 무시하였다. 아니면 기껏해야 그녀의 결정에서 그러한 부분은 작은 부분이라고 여기고 결혼하려고 하였다. 다른 시간에 그녀는 반항적으로 내가 자신의 아버지와 마찬가지로 그녀가 하는 짓은 아무것도 제대로 된 것이 없다고 생각한다고 말하고 그녀는 자신의 일은 자신이 알아서 하겠다고 하였다. 그녀는 성인이었다. 또 다른 시간에 그녀의 꿈은 내가 그녀를 그녀의 행동에서 구출해주었으면 하는 소망을 나타내고 있었다. 그렇지만 그 다음 시간에 그녀는 나와 특별히 가까워진 것 같은 느낌을 말하고 그녀의 결혼 결정에 대한 나의 해석이 옳으며 결혼이 너무 빠르다고 느꼈다. 그녀는 그 다음 두 회기를 빠지고 충동적으로 자신이 전에 정해 놓은 것보다 몇 달 빨리 결혼해 버렸다.

이때 그녀는 3달 정도 분석을 받는 중이었고 그녀의 결혼은 그 후 3달간 계속된 후 이혼에 이르게 되었다. 거의 결혼하자마자 그녀는 결혼이 실수라고 느꼈지만 여전히 이혼을 앞두고 자신의 결정에 대해 망설였다. 그녀는 그녀가 갑자기 결혼했을 때 마치 지금이 아니면 못할 것 같은 느낌으로 결혼하였다고 말하였다. 만약 그녀가 기다렸다면 자신의 마음을 바꾸었을 것이라고 그녀는 확신하였다. 그녀는 그전의 나의 해석의 정확함을 인식하였고 나는 덧붙여서 그녀가 나에게 향한 애정의 감정을 더 많이 느끼자 그녀는 내가 그녀의 아버지와 마찬가지로 자신을 떠날 것이라고 느껴 두려웠고 그래서 그녀는 결혼으로 도망쳤다는 것을 해석할 수 있었다. 그렇지만 그녀는 이혼을 생각하는 동안 나에 대한 느낌이(내가 자신이 나쁜 결정을 하지 않도록 그녀를 말렸으면 하는) 성적인 그리고 의존적인 감정이 점점 더 분명해졌다. 그래서 그녀는 결혼하기 전의 생활은 혼돈스러워서 너무 피곤했다고 자신에게 타이르며 그녀의 결혼을 지속하려고 하였다.

그녀가 이혼을 마침내 그리고 분명히 결정하기 전의 꿈은 그녀의 행동화의 주된 의미를 밝혀주고 있었다. 그녀는 꿈에서 스키를 타고 있었는데 그녀의 남편이 자신의 앞에 있는 눈을 치워주어야만 스키를 탈 수 있었다. 남편의 도움이 없으면 그녀는 벼락으로 떨어질 수 밖에 없었다. 같은 꿈에서 그녀는 다이어트 약을 먹었고 피임알약 반을 먹었다. 전의 꿈에서 스키는 무언가 치워야 하는 눈더미가 있는 분석에 대한 비유였으며 분석이 주제를 슬쩍 비껴가는 것에 대한 비유였다. 나는 이 꿈을 그녀가 자신의 감정을 전치할 수 있는 남편 없이는 분석을 계속할 수도 없고 견딜 수 없다고 느끼는 것을 나타낸다고 하였다.

그 다음 시간에 그녀는 현실적으로는 이루어지기 어려우므로 그것에 대해 나에게 말할 수 없었던 나에 대한 그녀의 사랑의 느낌과 나의 아내가 되고 싶다고 표현하였다. 그 다음 회기에서 그녀는 내가 그녀를 아이로 보기 때문에 나의 아이를 가질 수 없는 꿈을 꾸었다. 그녀는 자신이 나를 좋아하면 그녀가 얼마나 나를 필요로 하는지 보여줄 수 밖에 없으며 내가 그것을 알면 그녀를 불쌍하고 무력한 아이인 것을 알게 되어 그녀를 떠나게 될 것을 두려워했다는 것이 그녀에게 분명해졌다. 그녀는 그 다음 이혼하였으며 그 후 바로 다이어트 약을 먹는 것을 그만두었는데 이것은 이제 그녀는 치료중의 자신의 느낌을 두려워할 필요가 없으며 이제 그것을 직면할 수 있다는 것을 알게 해 주었다. 그녀는 분석을 계속하였으며 3년 후 성공적으로 분석을 마쳤다. 그 다음의 그녀의 분석은 처음 몇 달과는 달리 훨씬 조용하게 흘러갔다. 전이 감정이 더욱 발달되었고 깊어졌으며 행동화 없이 부모와의 관계와의 명백한 연관성이 밝혀졌다.

이 예에서 환자는 전이 감정이 완전하게 체험되고 표현될 때 올 수 있는 거절과 버림받음에 두려움 때문에 결혼으로 도망하려고 했던 것이다. 그녀는 점증하는 박탈이나 의존성, 배고픔, 성적인 갈구, 거절과 버림받음과 연관된 느낌에서 오는 전이 감정을 받아들일 수가 없었다. 다이어트 약과 새로운 남자 친구와의 관계는 성공적으로 자신의 전이 감정을 방어하기에 충분치 못하였고 그녀는 결혼에서 그 피난처를 찾고자 하였다. 스키를 타는 꿈은 결혼이 그녀의 전이 감정과 치료에 남아 있기 위해서 남편이 필요하다는 사실을 나타내주고 있었다. 이 예에서 환자의 행동화는 복합적으로 결정되었지만, 그녀에게 치료를 중단하지 않고 계속할 수 있도록 도와주었다고 볼 수 있다. 그녀는 결혼이라는 도피처를 두어 전치 감정의 안전한 장소를 가짐으로써만 치료를 계속할 수 있었으며, 점점 그녀의 전이 감정의 경험을 받아들일 수 있었다. 그럴 수 있었을 때 그녀는 꿈을 통해서 자신의 결혼의 의미를 이해했고 그것을 포기할 수 있었다.

요약

이 장에서 우리는 행동화의 혼용된 그리고 다양한 기능을 분석상황에서 살펴 보았다. 행동화란 어떤 면에서 그리고 어느 정도는 분석의 어떤 측면에 대한 저항일 수 있으며 그러므로 가장 극단적인 형태에서는 치료에 대한 장애일 수 있다. 그러나 행동화는 또한 모르는 것에 대한 표현일 수 있으며 소통, 정보의 근원일 수 있으므로 어떤 유익한 기능을 가지고 통찰에 이르도록 할 수 있다. 물론 이것은 분석 상황 안과 바깥에서 규칙적으로 그리고 예상 가능하게 이루어지는 일상적 환자와의 작업에서 일어나는 작은 행동화의 예일 경우에 그러하다. 좀 더 큰 행동화에서는, 마지막 예의 환자에서 보는 것처럼 행동화는 중요한 적응적인 기능을 가지며 결국 중요한 정보를 주는 자원일 수 있다.

여기에서 중요한 것은 무슨 행동화가 일어나든지 간에 환자와 분석적인 관계와 태도를 유지하려는 노력이 중요하다. 그렇게 하기 위해서는 행동화란 단지 회피해야 할 어떤 것이거나 멈추게 해야 할 어떤 것이 아니라 어떤 의미를 가지고 있으며 그것은 이해될 수 있고 해석될 수 있다고 하는 견해를 가지는 것이 중요하다. 그것은 회피인 동시에 어떤 것에 대한 표현인 것이다. 이러한 견해는 때때로 행동화의 행동을 환자와 치료를 보호하기 위해서 제한해야 하는 것과 모순되지 않는다. 결국 행동화를 이해하고 해결하는 가장 기본적인 도구는 전이와 역전이의 분석이라고 볼 수 있다.

15장

역전이

Ralph R. Greenson, M.D.

정의

역전이란 환자는 치료자에게 전이감정을 느끼고 치료자도 마찬가지로 환자에 대해 반응을 느낀다는 점에서 환자와 치료자와의 관계에서 나오는 현상이다. 즉 환자의 전이 감정에 대조되는 어떤 것이다. 좀 더 구체적으로 말하면 역전이는 환자에 대한 치료자의 적절하지 못한 반응이라고 볼 수 있다. 그것의 부적절성은 환자 안에 있는 어떤 것이 분석가나 치료자 안에 있는 무의식적인 신경증적인 갈등을 재 가동시키기 때문이다. 이러한 개념을 충족하기 위해서는 두 가지 조건이 필요하다: (1)분석가의 반응은 환자 안에 있는 무엇에 대한 반응이어야 하고 (2) 그것은 분석가의 무의식적인 신경증적인 갈등에 기초해야 한다.

그러나 역전이라고 할 수 없을 만한 분석가의 다른 부적절하고 신경증적인 반응도 많이 있다. Gitelson(1952)는 분석가의 과거의 갈등의 결과로 환자의 전체에 대해서 부적절하게 반응하게 되는 분석가의 전이 반응에 대해서 말한 적이 있다. 그는 이러한 반응을 분석가가 환자의 어떤 부분에 대해서 반응하는 역전이 반응과 구별하였다. 그러나 분석가의 이러한 전이 반응들도 역전이 현상이라고 볼 수 있다. 그러나 그렇다고 하더라도 부적절하지만 역전이가 아닌 다른 반응들이 있을 수 있다는 것은 이해할 만하다. 예를 들어 분석가는 외적인 상황을 환자에게 전치시킬 수 있다. 그러한 반응은 환자의 어떤 특정한 특징에 의한 것이 아니라 우연히 환자가 분석가의 이해하기 어려운 감정적인 반응의 가까운 대상이라는 달갑지 않은 상황에 의한 것이라고 볼 수 있다. 그러한 예는 부적절한 반응이나 신경증적인 반응 혹은 증상에 의한 행동 같은 것이라고 할 수 있다. 그렇지만 환자에 의해서가 아닌 것, 분석가의 과거에 기인한 것이 아니라면 역전이라고 할 수 없을 것이다.

분석가가 환자에게 드러내는 자주 있는 신경증적 증상적 행동에 덧붙여서 분석가의 습관적인 성격특징들이 환자 분석가 상황에서 일어날 수 있다. 한 통상적인 예는 환자에 대한 분석가의 경직되고 감정이 없는 태도이다. 분석가 중에는 환자와의 작업에 수반되는 자신의 자발적인 감정이나 환상에 대한 두려움을 가지고 있는 경우가 있다. 이러한 것은 역전이가 아니라 분석가의 신경증의 특징이라고 할 수 있다. 그러나 또한 일반적인 사회적 관계에서는 공감, 환상, 느낌들이 없지 않지만 자신의 모든 환자들에게 혹은 어떤 특정 환자에게는 그러한 것이 결여된 채 반응하는 분석가들도 있다. 이러한 예는 역전이이며 실제적으로 말하면 역전이에 대한 두려움이라고 볼 수 있다. 그러한 분석가들은 자신의 분석작업에 말 할 수 없이 지치고 분석 자료를 기억하는 것에도 어려움을 느끼며 실언(slip of tongue)을 자주 하며 기억에서도 자주 실수를 한다. 그들이 공감에 대해 가지는 이러한 어려움은 적절할 때에 적정한 정도의 해석을 할 수 없도록 하여 그들의 개입을 형편없고 부적절하게 만든다. 따라서 그들은 환자가 계속 치료를 받도록 하는데에 많은 어려움을 느낀다. 언제나 이러한 분석가들은 명백히 피학적인 환자들을 많이 가지게 된다. 이러한 분석가의 또 다른 특징은 주로 그들이 시간에 쉽게 졸고 몽롱해진다는 것이다. 이러한 분석가들의 분석은 끝없이 계속되고 종종 7년이나 그 이상까지 이어지며 어떤 외부적 사건에 의해서만이 중단된다.

역전이의 인지

역전이 반응을 인지하는 열쇠는 분석가 반응의 부적절함과 상관이 있다. 통상적으로 분석작업에서 분석가는 카우치 위에 있는 환자의 혼잣말이나 행동에 흥미를 가지고 주목하게 된다. 환자가 자료를 말하는 동안 분석가는 환자의 마음 속에서 일어나는 일에 공감하는 동시에 환자가 가져온 자료를 평가하기 위해 자신에 대한 관찰과 판단을 하게 된다. 이러한 일이 일어나는 동안 환자의 혼잣말을 따라가는 동안 분석가는 다양한 감정의 오르고 내림을 인지하게 된다. 분석가의 이러한 감정은 어떤 행동을 할 만큼 강하지도 않고 백일몽처럼 약하지도 않다. 분석가는 자신의 감정 반응의 부적절성을 인지하거나 어떤 강렬한 감정 혹은 지루하거나 부주의한 느낌을 느끼고 있는 자신을 발견하게 된다. 혹은 자신이 환자가 가져오는 내용에 아주 공격적으로 혹은 성적으로 반응하고 있는 자신을 발견하게 된다. 부적절한 감정이나 충동 혹은 행동을 자기 관찰을 통하여 인지하는 것은 역전이 반응의 가능성을 인지하는 것이다. 환자에 대한 반응이 역전이인지 아닌지를 알기 위해서는 몇 가지 단계가 필요하다. 첫 번째로 우리는 우리 안에 있는 반응을 체험해야 한다. 둘째로 분석가는 환자 쪽에서의 어떠한 면이 이러한 반응을 유도하는지 확신하여야 한다. 세 번째로 분석가는 이러한 자신의 반응이 환자의 자극에 대한 적절한 반응인지 따져 보아야 한다. 만약 그 반응이 자극에 적절하다면 분석가는 환자의 자료를 적절히 해석하는데 필요한 공감적인 반응을 가지고 있는 것이다. 그리고 그러한 반응이 환자로부터 오는 자극에 대해 적절하지 않은 반응일 때 우리는 역전이 현상을 체험하고 있는 것이다. 분석시간 내에 이러한 역전이 반응을 분석하는 것은 가능하지 않다. 언제나 그러한 역전이 반응을 인지하고 환자 앞에서 부적절한 방식으로 행동화하지 않도록 조심하는 것만으로 충분하다. 이러한 역전이를 다루는 방법은 다음에 다루기로 한다.

역전이의 전형적인 신호들

감정과 충동의 양과 질에 있어서의 부적절함.

화, 성적인 느낌, 지루함, 졸리움, 초조함과 통제할 수 없는 웃음들은 역전이일 수 있는 가능성이 있는 표시들이다. 환자에 대한 계속되는 꿈도 분석가의 과거로부터 온 신경증을 내포할 수 있다. 자주 실언(slip of tongue), 판단 착오, 약속에 대한 실수 같은 것도 환자와의 작업에서의 신경증의 표시일 수 있다. 이러한 반응들 중 어떤 것도 반드시 역전이라고 볼 수 없으며 하나 하나의 반응이 숙고되어야 하며 각자 다르게 진단될 수 있다.

환자의 전이에 대한 분석가의 반응

위의 전이를 다루는 문제에서 전이를 다루기 위해서는 분석가가 환자의 전이와 같이 뒤엉켜 움직이지 않으면서 전이를 다루는 것이 중요하다는 것을 강조한 바 있다. 이것이 의미하는 것은 분석가는 전이를 인지하고 그것을 환자에게 적절한 시기에 적절한 양으로 환자에게 분석해 주어야 한다는 것을 의미한다. 즉 전이 반응이란 분석의 진전에서 중요한 부분이어서 전이 신경증은 신경증을 치료하기 위해 중요한 치료적 무기란 점이 인지되어야 한다. 그렇지만 또한 전이를 적절하게 다루는 것은 분석가가 환자의 전이 반응에 적절하게 반응하는 데에 달려있다는 것을 아는 것도 똑같이 중요하다. 환자의 전이 감정이나 행동에 대한 분석가의 반응은 가장 흔한 역전이 형태의 하나이다. 분석가가 긍정적인 전이에 대해서 지나치게 좋아하거나 혹은 전이 표현에 대해 성적으로 자기애적으로 반응하는 것은 아마도 역전이 반응의 하나일 수 있다. 역으로 분석가가 지나치게 해석을 피하려고 한다거나 혹은 부정적인 전이, 적대감, 긍정적인 전이를 일으킬 수 있는 직면을 한다든가 하는 것도 역전이의 하나라고 볼 수 있다. 긍정적 전이든 부정적 전이든 그것을 지나치게 좋아하는 것은 언제나 역전이 반응의 하나이며 분석가 스스로에게 인지되고 분석되어야 한다. 그렇게 하지 않는 것의 위험은 두 가지이다. 첫째로 분석되어지지 않은 역전이 반응은 분석가로 하여금 그의 환자와 같이 행동화하게 할 것이며 따라서 환자의 욕구를 지나치게 충족시키거나 혹은 환자를 지나치게 좌절시킴으로써 분석할 수 없는 상황을 만들게 될 것이기 때문이다. 이러한 행동표현(enactment)은 환자에게 분석 상황을 실제 상황으로 만들어주고 분석할 수 없는 상황으로 만든다. 이러한 경우에서는 분석가가 그의 실수를 빨리 알아채어 나중에라도 분석이 가능하도록 환자에게 일러주는 것이 중요하다.

또 다른 역전이 반응의 위험은 분석가가 철저히 그리고 체계적으로 전이를 분석하지 않게 될 수 있다는 것이다. 분석가는 환자의 전이 신경증의 주요한 부분을 환자 스스로 알아챌 수 없다고 분석가가 느끼는 느낌 때문에 분석하지 않게 된다는 것이다. 결과적으로 유아 신경증은 완전하게 분석될 수 없으며 따라서 환자는 그의 신경증적인 과거를 되풀이하게 될 위험이 크게 되어 분석가나 환자에게나 다 손해가 나는 결과를 초래하게 된다. 정신분석가 그룹에서 교육 분석가의 역전이문제로 인해 분석 수련생의 전이가 불완전하게 분석되는 불행한 경우가 많다. 이러한 결과로 잘 분석 받지 못한 분석가들이 자신의 교육분석가를 칭송하게 되는 경우가 있는데 이것은 전이에 기초를 둔 이상화이기 때문에 이러한 관계는 이중적이며, 신뢰롭지 못한 관계를 초래하며 언제나 초보 분석가나 교육 분석가에게 불행한 결과를 초래하게 된다.

분석의 진전이 더 이상 없는 것

분석에서 진전이 없는 것의 흔한 원인은 대부분 역전이 때문이다. 그러므로 나는 자신의 분석이 별로 진전이 없다거나 혹은 오랜 기간 동안 명백히 분석이 진정을 보이지 않을 때 초보 분석가와 역전이에 대해서 이야기하게 된다. 분석가와 증례를 가지고 이야기를 하다 보면 최소한 분석이 진전을 보이지 않는 부분 중 어떤 부분이 최소한 분석가 스스로 알아채지 못한 역전이 때문이라는 것이 명백해진다. 초보 분석가에게는 처음에 잘 되어갈 것처럼 보였던 문제가 길고 까다롭고 힘든 작업이 되어버렸다는 것이 실망스러웠을 것이다. 그렇지만 그는 자신의 실망을 알아채지 못했기 때문에 이러한 실망은 무의식적으로 작용하여 해석이 비난과 비판이 되어버리는 경우가 많다. 따라서 환자의 적대적인 반응은 사실상 전이 반응이 아니라 현실에 대한 반응이 된다. 이때 분석가가 자신에게 적대적이라고 느끼는 환자의 느낌을 분석가가 계속 해석한다면 이러한 해석은 옳지 않은 해석이 된다. 왜냐하면 분석가가 실제로 적대적이기 때문이다. 나는 분석가가 이러한 자신의 환자에 대한 적대적인 태도를 알아채고 그것을 환자에게 알도록 할 때 분석 상황이 변하는 것을 많이 보아왔다. 또한 분석가가 실제로는 환자를 두려워하고 있음에도 분석가 스스로 그러한 자신의 두려움을 알아채지 못하는 경우도 보아왔다. 특히 환자가 충동적이고 폭력적인 행동화를 잘하는 환자일 경우에 그러하다. 초보 분석가가 자살 시도를 몇 차례 반복한 환자를 오랫동안 치료했음에도 그 환자가 자살할까 봐 두려워서 별로 성과가 없는데도 치료를 종결하지 못하는 경우도 있다. 분석가에게 그러한 태도에 대해 직면시키자 그는 의식적으로 이 환자를 치료할 것이지 안 할 것인지를 선택할 수 있었다. 그는 그 환자를 꼭 치료하고 싶었기 때문에, 그렇다면 환자가 다시 자살시도를 할 수 있다는 위험성을 무릅쓰고 그 불안을 견디기로 결정해야 했다. 자신의 감정에 대한 초보 분석가의 새로운 자각은 그로 하여금 분석을 좀 더 새롭게 진전시킬 수 있도록 하였다.

16장

전이, 역전이, 현실적 관계: 환자-분석가의 관계를 바라보는 Greenson의 견해에 대한 연구와 재평가[1]

Morton Shane, M.D.
Estelle Shane, Ph. D.

서문

Ralph Greenson은 우선 우리가 존경하고 사랑하는 스승이자 수퍼바이저이며 동료였음을 밝혀두는 바이다. 그가 우리에게서 뿐 아니라 다른 많은 사람에게도 존경 받았던 이유는 언제나 열려있는 마음과, 관대한 마음과 살아있는 정신을 가지고 그것이 새로운 것이든 오래된 것이든 정신분석의 개념을 늘 추구하는 사람이었기 때문이다. 그는 자신과 같은 태도를 가지고 있지 않은 게으른 동료에게 언제나 충고하는 사람이었다. 언젠가 그와 사무실을 같이 쓰고 있는 스물 두 명의 동료가 주로 월 스트리트 저널을 읽는 것을 보고 꾸짖은 적이 있었다. 하지만 이러한 직접적이고도 분명하게 다른 사람을 질책하는 태도를 모든 사람이 환영한 것은 아니었으며 이러한 면에서 진실로 그는 여러 가지 각도에서 해석할 수 있는 사람이었다.

Ralph Greenson이 오래도록 살아 있었다면, 그는 아마도 정신분석의 이론과 실천을 한 단계 업그레이드 시키고 재평가하는 일에 참여하려는 첫 번째 사람이었을 것이다. 더구나 우리가 Greenson을 존경하는 이유는 그가 어떤 분야에서 이룩한 업적 때문일 뿐 아니라 그 스스로 그것들을 생각하고 의문을 제기하는 사람이었기 때문이다. Greenson 의 책과 논문은 정신분석 분야에 있는 연구소에서 가장 많이 쓰이는 교재이다. 그의 저작은 최근의 관점에서 다시 재조명 받을 만한 것들이다. 그렇기 때문에 우리는 전이, 역전이, 그리고 현실적 관계에 대한 그의 창조적인 생각들을 재조명하고 평가하고 현재의 개념에 맞게 재 정리하려고 한다.

우리는 Greenson이 그의 생각을 창안할 당시에는 전통적인 모델이었음을 주지 해야 한다.

주

1 이 논문은 1990년 1월 18일에 로스엔젤레스 정신분석 연구소에서 Ralph Greenson의 사망 10주기를 기념하여 발표되었다.

즉 그의 업적은 다음의 이론들이 기초가 되었다: (1) 방출하려는 압력을 받고 있는 파생물이라는 리비도와 공격성의 이중 욕동에 기초한 본능 이론으로, 전이 현상은 본능적 좌절이라는 심리상태에서 나오는 것으로 이해; (2) 구강기, 항문기, 성기기와 오이디푸스기는 각각 그 시기 고유의 목적과 대상 그리고 고유한 방식을 가지며 어떤 성공적인 분석에서도 이러한 시기가 특징적인 환타지로 전이 속에 나타나게 된다고 하는 발달학적인 모델; (3) 세 개의 부분으로 구성된 구조적 이론; (4) 다섯 가지 초심리학적 견해의 이용; (5)내용 이전에 방어와 저항을 이해하고 해석해야 한다고 하는 Fenichel(1941, 1945b)에 의해 영향 받은 기법; (6)전이와 역전이에서의 필연적인 양가감정이 있으며 이러한 감정은 삶의 변화무쌍함만 관련이 있는 것이 아니라 변화무쌍한 리비도와 공격성의 욕동과도 관련이 있다는 것이다.

그가 가장 자신의 이론과 기법(e.g., Greenson, 1974b)과 반대쪽에 있다고 본 것은 클라인학파였다. 하지만 Greenson에게 Klein이 미쳤던 영향을 간과할 수 없다. 그녀의 생각은 그가 전-오이디푸스기 모성을 강조하거나 전이와 역전이에서의 미움을 강조하는 데서 읽을 수 있으며 그 또한 이러한 점들이 어디에서 나왔는가를 잘 알고 있었다. Greenson이 Klein과 일치하지 않았던 면은 분석가능성의 평가와 해석의 기법과 시기였다.

영향을 더 들자면 Anna Freud가 있는데 그녀는 언제나 가장 큰 영향력을 주었다. 그의 인생 후반에, 지금 우리가 여기에서 다루려고 하는 기법에 대한 주요한 공헌을 한 몇 년 후, Mahler(Mahler and Furer, 1968; Mahler, Pine, and Bergman, 1975)의 분리-개별화에 대한 통찰은 인생의 첫 몇 년 시기의 대상관계에 대한 고전적인 Klein의 견해를 대치했다. Greenson이 Kohut의 말년 업적을 평가할 만큼 오래 살지는 못했지만 그는 자기의 분석(Analysis of the Self(1971))를 잘 알고 있었다. 사적인 자리에서 Greenson은 평소와 다르게 Kohut의 저술에 대해서 애매하게 자신은 그의 책을 이해할 수 없다고 말하였지만 그의 새로운 생각에 대한 한결같은 개방성을 가지고 Kohut을 주류에 포함시키려고 하는 우리의 초기 시도에 대해서 경청하고 의논할 준비가 되어 있었다. 우리의 점검은 Greenson이 Kohut과 어떻게 다른가 하는 것을 분명히 할 것이다. 부가적으로, 전이나 역전이에 대해 현재의 일치하는 혹은 일치하지 않는 견해를 가진 최근의 사람들의 생각들도 인용할 것이다. 그래서 Greenson이 나중에 다른 영향들을 경험한 뒤 어떻게 자신의 의견을 재조명했는지 밝히려고 한다.

서론으로 이정도 한 뒤 Greenson의 저술들을 점검하고 평가해 보려고 한다.

긍정적인 전이

Greenson(1967)[2]은 긍정적인 전이를 치료 동맹에 이바지하는 어떠한 형태의 성적이거나 낭만적인 것이 아닌, 부드러운 형태의 사랑이라고 보았다. 전이 사랑은 Greenson에 의하면 환자가 어린 시절에 고통스러운 대상관계 체험을 하였으며 이것이 억압되었다가 분석 상황에서 "현실적인" 사랑 보다 "비합리적인" 그리고 "유아기적인" 형태로 나타난다고 보았다.

여기에서 우리는 Greenson 스스로도 자신의 정의가 갖는 복잡성을 의식하고는 있었지만 저작을 통해 일관되게 나타나는 한 가지 문제가 있는 가정에 직면하게 된다. 즉, 이미 전제된 가정, 합리적인 것과 비합리적인 것, 현실적인 것과 비현실적인 것, 성인과 유아기 사이의 구별, 그리고 최종적으로 이러한 구별을 결정하는 사람은 실력 있는 분석가라는 가정이다. 물론 Greenson은 현실이란 환자와 분석가가 서로 타협해서 만들어내는 어떤 것이라고 이해되는 시대까지 살지 못했던 것은 사실이다(Gill, 1982; Schafer, 1983; Goldberg, 1988). 그의 가정은 전이를 명확한 신경증의 형태이고 현실적 관계와는 구별되며 작업동맹과도 다른 현상이라고 이해했다.

다른 긍정적인 전이의 한 형태로 Greenson 이 생각했던 것은 이상화이다. 그는 이 이상화를 분석가를 원시적이고 파괴적인 충동으로부터 보호하고자 하는 환자의 시도라고 보았다. 그는 말하기를 "모든 변함없이 계속되는 전이 반응에서 그것의 경직성은 반대의 성질의 감정이나 충동이 앞으로 전진하는 것을 막고 있다는 증거이다. 겉으로 충성을 바치는 태도는 원초적인 증오를 감추려는 억압된 시도를 숨기고 있다."(p.229) 이러한 견해에 일치하게 Greenson은 모든 전이 현상을 이중적인 것으로 즉 사랑과 증오라고 하는 본능적인 충동이 나타나는 완전한 분석의 가장 필수불가결한 부분이라고 보았다.

이상화를 방어로, 즉 원초적이고도 전체적으로 깔려 있는 공격성에 대한 반동형성으로 보는 견해는 현대의 전통적인, 그리고 클라인학파의 견해와 맞아 떨어진다고 볼 수 있다. Greenson 생전에 그의 주된 저술이 출판되고 난 후에 Kohut(1968, 1971)은 이상화에 대해 그와는 다른 견해를 표명하였는데 이상화란 자신을 안심시켜주고, 보호해주고 자기를 확장해줄 수 있는 대상을 필요로 하는 기본적인 건강한 자기애의 욕구라고 말하였다. 이러한 이상화에 대한 다른 견해, 즉 한 쪽은 반동 형성으로, 다른 한 쪽은 발달적인 경험이라고 하는 상반된 견해는 서로 상충되는 것이 아니라 이상화를 치료자가 어떤 개념을 가지고 보느냐에 따라 그것을 다루는 방법에 관한 것이라고 볼 수 있다. 만약 반동형성이라고 생각한다면 이상화는 분석가에 대한 공격성에 대한 방어로 보는 것이다. 그리고 만약 그것을 자기 확장(self-enhancement)과 자기 확립

주

2 다른 곳에서 언급되지 않았다면, Greenson의 글은 1967년에 출간된 정통정신분석의 기법과 기술 제1권에서 참조할 것이다.

(structure building)을 위한 수단으로 본다면 비록 그것이 비현실적인 과대 망상으로 보여도 치료자는 섣불리 그것을 해석해서 환자의 체험을 중단시키지는 않을 것이다. 그 대신에 이상화는 그것이 개선 가능한 효과를 가진 일시적인 현상으로 다루어질 것이다. 그것의 작용이 명확할 때에만 즉 이상화라는 경험이 발달적인 측면에서 아주 필요한 요구라는 것을 명확하게 하거나 혹은 그것이 어떤 공격성의 방어라거나 하는 쪽으로 해석될 수 있을 것이다. 바로 이점이 전통적인 학파와 클라인 학파 그리고 다른 한 쪽의 자기 심리학 학파를 나누는 중요한 기준이 된다. 이처럼 이상화를 반동 형성으로만 보는 것보다 이것과 다른 견해를 가지는 것은 해석의 가능성이 다양해지는 것이다.

전이에서의 이상화는 언제나 공격성에 대한 방어라고 보는 Greenson의 주장은 이중 본능 이론의 가정에 기초하는 것처럼 보인다. 즉, 이상화가 공격성을 감추고 있다고 보는 이유는 모든 심리적 표현이 비록 비율이 다르긴 하지만 사랑과 증오라는 두 본능의 의미 있는 혼합이기 때문이다. 사실 Greenson은 부정적인 전이에 관한 그의 논술에서 모든 다양한 형태의 증오를 표현하도록 해서 그것을 전이 상황에서 분석해야 한다고 말한 바 있으며, 그렇지 않으면 분석은 유감스럽게도 만족할만한 것이 되지 않는다고 분명히 천명한 바 있다. 더 최근에 Brenner(1982)는 더 나아가 이중성은 모든 현상에 있으므로 전이가 긍정적이냐 혹은 부정적이냐 라고 분류하는 것이 유용하지 않다고까지 언급하고 있다. 그러나 이처럼 파괴적인 성격을 가진 공격성이 전반적으로 내재하느냐라고 하는 견해는 Greenson의 사후 나왔던 유아연구(Parens, 1979: Shane and Shane, 1983: Lichtenberg, 1983b, 1989)들과 자기 심리학(Kohut, 1980)에 의해서 도전에 부딪혔다. 유아 연구가 제시하듯 만약 파괴적인 공격성이 성격의 기본적인 기초가 아니라면 우선 사랑과 존경이 때때로 순수한 형태로 나타난다고 볼 수 있고, 두 번째 파괴적인 공격성이 있다면 아마도 과거나 현재에 그것을 촉발하는 어떤 이유가 있지 않겠는가라는 점이다.

마지막으로 긍정적인 전이의 범주에 대해서 Greenson은 승화되거나 탈성애화되지 않으면, 항상 리비도의 추구가 따라온다고 말하고 있다. 이러한 추구는 모든 발달적인 단계를 거치는 분석상황에서 표출되어야 한다. 여기에서 Greenson이 발달 단계라고 말하는 것은 결국 전이에서 구강기, 항문기, 성기기, 오이디푸스기를 다 Erikson(1950)의 단계적인 발달처럼 분명하게 구별되어 거치는 것을 말한다고 볼 수 있다. 다시 말하면 최근의 유아관찰 연구(Stern, 1985)는 리비도적 관심의 표현은 순차적이라기 보다는 동시적인 특징으로 나타나며 따라서 모든 발달단계가 정해져 있는 것이 아니라 어떤 것이 더 두드러지느냐로 보고 있으므로 만약 Greenson이 이러한 지식을 접했다면 그도 아마 자신의 우아하리만치 정확한 발달 단계에 대한 견해에 의문을 가졌을 수도 있을 것이다. 한 단계를 거친 아이는 나중에 다시 다른 단계를 거쳐야 하는 것이 아니다. 그것보다는 전이에서 나타나는 발달단계에 대하여서 현재는 개인적인 감각이나-성적인 경험에 관하여 좀 더 다양하며 그렇게 분명하지는 않은 견해가 지배적이라고 볼 수 있다.

부정적인 전이

Greenson에 의하면 부정적인 전이란 여러 다양한 형태의 증오심에 기초한다. 때때로 방어되기는 해도 분석에서 증오란 언제나 존재하는 것이다. 그것이 나타나지 않는다면 그것은 치료자가 환자의 방어에 야합하기 때문이라고 보았으며, 분석이 앞으로 나가지 못하는 중요한 원인이라고 보았다. 그러므로 초기 부정적인 전이는 집중적으로 탐색되어야 한다고 보았다. 그러나 그는 일단 치료 동맹이 확립되어 있는 상태에서 부정적인 전이가 나타난다면 그것은 치료가 진보하는 것의 표시라고 보았다. 클라인학파(Segal, 1973, 1985)나 많은 다른 전통적인 분석가(Brenner, 1982)와 궤를 같이하여 그는 아주 강렬하며 오래 끄는 증오의 반응이 치료 종료 전에 나타나야 한다고 생각했으며 잘 끝내지지 않는 분석이나 부정적인 치료 반응은 전이에서 나타나는 증오를 잘 다루지 못했기 때문이라고 보았다. Klein과 유사하게(Klein, 1957) Greenson은 환자의 분석가에 대한 두려움을 분석가에게 투사된 환자의 적대감이라고 보았다. 공격성이 인간의 본성에 내재되어 있다고 하는 견해에 기초한 이러한 견해는 한가지 맹점을 가지게 된다. 즉 만약 치료자가 전이에서 부정적인 반응을 필수 불가결하고 환영할 만한 것이라고 한다면 치료에서 분석가에 의해 야기되는 환자의 증오심을 간과하게 되는 것이다.

전이를 삼분 모델(Tripartite Model)로 보는 관점: 전이에서 초자아, 자아, 이드의 표현

환자의 분석가에 대한 관계 경험의 총합으로서의 전이를 부정적, 긍정적으로 나누는 것 외에 Greenson은 유사하게 삼분 모델의 관점을 차용한다. 즉 많이 쓰이는 것인데 환자는 분석가를 초자아의 인물로 생각한다. Greenson은 초자아가 공격적인 성향을 가진 본능의 에너지와 붙어 있다고 생각하기 때문에 그는 그러한 전이 반응은 환자의 부모에 대한 경험 혹은 그 자신의 적대감을 분석가에게 투사하게 되므로 그러한 전이 반응은 주로 적대적이고 비판적일 것이라고 기대한다. 아마도 그것은 Greenson이 전이에서 부모가 좀 더 수용적이며 격려해주고 사랑을 주었을 때의 어린 시절의 경험에서 연유하는 초자아의 이상적이며 사랑을 주는 성격을 간과했기 때문이라고 보인다. Sandler(1960b)는 한편에서 초자아의 이러한 간과된 성격을 지적했고 다른 한편에서 Kohut도 그의 자기대상 전이를 가지고 이러한 견해에 반박하였다.

전이 반응을 통합하는 삼분 모델의 또 다른 적용으로서, Greenson은 환자가 분석가를 자신의 자아의 확대라고 본다고 쓰고 있다. 특히 경계선 환자에서 동일시의 초기 형태로서, 현실 검증을 개선시키는 기능을 하는 자아의 확대로 본다는 것이다. 사실 동일시가 모든 환자의 전이 반응에서 하는 역할은 Greenson에 의해서 탐색되고 발전되었는데 특히 치료동맹에서의 기초로서 탐색되었다. 해석을 할 때 분석가가 환자에게 기대하는 것은 환자가 자유 연상하는 자아를 일시적으로 포기하고 분석가의 관점과 연합하는 것이다. 즉, Greenson이 주장하는 것처럼 일시적으로 그리고 부분적으로 분석가와 동일시하는 것이다. 이러한 과정이 처음에는 분석가의 요구에 의해서 일어날 때 그것은 자동적으로 그리고 전의식적으로 모방되고 동일시되게 되는데 그 때 그들은 스스로 그들이 의식하기 꺼려하는 저항을 의식하게 되는 것이다. Greenson은 이것을 "분석 안에" 있는 표시이며 자기 분석의 시작이라고 명명하였다.

전이에서 다른 종류의 동일시는 다음과 같다. 공격자와의 동일시, 친밀함과 사랑을 갖기 위해 이상화된 분석가처럼 되어 그 사람과 하나가 되려는 동일시, 새로운 정체성을 얻기 위한 동일시, 그리고 그 반대로 대상에 의해 점령당할 것에 대한 두려움 때문에 동일시에 저항하려는 노력이 그것이다. Greenson은 자기 어머니와는 다른 성의 정체성을 확립하기 위해 애쓰는 어린 소년과 관련하여 탈 동일시의 개념을 창안하였다(Greenson 1968a). 이러한 과정은 흡입(engulfment)을 피하고 분리와 자율성을 잃어버리지 않으려는 노력으로 전이 안에 나타난다.

분석가를 보조 자아로서 보는 Greenson의 견해는 분석이 아이든 어른이든 환자에게 스스로 선택할 수 있는 기능과 전이 경험의 기회를 제공한다고 하는 Anna Freud(1965)의 견해와 일치한다. 더 나아가 분석가가 제공하는 이러한 지속적인 자아 발달에 대한 Greenson의 견해는 분석적인 관계에 대한 현대의 개념인 "교정적 감정경험"(Schelsinger, 1988)과 궤를 같이하여 이러한 방향에 대한 최근의 발전에 대한 초석이 되었다.

이러한 경험은 다양한 방향에서 개념화되었는데, 예를 들면 Kohut(1971, 1977, 1984)의 자기대상경험으로, 혹은 Winnicott와 Modell(1988)의 포용적 환경(holding environment)으로, Bion의 수용하는 사람(container)으로, 혹은 다른 발달적 개념으로 발전하였다. Greenson의 이러한 생각은 지나치게 복잡한 것이 사실이다. 동일시에 저항하는 환자의 노력이나, 다른 사람에 의해서 공감 받지 않으려는 노력에 대한 Greenson의 생각은 결국 처음에는 분석가에 의해서 이해 받고자 했던 긍정적인 효과가 나중에는 분석가에 의해서 흡입되고 망가지고, 발가벗겨질 것 같은, 혹은 삼켜지게 될 것 같은 공포 때문에 환자에 의해서 저지된다는 것을 의미한다. Kohut과 자아심리학에서 말하는 공감의 치료적 효과에 대한 최근의 강조는 Greenson에 의해서 도전을 받는다고 할 수 있는데 이유는 성격적인 결함을 가지고 있는 어떤 환자는 이러한 공감 받는 과정을 저항한다는 근거에서이다. Modell(1988)은 동일하게 이런 점을 지적한다.

Greenson은 자아 기능의 또 다른 측면을 소개하면서 분석기간에 전혀 어떤 전이도 일어나지 않는 증례들을 묘사했는데, 이러한 예를 방어적인 전이의 예라고 볼 수 있다고 하였다. 즉, 과거로부터의 방어적인 반응이 분석가와 되풀이되어 현재 지속되는 것으로, 본능적이거나 정서적인 요소들을 드러나도록 하지 못하게 하는 저항으로 작용한다. 이러한 반응은 자아동조적이며 자주 무의식적이어서 분석하기 어렵다. 우리는 Gill(1982)이 Greenson의 영향으로 후기의 개념 즉 전이를 인식하지 못하게 하는 저항의 개념을 발전시켰다는 것을 알 수 있다. 그런데 Gill은 그가 말한 다른 두 가지 종류의 전이(전이가 해소되는 것을 막는 저항)를 이 개념과 구별하였다.

세가지 삼분 모델 중 이드의 관점과 관련하여 Greenson은 전이 안에서 욕구를 만족시켜주지 않는 것에 대해 철저한 태도를 보인다. 이러한 만족은 그것이 어떤 수준에서이건 어떤 형태로건 간에 욕구자체에 대한 분석을 환자에게 별 볼일 없게 만들어서 결국 환자는 그 문제에 대해 작업하는 것마저 포기하게 만드는 효과가 있다고 보았다(Greenson은 이 문제를 처음 지적했음에도 불구하고, 실제로는 다른 문제에 대해서보다 글로 쓴 것만큼 그렇게 이 문제에 대해서 엄격하지 않았다). 다시 말해서 이처럼 명확하게 제시되고 강력하게 주장되었던 환자로부터의 거리가 프로이트(1900)나 Hartmann(1955) 그리고 Rapaport(1967)에 의해 주장되었던 고전적 분석이론의 계승이라고 볼 수 있다. 즉, 정신적인 활동은 일차적 과정에서 생겨나고 생각이나 상상 속의 욕구충족으로 나타난다. 이차적 과정 사고란 이러한 과정을 좌절시킴으로써만이 생겨난다는 이론이었다. Wolff(1966)와 더 최근의 Stern(1985) 그리고 Lichtenberg(1989)들은 유아관찰을 토대로 새로운 견해 즉 일차적 및 이차적 과정은 유아시기에 동시에 발달하며, 일생 전체를 통해 함께 존재하고, 한 쪽 방식의 활동이 다른 쪽의 활동을 방해하지 않는다고 말하였다. 이러한 점은 환자의 기분 좋은 욕구를 만족시켜 주어도 그것에 대해 말하고자 할 때 필요한 에너지를 뺏기지 않는다는 것을 제시하였다. 최근의 견해는(Sandler, 1976; M. Shane, 1979; Bacall, 1985; and Lichtenberg, 1989) 분석상황 내에서의 그리고 분석상황 바깥에서의 행동화(acting out)나 행동표현(enactments)을 기법적으로 다루기만 한다면 환자가 욕구하는 행위가 충족이 되어도 분석될 수 있으며, 행동표현 또한 그것에 대해서 이야기하거나 분석하는 것을 막지 않을 뿐 아니라 오히려 분석을 촉진한다는 것을 제시한다. 분명하게 말할 것은, 이러한 견해가 환자와 분석가 사이의 일상적 거리자체를 무효화 시키는 것을 의미하지 않는다는 점이다. 여전히 환자 스스로 자유롭게 느끼고 안전하게 표현할 수 있으며 분석가가 환자가 자신에게 전이에 기초한 사랑(혹은 증오)이나 신뢰를 보낼 때 환자를 보호해야 하는 분석적인 관계를 보존할 필요성은 그대로 있다. 그렇지만 환자가 당장 원할 때 대답해주는 것처럼 그리 해롭지 않은 욕구 충족을 시켜주는 것, 혹은 강력하게 자기중심적인 욕구에서 분석가에게 주는 선물을 받는 것은 그것들이 분석시간에 분석된다면 분석을 방해하는 것이 아니라 분석을 촉진시켜줄 수도 있다.

작업 동맹

Greenson은 전이와 "완전히 동등한" 자격을 갖는 파트너로서 작업동맹의 개념을 도입했다. 치료 목표가 지속되는 변화를 가져오는 것이라면 분석가가 단순히 환자의 일생의 자료를 모으고 해석이라는 수단을 통해서 통찰을 가져다 주는 것만으로는 부족하다고 보았다. 환자는 분석가에게 느끼는 전이와는 다른 반응을 동맹관계 안에서 느끼게 되는데 분석가와 환자 사이에서는 이러한 동맹관계가 있어야 한다고 보았다. 작업동맹의 중요성은 Greenson이 분석상황에 전혀 들어올 수 없었던 환자나, 혹은 분석상황에는 들어와 있지만 나아지지도 않고 따라서 치료상황에서 나갈 수도 없는 환자들과 작업하면서 생겨났다. 작업동맹의 정의는 환자가 분석가와 맺는(분석가가 환자와 맺는) 상대적으로 이성적인("신경증적이 아닌") 유대라고 볼 수 있다. 물론 Greenson은 Zetzel(1956)이 적용하였던 인생 초기에서 아이가 어머니에게서 경험하는 돌봄을 받는 경험과는 다르게 환자와 치료자 사이의 좀 더 이성적인 (현실적인)관계에 주안점을 둔다. 이러한 개념은 Stone(1961)의 의사와 같은 헌신이라는 개념, 혹은 Fenichel(1941)의 이성적인 전이의 개념에서 따온 것이다.

Greenson은 작업동맹의 핵심에서 여러 가지 요소, 즉 질병을 극복하려는 동기, 무력함을 받아들이는 것, 기꺼이 협조하려는 의식적이고 이성적인 의지, 분석가의 지시를 따르려고 하는 마음, 분석가의 해석을 숙고하는 마음을 보았다. 실제로 동맹이란 환자의 관찰하는 이성적인 자아와 분석가의 분석하는 자아와의 동조이며 분석가의 접근에 대한 환자의 부분적이며 일시적인 동일시라고 볼 수 있다. Greenson은 이러한 과정을 다음과 같이 설명한다. 환자의 관찰하는 자아, 분석하는 자아는 분석가의 관찰하는 자아와의 동일시로 인해 경험하는 자아와 분리되어 있다. 이러한 개념은 처음으로 관찰 자아와 경험 자아를 분리했던 Sterba(1934)에서 나왔다고 볼 수 있다. Greenson은 거기에다 분석가의 개입은 환자를 신경증적인 전이현상에서 분리시키고 환자의 비이성적인 자아를 환자의 이성적인 자아로부터 떼어내도록 한다는 것을 덧붙였다. 그는 그의 작업 동맹과 전이 신경증의 명확한 구분은 절대적이 아니라는 것을 분명히 하였다 – 즉 작업 동맹조차 분석을 필요로 하는 신경증적 요소가 있을 수 있다고 하였다. 더구나, 그는 덧붙이기를, 작업동맹은 퇴행적이거나 받아들일 수 없는 전이 현상을 감추기 위해 방어적으로 쓰일 수 있음을 분명히 하였다. 그러나 그 개념 자체가 그에게 중요하다는 점은 변함이 없었다.

Greenson은 잘 되어가는 분석에서는 작업동맹이 분석가의 어떤 특별한 행동과 관련 없이 느낄 수 없을 만큼 비교적 조용하게 진화한다는 것을 관찰하였다. 분석 가능한 환자에서, 즉 자기애적인 문제도 없고 심한 자아기능의 장애를 가지고 있지도 않으며 대상관계에서 경직성을 보이지 않는 환자는 주위 사람들과 별 문제없이 관계를 맺는 것처럼 분석에서 분석가와도 현실적인 관계를 잘 맺을 수 있을 것이다. 이러한 환자에게 분석가는 저항과 부적절한 감정에 대하여

지적하고 충분히 탐색해가며 과거와 현재를 연결시킬 수 있다. 이러한 전형적이고 분석적인 노력에 힘입어 환자는 이해 받는다는 것을 느낄 수 있을 것이다. 그래서 환자는 전이로 퇴행할 것이며 전이가 적절하게 분석되면 이성적인 자아와 작업동맹은 경험적 자아와 전이신경증과 궤를 같이하여 확립될 것이다. 이렇게 해서 환자는 자신의 경험적 자아와 관찰자 사이를 오가는 것과 똑같이 전이신경증과 작업동맹 사이를 오가게 된다. 작업동맹은 잘 되어가는 분석에서 소리 없이 그리고 물 흐르듯이 진행되므로 Greenson은 이 개념을 설명하기 위하여 분석가 편에서건 환자 편에서건 비이성적 전이가 관계에 두드러져서 작업동맹이 실패했던 증례를 제시하였다.

Greenson의 작업동맹 개념은 긍정적이건 부정적이건 지대한 관심을 받았다. 그것은 이전에 혹은 최근에 있었던 여러 가지 개념들, 즉 Winnicott(1955, 1965)나 Modell(1984, 1988)의 포용적 환경(holding environment); Sandler(1960)의 안전망(background of safety); Bion(1970)의 수용하는 사람(container): Weiss와 Sampson(1986)의 시험을 통과하는 것(passing the test)과 유사하다. Luborsky(Luborsky, Crits-Christoph, Mintz and Auerbach, 1988)는 정신분석적 정신치료에서 치료동맹의 강도가 치료의 성패를 결정한다고 하는 점을 밝혔다. Schlesinger와 Robbin(1983)은 이 개념을 분석 내에서 환자의 발달을 촉진시키는 분석적인 동맹으로 정의하였다.

다른 사람들은 이 개념에 대해서 별로 신경을 쓰지 않았는데 예를 들어 Brenner(1976)와 Stein(1981)은 Zetzel의 치료적인 동맹을 Greenson의 것과 구별하지 않고 두 가지 모두 전이를 분석하는데 해롭다고 보았다. Brenner는 치료동맹이란 개념은 인간의 정신활동에서 편재되어 있는 전이현상에 대한 이해를 방해한다고 보았다. 이것을 인위적으로 신경증적인 타협형성과 구분하여 분석가에 대한 이성적인 생각과 반응으로 보는 것은 분석가로 하여금 어떤 전이는 분석할 필요가 없는 심리적인 현상으로 생각하도록 오도할 수 있다고 하였다. 더 나아가 그는 그러한 구분을 하는 것은 분석가로 하여금 환자가 좀 더 이성적이 되도록 교육시키도록 할 수 있다고 하였다. Stein은 겉으로 보기에는 환자 편에서 보면 분석을 더욱 협조적으로 그리고 이성적으로 하는 것처럼 보여 분석을 더 잘 할 수 있도록 하는 것처럼 보이지만 실제로는 그 안에 분석되어야 할 것들이 주의를 받지 못하고 그냥 넘어가게 되는 것이 있다고 하였다. 치료동맹이나 작업동맹의 개념은 Stein에 의하면 그럴듯하게 "흠잡을 데 없는" 태도 뒤에 무의식적인 갈등을 숨기는 가리개라고 하였다.

Greenson은 이에 대하여 변호하기를, 그 스스로도 이러한 동맹에 들어올 수 있는 신경증의 침투나 환자가 동맹을 방어로 이용할 수 있는 위험성을 잘 인지하고 있다고 하였다. Spence(1982)는 정신분석의 논쟁적인 본질에 관한 역설적인 담화에서 - 어떻게 개념이 권위에 의해서 그리고 임상적 자료의 도움 없이도 받아들여지고 또 버려지는지 - 동맹이란 그것이 분석상황의 핵심적인 측면에 호소하기 때문에 유지된다고 결론지었다. Spence는 Greenson에 동의하는 것처럼 보인다. 하지만 Spence는 동맹이란 개념은 너무 애매해서 모든 분석가가 자기 멋대로 정의하게 되어 가치가 떨어진다고 이야기 하였다.

Gill(1982)은 분석가가 동맹이라는 개념을 생각해낸 이유는 전이와 현실적인 관계를 구분하기 위해서라고 말했지만, 이 개념이 가지는 어려움은 바로 그러한 중요한 구별을 하지 못한다는 것이며, 또한 환자의 태도에서 현재와 과거의 영향 받은 것을 구별하지 못하기 때문이라고 지적하였다. 이런 점에서, Gill에게 있어서 동맹의 핵심은 환자와 분석가의 현실적인 관계인 것처럼 보인다. 그는 분석을 요하는 전이가 끼어들 가능성은 배제하지 않고 그러한 현실적인 관계의 측면을 인지하는 것의 필요성을 역설하였다. Greenson과 다르게 Gill은 "현실적인 것"(real)의 정의에서 "순수한 것(genuine)의 개념을 철회하였다(그러나 현실관계에서 이러한 "순수한" 측면은 Modell(1984,1988)의 분석에서의 진정한 그리고 진실하지 않은 소통에 대한 강조에 앞서 나왔다.). 또한 Greenson 과 다르게 Gill은 "현실"이란 본질적으로 절대적인 것이 아니며 분석가도 분명 현실의 중재자가 아니라는 생각을 이 복잡한 개념 안에 도입하였다. Gill이 현실에 대해서 말할 때 그는 두 사람의 참가자 사이에서 토론과 타협을 통해서 도달하는 실제적인 상황이라고 하는 그것 자체로 중요한 개념을 말하는 것이다. Gill은 그러므로 어느 정도는 작업동맹이라는 개념은 전이와의 구별을 내포하고 있으며 과거의 영향이 아닌 현재에 초점을 두고 있는 것이며 바로 사실적이고 타협 가능한 것으로 변화된 "현실"에 강조를 덧붙였다.

Greenson이 작업동맹의 핵으로 보았던 현실적인 관계에 대한 최근의 지견을 더 살펴보기 위해서 Kernberg(1988)의 이 개념에 대한 토론을 살펴보아야 할 것이다. 그는 이 개념을 정신분석의 한 측면으로서의 "틀"이라고 언급했다. Kernberg에게 있어서 "현실적" 관계란,

> 진정한 관심을 가지며, 객관적이며 그렇지만 진심으로 걱정하고 경청하며 환자의 자율권을 존중하는 분석가와, 그리고 진정으로 자신의 무의식적인 갈등을 점점 더 이해하도록 도움 받기를 바라는 사람으로서의 환자를 필요로 한다. 이러한 현실적인 관계가 정신분석적인 과정의 발달을 촉진시킨다[p. 483].

이렇게 해서 작업동맹에 대한 오늘날의 관점의 한 부분이 나타나게 되었다. 어떤 사람은 현실적인 관계와 전이현상을 구별하는 것이 마땅하다고 하는 사람들도 있고 어떤 사람들은 전이가 인간의 정신세계의 필수불가결한 요소이므로 이러한 구별자체를 거부한다. 이분법적 구분은 Greenson이 작업동맹의 생성과정을 묘사한 방식과 관련되어 있다. 동맹이란 그에 의하면 전혀 드러나지 않게 상대적으로 조용히 그리고 분석가의 어떤 행동과도 무관하게 진화된다는 것을 말하였다. Kohut와 Modell은 다른 발달심리학자와 마찬가지로 전통적인 분석에서의 전이와는 구별되는 특별한 전이의 종류에 주목했으며 분석관계의 다양한 틀 속에 포함시켰다. Kohut에 의해서 묘사된 자기대상 전이(Selfobject transference)는 그리고 Modell에 의해서 묘사된 의

존적/수용적 전이는 Greenson의 동맹과 유사성을 가진다. 그들 둘 다 조용하며 드러나지 않게 형성되며 분석가의 입장에서 그것이 형성되기 위해 어떠한 행동도 요구하지 않는다. 더구나 그것들은 지지와 안전망으로 작용하게 된다.

작업동맹의 개념과 최근에 밝혀진 좀 더 미묘한 전이표현이 잠재적으로 혼동이 될 수 있는 예시를 들자면, 분석가의 어떤 특별한 행동에 의하지 않고도 조용히 형성되는 이상화하는 자기대상 전이가 분석상황에서 피분석가가 분석가에게 협조하는데 기여할 수도 있다는 것이다. 그렇지만 이러한 표현은 작업동맹의 현실적인 관계라는 한 측면으로 그렇게 잘 이해되지는 않는다. 유사하게 분석가가 들어주고, 반응해주고 공명하는 데서 오는 자기애적인 만족은 오래 전 A. Reich(1950)에 의해서 묘사된 바 있고 Kohut에 의해서 원초적 거울반사나 원초적 자아의 자기대상 전이는 현실관계의 한 측면으로 그렇게 잘 이해되지는 않는다. 마지막으로 의존적-수용적 그리고 포용적 분석적인 관계는 현실적이 아니라 의존적-수용적 전이의 실현이며 그러한 욕망을 충족시켜주는 것이다. 이렇게 해서 그것들은 Greenson 이 이야기한 현실적인 관계의 영역에 속하는 것이 아니다. 그렇지만 이러한 것들은 동맹과 유사한 의미에서 묘사된다.

동맹이라는 개념에 있어서 순수한 문제가 있는 것처럼 보인다. 그 개념을 가치 있게, 그리고 다른 것으로 대치할 수 없는 개념으로 보는 사람과 그것을 문제가 많으며 폐기해야 할 것으로 보는 사람들 모두 똑같이 그것을 전이와 분리시키는 것에 대해서 어려움을 겪는다. 더구나 새로운 전이 범주로서 추가하는 것은 현실적으로 형성되는 작업동맹이라고 하는 환자 분석가의 경험을 축소시키는 결과를 낳는다. 그렇지만 그러한 영역에 좀 더 구분되는 영역으로서 새로운 대상 경험(Loewald, 1960; A Freud, 1965; Ritvo, 1974; Schane and Schane, 1989)이 있다. 정신분석적인 틀에서 나온 새로운 대상 경험이라는 말은 환자가 겪어보지 못한 그래서 분석상황을 진전시키는 힘을 가진 독특한 관계이다. 아마도 추측하기에 Greenson은 그것을 작업동맹의 하나 혹은 전이가 아닌 관계로 포함시켰을 것이다(Greenson and Wexler, 1969). 예를 들어 분석상황에서 환자는 직접적이든 간접적이든 환자가 이용당한다든가 해를 받게 되리라는 걱정 없이 분석가에 대한 자신의 모든 감정, 즉 사랑이라든가, 미움이라든가, 화난, 질투하는, 부러워하는, 예민한, 감탄하는 감정을 표현하도록 격려 받을 것이다. 이러한 감정이야말로 환자가 이전에는 겪어보지 못했던 독특한 경험이며 따라서 성장을 촉진시키고 환자로 하여금 심리적인 자유를 가지도록 하는 독특한 경험이라고 볼 수 있다. 이러한 새로운 대상 경험은 현실의 영역에서 그리고 작업동맹의 중요한 요소로 생각될 수 있다.

한가지 더 평을 하고 이 섹션을 마치려고 한다. 동맹개념은 다른 관점들로부터 비판되어 왔으며, 여러 임상 증례들이 소개되었다. Zetzel은 그녀의 치료가 분석적인 치료라기보다 정신치료적인 접근이라고 생각하는 Brenner(1977)와 Spence(1982)에 의해서 비판되었다. Greenson의 임상 예들도 비판될 수 있었는데, 그것은 다른 이유 때문이었다. Peterfreund(1983)은

Greenson을 자신의 이론을 지나치게 실제에 적용하려 했다는 비판을 한 적이 있다. 임상작업에 대해 이야기하려고 하는 데서 오는 원천적인 어려움, 즉 주어진 임상 예는 이론을 증명할 수도 또 이론이 틀렸다는 것을 증명할 수도 없고 다만 그 이론을 보여줄 수 있기 때문에, 그리고 Greenson은 자신의 임상실제를 용기 있게 그리고 진정성을 가지고 자세하게 기술했던 몇 안 되는 사람중의 하나였기에 이러한 특별한 개념에 대한 설명이 자칫 Greenson이 그가 마치 무엇이 협조적이고 비협조적인가, 혹은 어떤 것이 진정성이 있고 어떤 것이 거짓인가 그리고 어떤 것이 현실적인 것이고 전이인가 하는 것을 결정할 권한이 있는 것처럼 행동했다고 보여질 수 있다. 특별히 그는 한 여자 환자가 새로운 자료를 분석에 가져올 때 그녀가 자신과 "좋은 동맹관계"에 있다고 확신하지 않으면 그 자료를 작업하기를 거부하고 그녀에게 "그녀가 기본 규칙을 어겼고 자유 연상의 진정한 목적을 희미하게 했다"고 말하는 장면을 묘사한 적이 있다. 결국 그녀는 Greenson의 관점에 따랐다. 이 특별한 예에서 우리는 치료 동맹과 치료에 대한 순응사이에 별로 경계가 분명하지 않다는 것을 발견하게 된다.

역전이

Greenson은 역전이를 환자에 대한 분석가의 전이라고 분명하게 정의한다. 이러한 반응은 치료자의 과거의 해결되지 않은 무의식적인 갈등에서 나오는 왜곡되고 부적절한 반응에 기초를 둔다. 결국 치료자의 역전이는 환자의 전이와 동급인 개념이다. Greenson은 역전이를 환자에 대한 분석가의 모든 반응으로 보는 관점과 극단적으로 환자의 전이에 의해서만 일어나는 반응으로 보는 제한된 관점 모두로부터 자신의 견해를 분리시킨다.

Greenson에 의하면 역전이란 가장 중요하며 어디에서나 있을 수 있는 현상이다. 분석이 진행되는 동안, 그는 말하기를, "모든 분석가는 각 환자에게서 다양한 종류의 사랑과 증오와 무관심을 경험하며"(Greenson, 1974a, p.505) 분석에는 모든 종류의 감정이 필요하다고 한다. 그러나 그는 믿음에 가까운 확신을 가지고 분석 작업에서 그것이 차지하여야 할 자리를 차지하지 못하고 있다고 말하였다. 그는 현실적 관계와 작업동맹이라는 개념에 중요한 구별을 하였는데 바로 환자에 대한 전이와 현실적 반응 사이의 구별이다. "현실적"이라는 것은 그에 의하면 자신의 "현실적인 것"과 "비현실적인" 혹은 "신경증적인" 반응을 구별하는 분석가의 "현실적인" 능력을 포함한다고 하였다.

Greenson은 역전이적인 반응과 역전이적인 신경증 사이의 구별을 하였는데, 후자는 분석가의 내면에 환자가 끊임없이 그리고 부적절하게 중심을 차지하는 환자와의 지속적인 전이라고 하였다. 예를 들어 만약 분석가가 자신의 환자와 사랑에 빠지거나 혹은 환자에 대해 강렬한 증오나 지속적인 경쟁심을 느끼는 경우라고 하였다. 역전이 신경증이 좀 더 미묘하다면 더욱 더 위험할 수 있다. 왜냐하면 그것을 발견하기가 어렵고 분석가가 종종 지루하게 느끼고 환자가 가지고 오는 자료들을 까먹는 분석가의 경우가 해당된다. 분석가의 자기애적인 욕구가 분석에서 어려움을 가져올 수 있다. 치료자가 무의식적으로 자신의 자존감을 보상하기 위해 환자를 무의식적으로 이상화할 수 있다. 예를 들어 환자가 자신에게 자만감을 느끼게 하려는 자신의 욕구에 따르지 않으면 적지 않게 실망하는 경우가 해당된다.

Greenson은 Heimann(1950)과 Little(1951)을 인용하면서 역전이 반응은 분석가가 환자의 내면의 과정을 의식하지 못한 채 분석에 긍정적인 공헌을 할 수 있다고 말하였다. 그렇지만, Greenson은 전이가 작업동맹과 유대를 갖기가 어려운 것처럼 분석가의 역전이도 마찬가지라고 하였다. Greenson의 관점에 의하면 역전이는 분석가에 의해서 공감적으로 인지된, 그리고 분석 전 과정에 걸쳐서 밝혀진, 고도로 독창적이고 창조적으로 묘사된 환자의 직관적으로 작동되는 "작업모델"을 방해할 수 있다고 하였다.

만약 분석가가 특정 환자에 대해서 어떤 어려움을 겪고 있다면 자기 분석이 요구되며 경각심이 필요하다. 그리고 자신의 그러한 어려움을 동료와 의논하여 자신이 끊임없이 자기 분석을 하고 있는지를 살펴보아야 한다. Greenson은 만약 분석가의 역전이가 환자에게 상처를 주었다면 분석에 들어가기 전에 분석가는 환자에게 괴로움을 준 것에 대해서 사과해야 한다. 그는 그렇지만 적극적으로 환자에게 자신의 분석에 대한 내용을 알리는 것은 반대했는데 이점은 Little(1951)과 Searles(1965)와는 다르다.

Greenson의 역전이에 대한 이해와 설명의 관점에서 볼 때 Greenson은 그가 그러한 반응을 분석에서의 분석가의 역할을 이해하고 달성하는데 중요한 것으로 생각했다는 점에서 시대를 앞서간 면이 있다. 여기에 우리의 생각을 덧붙인다면, 역전이는 분석가의 자기 분석을 자극시키는 역할과 분석가 자신의 성장을 촉진시키는 역할을 한다는 것이다(M.Shane, 1979). Greenson은 자신의 실수를 묘사하는데 거침이 없었고 분석 과정이 다시 재개되고 진전되는 방향을 환자에게 가르친다는 점에서 열려 있었다. 역전이에 대한 Greenson의 접근은 이 영역에서의 Kohut의 기술적인 공헌을 한 단계 먼저 알리고 있다. Kohut 또한 이러한 공감적 이해는 분석기능의 상호적인 내재화(transmuting internalization)와 자기구조의 강화에 중요한데 분석관계에서는 종종 공감적인 이해의 실패가 일어난다는 것을 지적한 바 있다. Greenson과 마찬가지로 Kohut도 분석가가 자신의 공감의 실패를 인지하고 환자에게 자신의 자기 분석내용을 밝히지 않으면서도 그것이 환자에게 어떤 의미를 가지는지 살펴보아야 한다고 말했다.

Kohut 역시 Greenson과 마찬가지로 분석가가 환자에게 느끼는 일반적인 역전이에 주목하였고 역전이가 환자에 대해서 많은 것을 알려준다고 보았다. 이러한 측면에서 자기대상 전이의 두 가지 종류를 이야기한다. 즉 거울전이(mirroring transference)는 분석가에게 초조함을 주고 자기가 어떤 한 개인이 아니라 환자의 심리적인 한 기능으로 취급 당하는 기분 때문에 무료해진다. 이상화 전이(idealizing transference)는 분석가에게 자신이 환자에 의해서 지나치게 찬사를 받고 있기 때문에 흥분과 함께 걱정을 일으키게 된다. 분석가의 역전이 행동이 역전이 감정을 일으키므로 분석가로 하여금 환자의 병리의 성격에 대해서 진단하게 할 뿐 아니라 분석가로 하여금 적절한 기술과 타이밍을 놓치게 만들기도 한다. Kohut은 분석가의 지루함(Greenson, 1953), 공감(Greenson, 1960) 그리고 기술과 타이밍(Greenson, 1967)의 개념에서 Greenson의 덕을 입은 바가 크다.

역전이 개념에서 Greenson의 덕을 입은 다른 사람들은 Sandler(1976)와 Modell(1984)이다. Greenson은 오늘날까지 계속되어오는 주제인 치료자의 실수에 대해서 열린 태도를 취하고 그렇게 해서 역전이-전이에서의 행동표현(enactments)과 마찬가지로 두 사람의 상호작용에 대한 이해를 촉진시켰던 거대한 흐름의 선구자적인 입장에 있다.

결론

정신분석에 대한 Greenson의 공헌은 임상에서 우선적이고 전형적이다. 그가 쓴 많은 저술들은 현대의 임상에 맞게 약간의 수정과 첨가만을 필요로 할 만큼 놀랍게 잘 정돈되어 있다. 전이와 역전이, 그리고 현실적 관계에 대한 그의 저술들은 그가 분명 시대의 인물이며, 시대를 앞서는 거장임을 보여준다.

17장

역전이와 역방어

Sanford M. Izner, M.D.

1910년 프로이트가 역전이라는 용어를 도입한 이래로, 역전이 문제에 관한 개념의 형성을 논의하고, 정의하며, 설명하려는 시도가 많은 정신분석 문헌들에 반복되었다. 대부분의 분석가와 치료자들은 이러한 노력들을 다양한 정도로 받아들이기도 하고 거부하기도 하였다. 이 주제에 대한 연구와 문헌을 따라가다 보면, 문제에 대한 다양한 형태의 접근과 비교적 느슨하게 구조화된 개념화로 인해, 그 용어를 사용하는 데 있어 비교적 자유로워서 특별히 역전이 현상을 기능적으로 분명하게 보여주지 않는 것 같다. 내 생각에는, 설사 이 용어를 사용하는 영역을 재구성하는 한이 있다고 하더라도 역전이에 대한 개념은 이보다 더 분명하게 경계 지어야 한다는 것이다. 게다가, 어떤 개념의 특이성을 높이고자 하는 모든 시도는 과학의 메타심리학적 요구를 충족시켜야 하며, 구조이론의 요구를 기술적으로 순응하는 것이어야 한다.

프로이트는 다음과 같은 말로 역전이 문제를 처음 언급하였다: "환자가 의사의 무의식적 감정에 미치는 영향의 결과로 나타나는 '역전이'를 우리는 고려하기 시작했다"(1910d, p.289). 프로이트의 단편적 언급에 비추어보면 몇 가지 의미 있는 요소들이 있는 것 같다. 첫째로, 이는 1910년 "정신분석의 미래적 조망(The Future Prospects of Psycho-Analysis)"이라는 제목이 붙여진 책에서 처음 표현되었다. 이 때는 그가 정신기제의 구조이론에 대한 그의 생각을 구체화하기 한참 전이었다. 그리고 두 번째로, 그는 역전이 현상을 환자가 치료자의 무의식적 감정에 미치는 영향의 결과로 생각하였다. 이것이 내가 역전이 문제를 다루기 위해 선택한 출발점이다.

전이와 역전이에 대한 Orr(1954)의 문헌을 되풀이하여 재검토하는 것은 정말 불필요한 일이다. 그보다는 이 문헌들 중 일부를 검토해보는 것이 적절할 것이다.

역전이 요소에 대한 프로이트의 두 가지 논의(1910d, 1915[1914])를 따라 살펴보면, 중요한 연구 중 다수가 프로이트의 정의를 실제적 개념으로 사용하는 것처럼 보인다. 그리고 나 역시 비슷한 목적으로 그 정의를 끌어들이고자 한다. Glover(1955)는 역전이를 주로 환자의 전이반응에 대한 분석가의 반응이라는 맥락에서 정의하였다. 그는 역저항(counterresistance)이라는 용어를 소개함으로 문제의 부분을 명확히 하고자 하는 시도를 하였다. 이는 기술적으로 보다 포괄적인 용어를 특이성이 보다 높은 현상으로 세분화하려는 뚜렷한 시도이다. 그는 역저항을 분석가가 사용하는 방어로 정의하면서 "환자의 방어적 저항과 같은 종류이면서 이와 동일한"(p.92) 것으로 설명하였다. 예를 들면, 만일 분석가가 투사를 만나게 되면 투사를 사용하고, 억압을 만나게 되면 억압을 사용하고 하는 식이다. 특이성을 더 높이기 위한 시도로, Glover는 긍정적 및 부정적 역전이와 역저항을 구분하는 것을 고려하였는데, 이는 분석작업에서 적절하게 중립화된 과정을 사용하는 것이라기 보다는 성애화되거나 공격화된 방어 현상을 사용하는 것과 동등한 것이라 볼 수 있다. Tower(1956)는 이 용어를 환자에 대한 분석가의 전이현상에만 사용하도록 제한하였지만 분석가가 보이는 일련의 방어적 행동에 대해서도 논한 바 있다. Berman(1949)은 역전이를 분석가의 "태도"로 부터 환자가 분석가의 삶에서 중요한 인물인 것처럼 분석가가 반응하는 것으로 구별하였다. 이러한 태도를 그는 이렇게 설명하였다. "조리 있고 적절한 감정반응과 성격적 방어를 포함하여, 치료시간에 한 사람으로서 보이는 분석가의 감정적인 반응이다. 분석가의 반응 전체를 보면, 모든 대인관계 속에서와 마찬가지로 적절한 것과 방어적인 것, 전이 반응 등이 다양한 정도로 뒤섞인 것으로 나타나리라 생각된다. 그러나 이 중에서 적절한 것이 대개는 우세하다."(p.163, 강조는 추가된 것).[1] 치료자의 다른 반응으로부터 적절한 대응과 방어적 대응을 구별하는 것이 가장 중요하다. 왜냐하면 대응이나 반응의 성격으로 고려되거나 고려되지 않는 방어 행동의 형태가 있기 때문이다. 보다 성격적인, 심지어는 그 형태상 질병특징적(pathognomonic)일 가능성이 있는, 그리고 실제로 치료자의 의식 및 무의식적 환상의 삶에 더 분명하게 근거하고 있으면서, 환자 내에서 발산된 것과 연관 지을 필요가 거의 없는 방어 행동이 있다. 이러한 형태의 감정 표현은 환자나 분석 상황에 연관된 적절한 태도의 표현으로 고려되기보다는 치료상황과 분석가의 위치에 보다 밀접하게 연관되어 있을 수 있다. 또한 나중에 이 의견에 대한 증거를 제시해 보려고 한다.

어떤 저자들은 치료자가 환자와 관련하여 경험하는 모든 감정을 역전이로 포함시키는 것 같다(Heiman, 1950). Sharp(1947)는 분석가의 감정과 반응의 편재적 특성과 양적 측면 둘 다를 강조한다. Annie Reich(1951b)와 같은 다른 저자들은 역전이라는 용어를 치료자의 무의식적인 감정과 태도, 표현에만 국한 하였다. Reich는 진정한 역전이 반응이 일어나려면 환자가 치료자의 과거로부터의 대상을 표상해야만 한다고 강조하였다.[2] 그녀는 중요한 추가 기준으로서 "급성"과 "만성" 역전이 행동이라는 용어를 사용하여 역전이 현상을 구분하였고, 후자의 것을 성격적 행동문제의 행동화와 연관시켰다.[3] Annie Reich는 이후 그녀의 논문에서(1960a), 역전이

주

1 성격적 방어라는 용어를 사용하는 것은 이 논제에서 사용해 온 중요한 구별요소들의 일부를 명확히 경계 지으려는 것이다.

2 '진정한' 역전이 반응이라는 용어가 사용되었지만, '분석이 가능한' 역전이 반응으로만 명명하는 것이 오히려 적절할 것이다.

3 성격적 행동 문제와 연관된 "만성적" 역전이 행동은 내가 본 논제에서 역저항 행동으로서 기술하고자 하는 것과 가장 근접한 것이다.

반응이 일종의 분석적 통찰이라는 결과를 낳을 수도 있다는 사실에도 불구하고 항상 분석 작업을 방해하는 것으로 고려되어야 한다고 더욱 강조하였다. Gitelson(1952)은 환자의 전체적인 면에 대한 반응을 환자의 부분적인 면에 대한 반응에 반하여 구분하였다. 그는 전자를 전이로, 후자를 역전이로 언급하였다. 그는 역전이를 "오래된 전이잠재성"의 재활성화로 비롯되는 환자에 대한 "전체적 대응"으로 기술하기 보다, "응급 방어 반응"을 모든 역전이 표현의 핵심으로 생각하였다. Gitelson은 강조하기를, 이러한 "전이"는 환자와의 접촉초기에 표현되기 쉽다고 하였다. 이러한 "전이"는 내가 선택했던 용어인 역방어(counterdefense)와 매우 흡사한 것으로 보인다. Gitelson은 역전이는 나중에 나타나며 "이미 성립된 분석 상황의 관계에서 역전이는 (1)환자의 전이 (2)환자가 가지고 오는 자료 (3)한 사람으로서 분석가에 대한 환자의 반응 등의 세 가지 사항에 대한 분석가의 반응을 포함한다"고 말하였다. Fliess(1953)는 역전이를 "환자 쪽에서 '전이'라고 이름 붙일 수 있는 것과 동일한 무게를 가지는 것에만 사용해야 한다"고 강조함으로써 이 현상을 더 명백하게 하였다(p.28). 그는 이 현상의 퇴행적 특성과, 역동일시의 요소가 포함된다는 것을 지적하였다.

이 글의 목적은 관련된 구조적 요소에 근거하여 역전이 문제를 더 명확하게 밝히고자 하는 것이다. 무의식과 역전이 현상의 방해적 성격에 대한 Annie Reich의 위치와 관련하여 볼 때 그녀가 사용한 접근법이 우리의 이러한 목적에 가장 적합한 정의를 제공하는 것으로 보인다(Reich, 1951b,, 1960a). 우리 모두가 잘 알고 있는 것처럼, 역전이에 대해서 논할 때 우리는 우리 자신에 대해 논하고 있는 것이다. 나는 내 개인적인 경험과 문헌 속의 해석으로부터 이끌어낸 어느 정도 개인적인 의사 소통 형태를 가지고 있는 자료를 선택하였으며, 이는 다음과 같다.

여러 해 전 내가 고전적 정신분석을 한 지 아직 얼마 되지 않았을 때의 한 증례에서 이해를 돕기 위해 한 상황을 제시할 것이다. 많은 요인들에 의해 이 특별한 임상 경험이 복잡하게 되어 버렸다. 환자는 분석 수련기간 동안에 만난 첫 번째 여성이었고 그 증례가 여성분석가에 의해 지도 감독되고 있었다. 나는 이 수련 때문에 내가 살고 있는 도시에서부터 내가 태어난 도시까지 통학하고 있는 처지였고, 이렇게 장거리를 오가야 하는 필요성에 대해 상당한 양가감정을 느끼고 있었다. 관련된 문제들의 모든 면을 다루지 않겠지만, 문제를 묘사하는 데 충분할 정도로 증례와 치료에 관련하여 간단히 설명을 하려고 한다.

문제의 환자는 경제적으로 성공한 41세 미혼 여성으로, 자기 회사에서 일하는 유부남 직원과의 사이에 수년간 지속되었던 연애기 피탄 나면시 생긴 우울증 때문에 분석을 받세 되었다. 환자는 그때까지도 노모를 모시고 살고 있었는데, 어머니에 대해서는 도저히 벗어날 길 없이 밀착되어 있다고 느끼면서도 어머니가 살아있는 동안은 의존성과 유아화의 상황이 지속될 것이라는 점에 대해 상당한 적개심을 품고 있었다. 또한 그녀는 자기 언니 오빠들에게도 상당한 정도의 적개심을 느끼고 있었으며 자신의 삶 동안 접촉하였던 모든 남성에 대한 적개심과 평가절하는 두말할 필요도 없었다. 그녀는 만일 자기가 "그를 그렇게 만들어 주지 않았다면" 그 남자 직원은 현재의 자리를 획득할 수 없었을 것이며, 실제로 그 남자가 그녀에게 모든 것을 빚지고 있다고 생각했다. 이러한 면에서 볼 때 그녀의 남성 동일시는 아주 명백하였다. 전 생애 동안 그녀는 과거에 경험했던 모든 중요한 대상들로부터 사랑 받지 못하고 관심도 못 받는다고 느꼈다.

정신분석의 첫 해 과정 동안, 전이에서 드러나는 환자의 다소 고집스럽게 저항적인 항문기적 태도와, 자신의 성애적/공격적 환상의 세계와 관련된 상당한 정도의 죄책감으로 고통스러워함에도 불구하고, 분석은 앞으로 진행되어 나갔다. 약 일 년간의 치료 후에 분석적 생산성이 두드러지게 느려지는 시기가 나타나 침체기의 정점에 도달하는 것처럼 보였는데 이는 분명히 전이 신경증과 연관되어 있었다. 이 신경증은 분석 동안 저절로 생겨난, 얻을 수 없는 사랑과 관심에 대한 환자의 욕망이 좌절한 데 대한 반응을 바탕으로 구성되었다.

매번 이 환자가 방문한 뒤에는 노트를 기록하는 것이 내 일이었는데, 이것은 수퍼바이저에게 자료를 보고할 때 기억을 새롭게 하려고 적는 것이었다. 내가 써놓은 것을 검토하면서, 나는 이 기록 가운데 반복적으로 같은 실수가 지속된다는 것을 깨달았다. 가장 간단하고 흔한 단어의 철자를 계속 틀렸는데 도무지 논리적인 설명을 댈 수 없는 실수처럼 보였다. 이러한 내 쪽의 관찰과 더불어 이러한 실수를 설명하려고 하는 자기 분석으로 인해 분석의 전체 경과가 변화되었다. 왜냐하면 이 환자와 관련되는 나의 개인적인 감정상태에 대하여 치료자로서의 특별한 인식을 발달시키게 되었고, 전혀 다른 방식으로 나 자신의 지적 능력 및 다른 자아의 활동을 합성하고 통합하였기 때문이다. 그 결과 나는 이 환자를 더 잘 다룰 수 있게 되었고, 치료 과정에서 보인 그녀의 고집스럽게도 고정적인 저항 태도를 극복할 수 있었다. 이 전에도 전이와 역전이의 문제를 지식적으로 깨달은 적은 있었다. 그러나 역전이 경험과 연관되어 근본적으로 중요한 것은, 역전이에서는 이 특정한 환자에 대한 특정한 형태의 전이 저항을 다루기 전에 이러한 정서적 요소들을 훈습하고 더 깊은 자기-분석을 할 필요성이 요구된다는 것이다.

내가 철자를 틀리던 단어는 둘 다('both')라는 단어이다. 어떻게 이렇게 간단한 단어를 잘못 쓸 수 있을까? 역전이 문제와 그 결과인 자기-분석에 관련하여 생각해보면, 어떤 단어인지 뿐만 아니라 철자가 틀리는 방식 역시 매우 중요한 의미를 갖는다. 나는 여러 번에 걸쳐서 그 단어를 'bothe'라고 썼던 것을 깨달았다. 그 단어에 'e' 자를 덧붙였던 것이다. 이렇게 관찰한 결과로부터 자기분석이 시작되었다.

나 자신의 성장배경 속의 특정한 요소에 의해 이 환자에 대한 감정적 자세가 영향을 받았다는 것을 지적으로 알고 있었다. 나는 두 남매 중 막내였고, 누나는 환자와 비슷한 나이였는데 분명히 내 마음 안에서 이 환자와 동일시하였다(Fliess, 1953).[4] 어린 시절로부터 비롯된 내 자신의

4 이 현상에서 Fliess가 논한 역동일시의 요소가 분명하게 드러난다.

신경증에 관한 문제는 더 자세히 설명하지 않을 것이다. 다만, 누나의 이름이 'E' 자로 시작되며, 나는 평생 동안 누나를 이름으로 부르지 않고 'E' 라고 불렀다는 점만 밝혀 두겠다. 이제 철자 오류에서 나타났던 특별한 형태의 실수가 분명하게 느껴질 것이다. 둘 다('both')라는 단어를 늘 틀리는 글씨로 선택한 데 대한 실마리가 더 있다. 누나와 나는 둘 다('both') 우리 엄마의 자녀였고, 둘 다('both') 엄마의 사랑을 받았으며, 엄마의 사랑을 원하고 경쟁하였다. 분명히 엄마의 사랑을 혼자서 받고 싶었던 내 어린 시절의 욕망이 반복되었다. 또한 엄마의 사랑은 둘 다('both')에게 주어져서는 안되었다. 게다가 어머니와 함께 살면서 여전히 어머니에게 밀착되어 있는 환자와 내가 대면하게 된 것이었다. 이것은 나에게 있어서 내가 경험했어야만 했던 상황(내가 비록 엄마가 더 좋아하는 자녀로 여겨졌음에도 불구하고, 엄마와 아들 사이에는 쉽게 존재할 수 없는 엄마와 딸 사이의 의사소통의 밀접함과 애착)의 반복이었다. 그래서 환자가 묘사하는 어머니로부터의 안전함이라는 돌봄과 관심과 흥미에 대한 주의에 나는 분명히 화를 냈다. 이러한 상황하에서는, 이에 대한 분석 없이는 이러한 주의에 대한 의미 있고 건설적일 수 있는 환자의 반응을 이해하는 것이 아마도 가장 어려운 일일 것이다. 나는 비록 이러한 요소들을 지적으로는 깨닫고 있었지만, 분석 과정에서 이러한 문제로 인한 방해에 대해서는 전술한 바와 같은 자기분석에 의해서만 극복될 수 있었다. 이는 글자 그대로 틀림없이 역전이 반응이었으며, 어린 시절로부터의 나 자신의 신경증 가운데 해결되지 않은 요소와 연관된 정서적 반응에 기초한 것으로, 이 환자의 분석에서 나타난 특별한 형태의 전이 신경증 문제에 의해 유발되고 재점화된 것이었다.[5] 비록 역전이 감정이 분석작업에 관한 한 방해적인 특성을 갖고 있지만, 그로 인해 야기되는 자기분석은 이러한 형태의 갈등에 관련하여 내 자아의 종합적이고도 통합적인 기능의 영역을 넓히는 역할을 하였다. 물론 환자 자신의 자아의 종합적이고 통합적 기능을 포함하여 환자 측에도 분석적인 진전을 가져왔다. 위에서 기술한 반응이 없었다면 이러한 변화가 과연 일어났을까 하는 의문을 가질 수 있다. 전이저항의 문제와 관련하여 내 편에서 어떤 뚜렷한 해석을 하기 전에, 자기분석을 한 후로 분석작업에서 진전이 일어나게 되었다. 이는 비슷한 내용의 전이 신경증 문제가 발생할 수 있는 이 환자나 다른 환자에 관련하여 다시는 유사한 양상이 표현되지 않으리란 것을 의미하는 것은 아니다. 그러나 분석가와 환자 쪽 모두에게 계속되는 훈습의 시도가 자기-분석과 문제의 인식에 더욱 가능성을 높일 것으로 보인다. 결국 분석가에게 있어서 분석이라는 것은 연속되는 과정이며, 자기-분석이 원칙적으로 지속되어야 한다. 아동기 신경증의 요소가 분석되었고 심지어 일종의 훈습을 거쳤지만, 더 나중에 혹은 다른 조건이나 상황 하에서 이러한 양상의 갈등이 다시 나타나는 것을 막지는 못한다. 치료적인(그리고 때로는

주

5 분석가에서 역전이 현상이 일어나기 위해서는, 기존의 전이 과정의 존재가 필요한 것 같다. 심지어는 환자에서 나타나는 '전이신경증' 도 가능하다.

수퍼비전) 상황에서는 자아의 도움 아래 지속적인 퇴행이 요구되기 때문에(Kris, 1952), 이러한 형태의 반복이 생길 수 있는 가장 적당한 토양이 제공되는 셈이다.

역동에 대한 추가적 토론을 위하여, 내 쪽에서 일어났던 이러한 반응에 대해 얘기하려고 한다. 나는 이 증례의 자료를 여성 수퍼바이저에게 보이고 있었기 때문에, 이 증례에 대한 그녀의 관심은 나에게는 무의식적으로 수퍼바이저(이러한 경우라면 어머니에 해당하겠다) 쪽의 환자에 대한 (누나에 해당하겠다) 강한 관심의 표현을 나의 욕망과는 반대되었던 어린 시절의 소망(엄마의 모든 관심과 흥미가 내게만 집중되기를 바랐던) 의 반복으로(수퍼바이저가 환자가 아니라 나에게만 관심을 가져주기를 바랐던) 경험하게 되었던 것 같다. 무의식적인 느낌이 잔존하고 있어서, 수퍼바이저가 그것을 다룰 수가 있었다 더 강조할 필요가 있다고 보는 부분은, 그 수퍼바이저가 일하던 도시는 내가 태어난 곳이었고, 나는 거기서 대부분의 삶을 살았으며, 항상 고향으로 생각하던 곳이었다는 점이다.[6]

내가 진정한 역전이 반응으로 생각하는 두 번째 예로서, 수년 전에 한 젊은 분석가가 내게 가져온 상황을 설명하고자 한다. 그는 매력적이지만 냉담한 히스테리 여성 환자를 일 년 넘게 치료하였는데, 분석가를 향한 환자의 유혹적인 동작과 말은 분명히 점점 강도가 더해가고 있었다. 분석가는 이러한 제안을 다소 어렵게 막아내느라 애쓰고 있었다. 그 여자 환자는 자신이 경험하는 좌절에 대한 반응의 일환으로, 분석가의 남성성에 대한 수많은 언급을 통해 그를 유혹하는데 계속 매달리고 있었다. 그녀는 그가 자신의 유혹에 반응을 보이지 않는 것은 발기 불능이거나 동성연애자라서 그럴 거라고 자신의 느낌을 표현하였다. 분석가는 즉각적인 반응을 보이지는 않았다. 하지만 나중에 다시 환자를 만났을 때 휴가 시기가 토론 대상이 되었고 분석가는 휴가 기간이 좀더 필요하다고 하면서 아내의 출산 때문이라고 하였다. 환자는 위축되었고 자기애적 손상을 받았다. 전이 신경증에 근거한 이러한 도전의 영향으로, 분석가 안에 환자에 대한 리비도적 관심의 표현을 억누르기 위한 퇴행적 과정이 일어나게 되었다. 자아가 방어적 반응을 작동한 결과 나타난 공격적 반응은 분석가 자신의 어린 시절로부터의 신경증 가운데 해결되지 않은 일면을 조절하려는 것이 분명하였다. 이 신경증은 자기 엄마에 의해 사랑 받지 못하고 거부당한다고 느꼈던 것과 관련이 있으며, 그의 말과 감정, 행동으로부터 시사되고 있는 그의 반응은 환자의 전이 활동에 의해 다시 한번 재활성화된 것이었다. 이 예는 환자의 전이가 취약한 치료자에게 미치는 영향을 더 강조하는데, 취약하다는 것은 갈등의 내적 표현 양상으로서 억누르기에는 너무 강렬한 충동을 막을 필요가 있다는 의미에서이며(혹은 불충분하게 중화되는), 이러한 취약성은 표현의 잠정적인 반생산성과 상관없이 표현을 하게 해주는 자아의 방어 작용을 통해 분명해진다.

주

6 중요성을 부정하지 않으면서 간단하게 할 목적으로 나는 역전이 반응을 불러왔던 지도감독상황과 관련된 일부 요소의 영향을 빠뜨리고 넘어갔다.

다음으로 넘어가기 전에, 위 두 예에서 내가 생각하는 역전이 문제의 두 가지 요소를 강조하고 싶다. 이러한 요소들은 내가 사용한 용어로 정의된 현상의 특징이다. 첫 번째로, 역전이는 대개 환자 쪽 전이 신경증의 존재에 달려 있다. 전이 신경증은 치료자의 아동기 신경증 가운데 해결되지 않은 요소에 대하여 억압되었던 것을 취소시키고 그 결과로 다시 리비도집중(recathexis)되거나 치료자의 해결되지 않은 아동기 신경증의 요소를 재본능화 하는 추진력을 제공한다. 두 번째로, 그 최종 결과는 전이 상황의 일부 요소에 관련된 본능적 충동의 파생물로서, 치료자에 의하여 감정적인 표현이나 물리적인 행동의 형태로 나타나는 표현이나 일종의 행동이다. 나의 특수한 증례 내에서의 행동은 환자의 전이 신경증에 대한 나 자신의 퇴행적 역전이 반응과 더불어 나타난 것으로, 나의 원망과 적개심의 표현으로서 단어의 철자를 잘못 쓰는 것에 국한되었다. 이 사소한 철자 오류의 반응은 이 환자의 분석에 대한 명백한 혹은 직접적인 반응을 억제시키는 역할을 하였다. 물론 정서적 요소도 어느 정도는 역할을 하였다. 두 번째 예에서도 유사한 지연 반응이 있었다. 이 경우 아주 개인적인 정보를 환자에게 밝혀야 할 필요성으로 표현되는, 치료적으로 바람직하지 않은 개입의 형태로 반응이 나타났으며, 환자에게는 보다 명백하고 직접적이었다. 이러한 역전이 반응은 어린 시절로부터의 치료자의 신경증의 일면에 대한 방어적 반복으로서 나타났으며, 환자에게서 나타난 전이 신경증 및 분석가의 자기애적 방어 조직에 대한 공격적 일격으로 경험되는 것과 연관되어 있었고, 환자에 대한 치료자의 성애적 관심을 억제해야 하는 필요성과 연결된 자극적 불안과도 관련되어 있다. 이 분석가에게는 환자가 자신의 어린 시절 엄마와 관련된 양상으로 나타났던 것이다.

이제는 치료적 상황 안에서의 치료자의 행동에 대한 논의의 다른 측면으로 넘어가고자 한다. 이는 역전이 반응으로 기술했던 것과 완전히 똑같은 활동은 아니지만 밀접한 관련이 있는 것으로, 이러한 행동actions(그리고 나는 이 용어보다 반응reactions이라는 용어를 사용할 것이다)을 역방어 현상으로 명하기로 선택한 제목 아래에 분류될 수 있다고 믿는다. 왜냐하면 이들은 우리가 역전이로 설명하고 정의하였던 것과 두드러지게 다르기 때문이다. 이러한 활동은 확실히 일반적인 역전이 관련 논의 영역 내에서 고려되던 부분이다. 그러나 다양한 역전이 현상 가운데는 더 중요한 역동적이고, 경제적이고, 구조적이며, 적응적인 메타심리학적 구분이 존재하는 것으로 보인다. 사실상 역방어 현상은 그 순서상으로 볼 때 진정한 역전이 반응이 나타나기 이전에 앞서서 나타나는 것 같다. 역방어는 진정한 역전이의 전구체로서, 치료상황에서 치료자의 행동화와 관련된 불안을 막아내게끔 구조화된 방어 목적을 가지고 출현하는 것으로 보인다. 왜냐하면 실제로 이러한 현상은 환자 쪽의 전이 현상의 발달을 억제하려는 노력의 일환으로 치료자에 의해 나타나는 방어적 활동이기 때문이다. 나는 일종의 분류를 해놓는 것이 필수적이라고 생각한다. 정신현상의 이해에 관련한 고려는 이러한 구별의 치료적 중요성과 더불어서 이러한 현상의 정의를 아주 중요하게 만들 수 있기 때문이다. 문제의 요지를 묘사하기 위하여 임상

현장으로 돌아가보자.

다음의 경험은 내가 수퍼바이저로 역할을 하고 있었던 상황이며, 정신치료를 배우려고 수련생들이 왔었다. 한 번은 수련생이었던 한 정신과의사가 첫 번째 치료 약속을 위하여 환자에게 전화를 걸었다. 환자에게 약속시간과 진료실에 오는 방법을 알려 주었다. 그런데 환자는 약속시간에 도착하지 못하였고, 만나기로 약속한 시간 이후에 전화를 걸어서, 방향에 혼란을 일으켜서 모퉁이를 잘못 도는 바람에 잘못된 장소에 이르렀다고 설명했다. 그 수련생이 나에게 내놓은 정보를 살펴보면서, 나는 환자와 전화통화를 할 때 뭔가 이러한 종류의 혼란을 일으킬 만한 것이 있었는지 물어보았다. 환자에게 어떤 방향을 알려주었는가? 수련생은 왜 이런 혼란이 생겨났는지 이해할 수 없다고 말하였다. 그는 환자에게 반드시 "왼쪽으로 돌아야"한다고 주의 깊게 강조했다. 사실 그 수련생은 전화 통화를 하면서 적어도 3-4회는 반복하였다. 나는 좀더 물어보았다. "그렇다면, 자네가 이 환자의 문제에 대하여 생각했던 추정진단이나 환상은 어떤 종류였는가?" 수련생은 거의 확실하다고 느끼고 있었던 건데 이 남자의 문제가 현저하게 동성애적 성격을 띠는 것이라 생각했다고 답하였다. 환자가 '왼쪽으로 돌라' 고 강조하는 말을 들었을 때 자신의 동성애 성향에 관련한 지적으로 받아들였음이 분명하다(왜냐하면 꿈과 무의식에서 '왼쪽으로 도는 것' 은 이러한 종류의 함축을 가지는 경우가 잦기 때문이다.). 또한 이 훈련생이 환자에게 왼쪽으로 돌라는 것을 강조했던 것은 자기 자신의 내적 갈등의 일부로서 잠재적인 무의식적 요소에 관한 그 자신의 불안과 연관되어 있었다는 것도 분명하다.[7] 이를 말 그대로의 의미로서 역전이 반응이라고 부르는 것은 좀 어려울 것 같다. 왜냐하면 이는 거의 전적으로 치료자의 환상 형성에 의해 결정되었거나 촉발된 것이며, 환자 측의 기존의 전이문제나 전이 신경증에 의해 작동된 것이 아니기 때문이다. 우리는 먼저 이러한 요소의 일부가 억압의 과정을 거쳤는지 아닌지 심각하게 질문을 던져봐야 한다. 이러한 요소는 비록 반응적인 것이라 하더라도 진정한 역전이 현상과는 아주 다른 수준에서 반응적인 것이다. 다음으로, 이러한 행동의 방어적 측면을 인식해야만 한다. 감정이나 충동의 표현을 막기 위하여 구조화된 방어로서, 여기서 다룬 바 있는 진정한 역전이 반응이란 감정과 충동을 부분적으로 방출하여 표현한다는 점에서 정반대이다.[8]

두 번째 형태의 경험은 이러한 성격을 가지는 것으로서 핵심을 더 자세히 설명하는 데 도움이 될 것이다. 수퍼비전을 받고 있던 다른 수련생의 경우로, 치료를 받기 위해 찾아온 굉장히 매력

주

7 수퍼비전 상황에 관련된 훈련생 쪽의 불안요소들과, 이러한 문제에 관련한 그의 방어 기능은 논하지 않을 것이다. 이러한 종류의 상황과 연관되는 불안은 이전의 행동 양상과 연결되는 퇴행과 충동의 재본능화와 관련되는 추가적인 바탕을 제공할 수 있다.

8 Fenichel(1941, p.73)은 역전이 현상과 관련하여 감정이나 충동의 부분적인 방출을 얻기 위한 활동을 개시하는 노력을 강조하면서, 분석상황에서 어떻게 분석가가 직접적인 만족을 얻으려고 애쓰는지, 그리고 분석가의 과거에 의해 결정되는 "일련의 행동화"로서 환자를 이용하는지 지적하였다.

적인 젊은 여성과의 첫 면담을 어떻게 다루었는지 보고하였다. 나에게 보고하는 도중에 그는 "만일 뭔가 하려고 노력이라도 했었다면 훨씬 더 매력적일 수 있었을 겁니다"라고 얘기했다. 이 환자와의 치료 시작을 토론하면서, 첫 면담 동안 그는 왜 그랬는지 모른 채 "모든 것을 말로만 표현해야만 하고, 일어나거나 돌아다녀서는 안되며, 이야기만 해야 한다"는 기본적인 규칙을 제시하였다고 말하였다. 그의 말로 미루어 볼 때, 그 학생은 자신의 성애적 충동을 조절하려는 시도에 있어서 상당한 어려움을 느끼고 있었으며, 이러한 것은 수동적인 자세를 취하게끔 조직화된 것처럼 보였고, 그 결과 환자에게 "유혹적이거나 혹은 나에게 이러한 종류의 느낌을 더 불러일으킬 만한 행동은 아무것도 하지 마세요. 왜냐하면 당신의 매력은 이미 내 안의 수많은 환상들을 자극했고, 난 이러한 부분에서 내 감정을 조절하지 못하게 될까 봐 걱정이에요. 사실 나의 수동적인 자세를 포기하게 될 것 같아 두렵습니다."라는 의미로 이야기를 한 것이었다. 만일 이 여성이 뭔가 하고자 한다면 훨씬 더 매력적일 수 있을 거라는 이야기에서 그 훈련생은 자신의 감정과 입장을 보다 분명하게 나타냈던 것이다. 이는 전적으로 치료자의 환상 형성에 기초한다는 점에서, 그리고 기존의 전이 신경증이나 전이문제의 특징과 관련된 것이 아니고 환자의 의식적 혹은 무의식적 환상 형성에 대한 반응으로 나타난 것일 리 없다는 점에서, 또다시 역방어 현상이라고 할 수 있다. 이런 까닭에 세부적 구분이 보다 명확하게 드러날 수 있는 첫 면담에 관련된 상황을 예로서 선정한 것이기도 하다.[9] 그러나 이뿐 아니라 진정한 역전이 반응에서는 방해가 되는 본능적 충동의 파생물을 어떤 표현을 통해 부분적으로 방출하는 결과를 낳는다는 것을 알 수 있다. 역방어 행동은 이와는 반대인데 역방어 행동의 주된 목적은 만일 일부라도 표현되고 방출된다면 심하게 방해가 될 수 있는 본능적 충동의 파생물이 표현되는 것을 피하거나 방어하는데 있는 것처럼 보인다.

역전이와 역방어 문제의 메타심리학적 측면의 일부를 좀 더 다루지 않고 이러한 토론을 접는다면 부족할 것이다. 왜냐하면 이러한 이론적 형식은 문제에 대한 과학적 접근과 이해에 있어서 기초가 되기 때문이다. 역동적으로는 진정한 역전이와 역방어 행동으로 칭하고자 한 특정한 형태의 역전이는 모두 치료자의 아동기 신경증과 관련되는 갈등에 그 뿌리를 둔다. 그러나 이 두 가지 현상에는 현격한 차이가 있다. 진정한 역전이 반응은 환자의 퇴행 과정과 더불어 나타나는 치료자의 퇴행 과정의 결과이며, 만족 지연의 요소라는 상호위치를 포함한다. 분석 상황에서 환자가 퇴행을 경험하는 것처럼, 작업하는 분석가 역시 퇴행을 경험한다. 덧붙여서 진정한 역전이 반응에서는 치료자의 억압되고 해결되지 않은 예전 아동기 갈등이 반복되는 것과 대면하게 된다. 이러한 갈등은 대개 오이디푸스적 성격을 갖고 있으며, 억압된 갈등의 회귀는 환자 측의 특

주

9 마지막 두 가지 예는 Gitelson(1952)이 '전이'로 묘사하였던 것과, 또 A.Reich(1951b)가 성격학적 행동 문제에 근거한 '만성 역전이'로 묘사한 것과 매우 분명하게 일치한다. (둘 모두 앞서 이 논제에서 언급된 바 있다.)

정한 전이 신경증의 성격과 성질에 근거하고, 반응의 지연이라는 특징이 있다. 이러한 억압은 (자아의 도움으로) 조절된 퇴행을 통해[10] 부분적으로 명백히 취소된 것인데, 여기서의 퇴행은 분석 작업을 수행하는 모든 환자에게서 반드시 일어나는 것이며, 전이 신경증의 심화에 의해 더 깊고 상대적으로 조절이 덜 되는 퇴행으로 양성되는 것으로, 환자에 의해 분석가에게 투사된다. 반대로, 역방어 행동은 치료자의 아동기 신경증과 연관되기는 하지만 환자의 특정한 전이 신경증에 의해 촉발된 것 같지는 않은 갈등 영역을 다루는 것 같다. 이러한 갈등은 전-오이디푸스기의 색채가 훨씬 더 강한, 그리고 가장 중요하게는, 주로 사용하는 억압의 방법 외에 갈등을 다루는 방식을 나타내는 결정인자를 포함하는 것으로 보인다. 역방어 현상은 성격적으로 더욱 자아 동질적인 보호 기능을 갖고 있는, 반복적 형태의 방어 중 강한 종류의 것과 더욱 밀접하게 관련되어 있으며, 보다 완고하게 구조화된 행동 양상을 포함하고 있는 것으로 보인다. 역방어 현상은 충분한 스트레스와 불안이 있는 상황 하에서는 지연을 할 수 있는 능력을 거의 가지지 않은 채 성격적으로 환기되는 행동의 성향을 띠는 것으로 보인다. 진정한 역전이는 환자의 전이 신경증과 연관되어 자아 이질적인 신경증적 갈등의 일부 요소가 다시 나타나는 것을 포함하며, 흔히 치료자의 신경증적 불안이 증가되는 것과 함께 나타난다. 반대로, 역방어는 그 특성상 성격적이며, 보다 자아 동질적인 성격을 갖는 방향으로 전개되는 과정과 연관되며, 치료자에게 있어서 방해적일 가능성이 있는 것이라면 어떤 형태의 불안이든 막아내게끔 구조화되어 있는 것으로 보인다. 궁극적인 결과는 환자와 가깝다는 어떤 종류의 느낌이라도 피하는 것에 맞추어져 있다.

역전이 반응을 경제적 관점에서 보면, 갈등과 관련한 본능적 충동의 감정적 요소들은 고도로 밀착되어 있고 민감하게 억압되어 있어서 방출해야 할 필요성이 보다 명백하다. 그리고 당연하게도 이러한 방출은 전치를 위해 가장 손쉬운 활동 무대를 찾게 되는데, 대부분 치료 상황과 특정한 환자가 연관된 것으로 억압의 취소에 기여하는 상황과 연결되어 있다. 반대로, 역방어 현상은 성격적으로 자아 동질적이면서, 치료자에게 충분한 스트레스와 불안을 제공할 수 있는 상황이라면 언제라도 발휘되는 비교적 고정적인 행동 양상을 이용하여 본능의 파생물의 방출을 막아낼 수 있도록 구조화된 기전이 존재한다. 이는 치료 과정에서 전이 관계와 상관없이 나타날 수 있으며, 주로 치료 상황을 통제할 필요성 증대와 관계가 있다.

적응적 관점에서 보면, 진정한 역전이 반응은 치료상황에 갈등을 투사함으로써 나타난 치료자의 유아기 신경증의 흔적으로서, 해결되지 않은 갈등과 연관된 감정의 악화에 따라 나타나는 불안을 피하기 위하여 감정을 부분적으로 방출하되 지연시킨 형식을 취하게끔 하는 역할을 한다. 그리고 이 모든 것은 환자의 전이 신경증에 대한 반응으로서 나타난다. 반면 역방어 행동은

---

10 Kris(1952, p.177)는 자아의 도움으로 나타나는 퇴행이 어떻게 자아로 하여금 일차과정 기전에 대한 우월권을 보유하게하는지, 그리고 조절되지 않은 퇴행에 대한 이러한 우월권을 포기하게 하는지 묘사하고 있다.

환자의 전이 현상 발달과 이에 따른 치료자의 퇴행 필요성을 막기 위하여 적응적으로 구조화된 행동의 성격적 양상을 나타낸다. 따라서 환자의 전이 현상과 관련되는 불안의 발생을 사실상 회피한다. 역전이와 역방어 행동을 구분하는 유전적 요소는 이미 논의한 바 있다.

지정학적으로는, 이전에는 무의식적 정신 생활 영역으로 분류되었던 근본적인 본능 파생물과 기타 모든 수반되는 감정과의 관계에서 볼 때, 갈등은 역전이 안에서 억압의 방어 기능을 취소함으로써 전의식/의식적 정신 생활 영역에 접근할 수 있게 하는 역할을 한다. 반대로 역방어 행동에서는 이미 견고하게 확립되어 있는 방어적 양식의 행동을 통하여 기본적 갈등과 관련되는 억압과 격리, 저항의 유지를 둘러싼 투쟁이 끊임없이 일어난다.

마지막으로 구조적 관점에서 이러한 이론적 가설을 고려해보도록 하자. 이미 이드내에서 일어나는 힘의 투쟁에 관한 본능 파생물과 연관된 방출의 요소들을 언급한 바 있다. 초자아 기능은 역전이-역방어 문제에서 중요한 역할을 한다. 진정한 역전이 반응에서는, 자아 측의 저항적 요소의 능력이 표현을 적절하게 보류하고 제한하는 정도로 감소시키는 것과 더불어서, 본능 파생물의 증가된 리비도 집중에 의하여 공급되는 추진력 하에 일부 자기-비판 기능이 일시적으로 정지되는 것처럼 보인다. 이와 동반되는 자기-관찰 능력의 일시적 장애는 자아 이상과의 동일시를 일시적으로 포기하는 것과, 이상적 치료자의 초자아 모델과 부모 치료자 (아마도 환자와의 실험적 역동일시 현상에 근거할 것이다)과의 동일시를 일시적으로 포기하는 결과를 낳는다. 분석가에게 퇴행 과정이 일어나면서, 자아 쪽에서 환자를 전이 대상으로 구체화한 결과로 환자와 관련된 초자아의 태도와 입장의 변화가 생기게 된다. 발달 과정 중 오이디푸스기와 전-오이디푸스기에 관련 지어 보면, 퇴행된 수준에서 자아, 초자아와 이드의 기능적 상태는 초자아와 자아 발달의 특정 측면이 비교적 원시적이고 조형적인 단계를 제공하는데, 동시에 이 시기는 표현의 변동성과 관련한 자아 발달의 특정한 영역이 이 지점을 넘어서 전진하는 때이기도 하다. 감정의 표현과 일반적인 정신기제, 특히 자아 측의 방어기능에 어느 정도 제한적 영향을 끼치는 정신기능의 초자아 측면의 리비도 집중은 감소하고, 그 결과 본능 파생물은 더 자유롭게 표현된다. 역방어 행동에서는 초자아의 요소가 일정하게 작동하는 자기-비판 기능 수준에서 주로 나타나는데, 여기에서는 자아가 덜 퇴행적으로 포함되기 때문이다. 자아의 보다 견고하게 구조화된 방어적 위치가 초자아 기능의 보다 편협한 영역을 침해하는 것 같지는 않다. 게다가 치료자상의 초자아모델은 비교적 덜 발달하고, 환자의 정서적 위치와 연관된 초자아 측의 보다 원시적인 위치가 더 발달하는 것 같다.[11]

우리는 역전이 활동에서 치료자의 자아 기능이 포함되는 것을 고려해야 하는 논의의 시점에

11 마치 공감적인(비퇴행적인) 느낌의 발달과, 치료자에 의하여 자아의 도움으로 이루어지는 실험적인 퇴행적 동일시를 막기 위해 그러한 방어가 구조화되었던 것 같다.

이르렀다. 이제 환자는 치료자에게 자신의 신경증적 갈등과 연관되는 의미 있는 인물이다. 자신의 환자와 관련하여 의미 있고 적절한 방식으로 해석하는 능력이 억제되는 것은 역전이로 인해 가장 자주 나타나는 결과이다. 이는 전이 신경증으로부터 생겨나는 전이 저항을 인식하고 이해하고 다루는 능력의 감퇴로 이어진다. 어느 정도로든 성공적으로 분석하기 위해서, 분석가와 환자 모두 특정 자아의 기능이 발달해야 할 필요성이 강조된다. 자아의 도움과 중요한 종합적, 통합적 활동 안에서 성공적으로 조절되는 퇴행의 필요성과 분석에 있어서 자아 분열(Sterba, 1934) 현상과 관련된 잘 발달된 자기-관찰 능력의 필요성은 그야말로 핵심적이다. 이제 우리는 표현의 이드-자아 통로가 이차 과정 수준대신 일차 과정 행동에 집중되는 지점까지 환자와 관련된 현실 검증 능력과 통제된 방어적 퇴행 기능을 일시적으로 정지한 결과가 어떠한 지 추적해 볼 수 있을 것이다. 그렇게 되면 만족의 지연을 견디는 능력의 손상을 초래하게 된다. 이러한 자아 기능의 억제로 환자와 실험적 동일시를 형성하는 중요한 능력이, 특히 자아-분열과 자기-관찰 기능의 손상과 관련되어 사라지는 것처럼 보인다. Fliess(1953)가 기술한 "공감에 수반되는 비퇴행적 동일시"가 치료자의 조절되지 않은 퇴행을 향한 경향을 회복할 만한 분위기를 제공할 수 있다는 것은 전적으로 가능한 얘기이다. 일시적인 자아 활동의 영역에서 판단과 방해의 사용 역시 전이나 전치의 형태와 마찬가지로 포함되는데, 여기에서는 일차 과정 행동은 일시적-대상-정동 상황에 대한 인식을 크게 중단시킬 수 있게 된다. 이러한 과정은 우리에게 자아의 현실 검증 능력에 부과되는 억제의 정도를 강조하는 역할을 할 뿐이다. 역방어 활동은 자아 내에 성립된 상대적으로 견고한 행동패턴에 더 원초적인 뿌리를 두고 있는 것 같다. 이러한 행동은 이전에 언급한 기능들을 더 작동하지 못하게 하는 결과를 낳으며, 그 결과 어떤 것은 심지어 전혀 작동이 개시되지 않을 수도 있다. 역전이 반응은 이드-자아 활동에 관련된 힘의 가동을 포함하며, 그 결과 일상적이고 활동적인 자아 방어 기능의 정지가 일어나고, 본능 파생물이 표현된다. 역방어 활동은 반응이 지연되지 않는다는 특징이 있다. 욕동 파생물을 수정하기 위한 방어 활동의 중재란 거의 없는 것처럼 보인다. 이들은 다른 방어 기능과 연관되는 자아 활동의 심화를 통하여 자아 기능의 특정 측면을 작동하지 못하게 하는데 초점이 맞춰져 있는 것 같다. 그리하여 다른 자아의 기능마저 작동이 안되고 억제되는 결과를 가져온다. 성격적 방어 기능의 사용 증가는 스트레스나 불안이 가득한 상황과 관련되어 일반적으로 사용되던 통로 외에 표현이라는 이드-자아 통로를 가동시키는 경향을 막기 위해 구조화된 것으로 보인다. 이 논제의 치료적 함의와 연관되는 마지막 말은 다음과 같다. 진정한 혹은 정말 분석이 가능한 역전이 현상은 치료적 성공의 잠재력을 더 크게 하는 것 같은데, 분석 작업에 더 쉽게 접근하도록 할 수 있고, 자기-분석과 변화를 가능케 한다는 의미에서 그렇다. 모든 수준의 역전이 현상은 분석 작업의 필수적인 부분으로 보이며, 진정한 혹은 분석 가능한 역전이 반응의 분석가에 의한 발달과 인식은 환자의 전이 요소와 같이 분석 작업을 성공적으로 수행하기 위해 필수적인 현상인 것 같다. 이는 역방어 행동에 대해 기술한 것과 정반대인데, 역방어 행동은 많은 치료자들에게 있어서 "진정한 맹점"의 상황에 더욱 근접한 것이다.

18장

작업 동맹의 재탐구: 상호주관주의 관점*

Bernard Brandchaft, M.D.

Greenson의 정통정신분석의 기법과 실제는 내 책상 위에 특별한 자리를 차지하고 있다. 그 가준 책 안쪽 커버에는 다음과 같은 글이 적혀있다.

"6/18/68-아버지의 날(또한 할아버지의 날)에
정신분석과
배움과
가르침과
사람을 사랑하는
Bernie Brandchaft에게!
(수염난) 늙은 학생
Romey로부터"

이 글은 그가 받아야 마땅하다. 이러한 과찬의 말에 내가 보답할 수 있는 것은 Romey Greenson이 말년에 관심을 쏟았던 주제를 탐구하는 일일 것이다. 그 중에서도 가장 우선이 되는 주제는 분석가능성의 문제, 작업 동맹, 그리고 "현실적 관계"라고 이름 붙인 것이 무엇을 말하는 것이냐의 문제이다. 이에 대해 Greenson은 무한한 인간애와 풍부한 임상경험을 쏟아 부었다. 그는 호기심과 지적 능력을 가지고 추구하고 도전하였으며, 이러한 경험들은 오늘날에도 그의 글을 다시 읽는 사람들에게조차 그 공헌이 생생하게 살아 나게 한다. Greenson의 독특한 견해들을 다시 검토해 보면, 얼마나 그가 혁신가이자 "정복자"로 기억되기를 열망했는지 그 견해들이 풍성하게 이를 지지하고 있다는 점에 감동받지 않을 수 없다(Greenson, 1978, pp.313-357). 동시에 그가 관찰하고 결론을 내리게 만든 어떤 가정들을 재고해 보면, 그가 고민했던 문제들을 설명할 수 있게 된다. "정신분석에서 새로운 시각의 기원과 운명(The Origin and Fate of New Ideas in Psychoanalysis)"이라는 논문에서, Greenson은 프로이트의 창조적인 천재성이 어

주

* 이 논문은 저자 등(B.Brandchaft and R.D.Stolow)이 쓴 이전 논문인, 치료동맹의 다양성(Varieties of the Therapeutic Alliance)에서 제시한 원리를 확장한 것으로, 1989년 3월 16일에 열린 로스앤젤레스 정신분석 연구소와 남부 캘리포니아 정신분석 연구소의 합동 미팅이 있기 전에 작성되어 출판이 되었다.

떻게 진화했는지를 설명하였는데, 그럴 수 있었던 이유는 프로이트가 지속적으로 자신의 지식의 한계를 인식했다는 것과 그가 "자신의 작업을 계속해서 재탐구하고, 변화를 시도하고, 그러면서 자신의 시각을 확장해 나갔기 때문"(p. 348)이라는 것이다. Greenson은 이어서 이렇게 검토하였는데,

> 프로이트 외에 다른 분석가들도 이런 방식으로 작업한다. 그들을 특징짓는 것은 자신들이 새로운 시각을 갖게 되면 낡은 이론들은 파괴한다는 점이다. 그들이 유용하다고 생각한 부분은 남기고, 혁신적인 내용은 첨가하며, 일관된 틀 안으로 통합하려고 한다. 이런 틀조차도 나아가 상세한 설명이나 교정으로 보완해 나가는 일에 닫혀 있지 않다[p. 348].

이 논문에서 고찰하고자 하는 바가 바로 이러한 정신이다.

Greenson의 업적을 통틀어 보면, 환자들의 분석가능성을 증진시키려는 노력과 방해하는 요인들을 끊임없이 이해하려고 하는 그의 노력에서 정신분석과 사람에 대한 애정을 보게 된다. 그가 점차로 분석 상황을 환자와 분석가 사이의 상호 작용으로 인식하게 되면서 각각의 참여자가 치료결과에 구체적인 역할을 한다는 것을 알게 되었고, 이것이 그의 사고방식과 분석작업에 영향을 끼쳤다. 점점 더 그는 각각의 역할을 정확하게 정의하고자 하였다. 환자 측면에서, 그는 우선 "자기애적이고 정신증적 환자들은 일반적으로 정신분석에 적합하지 않다."(1967, p.54)라고 보았다. 또한 그는 "대상 관계를 맺는 능력과 자아 기능에 주요한 결핍"이 있으면 분석가능성에 영향을 주는 병적인 요인이 된다고 보았다. 이후에 "난치성 전이 반응"을 보였던 환자들과의 경험을 검토하면서 환자의 기여를 무효화시키는 유일한 요인은 환자가 작업 동맹을 맺지 못하는 경우라고 결론 지었다. 성공적인 분석이 되기 위해서 Greenson은 두 가지 중요한 요인을 늘 염두에 두었다. "환자는 전이 신경증을 만개시킬 수 있어야 하고 또한 믿을 만한 작업 동맹을 세우고 유지해 나갈 수 있어야 한다. 작업 동맹은 환자-치료자 관계에서 서로 완전히 동등한 파트너로 인식될 가치가 있다."(1978, p. 200)

난치성 증례들을 검토하면서 Greenson은 "기법에 있어서 미묘하지만 중요한 실수들 때문에 그렇게 되었던" 환자들을 언급했다. 그가 결론적으로 부적당한 환자의 선택과 분석가의 실수로부터 생겨나는 극복할 수 없는 문제들을 언급하면서, 이런 대부분의 증례들이 "이 두 가지 실수가 혼합되어 있음이 드러나게 될 것"(p. 337)이라고 하였다. 환자의 분석가능성에 의도치 않은 영향을 주게 되는 분석가의 영향력이 문제의 핵심을 차지해야 하고 기법상의 실수보다 더 많은 문제가 있다는 원리를 Greenson이 확장해 나가게 된 것은 그 이후였다. 그는 Anna Freud(1969a)를 "현대 정신분석가의 창조성 부족"에서 인용하였고, 계속해서 다음과 같이 쓰고 있다. "나는 우리의 분석 연구소를 졸업한 분석가들보다 분석에 지원하는 사람들이 더 창조적으로 보일 때

가 종종 있다는 사실에 놀랍고 또 우울해 진다. . .공정하게 말한다면, 우리는 교육 프로그램과 연구소의 분위기가 수련생들의 창조적인 상상력을 망쳐 버릴 가능성도 있음을 직면해야 한다." (1978, p.336) 같은 논문에서 그는 "자신이 잘못된 방향과 잘못된 자료를 찾고 있을 수 있다는 것과 이론적으로 또 기법적으로 틀린 접근을 하고 있을 수 있다는 가능성을 기꺼이 수용하려는 태도"에 대해 언급하였고, "자신이 모든 답을 알고 있다고 확신한다면, 거기에는 또한 아무 의심도, 갈등도, 불만도 없겠지만, 또한 새로운 시각도 없을 것"이라고 말했다(p.342; 강조는 첨가된 것).

작업 동맹의 개념은 Zetzel(1956)과 Stone(1961)이 묘사한 "치료적 동맹"에서 나온 것으로, Greenson이 여기에 새로운 강조를 덧붙였다. 두 개념 모두 1950년대와 1960년대에 시작된 저항의 문제에 대한 일반적인 관심의 일부였다. 그 당시 저항은 분석가능성의 기준을 좁히고 분석의 범위를 제한하도록 위협하고 있었다(Brandchaft and Stolow, 1989). Greenson은 고전적 원칙을 따르면서 정신분석을 다음과 같이 정의하였다:

> 잘 형성된 환자와 치료자 관계에서 전이신경증이 최대한 발달하게 함으로써 정서 질환을 치료하는 방법이다. 분석가의 해석은 공감적인 중립성의 환경에서 사용되는 결정적이고 궁극적인 도구이며, 이로써 환자는 자유 연상을 통해 대화하고 자신의 유아기 신경증을 반복할 수 있게 된다. 분석가의 목표는 환자에게 통찰을 제공하여 그가 자신의 신경증적 갈등을 해결하고 나아가 자아와 이드와 초자아에서의 영속적인 변화를 가져오게 하며, 마침내 자아의 힘과 우월성을 확장되게 하는 것이다[Greenson, 1958b, p. 201].

이러한 통찰과 그에 기초한 해석에 대한 저항을 극복하기 위해 작업 동맹이 고안되었다고 할 수 있다.

프로이트(1905a, 1909a, 1916-1917)가 생각했던 것처럼, Greenson은 전이를 "현재의 한 인물을 향한 감정과 욕동과 환타지와 방어의 경험이며, 이것은 그 인물에게는 부적절한 것이고, 초기 아동기에 중요한 인물에 대한 반응이 전치되고 반복되는 것"(p. 201)이라고 언급하였다. 그는 환자가 치료 상황에서 경험하는 전이를 의도적으로 작업해 나갈 수 있는 환자의 능력을 강조하였고, 전이 신경증이라는 격동 속에서 작업 동맹을 맺어 나가는 능력에 집중했다. 이러한 작업 동맹은 분석가의 개입을 통해 환자의 "합리적"이고 관찰하는 분석적 자아와 경험하는 자아가 분리될 때 가능해진다. 그 핵심은 "환자가 자신의 병을 극복하려는 동기와, 협동하려는 의식적이고 합리적인 의도, 그리고 분석가의 지시와 통찰을 따르는 능력"에 의해 형성되며, ". . . 이것이 가능하게 되는 매개는 환자가 자신의 행동을 이해하려는 분석가의 태도를 부분적으로라도 동일시하는 것이다."(p. 202)

저항의 개념을 이해하는 핵심은 이러한 전이를 과거의 반복이며 현재에는 부적절한 것으로 이해하는 것이다. "전이 반응은 항상 부적절하다. . . 전이 반응은 현재 맥락과는 맞지 않지만 과거 언젠가는 적절했던 반응이었다. . ."(1967, pp. 154-155)

환자가 작업 동맹을 형성할 수 있는 능력을 결정 짓는 요인으로 Greenson이 제시한 것은 바로 이렇게 환자가 분석가를 경험하고 그 경험을 동일시하는 관점이다. 작업 동맹이 기여하게 되는 이러한 분석 과정의 목표는 아동기의 전치라는 관점에서 왜곡을 이해하고 그 왜곡을 추적하여 해결되지 않은 병적인 아동기 신경증에서 원인을 찾는 것으로, 그 핵심에는 오이디푸스 갈등이 놓여 있다. 왜곡으로서의 전이가 갖는 중요한 문제와 작업 동맹의 목표에서 볼 때, Greenson은 클라인 학파의 분석가들과 의견을 같이 한다. 그 외에 다른 중요한 문제에서는 그들과 다소 의견의 불일치가 있기도 하다(1978, pp. 519-540).

Greenson은 전이를 왜곡으로 보는 관점에 불편함을 느끼고, 환자가 분석가를 경험하는 것이 "현실"적일 수 있는, 그래서 "현실"적 관계에 속하는 것("비전nontransference"라고 그는 정의하였음)과, 왜곡된 것, 즉 "전이"에 속하는 것을 찾아 나서기 시작했다. 이러한 노력으로 그는 매우 가치 있는 공헌을 하였는데, 예를 들면 "거울이자 익명성의 원칙에 입각한 분석가의 위치를 너무 문자적으로 받아 들이는 것"(p. 202)에 동의하지 않았다는 점이다. 그는 의도적으로 익명성을 강조하는 것은 그 자체로 상호협력적인 노력과 대치되는 환경을 만들어 낼 수 있고 너무 자주 "전이 신경증"으로 오해될 만한 관계에 기여한다는 사실을 예리하게 인식하고 있었다. 분석가의 공감적 한계에서 기인한 기법상의 다른 오류들뿐만 아니라 이러한 분석적 태도(analytic stance)에 관해서, Greenson은 분석가의 영향이 그의 의식적인 의도에서가 아니라, 환자의 주관적인 경험의 틀 안에서부터 평가되고 이해되어야 한다는 사실을 알았고 이를 열정적으로 옹호했다. 그의 동료인 Milton Wexler와 함께 Greenson은 해가 되는 경험이나 감정 없는 반응 또는 익명성이 환자에게 비판적인 분노 표현을 자극할 때와, 또한 이것을 왜곡이나 전치의 증거로서 전이 반응이라고 해석할 때, 환자가 자신의 인지 능력에 대한 신뢰감이나 자기감(selfhood)의 실재에 손상을 받게 된다는 것도 알고 있었다(Greenson and Wexler, 1970, pp.143-150). 그러나 환자에게 분석가는 무엇이 "현실"인 지를 알려주는 마지막 중재인으로 남게 된다. 분석가의 실수나 오해를 인지하려는 노력의 목적은 전이 신경증을 분석하는 일에 환자가 협조하도록 작업 동맹을 강화하는 것이다. 삼자적(triadic) 전이 신경증에 속하는 전이 인물을 가동시키는 데 실패하거나 자신의 경험과 동기를 고전적 원칙에 입각하여 통찰하는 분석가에게 동의하지 못하는 사람들을 Greenson은 분석에 적합하지 않은 사람들로 간주하였다. 그런 사람들에게는 지지 정신치료를 추천했다(1978, p. 372).

이전에 인용한 논문에서, 우리가 제안했던 것은 전이와 치료적 연결을 개념화하는 데 있어서 고전적인 분석가들과 클라인 학파 분석가들이 "시초부터 정신분석적 사고에 편재해 있던 기본적이고 도전 받을 수 없는 가정, 즉 환자는 왜곡하고 분석가는 알고 있는 '객관적 현실' 의 존재"

를 묘사하고 있다는 점이다(Atwood and Stolorow, 1984; Stolorow, Brandchaft, and Atwood, 1987). 이러한 가정은 전이의 전통적 관점의 중심에 놓여 있으며 "환자는 분석가를 왜곡해서 경험하고 분석가는 자신을 사실적으로 경험하는 것을 나누는 이분법을 고집하는 것이다."(Brandchaft and Stolorow, 1989) 전이를 정의하는데 필수적이라고 Greenson이 강조했던 기준에 이와 동일한 설명이 적용될 수 있는데, 그 정의는 분석가에게 전치시킨 과거로부터의 "부적절한" 반응을 말한다. 우리가 관심을 가졌던 것은 철학적인 가정이 아니었지만, "임상적인 적용의 결과를 신중하고 충분치 않게 인지했다."

우리의 견해와 완벽하게 일치하는 Evelyne Schwaber(1983)의 관점을 인용하였고 그 중요성을 강조하였다. 그리고 다음과 같이 제안하였다.

> 정신분석적 요건(즉, 공감과 내면성찰)에 다가설 수 있는 적절하고도 유일한 현실은 주관적 현실이다. 즉 환자와 분석가의 주관적 현실, 그리고 그 둘 사이에서 창조되는 심리적 영역이다. 자신의 개인적 현실은 객관적이라는 믿음은 "구체화"라는 심리적 과정의 한 예로서, 이 과정은 주관적 경험의 모습을 객관적으로 인지하고 알 수 있는 사건과 실체로 상징적으로 변형하는 과정이다(Atwood and Stolorow, 1984). 객관적 현실의 속성은 다른 말로 하면 주관적 진실의 구체화이다[p.103].

처음부터 많은 분석가들에게 비판적 견해를 일으켰지만(e.g., Ferenczi, Balint, Fairbairn, Winnicott), 객관적 현실이라는 도그마는 일반적으로 분석가들 사이에서 다양한 이유로 받아들여 졌고, 분석의 목표를 저항에 대항하는 환자의 불일치 경험을 분석가의 일치하는 경험속으로 가져오는 것으로 삼는 것에 대해 동의를 해왔다. 분석가들이 계속 배출되었지만 의심할 여지 없는 병리의 과정과 기제들이 오직 환자에게만 있다는 기본에서 출발했고, 아마도 이런 이유 때문에 정신분석 연구소를 졸업한 분석가들에게 창조성이 부족하다고 Greenson은 개탄했는지 모른다. 경쟁하는 학파들 간에 생각이 차이가 나는 것은 일반적으로 정서를 보는 관점과 방어를 강조하는 개념(병리적 선망 대 오이디푸스기 경쟁관계, 우울 위상과 편집 위상 대 거세 불안과 해결되지 않은 초자아 갈등 등)과 그러한 구체적인 개념에 기초한 기법적 관심에만 국한되어 있다. 분석적 연구의 초점은 어떤 정신내적 요인들이 환자로 하여금 분석가를 왜곡하게 하는지를 파악하려는 시도이며, 분석가와 환자는 관찰자가 관찰되는 대상에 미치는 지속적인 영향이 환자의 경험과 그 표현의 내적 요인이라는 것은 보지 못한다. 분석가가 환자의 주관적인 틀을 벗어나 자신의 이론으로 환자를 이해하려고 할 때, 그가 관찰하고 치료하고자 하는 현상에 의미를 부여하는 방식이 모호해진다(Brandchaft and Stolorow, 1984). 이차적으로 파생된 모습과 정서 상태가 일차적인 것으로 오해되는 경향이 있어서, 일차적 모습과 그 변형을 묘사할 기회는 간과된다.

Anna Freud는 권위를 가지고 비견할 만한 관점을 다음과 같이 썼다.

> 환자가 인격의 건강한 부분이 있으면, 분석가와의 실제 관계는 결코 사라지지 않는다. . . 이러한 측면을 때때로 완전히 소홀히 다루는 것이 우리가 환자들로부터 받는 적대적 반응 때문은 아닌지 궁금하다. 이런 반응에 대해 우리는 "진정한 전이"라고 말하기 쉽다. 하지만 이런 생각은 기법적으로 파괴적인 생각이며 조심스럽게 다뤄져야 한다[A. Freud, 1969a, p.27].

분석가가 자신의 개념으로 환자를 정의한 것에 대해 환자가 저항하는 것을 이해하는 쪽으로 분석 작업을 진행하고 이에 작업 동맹을 하는 조건으로 분석가의 이러한 개념을 환자가 동일시하게 만드는 것은 순응에 의한 치료이며, 이런 결과에 대해 Greenson은 특별히 질색했고 경고했다(1978, pp.205-207, 433). 그 대신에 이런 과정은 더 심오한 "저항"을 초래했다. 이에 대해 Anna Freud는 언급했었고, 이러한 저항은 환자의 관점에서 보면 인지와 정서의 독립적인 중심부에 대한 분명한 위협을 막고자 하는 중요한 반응이라 할 수 있다. 환자가 분석가의 설명에 반대할 때, 그런 반응이 환자의 본래 반응과 같은 선상에서 설명될 수 있다는 생각은 부정적 전이 저항 또는 부정적 치료 반응이라고 불리는 부정주의의 발판이 된다(Brandchaft, 1988; Atwood and Stolorow, 1984).

드러난 분석 과정에서 보면 아마도 가장 중요하게는, 객관적 현실에 천착하면서 왜곡의 개념을 추론해 내는 것은 환자가 대화하는 방식에 숨겨진 주관적 현실을 조사하여 분석적인 변형이 일어나게 할 가능성을 위축시킬 지 모른다. 따라서 환자의 주관적 현실뿐만 아니라 묘사해 내고 변형시키는 정신분석 자체의 강점에도 해로운 영향을 미친다.

많은 환자들이 발달상의 심각한 결핍이나 외상을 입고 분석을 받으러 온다. 그들에게 자기와 대상 경험에서 중요한 면은 분석 과정으로는 접근이 어렵다. 분석은 환자들로 하여금 "만개한 전이 신경증을 발달시키도록" 요구하기 때문이다. 그 대신에 그들은 애착을 형성할 수 있고, 스스로 아동기의 외상적 경험이 반복되거나 좌절을 경험하는 일이 없도록 다양한 방법을 시도할 수 있다. 이런 표현들을 분석적 원칙에 뿌리를 둔 저항으로 받아 들이지 않는다면, 분석 환경은 발전해 나가게 되고 환자는 안전하고 무비판적인 것으로 이를 경험하게 될 것이다(Kohut, 1971, 1984). 안전한 전이 상이 그제서야 발달할 수 있고 채워지지 않았던 발달상의 노력들을 포용하게(contain) 될 것이다. 본래대로 회복하려는 이러한 결합과 특별한 발달적 과정의 성향은 정신분석적 요건에 도움이 된다.

"나는 당신이 내 아버지였으면 좋겠어요" 토니는 최근 회기에서 수줍게 말했다. 나는 인내심을 가지고 그가 자신의 분석에서 일어났던 갈등에 어떤 반응을 했는지 탐색하여 왔다. 그가 가진 문제가 자신의 사업에 지나치게 몰두했던 아버지에 의해 지적된 것이라면 그가 어떤 일을 하지 못했거나 혹은 잘못한 것의 관점에서 설명될 것이다. 그래서 토니는 진정으로 자신이 누구인지 정의하는 것도 위축되어 있었고, 그의 풍부한 재능과 능력으로 볼 때 가능했을 어떠한 긍정적인 자기감(sense of self)도 유지할 수 없었다. 분석 과정은 토니가 무의식에서 아버지와 맺어져 있는 끈을 인식하게 하는 것이었고, 아버지가 그를 보는 관점이 반복적으로 그 자신의 모습을 형성하고 있음을 알게 하는 것이었다. 작업 동맹은 그가 자신의 경험을, 특히 전이 상황에서 언어화하도록 방향을 잡았고, 이로써 병적인 영향들은 되돌려 지고 원상 복구 되도록 하였으며, 그가 스스로 자기감이 의지하게 되는 원칙들을 세워나가고 변형시켜 나가도록 하였다. 한 때 탈선되었던 자기-분화의 과정은 이제 그 중요한 단계가 재생되고 살아나서 그 결과로 작업 동맹은 핵심적인 관심을 차지하게 된다.

상호주관주의 관점

이런 종류의 관심은 정신분석적 치료에 대한 대안적 관점을 형성하게 하였다.

> 가장 일반적인 형태로 보면, 우리의 논제는 . . . 정신분석이라는 것이 두 주관성-즉 환자와 분석가의 주관성-이 상호 교차하면서 구축되는 특별한 심리적 영역 안에서 일어나는 현상을 설명하려는 것이다. . . 정신분석은 상호주관성의 과학으로 묘사되어 있고, 관찰자와 관찰대상자라는 서로 다르게 조직화된 주관적 세계 사이의 상호 작용에 초점이 맞춰져 있다. 관찰적 위치는 항상 외부보다는 상호 주관성의 영역 내부에 존재한다. . . 관찰 된다는 것은, 관찰의 방법으로서 내면 고찰과 공감이 보장된다는 사실이며. . . 정신분석은 관찰자가 또한 관찰대상자라는 점에서 과학분야에서는 특이하다. . .[Stolorow, Brandchaft, and Atwood, 1987, p. 1].

상호주관성의 원리는 발달 체계에도 적용될 수 있다:

> 심리적 발달과 병리생성 모두 발달 과정을 형성하는 특별한 상호주관성의 맥락에서 가장 잘 개념화될 수 있다. 또한, 아동이 필수적인 발달 과제를 극복해 나가고 발달의 시기들을 성공적으로 통과해 나가는 일을 촉진하기도 하고 방해하기도 하는 그런 상호주관성의 맥락에서도 개념 지을 수 있다. 관찰의 초점은 아동과 양육자라는 서로 다르게 조직화된 주관성 사이의 상호 작용으로 인해 심리적 영역이 어떻게 구축되어 가느냐에 있다. . . [p.2].

상호주관성의 개념은 환자 내면에만 국한된 과정과 기제라는 측면에서 병리를 바라보는 관점과 상반된다. 경험적 자료의 깊이가 확장되어, Greenson은 "현실"과 "전이" 관계를 구별하고 가설을 세워나가게 되었다. 이로써 정신분석적 탐구는 현대의 유아 발달 연구와 궤도를 같이하게 되었다(Sander, 1980, 1983; Stern, 1985).

상호주관주의 접근은 작업 동맹의 개념에도 새로운 변화를 가져왔다. 분석가의 통찰에 대해 분석가와 환자가 일치하는 것을 대신하여, 분석가가 환자의 표현과 정서 상태와 가장 핵심적인 분석가의 역할이자 영향인 전이를 전치나 부적절한 것으로써가 아니라 환자의 주관적인 추론의 틀 안에서 바라보면서 그 의미를 이해하려는 분석가의 헌신으로 작업 동맹이 세워진다는 것이다(Kohut, 1959). 우리는 이러한 분석가의 위치를 부단한 공감적 탐구(sustained empathic inquiry)라고 명명하였다(Stolorow, Brandchaft, and Atwood, 1987). 이러한 헌신은 분석가에게 많은 어려움을 안겨 주며 어쩌면 Greenson이 묘사한 "불가능한 전문성"(1978, p.266)으로서의 분석에 무게를 더 두게 될 지 모른다. 자신과 세계를 일관되게 타인의 눈으로 본다는 것은 분석가 개인의 현실과 자기감에 심각한 위협이 될 수 있으며, 정확히 동일하게 환자도 자신의 표현이 현실을 왜곡하는 것으로 취급될 때 그런 경험을 위협으로 느낄 수 있다. 분석가에게 요구되는 것은 어떤 것도 상대를 지워버리지 않으면서 모순되게 인지하고 있는 현실을 품을 수 있는 능력이다. 이로써 분석이 진행되기 위한 탐색과 이해가 일어 난다.

이전의 논문에서(Stolorow, Brandchaft, and Atwood, 1987, pp.47-65) 나는 한 환자를 묘사했다. 그는 분석 받는 어느 시기 동안 지속적으로 회기에 늦게 나타났고, 때로는 아예 오지도 않았다. 하루는 그가 평소와 달리 기다리고 있는 나의 감정에 대해 외관상 무시하면서 늦게 나타났다. 나는 이 때 특히 화가 나기 직전이었는데, 그가 이전 회기에서 내가 얼마나 그에게 주의하지 않는지, 나에게 바랬던 것을 따라준 적이 없다며 관심이 없다고 한탄하면서 많은 시간을 보냈기 때문이었다. 그러한 배경으로, 또한 그가 나의 자기감에 대해 비난한 것이 얼마나 영향을 주었는지 충분히 인식하지 못한 채, 나는 그에게 자신이 그런 위치에 있는 것을 그렇게 싫어하면서 지속적으로 나를 기다리게 한 것은 관심의 부족이 아닌지 아느냐고 물었다. 마틴은 일어나 앉았고, 나를 똑바로 쳐다보며 조용히 말했다.

이봐요. 늦은 것 때문에 내가 기분이 상했는지 묻는 거라면 대답은 예입니다. 당신이 그것 때문에 내게 질렸다면, 그렇다고 말하세요. 그리고 당신이 하고 있는 일이 분석의 일부인 체 하지 마세요. 나는 평생 내게 질려 하는 사람들과 살아 왔어요. 그것은 항상 나 자신을 위한 것이지 그들이 아니었다고 말할 수 있어요! 내가 당신을 이해하지 못하겠고 맘에 들지 않는 것은 당신이 화가 났다는 것이 아니라 당신의 핑계예요. 당신은 자신이 혼란스러워지는 것을 피하려고 내게 제 시간에 와야 한다고 고집할 수는 있겠죠. 나는 그렇게 하려고 했어요. 내가 기대한 만큼 그렇게 할 수 없다면, 나는 그만 두겠어요. 하지만 내가 제 시간에 오든, 그렇지 않든, 실수는 아닐 겁니다. 내게 근본적인 어떤 것도 변하지 않을 거니까요!

내가 마틴의 경험을 수용할 수 있게 된 후에야 비로소 분석 환경은 만들어 질 수 있었고, 이 속에서 마틴이 발달하는데 지속적으로 해로운 영향을 준 양육자의 비판적이고 때로는 숨기는 태도가 탐색되고 묘사될 수 있었다. 마틴이 평생 꾸물거리고 늦는 습관 이면에 숨겨진 이유를 탐색할 수 있었던 것은 작업 동맹이라는 선결 조건이 만들어졌기 때문이었다. 마틴의 지각이 누군가를 기쁘게 하거나 화나게 하는 제한에서부터 벗어날 수 있게 되자 제 시간에 올 수 없었던 것에 대한 그 자신의 좌절감도 표출될 수 있었다. 그렇게 되자 이제 자발적으로 그는 자신의 의지를 파괴했던 장애물들을 분석하는 과정에 들어 올 수 있었고 또한 점차적으로 그것들을 극복하게 되었다.

분석가나 환자 어느 쪽에서든 좌절과 실망의 결과로 관계가 깨지는 것이나 분석가 쪽에서 이해하지 못하고 조율하지 못하는 경험이 어떤 “객관적” 의미에서 실수로 간주되어서는 안 된다. 이런 문제들은 양쪽이 “인간적”이라는 증거일 뿐이다. 그럼에도 이것은 분석가의 영향과 그의 이해, 또는 그런 것이 부족하여도, 환자의 주관적 현실에 핵심적이며, 따라서 이런 측면들이 환자의 내적 세계의 중요한 영역으로 접근하게 해준다는 논박할 수 없는 증거를 제공한다. 이러한 관계가 깨지는 경험들이 환자에 의해 자유롭게 표현되지 못할 수도 있다. 환자가 이런 경험들에 특별하게 주의를 기울이지 않는다면 이런 경험들은 그의 의식적 관심을 흔히 피해갈 수도 있다. 특히, 분석가가 궁극적으로 조화를 이루는 관점에서 작업 동맹을 선호한다고 환자가 감지하게 되면 이런 일은 더 잘 일어나게 된다. 그래서 분석가는 환자의 정서 상태의 작은 변화라도 놓치지 않아야 하며, 이러한 변화에 대한 환자의 자기 분석 과정도 북돋워주고, 그러한 변화가 일어나게 된 상호 주관적 맥락에 초점을 맞추는 탐색에도 개방적이어야 한다.

다른 분석가들은 분석가가 통제할 수 없고 알지 못하는 역전이 상태에 반응해서 환자가 경험하고 느끼는 감정들을 표현하게 하는 일이 중요하다는 것을 인식해 왔다. Greenson은 비록 환자의 무의식적 근원을 개방하는 것(1978 p.518)에 대해 Searles(1965)와는 의견을 달리 하지만, “현실적” 관계의 중요한 측면으로서 감정이나 행동의 실수를 인지하였다(p.516). 자신의 사적 공간을 환자에게 보이지 않는 것이나 치료적 결합을 파괴하는 분석가의 행동을 인지하는 것보다 더 중요한 것은, 아마도 분석가와 환자가 공유하는 이해를 바탕으로 환자의 의식적 경험을 조건 없이 수용할 수 있는 능력일 것이다. 그런 후에야 이렇게 관계가 깨지는 사건으로 활성화된 의미들과 그 결과로 나타난 부조화 감정 상태에 각인된 의미들에 주의를 기울일 수 있게 된다. 우리의 이전 논문에서(Brandchaft and Stolorow, 1989) 우리는 이러한 깨지는 경험들을 일관되게 환자의 주관적 틀 안에서, 그리고 내재적 경험에 대한 관찰자로서 바라보게 하는 것이 얼마나 치료 동맹을 회복하게 하는지 설명하였다. 이러한 절차를 통해 환자가 분석가를 경험한 것을 어떻게 조직하는지 그 특별하고 독특한 방식에 접근할 수 있게 되고, 이런 경험이 각인되는 절묘한 의미에도 다가갈 수 있게 된다. "새로운 시작"이 뿌리 내리기 위해서는 이러한 의미들을 신선하게 바라보고 환자들이 변하지 않는 것도 새롭게 바라보아야 한다.

환자가 인지하는 현실을 그의 정신내적 경험 안에서 수용하려는 분석가의 태도는 분석 작업을 진행시키는 작업 동맹을 세우고 유지하는데 필수 불가결한 역할을 한다. 왜곡된 전이 경험의 판단에서 비롯되는 환자의 현실지각에 위협이 되는 것은 환자의 자기와 경험의 조직 자체에도 커다란 위협이 될 수 있다. 다른 어떤 요인보다도 이것이 전이-역전이가 소용돌이쳐서 흔히 분석에 대한 저항이나 부정적 전이라고 묘사되는 상황으로 몰고 가기 쉽다. 이런 점들이 분석을 위기와 곤란으로 빠뜨리게 할 수 있다. 이런 위기 속에서 작업 동맹을 맺어야 할 양 쪽은 상대편이 야기한 위협에 대항하고자 자신의 경험을 방어하게 될 것이다. 환자들은 일반적으로 분석가에 대한 어긋난 경험과 비판적인 감정 상태가 부정적이고 방어적인 반응을 야기할 것이라고 예상한다. 분석가가 이런 경험들을 말하게 하고 분열이나 투사, 전치의 방어기제 때문에 이런 경험들이 일어날 수 있음을 해석해 주면, 환자들은 혼란을 느끼고 배신감을 느끼기 쉽다. 그런 두려운 예상들이 반복적으로 현실화되면, 취약한 심리 구조에서 나오는 증상들이 표현되고 외상적 경험이 되는 격렬한 정서가 재생되고 복제된다.

한 때 분석에 적합하지 않다고 여겨졌던 많은 환자들이 이제는 자기 분화 영역에서 발달적 문제로 인해 고충을 겪은 것으로 인식되고 있다. 자기 분화 과정은 많은 영역을 포함하지만, 더 흔하고 치명적인 문제는 내적 경험의 사실성에 대한 근원적인 불확실감을 느끼는 환자들에게 나타난다. 그들에게 있어서 모호하게 느끼는 감정을 인지하고 말하게 하는 것, 그와 관련한 의심과 혼란을 분석하는 것이 분석적 치료의 필수 불가결한 요소라 할 수 있다. 이전 논문에서 나는 재능 있는 작곡가인 Mr. N의 증례를 자세히 묘사했다.

> Mr. N이 작곡의 난관을 창조적으로 해결하려는 노력이나 자신을 위한 더 나은 삶을 위해서 자부심과 열정을 가지고 시작하려 할 때면 매 번 변함 없이 불안과 비현실감이 따라왔다. 그 결과 그는 자신이 쏟아 부은 노력이나 그가 경험한 자신감의 현실성이나 중요성을 계속 부인하게 되었다. 심한 우울을 분석하는 기나긴 시간 동안, 이런 과정은 아동기 관계의 잔류처럼 정기적으로 나타났다. 아동기 관계 속에서 그는 자신 만의 차별성이나 성취에 대한 모든 열정은 혹독하게 깔봄을 당하거나 "그건 진짜 네가 아니야!"라는 정보만을 전달하는 굴욕적인 반응만 받을 뿐이었다. 따라서 고태적 관계는 변함 없이 자동적으로 환자 자신을 유능하고 재능 있는 사람으로 경험하는 것은 비현실적이라는 원칙 속에 영속되고 신성시 되었다[Brandchaft, 1988].

많은 환자들이 자신의 주관적 현실의 중요한 면에 대한 신뢰를 유지하지 못하는 유사한 모습을 보이는데, 이는 환자들의 새로운 경험과 발달은 양육자에게 위협으로 인식되어 그들을 탈선시킨 것과 관련이 있다. 이러한 위협은 또한 직접적으로 양육자를 비난하는 반응과 인식을 포함한다. 왜냐하면, 환자들은 양육자들이 원하지 않거나, 듣기 싫어하는 정보를 지니고 있기 때문이다. 이러한 인식과 이로써 야기된 정서 상태는 지속적인 갈등의 원인이 되고 거부되어야 하는 것이다.

"분석가와 그 환경의 역할에 대한 분석가의 특별한 조율(attunement)이, 환자에게 인식되고 경험될 때. . . (그의) 현실에 내재화될 때. . . [그와 함께] 부모의 공감이라는 중요한 요소가 되는 양식들을 끌어 들이게 되고. . . 타인의 경험과 인식을 알게 되며 조율하게 된다"(Schwaber, 1984, p.160) 그러나 그녀도 지적했지만, 나도 강조하고자 하는 점은, "이러한 용어들(즉, 분석가의 공감과 부모의 공감)을 유의어로 사용하거나, 한 사람이 상대방의 실수를 '교정하는' 것은 그들이 서로 다른 두 개의 맥락으로 말하고 있기 때문에 잘못된 방향으로 나갈 수 있다"(p.160). 이런 점이 잘못 이해되었기 때문에 내가 믿기에 행동 표현(enactment)의 다양성도 오도되었고, 자기 심리학을 정신분석적이 아니고 "지지적"이라거나 "정신치료적"이라고 비판하는 기초를 제공하였다.

환자가 인식하는 현실이 위협적이지 않은 환경이라면 환자가 자신을 돌아 볼 수 있는 능력이 확장되고 발달할 수 있는 필요한 안전성은 확보되는 것이다. 환자는 점점 자신이 인식하고 경험하는 것의 중심에 대한 확신이 커져갈 것이다. 그렇게 해서, 구조적 약점과 심리적 제약, 초기 발달상의 탈선과 원시적 방어 행동과 같은 특별한 패턴들이 보여주는 경험양식들로 접근이 가능해 진다.

정신분석 영역에서 상호 주관성의 본질을 이해하고 부단한 공감적 탐구라는 체계적 도구를 알면, 전이 개념을 다시 검토하고 가설을 세워나갈 수 있을 것이다. 전이는 그 본질상 경험을 조직하는 정신 기능의 한 예이며, 그 모든 측면이 동등하게 "현실적"이다. 그것은 "지금 여기에서"의 경험을 말하며, 또한 피할 수 없이 다음을 의미한다.

> 환자가 경험하는 분석적 관계의 모든 방식은 그 자신의 심리적 구조에 의해 만들어진다-그 만의 독특한 고태적으로 뿌리내려진 자기와 대상의 모습은 무의식에서 그의 주관적 우주를 조직한다. 전이는 실제로 환자의 심리적 삶에서 소우주에 불과하며, 전이를 통해서 그의 존재를 전체적으로 선점하고 있는 양식이 명확히 드러날 수 있고 이해되고 또 변형된다[Stolorow, Brandchaft, and Atwood, 1987, p. 36].

이러한 전이의 개념은 분석가가 환자의 영향을 알았으면 하는 환자의 필요에 대응하는 것이며, 이것은 Greenson이 언급한 "현실적 관계"라는 개념을 세우려고 했던 원칙과 같다. 동시에 이러한 전이 개념은 환자의 심리적 구조에 대한 지속적인 탐구를 가능케 하며 특히 이러한 구조 속에 새겨진 무의식의 불변하는 원리들을 탐구하게 만든다. 마침내, 어떤 학파의 고정된 정설이 아닌 분석의 관점을 아우르는 일이 가능해 지며, “정신분석은 전이 반응의 발달을 증진시키는 방식과 전이 현상을 체계적으로 분석하려는 방식에 의해 다른 치료들과 구별된다”(Greenson, 1978, p.151)라는 Greenson의 주장을 충분히 만족시키게 된다.

많은 정신분석가들을 괴롭히는 망령이 있는데, 환자의 표현과 행동을 지속적으로 환자 자신의 주관적 틀 안에서 이해하려는 노력이 환자가 자신의 환경에 대해 기여하는 일의 중요성을 회피하거나 축소시키는 결과를 가져온다는 점이다. 그래서 부단한 공감적 탐구의 과정을 추구하려는 시도는 “공모”의 길이라며 배제된다. 이러한 우려 때문에 Greenson은 끈질기게 “전이 관계”에서 “현실적 관계”를 구분하려는 시도를 했는지 모른다. 그는 왜곡의 특성이 환자의 병에 기여하게 되는 원인이라고 강조하였는데 이는 그의 관점이 고전적 분석에 그 뿌리를 두고 있기 때문이다. 내 생각에 이런 두려움은 근거가 약하다. 이전 논문에서 이러한 논점이 특별히 언급되었다.

> 분석적 대화에 대한 환자의 경험은 두 명의 참가자 모두의 조직하는 행위에 의해서 함께 결정된다고 우리는 강조하고자 한다. 분석가는 자신의 역전이 반응과 해석, 그리고 다른 치료적 개입을 만들어 내는 조직적인 원칙을 가지고 있다. 환자의 무의식에서 구조를 형성하는 행위는 결과적으로 분석가의 행위 – 특히 해석적 행위 – 가 반복적으로 변함 없이 환자를 이해하려는 그 의미 속에서 식별이 된다. 그렇게 해서, 환자의 무의식에서 조직하는 원리들이 설명된다. 즉 첫째로 분석가의 행위의 영향을 인식하고 이해함으로써, 둘째로 이러한 행위가 반복적으로 환자에 의해서 동화되게 하는 그 의미를 발견하고 해석함으로써 가능하다. 환자의 심리적 조직이라는 구조적 불변성이 효과적으로 설명되고 변형되는 것은 오직 치료적 관계(therapeutic dyad)를 아우르는 상호 주관성의 영역이 끊임없이 유입되면서 분석적 탐구가 주의 깊게 이루어질 때 가능하다는 점이 바로 정신분석 과정의 역설이다[Stolorow, Brandchaft, and Atwood, 1987, pp.12-13].

환자의 주관적 세계에 대한 끊임없는 탐구에 초점을 두면, 분석의 필수 불가결한 부분은 얼마나 의식적 경험이 무의식의 원리라는 위계에 의해 조직되는지를 조사하는 것임을 알게 된다. 이런 의미들을 설명하고, 주관적 진실을 발견하며, 발달상의 외상과 탈선으로 형성된 자신의 모습을 보게 되면서, 작업 동맹은 가장 생산적인 목적과 변형을 일으키는 잠재력을 발휘하게 된다.

예를 들어서 앞에서 언급하였고 또 다른 곳에서 자세하게 기술되었던 마틴이라는 환자를 생각해 보자(Stolorow, Brandchaft, and Atwood, 1987, pp.53-65). 그의 어린 시절에 그를 진정으로 돌봐줄 수 있는 사람은 아무도 없었고, 어떤 연결이 있다면, 그것은 타인의 요구를 채우기 위해 자신을 조정함으로써 가능했다. 어떤 양육의 경험도 그를 오히려 더욱 불안하게 만들었고 결국 자신의 진로는 포기하고 내가 염두에 두었던 어떤 의제에 순응해야 한다는 위협만 증가시킬 뿐이었다. 다른 사람에게는 그런 양육 경험이 특히 안전감의 느낌을 강화시키고 그의 경험을 풍성하게 하는 역할을 했을지 모른다. 그러나 마틴에게는 그런 경험이 자동적이고 정기적으로 자신을 멀어지게 하든지 아니면 불안을 방어하려는 시도로 반응하게 만들었다. 그의 불안은 양육 받는다는 확신을 유지할 수 있을 것이라는 평생의 소망과 양육은 가치 있는 것이라는 생각이 무너져 내리는 것이었다. 그는 점차 나에 대한 요구가 증가했고, 자신의 이타적인 헌신을 표현할 분석 밖에서의 파트너를 필요로 했다. 근저에 깔린 조직하는 원리의 "객관적" 유효성은 깨뜨릴 수 없음이 매 번 실망할 때마다 확실해 졌지만, 그는 양육 받는 새로운 경험을 할 때마다 변함 없이 더 많은 투자를 하려 했다.

그의 어린 시절에 형성된 또 다른 확신은 바로 자기 자신이 지속적이고 가혹했던 어머니의 불행을 야기한 주요 원인이라는 확신이었다. 그 불행이라는 것이 표현된 경우는 그에게 화를 낼 때와 그가 엄마를 괴롭힌다고 비난을 퍼부을 때, 또 때때로 있었던 신체적 학대였다. 일시적이나마 그에게 건강함과 정체성과 결백함의 감정을 느끼게 해 준 작은 성공이나 성취도 결국에는 괴롭히는 성질을 지닌 것으로 냉혹하게 의심받았다. 다른 한 편으로 어떠한 실패나 좌절은 오히려 그의 본래 "나쁜 성질"을 확인시켜 주는 것으로 경험되었다. 실패에 대해서 그는 어떤 비용이 들어도 자신을 포위해오는 결함의 느낌과는 반대로 행동하려는 반응을 즉각 시도하였고, 반면 성공에 대해서는 자신에 대한 믿을 만한 신뢰를 결국 주지 못할 것이란 생각으로 영원한 영광과 영웅적 성취를 더욱 추구하는 것으로 반응하였다. 작업 동맹을 통해 지속적으로 자신을 되돌아 보게 한 후에야 비로서 마틴은 변화가 가능할 수 있는 맥락의 관점을 볼 수 있게 되었다. 이로써 그는 점차 자신이 희생자로 낙인 찍힌 발달상의 흔적을 쫓아 갈 힘도 늘어 났고, 자신에게 영향을 준 사건들을 새롭고 더 유용하게 설명해줄 패러다임도 고려하게 되면서 점점 자신을 자유롭게 만들었다. "발달상의 외상은 반성적 자기 인식이나 그로 인한 경험의 영향이 적응적인 수준을 넘어서 흔들리지 않는 견고한 조직의 원리로서 확립될 때 그 오래 지속된 의미를 밝혀낼 수 있다."(Brandchaft and Stolorow, 1989, p.17)

위에서 언급한 원리에 기초해서 작업 동맹을 세우면, 발달적으로 결정된 불변의 조직 원리를 분석에서 일관되게 훈습할 수 있게 되고, 우리가 그토록 열정적으로 영향을 미치기 바라는 전문적 영역인 구조적 변화의 획득도 훈습할 수 있게 된다. 이것이야말로 Romey Greenson이 자신만의 흉내 낼 수 없는 방법으로 그의 환자들과 자신의 전문 분야에서 멈추지 않고 싸워왔던 목표였다. 또한 그의 노력으로 그를 따르는 사람들이 더 쉽게 접근할 수 있게 된 목표이다.

19장

종결의 문제

Ralph R. Greenson, M.D.

환자가 분석의 종결기를 지날 때 반드시 명심해야 할 네 가지 중요한 영역이 있다. 첫 번째는 환자가 가져오는 모든 자료는 아무리 다른 내용을 언급할 지라도 분석이 끝나고 있다는 사실과 관련이 있다고 끊임없이 스스로 상기해야 한다는 점이다. 이것이 그렇게 우세한 문제는 아닐지라도 반드시 나타날 문제일 것이다.

세심한 검토를 필요로 하는 두 번째 영역은 종결기 동안 환자가 세 가지 다른 방식으로 동시에 분석가에게 반응을 보인다는 사실이다. 즉 환자의 전이 반응, 작업 동맹의 상태, 그리고 분석가와의 실제 관계에 주의를 기울여야 한다. 긍정적이든 부정적이든 아니면 퇴행하든 진전을 보이든, 새로운 전이 자료들이 나타날 것이다. 또한 환자가 스스로의 자료들을 분석하는 역할을 더 많이 함에 따라 작업동맹도 증가할 것이다. 이러한 둘의 역할이 결핍된다면, 이 시기 동안에 분석에서 이 문제가 핵심요소가 되어야만 한다.

종결기 동안 주의 검토해야 할 환자의 분석가에 대한 관계의 마지막은 바로 실제 관계를 맺는 문제이다. 환자가 종결로 다가갈수록, 분석가에 대해 더 알게 되고 그것을 표현할 용기도 더 얻게 된다. 분석가는 환자들이 분석의 마지막 기간 동안 그것을 표현할 수 있도록 해야 한다. 환자가 분석가에게 실질적으로 반응하는 것을 처음부터 아는 것은 중요하다. 예를 들어 분석 초기에 환자가 말하기를 분석가에 대해 더 말이 없고, 위축되어 있고, 조용한 것처럼 보인다고 하면, 나는 마치 이런 관점이 유효한 것처럼 그들과 동의하는 경향이 있다. 아니면 환자가 과거에는 분석가가 그들에게 더 화를 냈던 것 같다고 말하면, 나는 그전에는 그렇게 보였던 때도 있었다고 동의하려 할 것이다. 때론 분석이 끝으로 향할수록, 분석가가 환자에게 더 감정적으로 자연스럽게 반응을 보이려고 하면, 나는 환자가 이런 반응에 더 잘 대처할 수 있다고 느끼기 때문이라고 알려줄 것이다. 또는 종결의 끝을 향해가면서, 내가 더 침묵하고 수동적이 되려고 결정하려 한다면, 나는 환자에게 분석의 이 시기에는 이런 방식이 도움이 되고 그것이 어떻게 작동하는지 볼 필요가 있다고 말해 줄 것이다. 나는 분석가와의 실질적인 관계가 어떻게 작업동맹과 함께 공존할 수 있는지와 그런 것이 없이 전이신경증이 우정관계가 되어버리는 것을 구분하기 위해 이런 관점에 강조를 둘 것이다. 나는 결코 관계의 전문성을 변경시키려는 것이 아니다. 분석적 관계는 사회적 관계가 아니며 또한 환자와 분석외적 접촉을 갖는 것에 대해 말하는 것은 아니다. 그러나 실제 관계는 분석적 관계에서 중요한 요소이며 종결기 동안 주의를 기울여야 할 점인 것은 분명하다.

종결기 동안 내내 주의 깊게 살펴야 할 세 번째 영역은 환자가 종결기에 보이는 우울한 반응의 특정 형태이다. 몇 환자들은 좌절하고 더 밀착되는 식으로 반응을 보이고, 또 다른 환자들은 불평하거나, 적대적이 되고, 때론 매달리지 않는 것으로 반응할 것이다. 그러나 우리가 기대하는 것은 환자들이 건강하게 우울한 반응을 보이는 것이다. 다른 말로 하면 환자들이 분석가를 그리워하게 되고 만나고 싶어하고 기억하게 된다는 점을 깨달을 수 있어야만 한다는 것이다. 이것은 비교적 건강한 우울반응이다.

마지막으로 마음에 새겨야 할 점은 환자는 종결기에 더 많이 행동화를 하게 될 것이라는 점이다. 부분적으로 이것은 낡은 신경증적 패턴이 여전히 그들에게 만족을 주는지 시험하는 수단이며, 또 부분적으로는 낡은 신경증적 즐거움에 안녕을 고하는 일이며, 다시 재현(reenactment)하는 것에서 기억으로 전향하는 방식이라는 점이다.

20장

종결: "끝이 없는" 분석의 마지막 단계에 관한 증례보고

Jack Novick, Ph.D.

정신분석 기술에 대한 많은 저술로 가장 영향력이 있는 저자인 Ralph Greenson은 종결이라는 주제에 관해서 전혀 출간하지 않았다. 이 일은 별로 놀랄 만한 일이 아닌데, 왜냐하면 그가 죽고 난 이후까지 그 주제에 관해서 씌어진 것이 거의 없다시피 하기 때문이다. 프로이트(1913)가 종결에 관해서 관심을 표명했음에도 불구하고, 그 자신이나 초기의 추종자들도 치료의 단계로서의 종결에 관해 별로 이야기하지 않았다. 표준적인 정신분석은 세 단계, 즉 초기, 중기, 종결기를 갖는다는 관점은 Glover(1955)에 의해 처음 제안이 되었고, 1970년대 후반까지는 넓게 받아들여지지 못했다. Annie Reich는 1950년에 종결에 관한 논문을 고작 두 편을 찾을 수 있었고, Rangell은 1966년에 문헌이 거의 없다고 지적했다. 그렇지만 지난 15년간 많은 문헌이 나타났는데, 종결기에 어떻게 들어가고 통과하여 넘어서는지에 관한 유용한 제안을 정신분석가들에게 많이 제공하는 것들이었다. Blum(1989), Firestein(1978, 1982), Novick(1982, 1988, 1990a), 그리고 the Shanes(1984)의 평론은 대부분의 이슈를 다 다루었다. 요즘 종결을 연구의 주제로서 그리고 임상적인 전문 기술로서 강조하게 된 것은 분석의 종결에 대해 가졌던 세계대전 이전의 무신경한 태도와는 굉장한 대조를 이룬다.

관심 집중의 강도가 절정에 다다름에 따라 다량의 논문에 대한 반발도 일어나고 있다. 몇몇 저자들은 '그 단계의 중요성이 지나치게 강조된 것 같다.' (Blum, 1989), '공식적으로 날짜를 정하지 않고도 종결은 일어날 수 있다' (Goldberg and Marcus, 1985), '종결이란 말은 혼동을 주는 단어이며 실제로 무슨 일이 일어나는지를 반영해 주지 못한다.' (Pedder, 1988), '종결은 맨 처음부터의 문제이기 때문에 종결 단계 자체는 구별할 필요가 없다.' (De Semone Gaburri, 1985)는 제안을 하고 있다.

그럼에도 불구하고 이 치료 단계에 대해 연구가 계속되고 있으며, 치료의 목표에 관해서 그리고 종결 후 단계의 자기 분석의 역할에 관해서 흥미 있는 문제를 제기하는 후속 연구가 뒤따르고 있다(Kantrowitz, Katz, and Paolitto, 1990). 최근의 연구에서 나는 종결의 타이밍과 시기상조인 종결 혹은 늦어진 종결에 관련된 요소에 관한 것을 보았다(Novick, 1982, 1988). 이 연구는

"끝없이 이어지는 분석"의 문제에 초점을 맞추는 것으로 확장되었다(Novick, 1990b). 이것에 대해 논의함에 있어서, 나는 M씨의 사례를 묘사해 보았다. 25세 독신 남자로서 마음이 너무 산란하여 분석훈련 증례로서는 적당치 않아 나에게 의뢰된 사람이다.[1] 첫 회기에 그는 "나는 참을 수가 없어요. 제발! 해치워주세요. 나를 벌주세요. 나를 때리세요."라고 간청했다. M씨는 동부 해안 도시의 부유한 교외에서 자라난 3남매 중 장남이었다. 그의 아버지는 성공한 전문인이었고 어머니는 아름답고, 부유한 부모에게서 응석받이로 자란 장녀였다. 처음 보았을 때 M씨는 끊임없는 불안과 긴장의 상태였다. 그는 페인트칠 임시직으로 먹고 살았으며, 자신과 똑같이 문란한 여성들과 연속적으로 관계를 맺으며 일시적인 위안을 얻었다. 그런 관계에서 그는 처음에는 여자들에게 지배적인 어머니의 역할을 하도록 놓아두다가 나중에는 그의 수동성과 은밀한 가학성 때문에 어찌할 수 없는 격노의 상태로 여자들을 몰아놓곤 했다. M씨는 처음에는 내가 그를 불행에서 건져주길 고대하던 좋은 어머니가 되자 행복감을 느꼈다. 첫 여름까지 그는 너무 많이 좋아진 것 같이 느껴서 치료를 끝내도 될 것 같다고 생각했다. 그렇지만 놀랄 것이 없듯이, 그는 그의 좋은 느낌을 유지할 수 없었고, 우리는 가학-피학적 전이의 상태에 갇히게 되었다. 그 전이 상태는 "심하게 우울한 알코올중독자 어머니와의 소리 지르는 관계를 반영하며, 환자의 피학적인 병리와 일생에 걸친 고통에 대한 중독을 분명히 나타내 주는 것이었다."(Novick, 1990b) 나는 M씨가 1년 넘게 날짜를 잡아 종결 단계로 들어가는 것을 저항하였던 기나긴 전종결단계를 묘사하였다. M씨는 10년 넘게 1주일에 5회의 정신분석을 받아왔고, 나는 끝없이 이어지는 분석의 중요한 요소는 전능한 자기 이미지에 매달리려는 필사적인 욕구라고 제안했다. "전능 망상"을 유지하려는 욕구는 피학적 병리의 중심이며(Novick and Novick, 1987), 최근의 논문에서 Kerry Kelly Novick과 나는 전능감의 후성설을 추적해 보기 위해 M씨의 자료와 많은 다른 사례들을 사용하였다. 다음에 묘사된 분석작업을 통해 M씨가 마침내 종결 날짜를 잡을 수 있었다. 다음은 그의 "끝이 없는" 분석의 종결 단계에 관한 이야기이다.

종결단계

M씨는 11년째 분석을 받고 있었다. 날짜 잡기를 거부하는 것에 관한 작업을 1년 동안 한 후에, 그는 마침내 석 달 후 즉, 14주 후 주중의 날짜로 결정하였고, 나도 동의하였다.

예술이나 문학, 정신분석에 있어서 어느 한 이론이나 학파가 두드러지지 않고, 텍스트도 독자에 따라 무한한 의미를 지닌 어떤 방식으로도 읽혀질 수 있는 이 같은 "포스트 모던 시대"의 분위기에서, 나는 다음과 같이 자료를 제시하겠다. 오른쪽에는 M씨의 말을 그대로 혹은 요약해서

주

1 M씨의 임상자료를 사용할 수 있도록 허락해준 M씨에게 감사한다. 모든 인적정보는 생략되거나 변경되었다.

쓰고, 내가 한 개입도 이탤릭 체로 오른쪽에 썼고, 왼쪽에는 텍스트에 대한 나의 코멘트를 달아 놓았는데, 독자들이 반응할 공간을 허용하기 위해 최소한에 그쳤다.

1주

그는 중요한 성취라 할 수 있는 양가 감정을 경험하고 인식하며 포용할 수 있게 되었다.

긴장은 언제나 강한 방어나 분노의 신호였다. 그는 인생이란 긴장이 없어야 한다는 환상을 가지고 있었다. 그는 이제 분석작업을 시작할 때 긴장을 사용하는 것에 대해 말하고 있다.

분석가를 이상화함으로써 환멸과 분노를 가까스로 감추고 있었다.

종결 날짜에 대해 확고한 마음을 먹은 후에, M씨는 직업이나 가정 등 외부 세계에서 모든 것이 다 잘되어 간다고 말했다. 그렇지만 이제는 여기에 오는 것에 대해 마음이 혼란스러웠다. "나는 한 달 더 일찍 날짜를 잡는 것에 관해 신중하게 고려해 보았어요. 해치우기 위해서요. 그렇지만 *긴장*은 작업해 볼만한 가치가 있다고 생각했어요." "종결에 관한 처음 생각은 내가 당신이 아니라는 거죠. 당신이 아는 바대로, 환상은 내가 당신이 될 수 있고 자유연상을 할 수 있고 나의 깊은 감정과 접촉할 수 있을 것이라는 것이지요. 난 그것을 매우 힘겹게 발견했어요. 내가 그렇게 할 수 있도록 이런 상황이 필요해요." 그는 눈에 띄게 긴장이 되고 화가 나서, "나는 내 분노에 도달할 수 있지만, 원활하거나 효율적이거나 효과적이지 못해요."라고 말했다. 몇 마디 중얼거리고 더욱 자기 비난적이 되어 계속 말했다. "나의 마음의 뒤에는 비난하는 감정이 있어요. 난 막혀 있어요. 나는 더듬거리며, 대체된 단어로 말하는 식으로 밖에 말할 수 없어요."

나는 그가 나를 완전하고 마술적인 사람이라고 상상하는 바로 그런 사람이 되지 못하는 것에 대해 자신과 나에게 화가 난 거라고 말했다.

내가 그에게 마술적인 힘을 줄 수 있다는 환상이 지속된다.

그는 말했다. "이 시간이 다 지난 후, 모든 사람의 어깨 위에 타서 바르 미츠바 왕처럼 떠나지 않으면(역:유대교에서 13세 소년 성인식이 끝나면 하는 행동) 안 되는 건가요? 내가 떠나지 않으면 당신은 나를 쫓아낼 건가요?" 그 다음날 그는 꿈 하나를 가져왔다. "어떤 큰 녀석이 다른 여섯 명의 큰 놈들과 다투고 있었어요. 나는 그냥 보고만 있었죠. 갑자기 그 녀석이 나를 붙들더니 내가 인질이라고 말하면서, '이 놈은 너네들보다 약해.' 라고 말했어요. 내가 처음 드는 생각은 나는 약하며 겁쟁이이며 그 큰 놈들을 부러워한다는 것이었어요." 그리고 나서 그는 박쥐가 날아온 다른 꿈에 대해 말했다. 그는 놀랐지만 공포스럽지는 않았다. 그는 몇 년 전에 박쥐가 날아 들었을 때 통제력을 상실하고 공포에 떨었던 것에 비해서 최근에 박쥐가 들어왔을 때는 유능하게 잘 처리했던 경험과 그 꿈을 관련 지었다. 그는 더 이상 자기의 두려움에 사로잡히지 않고 공포를 서서히 다루어나갈 수 있다는 것을 특별히 언급했다.

나는 왜 그 일을 여기서 나와 함께 하려고 하느냐고 물었다.

"두려움을 보다 더 완전하게 탐색하기 위해서죠, 그리고 '나는 제어할 수가 없어요. 내가 산산조각이 나는 것을 보면 당신은 나를 구조할 거예요.' 라고 말하기 위해서죠."

나는 박쥐 꿈은 현실적인 위험을 유능하게 다룬 것을 반영한 것이고, 인질 꿈은 약하고 무력하고 두려움에 쌓임으로써 마술적으로 강력해지고 더 깊은 공포로부터 자신을 보호할 것

이라는 환상을 반영하는 것이라고 말했다.

나는 피학증을 해석하면서 저변에 깔린 외상을 찾고 있다.

그는 대답했다. “나의 어머니와 나. 우리는 다른 네 명이나 여섯 명의 큰 놈들-우리 가족들-을 때려눕힐 수 있죠. 그리고 여기가 통제를 벗어난 지점이지요. 나의 전략은 이것입니다. 나는 단지 술을 마시면서 서있다가 결정적인 힘의 소유자가 됩니다. 나와 함께, 이 녀석은 다른 여섯 명과 싸울 수 있습니다. 결과에 결정적인 영향을 주는 사람은 바로 나입니다. 나는 나의 어머니나 아버지를 강하게 만듭니다. 이것은 모두 마술적이고 통제를 벗어납니다.”

여기에서 종결단계의 주요 주제가 나온다. 그의 자기 학대적인 성향, 예를 들어 연약함을 적극적으로 추구한다든가 피해자가 되는 것 등을 통해서 그는 대상을 전지전능하게 복구하고, 자기의 전능감도 확보한다.

2주

그는 지난 3개월 동안 자신의 마술적인 소원을 이루어지게 할 마지막 하나의 요술을 내가 부려주길 바랬던 소원에 대해 이야기하면서 이번 주 회기를 시작했다. 그 소원은 나처럼 되는 것이었고, 그는 자기 분석을 쉽게, 그리고 원활하게, 노력이나 장애물없이 할 수 있는 나의 능력에 관한 이상화된 생각들을 열거했다.

나는 그가 나에 대해서 그리고 분석에 대해서 환멸을 직면하기 시작하였기 때문에 이상화된 이미지에 매달려 있는 것이라고 말했다.

환멸(disillusionment)은 종결 과정의 필수적인 부분이다
(Novick, 1982; Pedder, 1988)

그는 말하기를, “또 다른 생각도 있어요. 당신은 너무 열심히 일해서 당신 자녀들을 위해서 쓸 시간이 없어요.” 처음에는 이 말이 도망가는 생각인 것으로 보였으나 그는 다시 이 생각으로 돌아와 말하기를, “당신이 하는 일을 문제 삼는 것은 내가 하는 일을 문제 삼는 거예

요. 우리는 둘 다 일하는 것을 좋아하고, 결정하는 것을 좋아하고, 사무실에 가는 것을 즐기죠. 그렇지만 비슷한 것은 우리 아버지하고에요. 아버지는 밤 늦게 귀가했죠. 당신이 설정해 놓은 경계선을 넘어가는 것은 지금도 어려워요. 당신은 가르치고, 저술하고, 지역사회에 봉사하는 역동적인 사람입니다, 대단합니다! 이게 바로 내가 아버지에 대해 느끼는 바에요. 그는 사장이에요. 대단하지요! 나는 당신이 아주 자랑스러워요. 그러나 그것은 나의 따돌림 당한 느낌과 빼앗긴 느낌을 가려주지요. 그렇지만 난 그렇게 생각지 않아요. 나는 자랑스럽게 여겨요!" 그는 잠시 쉬었다가 슬픈 목소리로 말했다. "나는 좀더 관여하는 아버지를 원했어요. 대단하고 재미있는 아버지가 아니구요. 이런 이야기할 때조차 나는 아버지를 제대로 비판하지도 못해요. 보호를 위해서 완벽함의 기운이 거기에 있지요. 내가 아버지에 대해서 매달리는 것은 내가 아버지 곁에 있을 때의 흥분의 느낌이에요. 그렇지만 내 기억은 아버지 곁에 있지 못한 것이죠. 나는 당신이 완벽하지 않은 게 아닐까 의심이 되어요. 아버지에 대한 내 이미지는 뒤틀려 있어요. 나는 아빠를 잘 몰라요. 엄마나 할머니나 가정부와는 속속들이 서로 아는 관계였어요. 아빠하고는 미소가 오가는 정도로 그저 그런 사이였지요? 마치 당신하고 처럼요." 이러한 생각은 깊은 슬픔과 분노를 동반하였다. 이 분노는 나의 휴가에 대해 상처받고 배제 당한 느낌을 말할 때의 전이 상황에서 나타났다.

죄를 공유함으로써 여전히 나를 보호한다.

환멸감을 경험했다가,

밀어 냈다가,

다시 돌아온다.

나는 그가 나를 그의 분노에서 보호하기 위해 나를 완벽한 인물로 보고 있는 것이라고 말해 주었다.

"네, 그래요. 난 내 분노가 행복한 가정을 파괴할까 봐 두려워요."

3주

방어는 여전히 작동하고 있지만 더 이상 무의식적이지 않다. 현재와 분석적인 과거와 역사적인 과거가 그의 말에 응축되어 있다. 그는 그것을 알고 있고 내가 알고 있다는 사실도 알고 있다.

"나는 사물을 직면하지 못하고 있어요. 당신의 결함도, 아빠의 결함도 말이에요. 나는 사물을 간과하고, 이상화하고, 구분 짓고 있어요. 그래서 비판은 엄마에게로 날아갑니다. 어렸을 때 그렇게 해야 할 필요가 있었어요. 행복하고 좋은 부모를 갖는 것이 필요했죠. 이제는 나를 보호하는 거예요. 나의 분노로부터 나를 보호하는 것이죠."

종결 단계의 일부로서, 암시에 대한 공유된 시적 언어와 공유된 신화.

"내 삶의 목표, 내 사명은 행복한 가정을 갖는 거예요. 그런 관점에서 나의 분노는 내게 문제만 일으킬 뿐이죠."

그러면서 그는 어머니가 호통치던 기억을 깊은 감정을 담아 이야기하였다. "난 어느 누구에게도 그렇게 하지 않겠다고 맹세했어요."라고 말했다.

종결단계의 필수적인 부분으로서, 외상의 훈습. 외상이 훈습되지 않을 때 환자에게 오는 위험에 대해서는 Kinston and Cohen(1988), Cohen and Kinston(출간중)의 흥미로운 연구를 볼 것.

나는 그 분노는 철두철미하게 압도적이고 충격적이었다고 말해 주었다.

그는 "나의 분노는 차단되지 않았지만 무서워요. 난 매일 호통치는 소리를 들었고 나도 되받아 소리지르곤 했어요. 나는 누군가가 꾸짖고 얕잡아 보는 것이 어떤 것인지 알아요. 그리고 분노를 가장 큰 감정으로 갖고 있다는 것이 어떤 것인지 알아요-그 분노가 나를 갉아먹고, 완전히 통제력을 상실하게 만드는 것을 말이에요."그는 아버지가 결코 화를 내지 않으셨는데, 사실 아버지는 분노를 두려워하였다고 말했다.

나는 그의 분노가 우리를 압도할 것 같은 두려움 때문에 아버지나 나에 대한 분노를 억제해 왔다고 말해 주었다.

그는 대답했다. "나는 당신이 그런 싸움소리를 들어본 적이 없기를 바래요. 진짜 미움, 진짜 파괴- 우리는 관계를 깨뜨릴 거에요. 나는 당신이나 아버지에게 그렇게 하고 싶지 않아요. 나는 총력적인 공격으로 반응할 능력이 확실히 있어요. 굉장하지요! 나는 당신이 이런 식으로 보는 것을 원치 않아요. 당신이 무너져 내릴지는 모르겠지만, 지독하게 실망은 할 거에요." 다음 날 그는 치료비 지불하는 것을 잊었고, 나에게 화가 났음을 알게 되었다. "어제 난 당신한테 화를 내는 것을 피하기 위해 내 목숨을 걸겠다고 말했지요. 오늘 나는 당신이 지배적이고 융통성도 없는 우리 어머니처럼 나쁘다고 말합니다. 나는 분노를 분명히 느낄 수 있어요. 마치 당신이 내가 싫어하는 일을 정말로 한 것처럼 말이에요." 그는 돈을 지불해서 얻은 것은 있지만, 자기가 소망했던 것은 얻지 못했다고 강력한 느낌으로 말했다. 그는 나를 이상화하기 위해, 나를 그의 분노로부터 보호하기 위해 너무 많은 것을 포기하였다. 그래서 이제 그의 마술적인 소원이 성취된다.

매우 화가 났지만 뒤로 물러서서 관찰하고 감정을 다룬다. 종결 단계에서는 치료적 동맹이 최대한의 효과를 낸다.

"그래서 이제는 당신에게 지불하지 않는 거에요. 당신에게 복수하는 겁니다. 애절하게.."

4주

그는 자신의 분노, 실망을 조절하려고 하면서 이번 주를 시작했다. 그는 가정법으로 말했지만 곧이어 현재형으로 말하였다. 그가 느낄만한 것을 그는 느꼈고, 통제하고 지배하려는 욕구를 표현할 때는 분노로 몸을 떨었다. "내가 나 자신에게 제공할 수 있는 일이지만, 당신이 제공해 주길 바라는데요. 나는 길바닥에 쓰러질 것이고, 당신은 나를 발견하여 나에게 다가와 내가 들었던 말 중에 가장 격려하는 말을 할 거에요. 그렇게 구조해주면 모든 분노의 감정은 다 사라질 거에요. 당신은 우울하고 무능한 어머니가 아니에요. 당신이 할 수 있는 일과 나에게 하고 있는 일을 살펴보세요."

종결 단계의 환멸을 직면하기 매우 어렵게 만드는, 외상의 근원으로서의 부모의 무능함.

나는 그의 분노, 그리고 자신의 실패를 통해서 나를 세워주려는 소원이 그의 환멸에 뒤따라오고 있음을 말해주었다.

"내가 어떻게 피드백을 필요로 하는지를 생각하고 있었어요." 그는 피드백이 부족한 것에 대해 계속해서 불평하였고, 내가 좀 더 많은 피드백을 줄 수 있고, 처음에 그를 면담한 분석가는 좀더 많은 피드백을 주었다고 했다. 후에 그는 나의 불안전함을 알아차렸다는 말을 하였다. "당신의 불완전함을 보니 좌절스러워요. 당신은 너무 열심히 일해요. 나는 아주 창피해요. 나는 내 친구들을 집으로 초대하기가 두려워요. 난 당신의 상태에 책임이 있어요.

위험하긴 하지만 이것은 내가 그가 필요로 하는 것을 실제로 그에게 줄 수 있다는 교묘한 형태의 환상인데, 그의 자학적인 표현을 통해 나로 하여금 그렇게 하도록 만들 수 있는 것이기도 하다.

우리는 나의 수치심과 책임감 문제로 돌아가고 있지요. 왜 나는 당신의 불완전함을 받아들일 수가 없을까요? 당신은 Mickey Mantle이나 Willie Mays가 아니에요- 그래서 어쨌단 말이지요."

나는 그가 나의 불완전함 때문에 화가 나서 10년간의 작업이 수포로 돌아갈까봐 두려워하는지도 모른다고 말해주었다. 불완전함을 훌륭한 것들과 연합시키는 일이 그에게 얼마나 어려운 일인지..

5주

그는 계속 나의 무능에 직면하는 어려움에 초점을 맞추었다. 그는 "나는 어머니의 무능함을 부인할 필요가 없지만 당신과 우리 아버지를 보호해야만 해요."라고 말했다. 그는 아버지를 위해서 프로그램을 녹화할 것에 합의한 일에 대해 얼마 동안 이야기하였다. 그의 아버지가 스스로 이런 일을 하지 못한다는 것에 그는 몹시 화가 났다. 그는 자신의 실망과 격노를 부인하거나 아니면 자신도 전적으로 무능하게 되기를 원했다.

나는 그가 나에 대한 감정 때문에 일어나는 갈등이라고 말해주었다.

종결기에 분석가의 연상은 목표에 더 잘 맞고 쉽게 공유될 수 있다.

나는 수년 전에 그가 보고했던 환상이 생각났다. 그것은 그가 휴가 기간 동안에 나의 사무실을 지나가면서 내가 전동 공구를 가지고 지붕 위에 있는 것을 볼 것이라는 상상을 했다는 것이다.

것이다.

나는 그에게 나의 연상을 말하였고, 분리 때문에 나를 보호하려는 그의 욕구가 강렬해지는 것 같다고 넌지시 말했다.

그는 성적인 연상, 그리고 나의 "강력한 성적 활동"으로 부터 배제된 듯한 느낌과 관련하여 특별히 다루었던 환상과 작업을 기억해냈다. 그렇지만 이제 그 환상은 그의 아버지의 부적 합성과 구체적인 관련이 있는 것이었다. 그는 "그 이미지는 내가 아이일 때 아버지가 못질을 못하고 공구를 쓰지 못한다는 것을 알아챘을 때를 기억나게 만들어요. 그는 토스트나 커피도 만들지 못했어요. 어머니의 무능함 때문에 아버지가 훌륭해 보였지요. 그것이 바로 내가 하는 일이에요. 나는 내가 무능해짐으로써 당신과 아버지를 세우는 것이지요."

종결기에 옛 꿈이나 환상들은 추가된 새로운 요소들을 가지고 다시 작업이 되는데, 때로는 이 사례에서와 같이 실제 사건의 기억들일 수 있다.

6주

어머니의 실패가 분석 전반에 걸친 주제였지, 아버지의 실패는 종결단계의 작업이 분석가에 대한 환멸에 초점이 맞춰지기 전까지는 완전히 경험되지 못했다

그는 아버지의 무능함에 대해 계속 말했고, 그는 그것을 그토록 명확하게 본 적이 없었다. 수년 동안 아버지가 왜 어머니와 함께 살아왔는지 의문이 들었는데 이제는 아버지가 우월감을 느끼기 위해 어머니를 필요로 했다는 것을 이해했다. 그는 관련이 없는 듯한 사건을 이야기하였는데, 한 친구가 치료자의 이름을 알고 싶어할 때 그는 너무 창피해서 내 이름을 가르쳐주지 못했다는 것이다.

나는 왜 수치감을 느꼈는지 생각해 보라고 했다.

그의 피학증은 그의 "상처입고 피학증적인 어머니"와 아버지에 대한 수용적이고도 여성적인 열망을 동일시하는 측면을 포함시키면서 이해되었다. 마지막 단계 전이에 있어서 그의 "여성적인 피학증"은 아버지의 실패를 부인하고 복구하려는 전지전능 환상의 일부라는 것이 그에게 감정적으로 분명해진다.

주요한 발달상의 외상을 재연하는 일은 아마도 치료 전반에 걸쳐 일어나겠지만 종결단계는 분석가로 하여금 발달상의 외상의 전이/역전이 재연을 재빨리 인식하고 말로 표현할 가능성을 갖게 한다.

분석가가 그것을 계획할 수는 없고, 그냥 일어나지만, 분석가는 그것을 예상하는 법을 배울 수 있고, 종결 단계 동안에 훈습의 중요한 수단으로서 그것을 환영하기조차 한다. 내가 묘사하는 과정에 관련된 것으로서 Sandler(1976)의 역할반응성(role responsiveness)의 개념을 참조하라.

그가 처음 든 생각은 치료자를 만나고 있다는 것을 드러내야 하는 것이 창피했고, 우리가 "완벽하고 행복한 관계"를 맺고 있다는 그의 환상이 드러날 것이고 이 일이 거짓이라는 것이 보여질 것이며 이 일로 인해 나는 "무능한 사기꾼"이라고 폭로될 것이라는 것이다. 그는 "그래서 내가 당신을 드러낼 경우 당신을 파괴할 것이기 때문에, 무능해짐으로써 어설프게 실수함으로써, 당신을 보호해야 한다고 믿었음에 틀림없어요. 나는 약자, 실패자, 여자, 엉덩이를 대주는 동성애자가 되는 거지요. 당신이 우월감을 느낄 수 있게 말이에요.

그리고 나서 중심이 되는 전이/역전이 드라마의 분열된 두 번째 재연 중 하나가 일어났다. 다음 회기에 나는 연간 휴가 스케줄을 그에게 건네주었다. 나는 그가 그것이 필요하지 않다는 것을 깨닫고는 망설여져서 그것을 원하느냐고 물었다. 그는 "그 스케줄이 언제까지인데요?"라고 물었고 나는 그에게 말해주었다. 이 대화는 10초밖에 걸리지 않았지만 그는 즉각 내가 실수를 했다는 것을 알아챘다. 그는 7주 안에 분석을 그만 둘 것이기 때문에 그에게 휴가 스케줄을 줄 필요가 없었다. 그가 말한 대로 내가 그 사실을 잊어버렸거나 그가 끝마치는 것을 내가 원하지 않았던 것이다. 그렇지만 금방 그는 얼마만한 기간 동안에 있을 휴가 계획들인지를 물었다. 10년을 지내왔기 때문에 그는 스케줄이 만 1년 동안의 것임을 알고 있었고, 게다가 어떤 휴가 날짜보다도 더 일찍 분석을 끝마칠 것이기 때문에 그 질문은 부적절한 것이었다. 그는 그 다음 2회기 동안 가학적인 흥분과 힘에 대한 강렬한 느낌으로 고투했는데, 그 감정은 나로 인해 구출이 되어야 하는 혼란에 처한 사람이 됨으로써 나를 보호하려는 강렬한 소원과는 정반대되는 것이었다.

나는 그가 가능성으로 제시했던 것이 관계 속에서 깊게 느껴진 것임을 주목했다. 그는 나의 무능함을 보았고, 흥분감과 나를 보호하고자 하는 소원을 느낄 수 있었다.

그는 대학 때 무너져 내려서(break down) 집으로 돌아가야 했던 때를 회상했다. 그는 "파괴시키고자 하는 짜릿한 소원은 비밀스런 길을 밟을 수 있지요. 나는 무너졌고, 집에 왔으며, 부모님은 나를 구조해야 했지요. 그렇지만 나의 무너짐은 부모님을 철저히 파괴시켰죠."라고 말했다.

나는 그의 무너지고자 하는 소원은 역시 나를 파괴시키려는 소원임을 말해 주었다.

그는 "내가 당신을 위해 내 삶의 너무 많은 것을 희생했는데도 당신이 여전히 완벽하지 못하다면 나는 고래고래 소리치고 당신을 파괴할 권리가 있어요."

7주

이 주간 동안에 그는 급진적인 감정의 고조를 겪었다. 통합의 주간이었고, "내 삶에 대해, 모든 것, 즉 내 일, 아내, 자녀에 대해 정말로 기분이 좋았다"고 보고하였다.

이 주간 회기 동안 그는 나의 무능함을 드러냄

으로써 나를 파괴할 수 있다는 주제에 대해 작업을 계속 하였는데, 상처 입은 여성이 됨으로써 나를 보호하려는 소원에 대해서도 작업을 하였다. 그는 한 여성이 그에게 세미나에서 강연을 해달라고 요청하는 꿈 한 편을 통해 그것을 좀 더 펼쳐 나갔다.

나는 그가 여인과 합세하는 것은 나, 그의 아버지를 공격하려는 것으로 해석했다.

그는 어머니가 아버지를 세울 수 있었지만 아버지를 무너뜨릴 모든 기회도 가지고 있었다고 말했다. "우리는 가까워지고 있어요"라고 그는 말했다. "어머니가 감정적으로 절제하지 못하는 것을 보는 것은 좋지 않아요. 어머니가 나를 공격하게 두는 것도 무섭지만, 어머니가 아버지를 산산조각 내는 것은 재앙이에요. 그래서 나는 나의 가족을 보호하고, 당신을 보호하기 위해서 나 자신을 표적으로 만드는 거에요." 그가 자기의 전능환상을 고수하기 위해 지불한 대가는 종결 전 작업에 있어서 중심이 되었고, 그로 하여금 종결 단계에 들어갈 수 있게 만들었다. 이번 주에 그는 그것이 어떻게 이루어지고 자기 어린 아들과의 관계에 어떻게 영향을 끼칠 수 있는지를 명확하게 보았다. 그의 아들은 놀이집단에서 교사가 요구하는 것이 아닌 다른 일에 개입하여서 M씨는 아기에게 실망하고 화내기 시작했으며, 그 다음 위축되었다. 그는 갑자기 이러한 과정을 그가 나에게 실망하였을 때 반응하였던 방식과 연관시켰고, 그가 아기를 마술적으로 통제할 수 없으며 자기가 명령하는 대로 따르게 만들지 못

분석가의 무능함을 보게 된 외상적 경험이 이제 말로 표현되고 훈습될 수 있다. 종결 단계 작업 중에 나온 재앙(catastrophe)이라는 그의 말은 종결하는 것이 때로는 실패로 끝나거나 더욱 악화시킬 수 있다는 사실을 일깨워 준다(Novick, 1982). Cohen과 Kinston(출간 중)은 재앙에 대한 작업과 종결을 재검토하였다. 그들은 "재앙은 대개 환자 삶의 외상이 직접적으로 소생되고 있다는 것을 의미한다… 이러한 것은 성장으로 이어지거나 아니면 병이나 사고, 죽음과 같은 개인적인 재앙으로 이어질 수 있다"라고 말한다.

Greenson이 "훈습"이라고 부른 것의 예-종결 단계에서 우리가 기대할 수 있는 것.

할 것이라는 생각 때문에 화가 난다는 것을 깨달았다.

그 주의 후반부에 분석을 종결하는 것에 대해, 그리고 잃어버릴 것에 대해 다시 언급하면서, 그는 "나는 당신의 인생을 통제할 수 있고 통제해야 한다는 나의 마술적 힘을 잃어버릴 거에요. 대학에서 무너지고 집으로 돌아왔을 때처럼, 내가 왕이고 내가 모든 사람의 인생을 통제할 수 있는 마술의 세계로 후퇴하는 거지요. 그것은 아주 빠르고 쉽고 짜릿해요. 그렇지만 이제는 그 대가가 우리 아기의 인생도 포함하고 있다는 것을 알겠어요. 그도 역시 자발적인 주체가 되어야 하니까요."라고 말했다.

때때로 긍정적인 부모 느낌의 힘은 전능 체계의 자아 방어적 망상에 대항할 수 있는 유일한 힘이다.

8주

그의 아내는 직장으로 복귀하고 6개월 된 아기를 맡기기로 결정하였다. 그는 아기가, 그가 여전히 느끼고 있는 것처럼, 부모가 곁에 있어 주는 일보다 더 중요한 일을 찾아갔다는 데에 대해서 격노할 것이라고 생각했다. 그는 자기 반응을 "신경증적"이라고 계속 부르면서 이것이 마술에 매달렸던 대가라고 말했다. 그는 자기가 현실을 직면하지 못하고 모든 사람을 위해서 올바른 일을 하지 못할 것이라고 두려워했다.

분석 기법은 그의 피학증적 도착의 일부가 되었다는 것이 분명해 지고 있다. 이 지점에서 나는 그것을 알고 있지만 나 자신의 역반응에 의해서, 즉 아기를 구조하고자 하는 나의 욕구에 의해서 여전히 끌려들어가고 있다.

나는 그에게 자기 반응을 신경증적이라고 부르게 되면 자신을 무기력하게 만들고 구조받아야 할 처지가 되도록 만든다고 말해 주었다. 그리고 나서 그가 아기의 삶에 새로운 관계를 소개해 주고 있는 것이라고 말했던 것을 상기

시켰다.

"내가 그렇게 말했었나요? 나는 그렇게 생각하지 않았어요. 우리 아기의 분노에 대해서 말했을 뿐이지요. 사실은 내가 배제되었다는 나의 질투에요. 나는 사람들이 분리되는 것을 참을 수가 없어요. 이것이 나의 신경증이에요."

나는 그가 다시 자기 감정을 신경증적이라고 일축하면서 현실 보기를 회피한다고 말해 주었다.

그 다음날 그는 말했다. "나는 나에게 선택의 여지가 있다는 것을 알았어요. 이러한 '신경증적인' 것은 진정한 인간이 되는 것을 방어하는 것이지요. 늘 나는 그것을 참을 수가 없다고 생각했는데 어제 나는 선택권이 있음을 알았어요. 선생님이 말하길 내가 신경증적으로 행동할 때 나는 진정한 사람이 되거나 사물을 현실적으로 보려는 데서 도망치고 있다는 신호로 신경증을 사용한다고 하셨죠. 나는 선택권이 있어요. 신경증적이 될 수도 있고 그것도 하나의 선택이며, 혹은 유능하고 현실적이 될 수도 있어요. 그렇지만 선생님 없이는 그것을 할 수 없다는 두려움이 있어요."

나는 그가 지난 주에 마술을 포기할 것이라고 했는데, 이번 주에는 그러지 않을 것 같이 보인다고 말해 주었다. 신경증적이 되는 것은 무기력해져서 나로 하여금 그를 구조하게 만드는 방식이다. 그렇지만 왜? 그렇게 되면 그는 나나 자기 아내를 현실적으로 볼 필요가 없게

되기 때문이다. 나는 왜 그에게 내 스케줄을 가르쳐 주었을까? 왜 그의 아내는 아기와의 관계를 변화시키고 싶어하는가?

"나에 관한 일을 희미하게 만드는 한 나는 선생님을 자세히 볼 필요가 없어요."라고 그는 말했다. "당신은 댓가를 요구하시지요. 댓가는 방법과 마찬가지에요. 나는 바보처럼 행동하고 바보가 됩니다. 나는 분명한 통찰이라는 좋은 기분을 포기합니다."

9주

이번 주의 상반기에는 자기 느낌에 압도된 것 같이 보였다. 동시에 그는 자신의 반응을 관찰하고 보고할 수 있었다. 예를 들어 그는 "나는 자제력을 잃고 있어요. 나는 이유를 댈 수도 없이 화가 나요. 나는 화가 나지만 그것을 신호로 사용하지는 않아요. 나는 우울하고, 화가 나고, 압도당하는 기분이에요. 나는 이 문제를 다루고 싶지 않아요. 너무 과해요. 나는 나 자신에게 정직하지 못해요."라고 말했다.

나는 다시 그가 인식한 것을 부인한다는 점에 초점을 맞추었다.

그는 소리쳤다. "왜 아내는 직장을 다시 나가고 싶어할까요?" 그 다음 날 그는 아내에게 자기가 화가 났으며 실망했다고 말할 수 있었지만, 곧바로 자신의 신경증과 엄마 역할에 대한 높은 기대에 대해 말함으로써 자신을 비난하였다.

나는 그가 아내의 복직 결정은 "비합리적이

다"고 말했던 것을 상기시켜 주었다.

"제가 일을 흐릿하게 만드네요," 그는 말했다. "요점은 그것이 이치에 닿지 않는다고 생각하는데 그녀는 그렇게 한다는 것입니다." 그는 다시 무기력한 절망 속에 빠졌지만 "내가 회피하고 있는 것이 있다는 걸 알아요"라고 말할 수 있었다. 마침내 그는 나에게 아기는 잠자는 패턴이 안정되지 않았으며 아내는 아기에게 젖을 먹이기 위해 두 세 시간 마다 일어났다고 말했다. 아내는 무력감을 느꼈고, M씨에게 도움을 받지 못한다고 느꼈으며, 아기와 남편 둘 다에게 화가 나서 실패감으로 부터 도망가기 위해 복직을 원한 것이 분명하였다. 이것은 그가 직면하기 무서워하는 무능한 어머니의 이미지와 너무 비슷하였다. 그렇게 하면서 그는 그 상황을 이해하고 그 이해를 실행으로 옮기기 위해 수년에 걸쳐 획득한 것을 사용할 수 있었다. 그는 아내에게 말하였고 아기를 도울 계획을 함께 세웠으며 이틀 밤이 지나자 아기는 밤새도록 잤고 위기는 지나갔다.

다시 한 번 그는 분석가에 의해서 구조되었다.

나는 그가 나에 대해서 무엇을 부인하고 있는지 궁금했다.

"사실은 나는 선생님 마음을 바꾸게 하려고 애썼고 내가 아직 준비가 되지 않았다는 것을 알리려고 했지만, 선생님은 나를 보낼 거예요. 나의 마술은 효과가 없어요."

그건 당신에 관한 것이고 나에 관한 것은 뭔가요?라고 나는 물었다.

"잘 모르겠어요. 이제 나에게 남은 큰 문제는 이후에 만남을 지속하는 것이죠. 나는 어린 소년의 불안정한 기분이에요. 선생님은 내 소식을 듣고 싶지 않을 거에요."

나는 그렇게 되려면 내가 어떤 종류의 사람이 되어야 하는지 궁금했다.

그는 말했다. "나쁜 사람, 냉정하고 불친절한 사람."

10주

아기는 밤에 계속 자게 되었고 M씨와 그의 부인은 다시 함께 하는 기분이 되었다. 그는 그의 아기를 자랑스러워했을 뿐만 아니라 자신이 한 일에 대해서도 자랑스러워했다. 그는 말하기를 "나는 아내 쪽을 보다가 보고 싶지 않아서 그만두고 내가 그 쪽을 보았었다는 것조차 잊어 버렸어요. 그런 방식으로 나는 우리 엄마가 나쁘다거나 혹은 내 아내가 나쁘다는 것을 부정하고 있습니다."

나는 그가 그 위기가 강화되도록 뇌둠으로 해서 떠나는 것에 대한 느낌을 피하려는 것은 아닌가하고 생각했다.

"당신이 그리울 거에요."그가 말했다.

"그래요. 그러나 당신은 내가 당신을 그리워하지 않을까 봐 두려운 겁니다."라고 내가 대답했다.

그는 말하기를 "그건 냉정한 생각이군요. 가

장 괴로운 것은 그 동안 내내 당신이 나를 좋아하지 않으면서 나를 참아냈다는 생각이지요. 그게 새로운 생각으로 느껴집니다. 뭐가 새로운가 하면, 우리 어머니가 내가 떠나는 것을 바랬다는 생각이지요. 나는 항상 만약 내가 어머니를 떠난다면 어머니가 얼마나 절망할까 하고 강조했지만 그 반대의 경우를 생각해보는 것이 큰 비약은 아니죠. 즉 우리 엄마가 아이들을 원치 않았을 뿐만 아니라 아이들을 다루지 못했으며, 그녀는 나를 없애버리고 싶어 했어요. 나는 당신이 당신 아내에게 내가 떠나가는 것이 좋고, 내가 없어지는 것이 좋다고 말하는 것을 엿듣는 상상을 하지요. 왜 나는 떠나기를 원치 않을까요? 이제 그 답은 분명해요. 떠남이란 진실함의 순간이거든요. 만약 내가 당신이 내가 여기를 나가는 것을 원한다는 것을 어렴풋이 알아차리고 있다면 내가 떠날 때 그것을 알 수 있을 거에요. 하지만 나는 또 연락하고 싶어요. 당신은 내게 중요한 사람이거든요. 당신도 답해줄 거죠?

전능감 환상의 방어에 의해 가려진 사랑받지 못하는 무력한 느낌.

분리/종결에 대한 저항과의 연결

그는 지금 종결 이후의 만남에 초점을 맞추고 있다. 그것은 합리적으로 들리지만, 또한 조종에 대한 전능감 환상에 매달리고 싶은 욕구를 위해 뒷좌석으로 물러나는 것이기도 하다.

11주

그는 모든 절박한 것들을 정리했으며, 이제는 그의 분석에 집중할 수 있다는 것에 주목하면서 이번 주를 시작했다. "이제 겨우 4주가 남았네요. 저는 아무 것도 느낄 수가 없습니다." 그는 그의 슬픔과 고통을 계속 얘기했고 또한 지난 주의 "떠남이란 진실함의 순간"이라는 깨달음을 반복해서 말했다.

나는 그가 분석이 그의 기대에 못 미쳤다는 느낌을 바라보는 것을 피하는 것은 아닌가 했다.

그는 아직도 그가 환상을 실행하려 한다는 것을 깨닫지 못한다. 금요일 저녁은 2년 전의 꿈에서 내가 그의 고향을 방문했고 그는 나를 만나 자신의 집 금요일 저녁 식사에 초대했던 것을 의미한다. 그런 관대함 이면에는 내 삶을 조종하려는 적의가 있었다.

그는 그가 갈등 없이 떠나야만 한다는 것을 아직도 기대하고 있다고 말했다. 그러나 그는 치료 후에도 가끔 만나는 것에 대한 "절박한" 질문으로 돌아갔다. "얼마나 자주 당신에게 전화할 수 있는 건지 궁금하고, 돈을 내야 하나요? 내 상상으로는 내야 할 거에요, 특히 만약에 정규적으로 만난다면, 말하자면, 금요일 저녁 6시 정각에." 그는 그가 항상 떠나는 것에 어려움을 겪고 있었으며 그 갈등이란 예전 것과 새로운 것을 함께 하기라는 것을 계속 얘기했다. 어떻게 그가 대학에 갈 수 있었으며, 지금까지 그의 가족과의 관계를 유지할 수 있었을까? "나는 규칙들이 필요해요" 그가 말했다. "나는 이별에의 모델이 필요해요. 나는 한번도 깨끗하고 느낌이 좋은 종류의 단절을 했던 적이 없어요." 그가 분노를 느끼고 있으며 요구하고 있다는 것을 깨달았을 때 그가 말했다. "나는 내가 이 모든 자유시간과 돈을 가질 수 있으면서도 아직 분석을 받을 수 있다는 식의 환상에 빠지지 않도록 조심해야만 합니다."

나는 "금요일 저녁 6시"에 대해 어떤 생각이 떠오르는지 물었다.

그는 "당신이 촛불을 켭니다. 그것은 당신을 함정에 빠져있게 하는 것의 오래된 유사물이지요. 아, 그래요! 내 고향 꿈에서 당신이 나를 없애버릴 수 있다고 생각했어요. 물론 당신은 그런 적이 없었겠지만. 내가 보여드리죠. 나는 당신을 우리 집 저녁 식사에 초대하겠어요. 나는 금요일 저녁 울음을 터뜨리고 당신에게 전화를 걸어 당신을 조종하게 될 거에요, 그리고 당신을 당신 가족에게서 떠나 밖으로 나가게 할 겁니다." 그는 말을 멈추고 한숨을 쉬더니 말하기를, "분명히 거기에는 전화를 거는 것보다 더한 이별에 관한 것이 있어요. 그것은 전체 그림 속의 한 점이지만 내가 그것에 가까이 가면 그것은 전체 공간을 차지하게 되지요. 내가 무엇을 분간 못하고 있는 거죠?" 그는 내적인 속박의 제거와 새로운 자유와 새로운 기회들에 대해 말했다. 지금으로서는 그가 흥분됨을 느끼지 못하는 것에 대해 그는 왜 그런지 궁금해 했다. 그가 지금 느끼는 것은 "보잘 것 없고, 자존심 상하게 하는 느낌입니다. 기회들은 항상 거기에 있었지요. 대부분의 사람들은 자유를 즐기죠. 만일 내가 이런 순서를 밟는다면 첫 번째가 되고 싶어요! 나는 마치 다른 나라로 가려는 것 같고 그 새 나라에서는 나의 모든 수단들이 작동하지 않을 것처럼 느껴져요. 나는 가장 중요한 사람이 되어야 하며 왕이 되어야 해요, 그러나 이 새 나라에서는 내 정체성이 사라진 것으로 느껴져요. 캔버스 위의 물감 한 점과 같은 이미지의. 나는 굉장히 특별한 사람이지만 만약 마술을 포기한다면 나는 백만 점들 중에 사라지는 평범한 남자가 될까 봐 두려워한다고 느껴져요. 이것은 당신이 나를 내 여동생과 비교할 때 분명해지죠. 나의 과장됨을 벗기면 그녀는 내가 할 수 있는 것보다 많은 관심을 얻을 수 있어요. 나를 독특하게 하는 것은 내가 왕이라는 것, 내가 희생자이며 내가 화가 났다는 거에요. 나는 상냥하거나 매력적이지 않아요. 나는 비꼬거나, 죄책감 자극하기, 교묘한 수단이나 또는 조작을

생생한 이미지와 은유의 사용은 종종 종결단계의 특징이며 분석작업으로 인해 증가한 창의성의 표시이다. 분석 초기에 그의 생각은 거의 굳어져 있었고 상상력이 부족했으며 그의 말은 부자연스러웠고 개성이 없었다.

피학증과 전능 망상에 대한 논문에서 K. K. Novick과 나는(1991) 전능한 체계를 포기하고 충분한 상호작용의 현실적인 세상에 사는 것에 대한 많은 저항들에 대해 언급했다. M씨는 그러한 수단을 취하려 할 때의 굴욕과 두려운 무력감을 예증하고 있다.

통해서 관계를 수립하곤 했죠. 나는 체계적 방식을 포기하고 있어요. 마치 위대한 농구선수가 축구선수로 전환하는 것처럼 나는 농구의 규칙을 가지고 축구를 하고 싶어요."

나는 그가 끝냄이나 예비된 기회들에 관해 흥분되게 느껴지지 않는다고 한 말에 주목했다. 나는 그에게는 그런 동요가 마술 체계에 속하며, 마술 체계가 작동한다는 표시가 아닐까라고 말했다.

이러한 해석은 남겨진 저항의 아성을 다루기 위해 되돌아가 보는, 분석작업의 종결 단계 특유의 갈등 다시 다루기인 "마지막 마무리" 실시의 본질에 속한다. 만약 흥분이 마술적 체계에 배타적으로 남아 있다면 그 사람이 지루한 현실 안에 살기를 유도할 수 있는 것이 거의 없다.

"네" 그는 말했다. "아직도 내게는, 흥분이란 하늘에서 떨어진 무엇 기대하지 않았던, 극적인과 함께 하는 것입니다."

나는 그의 가끔 만나고 싶어하는 소원은 또한 그의 모든 소원이 이루어지는 흥분을 경험하려는 소망을 살아 있게 하려는 소원일 수도 있겠다고 제안했다.

"저는 그렇게 생각해 본 적이 없어요" 그가 말했다. "나에게 그것은 친밀함, 우정의 느낌이지요. 그러나 당신이 얘기한 것에는 뭔가 있어요. 거기에는 만약 내가 연결을 끊는다면 내가 원하는 것을 작업하기 위해 거기 밖에 있을 거라는 느낌이 있어요. 잃어버린 것은 가능성의 분위기에요. 당신이 없다면 나는 나 자신으로 남게 될 거에요."

친근함에 대한 그의 소원은 그가 나에게 순종하므로 나를 조종하고 내 모든 힘을 가져가는 여성이 되고 싶은 가학피학적인 소망의 파생물이다. 어린 학생 때 그는 인디안 공주들이 자기 둘레에서 춤을 추는 깃대 꼭대기에 앉아 있는 백일몽을 꾸었다. 그 환상은 모든 각도에서, 그리고 그 꿈의 모든 결정요인과 기능들이 복잡한 피학적 환상을 나타내는 것과의 관련에 대해 완전하게 조사되었다.

12주

그는 그 주를 그가 그의 마술적 체계를 가지고 삶으로써 그가 얻는 것과 잃어버리는 것인 "교환"에 대해 얘기하는 것으로 시작했다. 그는 말하기를, "나는 항상 현실을 따라 살기 위해서는 많은 노력을 해야 할 거라고 느끼고 있었는데, 일전에 내가 무엇을 조종할 수 있고 뭐는 할 수 없다는 걸 구분하고 내가 조종할 수 없는 것을 조종하려고 하므로 내 삶을 낭비하지 않는다면 현실 속에 사는 것이 훨씬 쉽다는 걸 깨달았어요." 그는 다시 "교환"의 값어치에 대해 말했다.

나는 주된 댓가란 그가 나의 마술적 힘을 가지고 자신을 구하기 위해 나를 붙잡을 수 있다는 환상을 유지하기 위해서 그가 그의 마음에 드는 대로 하는 것임을 아는 것을 이제는 우리가 피할 수가 없는 것이라고 말했다. 그의 아이의 잠자는 문제에 대한 최근의 작업에서 나는 단지 그가 내게 말한 것을 반복할 뿐이었지만, 그는 내 말을 뛰어난 통찰과 기적적인 해결책으로 경험했었던 적이 있다고 내가 말했다.

종결단계 동안 그의 가학피학적인 태도가 신체적인 것(고통, 긴장, 심장마비, 눈이 머든 것)에서 감정적인 것으로(강렬한 분노 혹은 시기심 혹은 두려움의 느낌에 갇히는 것), 자아기능(뭔가를 이해하고, 기억하고 구분하여 분석하는 것)으로 옮겨가는 것이 점차로 분명해졌다. 구원의 환상은 내가 그의 혼란에 대해 좀 더 이전에 그가 말했던 것과 그가 이해했던 것을 기억나게 하는 행동으로 반응했을 때 깨달아졌다. 종결단계 동안 "뛰어나고" 싶은 유혹이 있으며 그렇게 되기 쉬운데 나의 공모의 단서란 이러한 "뛰어난 구원"에 대해 가졌던 즐거움이었다.

그는 "이것이 치루어야 할 비용입니다. 나는 생각하고 일을 해결하는 것에 대한 내 능력을 포기했습니다. 나는 당신이 나를 웃음거리가 되게 하고, 나를 비웃게 만들었으며, 내가 그게 신난다고 생각하도록 나 자신을 속였어요. 당신이 그랬어요! 당신은 하늘로부터 떨어졌고 내 문제를 해결했습니다. 그것에 비해 나는 못해 보이죠."

이것은 그 주간 중간에 있던 일이었는데 그때

부터 회기 중에는 열심히 작업하고 회기에서는 효과적인 행동을 하려는 움직임이 확연하게 일어났다. 내가 그렇게 하려고 계획했었던 것은 아니었지만 그 주간의 나머지 시간 동안에는 침묵을 지키는 것이 좋겠다고 느껴졌고, 사실은 3주 남은 분석의 끝까지 그랬다.

해석은 환자와 분석가 양쪽 모두에게 효과적이었다.

13주

그는 "깃대"환상에 대해 생각하고 있었고 그러한 의식적인 백일몽 뒤에 있는 것은 어른이 되지 않고 섹스를 하는 비밀스러운 환상이었다. "당신에 대해서는 어떤 환상이 있는 것일까요? 분석의 목표는 당신처럼 되는 거였어요. 그러나 지금, 이곳을 떠날 수 있으며 당신으로부터 배웠지만 나는 내가 될 것이라는 느낌에 대한 어렴풋한 인식이 있어요. 바라는 것은, 내가 이곳을 떠날 수 있고 당신을 광고판만한 크기의 남자로서가 아니라 인간의 크기로 기억할 수 있으므로, 내가 당신을 거절했다는 느낌 없이 이곳을 떠나서 당신처럼 되기를 원하지 않는 것입니다. 나는 당신처럼 될 필요가 없어요. 나는 무엇인가를 반영할 수는 있지만 내가 당신은 아닙니다. 나는 당신이 되고 싶지 않아요." 그는 한숨을 쉬었으며 잠시 동안 침묵한 후 슬프게 말했다. "그러나 나는 떠남에, 결말에 직면해 있어요. 나는 애도의 시작을 느낄 수 있어요. 나는 결말을 상상할 수 있습니다. 나는 어젯밤 그것을 생각했고, 진정으로 마음 깊이 당신을 잃는 것과 내가 이곳에서 얻게 된 것에 대해 느꼈어요." 이것은 그가 나 없이는 할 수 없다는 것을 우리에게 확신시키는 시도에 이어서 일어났다. "내가 이곳에서 얻은 것은 "그가 말했다. "확증이에요. 그

전능한 마술 체계 안에서 사람들은 잃어버리는 것이 결코 없고 그러므로 애도의 필요성이 전혀 일어나지 않는다.

전능함의 체계로 돌아감으로써 애도과정을 미연에 방지하는 시도. 고통, 박탈, 그리고 정당화된 분노는 다른 사람들에 대해 적의가 있는

조종을 하는 공상세계로 문들을 열었다.

"점진적인 발달의 궤도"에 있다는 표시들 중의 하나. 전능한 체계의 퇴행적인 견인력은 적어졌고, 종결을 생각할 때 우리가 찾는 표시인, 유능하고 현실적인 체계의 진보적인 견인력은 증가했다(A. Freud, 1970a; Novick, 1990a; Novick and Novick, 1991).

게 굉장히 중요하다는 것을 발견했어요." 그는 나의 "피드백"의 부족에 대해 불평하기 직전에 있었다. 그는 말했다. "당신은 한 주 이상을 아무 말도 안 했어요. 그게 좀 덜 힘드네요. 그게 내가 말하려던 것은 아니었어요. 왜 말실수를? 내가 말하려던 것은 만약에 당신이 요약하고 확인하지 않으면 더 어렵다는 거에요. 그러나 내가 그것을 너무 지나치게 했나봐요. 당신의 의견이 내가 그것을 행하는 것보다 더 중요하게 만들었어요." 그는 명랑해졌고 그의 목소리는 단호했다. 그리고 그는 말하기를 "끝내는 것, 도전을 받는 것, 위기에 수완을 발휘하는 것은 흥분되는 일이지요. 나는 그것을 느껴요. 내가 삶의 문제들을 다룰만해진다는 생각에는 흥분이 되요. 나는 지금 어떤 것이 옳다고 느껴지는 때를 알아요. 나 자신에 대한 확신을 갖는 것은 굉장한 일이에요." 그는 내가 한 일이 그가 끝냄에 대한 스스로의 느낌을 찾도록 허락한 것이라는 것을 깨달았다고 말했다. "이것이 나의 작별이에요." 그가 말했다. 그것은 우리에게 같은 영향을 주진 않죠. 당신은 분석가로 남고, 나는 자기 자신의 분석을 하는 사람이 되는 거죠. 나는 마지막 날 일을 쉬고, 그날을 특별하게 만들거에요. 당신은 그렇게까지 하실 필요가 없어요." 침묵이 있었고 조용한 목소리로 그가 말했다. "그러나 나는 당신을 기다리고 싶어요. 나는 당신이 내게 동조하기를 원하고, 만약 그러지 않는다면 아마 나의 떠남이 중요하지 않구나라고 생각할 거에요.. 나의 첫 번째 꿈이 생각나네요. 나는 맨 앞에 서서 달리기를 하고 있었어요. 나는 멈추었지요. 내가 너무 멀리 간

거였어요. 나는 다른 사람들이 따라 올 때까지 기다려야 했어요.

우리는 이 꿈에 대해 여러 번 얘기했었는데 이런 소망을 인정해야만 하겠어요. 그것은 계획된 소망이지요. 나는 마지막 날의 중요성을 확인하는 일에 당신이 필요하지 않아요. 나는, 신 앞에 솔직히, 이전부터 내면에서 무엇이 옳은지 알고 있는 무엇인가가 내 안에 있었어요. 나는 유치원에서 하던 "보여주고 말하기"를 기억할 수 있어요. 다른 아이들은 보여주려고 장난감과 인형들을 가지고 왔는데 나는 그냥 일어서서 학교가 끝난 다음에 무엇을 할 계획이었는지를 모두에게 말했지요. 나는 말하기와 내가 원하는 것을 말하기에 주저하지 않았어요. 웬일인지 이것이 당신의 느낌, 우리 부모의 느낌으로 덮인 것 같아요. 내 느낌은 덮여야만 했어요.

그의 자료로부터 재구성되고 확인되었다. 그러나 이것은 실제 아기가 두 살 반일 때 일어났으며 그는 프로이트(1918b)가 "미뤄진 행동(deferred action)"그리고 Greenacre(1950)가 잠재기 외상이라고 부르는 것을 나타낸다.

다른 예로는, 우리가 얘기한 적이 있는, 아기가 죽어서 태어났고 모두 슬픈데 나는 기쁜 거에요. 이것이 나의 떠남이며, 그것은 내게 특별한 것이지요." 다시 그는 중얼거리고, 그의 생각의 흐름을 잃기 시작하더니 어떻게 그가 평소에 습관적으로 하던 것만큼 "자신을 때리지" 않는지에 대해 말했다. 나는 말하기를 재촉하는 것을 느낄 수 있었고, 때리는 것은 고통을 통해 그가 대상을 지킬 수 있는 피학적인 공상을 의미한다는 그의 암시를 확인했다. 그러나, 나는 침묵을 지켰고 그는 그 자신을 구했다. 그가 말하기를 "좋은 느낌이 슬그머니 다시 드네요." 그리고 그는 다시 유치원에서의 "보여주기와 말하기" 사건을 생각했다. 그리고 나서 그는 이 때가 마지막 주말이란 점을

종결은 대개 되돌아 보는 시간이 된다.

얘기하고 분석과정에서의 주말과 휴가의 중요성을 돌아봤다.

14주

내가 환자들에게 하도록 격려하는 일에 있어서 의미 있는 것.
그들이 선택한 첫 번째 날짜는 종종 그들에게 종결의 중요성을 부정할 수 있도록 하는 그런 날이다. 그가 골랐던 첫 번째 날은 금요일이었으며 그의 어머니의 생일이었다.

이번 주가 마지막 주였고 짧은 주간이었는데 3개월 전 그는 수요일에 끝내기로 결정을 했기 때문에 종결은 이번 주 내에 주말 전에 이뤄질 것이었다.

그의 부모님들의 죽음에 대한 생각은 주요 공황의 이유가 되곤 했다.

끝내는 그 대상뿐만 아니라 더욱 중요하게는, 대상에 대한 조종자로서의 자기상까지도 포기한다(Novick, 1990b).

그는 그 주를 60세 된 스포츠계 명사의 80세 된 어머니를 TV에서 인터뷰한 것에 관해 얘기하는 것으로 시작했다. 그 어머니는 그의 아들이 감기에 걸릴까 봐 걱정한다고 했다. 그는 자기 자신과 그의 자녀, 그의 부모 그리고 나에 대해 염려했다. 그는 말하기를, "내 아이가 40세가 될 때, 나는 그 애를 떠나 보낼 수 있을 거에요. 나는 그 애가 자기 자신을 돌볼 수 있을 것이며, 나는 나 자신을 돌볼 수 있다는 것을 알게 될 것입니다. 우리 부모님이 죽는다면 내가 슬프기는 하겠지만 나는 나 자신을 돌볼 수 있을 겁니다. 아버지로서 나는 아이를 보낼 수 있고 그리고 나 스스로도 나 자신을 떠나게 할 수 있는 시점에 도달했어요. 그러니까 나는 당신을 떠나 보내는 것이고 당신도 나를 가게 할 수 있는 거지요. 그것은 관계에서의 떠나 보냄일 뿐만 아니라 최종 회기의 전야에 마술적인 어떤 일이 일어날 것에 대한 소망을 보내는 것이기도 하지요. 나는 위장을 걷어버리게 되면 거기에 흥분과 자유가 있다는 것을 알아요. 그러나 뭔가 계속해서 내게 성가시게 잔소리를 하고 있어요. 존중(Respect)이라는 생각. 매일 아침 일어나서 '오늘은 나의 날' 이라고 말하는 것보다 좀 더 중요한 것이 있다는 것을 느끼는 것이 훨씬 귀한 일이지요. 뭔지 나의 욕구보다 더욱 중요한 것. 관심을 가져야 할 우리(US)가 있고, 우리는 그것을 함께 할 것이라는 것, 그것이 나의 실수지요. 당신을 떠나가게 하는 것은 내가 나에 대한 책임은 없고, 세상에 대해서, 즉 당신, 내 여동생, 내 아내와 아이에 대해 책임을 진다는 환상을 떠나 보내는 것이 됩니다. 나는 지금 내 것으로서의 삶을 가지기 직전에 있습니다. 내가 그것을 몇 년 동안이나 말해 왔는지 몰라요, 그러나 비록 거기 다다르지는 못했을지라도 나는 내가 그것을 향해 나아가고 있음을 알고 있어요. 저는 흥분돼요, 그렇지만 '내가 이룬 모든 것에 대해 기뻐하는 것을 용서해 주세요, 내가 해야만 하는 것보다 당신께 신경을 덜 쓰게 된 것을 용서해 주세요' 라고 말하고 싶어요. 또 다시 지난 주에 했던 생각인데요, 이것은 나의 분석이고 끝내는 것도 나의 것이지요. 당신이 어떤 느낌을 갖든지 간에 그것은 내 느낌과 다릅니다. 나는 슬퍼하거나 흥분하거나 혹은 두 가지 모두에요. 이런 종류의 흥분과 자유는 계속 돋워지지만, 우리(US)를 위해 뭔가 하는 것, 거기에 더 높은 목표가 있다는 서투르고, 뒤틀리고, 분명치 않은 생각들에 의해 덮여버리고 말지요. 바보 같은 이야기지만 이런 서투른 논쟁들은 큰 힘을 갖지요. 나는 그것들이 힘을 갖기 바래요. 이 모든 현실적인 것들이 적절하지가 않아요. 나는 평탄한 길, 동시에 다시 한번 나를 어려움에 처하게 할 당당한 길을 가기 원해요." 그리고 그는 내게 줄 선물을 생각하고 있으며, 내게 감사하고 싶고, 그의 삶에서 많은 것이 변했으며, 그가 나의 인내와 지지와 판단력, 그리고 그가 전혀 갖지 못한 나의 그에 대한 확신에 대해 감사하고 있음을 내가 알기 원한다고 말했다. 그리고 그는 나를 잃는다는 것은 그가 결코 혼자 해본 적이 없는, 결코 다른 것으로는 대체할 수 없는, 사실상 뭔지 마술적인 어떤 것을 잃는다는 것임을 반복해서 느끼려고 한다는 것을 곧 알았다. 한 때 매우 중요하였지만 이제는 분리된 한 사람으로서의 나를 잃게 되었음에도 이제 그는 성장해 있었다. "나는 그저 슬플 뿐입니다"라고 그가 말했다.

치료의 한 부분으로서, 소통하고, 나누고, 이해받는 중요한 인간적 욕구들이 분석가와 함께 방출되고 경험되어야 한다. 종결단계 동안 그 사람은 이러한 욕구들이 다른 사람과 함께 만족될 수 있고 그래야만 한다는 것을 깨닫는 것이 중요하다(Bergmann, 1988; Novick, 1990a).

"성취의 기억과 느낌은 갖고 떠날 수 있지만 나는 슬픕니다. 당신은 친구이지만, 나를 위해 거기 있어 주지 않을 것입니다. 나는 친근하게 느끼고 있고 그 친근한 느낌이 한편은 가까이 있기를 원하는 것입니다. 하지만 그것이 내가 어느 정도까지 제 자리로 돌아갈 수 없다는 뜻은 아닙니다." 그는 눈물을 흘렸다.

마지막 날 그는 멋진 스웨터와 그가 자신의 길을 찾게 도와준 것에 대해 감사한다는 카드를 함께 선물로 가져왔다.

최종회에 선물을 가져오는 것에 대한 환상은 흔하다(Calef and Weinshel, 1983). 어린이들과의 작업에서는 드문 일이 아니지만 실제로 선물을 가져오는 일은 거의 보고되지 않는다. 그는 나의 성인 환자들 중에 그렇게 했던 오직 한 사람이다.

나는 그에게 고맙다고 했지만 그 선물의 의미에 관해서는 아무 말도 하지 않았다. 그는 말하기를 "저는 계속 목이 메입니다. 지난 몇 주간 동안 당신에게 내가 얼마나 감사하고 있는지 말하려고 했었어요, 나의 그런 느낌을 쌓아두고 싶지 않았거든요." 그는 울기 시작하고는 그의 아내와 부모님들께 그들의 지지에 대해 감사하는 말을 했다. "나는 슬프고도 흥분

그는 이제는 흥분을 경험할 수 있으며 또한 양가감정을 수용할 수 있다.

돼요,"라고 말했다. "이것은 종결일 뿐 아니라 시작이기도 해요." 또다시 그는 울면서 말했는데, "이 순간에는 슬픔이 더 큰 느낌으로 느껴지네요." 그는 계속 말했다. "나는 나의 감정이 거침없이 흘러나오기를 기대하면서 여기 누워있지만 이런 날들을 위해서는 많은 일들이 준비되었어야 했죠. 나는 지난밤에 내 분야에서 중요한 인물 중 하나가 내가 회의에서 즉흥적으로 한 말에 감동 받는 것에 대한 꿈을 꿨어요. 그것은 좋은 느낌이었죠. 내가 하는 일이 좋게 느껴졌고, 다른 사람들도 좋다고 평가했어요. 그게 내가 여기서 느끼는 것입니다. 나는 내가 성취한 것에 대해 좋은 느낌이고 당신도 역시 좋은 느낌일거라 느껴요. 그러나 나는 여기서 멈추지 않을 겁니다. 나는 아직도 해야 할 일이 많아요. 나의 망상과 공상에 매달리고 싶어하는 소원은 알지만 또한 내가 실제로 성취한 것이 무엇인지를 아는 것에 대한 좋은 느낌 역시 알고 있고 그 선택 역시 나의 것이죠. 왠지 굉장한 통찰이 일어날 거라는 생각은 지나갔어요. 그것은 바보 같은 생각이었으며, 만약에 굉장한 통찰이 일어날 것이라면 그것은 내가 아직은 떠날 준비가 되지 않았다는 뜻이겠죠." 그는 계속해서 우리의 최초의 만남과, 나와 나눈 적이 있는 많은 삶에서의 사건들을 회상해 나갔다. 그는 특히 나에게 주요사건들에 대해 좀 더 얘기하기 위해 가끔 만나는 것에 대해 또 다시 알고 싶어 했다. 그리고 그는 선물에 대해서 그것이 요구 된 것이 아니었으며 그가 여러 해 동안 지불한 모든 비용에 비교할 때 "새발의 피"라는 사실에 관해 말했다. 그는 거기에, 어떤 것들은 마술적이기

십여 년간 분석의 마지막 날에도 여전히 환자는 카우치 위에 있고, 아직도 꿈을 가지고 오며, 자신의 자기 분석 기술을 사용한다. 그는 분석하는 것을 마지막 순간까지 계속하고 있다.

많은 분석가들에게 끝냄에 있어서의 기법은 다양하지만 이 증례의 자료는 마지막 순간까지 분석을 하는 것이 권할만하다고 말하고 있다.

함께 나눈 분석의 시간들을 돌아보는 일은 종결단계에서 자주 일어나는 것이며, 애도과정의 한 부분이다.

선물은 여러 가지 의미가 있을 수 있고, 의미가 있었다. 즉, 환자가 분석이 종결된 후에도 작업을 계속하게 되는 것과 같이 분석가도 마찬가지로 계속해서 궁금해하고 알려고 할 것이다. 선물은 언어로는 포함할 수 없는 어떤

것을 표현한다. 그것은 친밀하지만 분리되어 있는 것에 대한 그의 가장 깊은 바램과 두려움의 재연(enactment)처럼 느껴졌다. 그 스웨터는 그의 것이 아닌 나의 사이즈, 색깔 그리고 스타일이었다.

작업동맹이 자기 분석적 기능으로 변형되기 전에 탈이상화(deidealization)와 환상에서 깨어나는 것(disillusionment)이 중요하다는 점을 여기서 다시 지적하고 있다.

어떤 것들은 종결단계가 될 때까지 훈습될 수 없지만, 분석이 끝날 때 까지도 훈습될 수 없는 많은 것들이 있다.

그는 지금 정신분석의 현실과 한계를 받아들일 수 있다.

도 한, 많은 동기가 있었던 것을 깨달았지만 "나는 그 스웨터를 고르면서 즐거웠어요. 당신은 내가 쇼핑을 지겨워 한다는 것을 압니다. 그러나 나는 진심으로 하기 원했어요. 내 마음이 그 안에 담겼죠. 나는 지금 슬픕니다. 그러나 그것은 따뜻한 슬픔이지요." 그는 다시 그의 삶의 다음 단계의 즐거운 예상에 대해 얘기하고 난 후 또 말하기를 "내가 생각해 온 것들 중 하나는 내가 당신과 분석을 하지 않는 것과 마찬가지로 나 혼자서도 분석을 하지 않는 것을 내가 나 자신에게 요구하곤 했던 방법이었어요. 그러나 분석은 일입니다! 쉽지가 않아요. 당신은 기술이 있고 훈련을 받았으므로 그런 중요한 변화와 촉진을 줄 수 있었죠. 당신의 기술을 필요로 하는 것 때문에 내가 실패자였던 것은 아니었으며, 이제는 그것들이 내가 가질 수 있는 기술들임을 깨닫는 것은 굉장한 안도감을 주었어요." 그리고 그는 종결 이후에 그가 혼자 실행할 분석 작업에 관한 생각으로 화제를 돌렸다.

"제 느낌에는 앞으로 며칠에서 몇 주 내에 떠남의 의미에 대해 좀 더 많이 이해하게 될 것 같아요. 내 생각에는 이곳을 떠나게 될 때 나 스스로 삶을 살게 되는 것이 가능해지게 될 것입니다. 여기에 있는 동안 나는 항상 타협을 하려고 하지요. 이곳을 떠남은 진실함의 순간입니다. 이번에야말로 내가 준비가 된 채로 대학에 가는 것이며, 나는 나의 존재를 나 스스로 챙길 거예요. 내가 여기 있는 동안에는 할 수 없던 그것, 책임을 맡게 될 겁니다. 내가 말하고 훈습했던 모든 것들이 도움이 되지 않을 거에요. 만일 내가 여기서 기적을 기다린다면 말에요."

그가 얼마나 나의 존재에 의지했었는가에 대해 다시 언급하고 나서는 "저는 저 자신을 지지해줄 다른 시스템에 대해 생각해 본 적이 없어요. 내 아내가 이제는 나의 것들을 나눌 수 있는 사람입니다만 나는 여기에 굉장히 열중해 있었으므로 일을 되는대로 내버려 뒀었어요. 나는 내가 기댈 수 있는 누군가를 좋아합니다. 나는 따뜻하고 의미 있는 관계의 잠재력이 있을 법한 친구들에 대해 생각하고 있어요. 그것은 노력을 필요로 하지만 그만한 가치가 있는 일이지요."

또다시, 안전하게 붙잡아주고, 담아주고, 나누고, 지지하고, 반영해주는 등등의 분석상황에 대한 언어외적인 면을 만족시키는 누군가 다른 사람을 발견하는 것의 중요성.

"요구사항이 하나 있어요"라고 그가 말했다. "꼭 대답하실 필요는 없어요. 만일 마음이 동하신다면 알고 싶네요. 어떻게 당신과 가끔 만날 수 있는지 알고 싶어요. 내가 당신을 만날 수 있다는 것을 아는 것이 내가 여기서 얻게 된 것을 좀 더 지속하기 쉽게 할 겁니다. 아마도 나는 그게 필요치 않은 시점에 도달한 것 같기는 하지만 지금은 그게 필요하다고 느껴지네요." 거의 끝날 시간이 되자 그는 한숨을 쉬며 말했다. "이건 마치 죽어가는 조부모님께 안녕이라고 말하는 것 같군요. 이것은 죽음과 같아요. 이 관계는 더 이상은 없는 거죠. 저는 추억들을 안고 갑니다."

Erna Furman(1982)는 안나 프로이트를 인용해서 "어머니의 일이란 거기에 남아 있어주는 것이다"라고 말했다. 그녀의 훌륭한 논문에서 Furman여사는 발달의 과정을 통해서 남겨질 수 있는 어머니의 능력에 주목하였고, M씨는 분석가의 일이 남아서 거기 있어주는 것일 가능성에 대해 우리에게 주의시키고 있다.

나는 "이제 끝내야 할 시간입니다."라고 말했다.

죽음으로 경험되는 종결은 문헌(Stern, 1968; Laforgue, 1934)에서 주장된 바 있다. 여기서 그것은 죽음과의 관계에 있어서의 우리의 무기력함이 내포된, 현실의 수용과 가깝게 관련된 것으로 보인다.

그는 카우치에서 내려와서 나와 악수를 하고는 문 앞서 나를 돌아보았다. 그는 미소를 지었고, 그의 얼굴엔 눈물이 흘러내렸다. 그리고, 말했다. "고맙습니다."

나 역시 마음이 많이 동요되었다.

결론

프로이트의 〈늑대인간(1918)〉증례가 끝이 없는 분석이라는 주제에 속한다는 사실에도 불구하고 이에 대해서는 비교적 소수의 문헌들이 쓰여졌다. 〈늑대인간〉에서의 어려움은 아마도 프로이트가 다소 비관적인 논문인 "끝이 있는 분석과 끝이 없는 분석(Aanlysis Terminable and Interminable)"(1937)을 쓰게 한 동기들 중 하나였을 것이다. 이 논문 발표 50주년 기념제가 1987년 몬트리올의 국제 정신분석 대회에서 개최되었으며 몇 가지 쟁점들이 건의되었고 하나의 논문으로 대답될 수 있는 것보다 더 많은 질문들이 제기된 다수의 논문들(Anzieu, 1987; Berenstein, 1987; Blum, 1987; Burgner, 1988)이 발표되었다. 첫째, 많은 분석가들은 그들이 십 년 이상의 분석 증례들을 갖고 있다는 것을 받아들이기 주저한다는 것을 인정하는 것이 중요하다. 그들은 아마도 병적인 의존을 조장한다는 비난을 받을까 봐 두려워했을지 모르는데, 왜냐하면 그 당시는 많은 수의 전문가와 제3세력들이 치료를 단축시키려는 압력이 있을 때였으며 동시에 한 주에 4-5회 하는 정신분석 과정을 10년 이상 계속 할 수 있다는 것은 어떤 면에서는 직업적인 자살행위와 같다는 것을 기꺼이 받아들여야 했기 때문이다. 그것은 치료자를 찾는 거의 모든 사람들의 최악의 두려움을 확인해주며 정신분석에 돈을 지불하는 것을 부정하기 원하는 보험회사들의 바램에 내용을 더해 주는 것이며, 또한 그것은 무통치료라는, 마치 단식기간에 스칸디나비아식 전채요리를 제공하는 식의, 반 분석적인 정신 건강 전문가들에게는 뜻밖의 횡재가 될 것이었다. 1987년, NewYork 잡지는 "정신치료의 수감자들(Prisoners of Psychotherapy)"이라는 제목의 기사를 발표했으며 그 표지는 한 여성이 두꺼운 밧줄로 카우치에 묶여 있는 사진이었다.

내게는 많은 장기적(십 년 이상의) 정신분석적 증례들이 있으며 어쩌면 이런 보고가 그들의 자료를 나누기 원하는 다른 사람들에게 용기를 주게 될 것이라는 느낌이 있다. 그런 증례들은 아마도 더욱 많을 것이지만 그러나 어떤 분석가들은 끝나지 않는 분석(interminable analysis)의 덫처럼 보일지도 모를 것을 피하기 위해 치료 초기에 시간의 한계를 정하기도 한다. M과 같은 환자들은 종종 가학피학적인 전이와 그에 따르는 부정적인 치료반응(Asch, 1976) 혹은 부정적인 치료적 동기(Novick, 1980)의 한 부분으로서 조기 종결을 초래하곤 한다. 우리는 관련된 많은 요인들 간의 구분을 위해 장기간의 증례들의 보고가 필요하다. 치료에는 잘 반응하는 것으로 보이지만 종결 이후 곧 원래의 상태로 돌아가는 사람들이 있다. "늑대인간"은 그런 증례였으며(Freud, 1937) 훈습의 어려움을 보여주는 것에 사용된 Greenson의 증례(1965b)가 또 하나의 그런 경우이다. 아마도 종결의 문제들과 기준들에 좀 더 면밀한 주의 집중이 도움이 될 것이다. 이들 중 어떤 것들은 Greenson의 논문과 Kriston and Cohen의 인쇄 중인 저작에 제시되고 있는데 그들의 명확한 설명들은 특히 실패하거나 혹은 치료 후에 원래의 상태로 되돌아 가는 증례들과 관련되어 있다. 최근의 논문(Novick, 1990a)에서 나는 보통은 논의되고 있지 않은 기준들을 분명히 하기 위해 재분석하는 증례에 주의를 기울였다. 그러나 이것은 장기적인 치료와 또 다시 끝나지 않는 분석의 "당황스러운" 문제에 도달하게 했다. 거기에는 분명히 결코 종결할 수 없으며 평생토록 어떤 종류의 치료가 필요한 환자가 있다. 어쩌면 만약 이런 범주에 속하는 사람들을 정확하게 분리시켜 낼 수 있었다면 우리는 Mahler와 다른 이들이 어린이들에게 사용하기 위해 추천한(Kramer and Byerly, 1978) "간헐적 분석intermittent analysis)" 방법을 적용해 볼 수 있었을 것이다. 이런 증례들은 미래에 다시 시작될 것이며 때때로 여러 해 동안 중단될 수 있는 단기간의 것이 될 것이다. 거기에는 실질적인 향상을 이룩한 후 난국에 이른 많은 수의 환자들이 있을 것이다. 난국은 환자의 강렬한 저항 그리고 혹은 치료자의 역전이 문제와 기술적인 한계로 인한 것일 수 있다. M은 아마도 그런 증례로 보일 수도 있었는데 왜냐하면 8년 째 되던 해 그는 모든 기준에 있어서 그만 둘 준비가 되었기 때문이다. 그는 행복하게 결혼 생활을 했고, 가정을 꾸릴 계획을 하며 그의 경력에 있어서도 성공적이었다. 이 시점에서 많은 분석가들이 종결을 권하고 날짜를 잡는다(Brenner, 1976). 나 역시 그렇게 했다면 분석은 2년 일찍 끝날 수 있었을 것이다. 나의 방치함, 즉 그 환자에 대한 결정이 불필요하게 치료기간을 연장시킨 기술적인 실수임을 주장할 수도 있는 많은 사람들이 있다. 이전의 논문에서 나는 M이 내게 그 날짜를 선택하게 하려던 시도와 그의 시도가 실패했던 때 이후의 그의 반응에 대해서 묘사했었다(Novick, 1990b). 그 날짜를 정하는 책임을 그에게 지운 것은 그의 전능함의 공상에 분명한 위기를 맞이하게 했다. 종결단계에 진입하는 데 있어서 그의 갈등을 근거로 하여 나는 "M과 같은 어른의 끝나지 않는 분석은 사춘기에 끝내지 못한 것-전능한 자기에게 작별을 고하고, 마술적으로 사람을 조종하려는 불가능한 과제를 포기하고, 실제적인 세계에서 실제적인 기술을 연습하는 것에서의 즐거움을 발견하는"(p.22)-을 끝내야 할 필요성을 포함한다고 제안했다. 분석이 거의 끝날 때 M은 말했다. "지금의 내가 되기까지 얼마나 오랜 시간이 걸렸는지에 대해 나는 후회하지 않습니다. 내가 2년 전에 끝낼 수 있었다는 것을 알지만 그러나 그랬다면 지금 내가 있는 곳에 있지 못했을 거에요." 나는 M이 특히 독립, 변화, 분리 그리고 종결과 같은 문제들에 있어서 변화되고 갈등과 외상을 극복해가기에 오랜 시간이 걸리는 환자의 범주에 속한다는 것을 제안하고 싶다. 그런 환자들은 시간이 필요하며 분석가는 인내와 신뢰가 필요하다. 프로이트가 처음 훈습의 문제에 주의를 돌렸을 때 그는 말하기를 "실제에 있어서의 저항의 훈습은 분석이라는 주제에서의 아주 힘든 과제이며 분석가의 인내의 시험대가 될 수도 있다"(1914, p.155)고 했다. M과 같은 사람들의 자료의 속도에 적용시키도록 그가 분석가들에게 준 권고는 "의사들이 할 일이란 기다리는 것과 일이 그들의 진행과정으로 들어서도록 놔두는 것 외엔 없으며, 그 진행과정이란 피할 수도 재촉할 수도 없는 것이다"(p.155).

십 년이 넘는 분석 이후 종결단계 동안에 할 일이 뭐가 남았겠는가? 많은 것을 성취해 왔고 분석이 끝나야만 한다는 것을 마침내 받아들이게 되었다면, 더이상 고통을 연장시키지 않고 빨리 끝내는 것이 더 낫지 않을까? (Gardiner, 1983)

M의 자료는 얼마나 이전 시간을 보냈느냐 와는 관계없이 종결단계의 중요성을 보여준다. 만약 그 시기가 올바른 것이라면(Novick, 1988), 만약 그 단계가 분석의 목표들이 성취된 때가 아니라 진행하는 힘이 상승세에 있을 때 시작된다면(Novick, 1990a), 종결단계는 분석가와 환자 모두에게 가장 고무적이고 결실이 많은 작업기간이 될 수 있을 것이다. M의 자료에서 보여주듯이, 끝나는 날짜라는 현실은 갈등과 불안을 심화시키고 되살아나게 한다. 동시에 치료동맹은 그 효율성의 최고점에 있으며 분석가와 환자 모두 갈등을 해결하고 잠재적으로 외상적인 사건들을 훈습하기에 훨씬 유력하다. 종결단계는 분석에서의 성취가 확인될 수 있고 시험될 수 있는 시간이다. 넓은 범위의 감정들이 경험되고, 자신의 것이 되며 앞으로의 행동을 안내하고 격려하는 데 사용될 수 있다. 실망, 환멸, 그리고 슬픔과 같은 정서들은 이 시기 동안에 특별히 강렬하며 이런 감정에 대비한 방어들에 관한 세분화된 작업과 훈습은 환자에게 인내하며 그 경험으로부터 성장할 수 있게 할 것이다. 특히 작업동맹이 자기 분석 기능으로서 내면화될 수 있는 동안에 애도 과정이 시작되면 분석의 최고 달성과 작업의 주요 목적이 분석의 종결 단계 동안에 이루어질 것이다.

21장

원시적 상태의 치료에 관한 임상적 문제에 대하여: 지골로*에서 벗어나 자기실현에 이르기까지-전환점

Rudolf Ekstein, Ph.D.

서론

정해석한다는 것은 숨겨진 의미를 찾는 일이다.

Deuten heist, einen verborgenen Sinn finden.

지그문트 프로이트 (1900)

프로이트(1900)는 해석을 정의하기를 '해석한다는 것은 숨겨진 의미를 찾는 일이다' 라고 하였다. 내가 해석 과정의 본질 The Nature of the Interpretive Process(1966)을 출간한지 20년이 지났다. 지금도 그렇지만 그 때 나는 나 자신과 독자들을 위해 해석의 개념을 명료하게 하는 데에 몰두하였으나, 독일어 단어 Deutung을 생각하면 해석이란 영어단어(interpretation)가 좋은 번역은 아니었다. 그 당시 나는 성 어거스틴이 〈고백론〉에서 '사람들이 내게 시간에 대해 물어보지 않는 한 몇 시인지 안다' 라고 한 말을 인용했다. 물론 그가 비록 시간에 관하여 만족할만한 정의를 내리지는 못했더라도 시간이란 개념이 당시 어떻게 쓰여지는지 용례에 대해서는 친숙했으리라고 가정해야 한다. 내가 해석의 개념에 대하여 이와 동일한 태도를 취할 것을 제안하는 것은 그 때나 오랜 세월이 지난 지금이나 마찬가지이다. 문헌고찰을 통해 독일어 Deutung이 해석이라고 번역된 것을 알 수 있지만, 때로는 확장하고 명료화하기 위한 설명이나 번역의 의미로 쓰이기도 했고, 가끔 이해하다(construe)라는 동사로도 사용된다. 프로이트는 해석이라는 단어를 결코 사용하지 않았고, 위의 여러 사용례에서 알 수 있듯이 용어를 둘러싼 학문적 분위기가 다소 느슨했기 때문에 이 단어가 과학적 맥락에 속하는지 전과학적(prescientific) 맥락에 속하는지를 가늠하기가 어렵다.

프로이트(1900)는 꿈의 기원을 전과학적이고 종교적이며 미신적이고 주관적이라고 말한 것으

주

* 역자주) 지골로(gigolo) : 기둥서방이란 뜻으로 부유한 여성에 빌붙어 살려는 환자의 심리를 빗대어 붙인 말

로 보아, 전과학적 꿈 해몽가에 가깝게 보인다. 분석적 해석은 무엇이 숨어 있는지 그리고 어떤 것이 무의식인지 보여주고, 아무 의미가 없어 보이는 것에 의미를 부여한다. 그러나 우리는 프로이트(1900)가 해석을 하나의 예술로 언급하고 단순한 이론적 추론 이상의 것이라고 강조했음을 익히 알고 있다. 그는 엄격한 규칙을 정하지 않았고, "환자의 표류하는 무의식을 환자 자신의 무의식으로 이해하기 위한" 기지와 기술의 필요성을 환기시켰다. 분석가의 예술적 통찰, 공감, 동일하게 분산된 주의집중, 이 모든 것이 환자가 말하는 것의 숨은 의미를 이해하는 데 사용된다.

프로이트(1900)는 정신분석적 작업을 고고학자의 작업에 비유하여 말하였다. Robert Waelder (Robert Waelder, 1939)와 같은 사람들은 해석을 탐색 작업이라고 하였다. Siegfried Bernfeld (Siegfried Bernfeld, 1932)는 해석작업을 환자의 모든 표현, 즉 전체 구조인 게슈탈트(Gestalt)를 구성한다는 의미로 특징지었다. 이들은 단서나 흔적들을 제거하려는 환자의 방어체계의 다른 측면들에 관심을 기울이면서 환자가 완전히 지울 수 없는 단서들로부터 역으로 분석작업을 진행한다.

이러한 은유들을 따라가다 보면, 이 은유들이 어떤 이론적 기본 가정들을 만들어 내게 되고, 이것이 오늘의 많은 정신 건강 영역에서 정신분석이나 정신치료 연구소가 서로 다른 특징을 갖게 만든다는 것을 알게 된다. 달리 말하면, 해석은 환자에 대한 새로운 점을 파헤칠 뿐만 아니라, 환자의 의사소통에 빛을 던져준다. 즉, 환자가 빛을 보도록 도와준다. 해석은 또한 분석가의 사고방식, 그의 이론, 즉 환자와 소통하는 방식에 빛을 던져준다. 그것은 자유 연상의 언어이자 해석의 언어이며 또한 분석에서의 특수언어이다.

나는 이미 전에도 언급했고(Ekstein, 1979, 1987) 이 글에서도 마찬가지지만, 분석가는 환자에게 귀를 기울여야 하고 자신의 진단이 자신이 말하는 방식임을 스스로 알아야 한다고 제안했다. 나아가, 분석가는 자신이 해석하고, 대화하고, 직면하는 방식을 환자와 접촉하기 위해 선택한 언어라고 볼 수 있어야 한다. 그가 어떤 언어도 선택하지 않고, 하나의 단순화된 말하기 방식이나 해석방법, 하나의 학파나 한 가지 원칙적 사고방식에 속해 있기만 하면, 그는 온전하게 대화할 수가 없을 것이다.

우리의 분야는 하나의 언어만 통용되는 어떤 단순한 문화나 지역을 제시하지 않는다. 많은 언어와 방언과 대화의 문제들을 듣고 또 말하게 된다. 우리는 과연 다중언어를 배울 수 있을까? 아이들이나 청소년들, 어른이나 노인들, 다양한 정서적 문제나 정신질환과 관련된 수많은 다른 언어를 들을 만큼 자유로울 수 있을까? 아니면, 자발성도 부족하고 환자의 요구나 그의 언어에 우리를 맞출 능력도 없는 어쩔 수 없는 존재인가?

나의 논의(1966)는 Ludwig Wittgenstein의 말을 인용하는 것으로 시작한다. "나의 글은 다른 사람들로 하여금 사고의 어려움을 덜어주기를 좋아해서는 안 된다. 가능하다면, 오히려 그들 자신의 생각을 자극하기를 원해야 한다."

나는 Wiener Kreis에서 받은 철학 교육의 영향으로 철학을 결코 닫힌 체계로 보지 않고 영원한 명료성을 향한 시도로 본다. 따라서 내가 앞으로 기술하고 논의할 치료는 마지막 견해가 아니다. 그 보다는 이 특별한 문제와 내가 씨름한 것을 묘사하고 있는 것이다. 각각의 환자가 제시하는 독특한 문제는 우리로 하여금 모든 환자들에게 적용할 만한 기법을 허락하지 않는다.

나는 독자들에게 나의 글을 읽으면서 어떤 끝나지 않은 연극에 귀를 기울이듯 들어주기를 제안한다. 자신을 이야기의 주인공인 환자로 생각해도 좋을 것이다. 아니면, 분석가나 정신치료자와 자신을 동일시하고 싶을 수도 있다. 대화의 오고 감과 둘 사이에 일어나는 즉각적인 말들, 그 과정을 따라오면 된다. 독자들이 이 글을 읽을 때 이해하고자 하는 마음으로, 행간의 뜻을 읽으면서, 어떤 마지막 해결을 기대하지 않고, Wittgenstein이 말한 것처럼 자신만의 방식과 사고를 발전시키기를 바란다.

독자가 이 환자의 치료적 파트너가 되었다면 아마도 전혀 다른 시나리오가 나왔을지 모르고 둘 사이에 색다른 대화들이 씌어졌을 지도 모른다. 그러한 생각을 하면서, 비판적이든 지지적이든, 독자의 저항과 씨름하든 통찰을 주든, 나는 여러 치료시간의 축어들을 내놓을 것이다. 물론, 하나의 연극과 같은 치료적 대화를 지켜보는 일은 어렵고 그 장면으로 들어가는 것도 바랄 만한 일은 아니다. 나는 이 논문을 일종의 사적인 세미나처럼 대화와 독백을 통해 다양한 해석적 개입과 실수들과 성공적인 변화를 훈습하는 계기가 되도록 할 것이다. 이제 우리는 빌리지 그린(Village Green) 극장으로 가서 커튼이 올려지기를 기대해 보자.

프롤로그

한 유럽인이 일본에 와서 정원을 가꾸기 위해 일본 나무 전문가를 부르러 사람을 보냈다. 그 첫째 날, 정원사는 하루 종일 벤치에 앉아 아무 것도 하지 않았다. 둘째 날도 마찬가지였다. 셋째 날도, 넷째 날도, 다섯 째 날도, 일주일 내내 똑같았다. 그러자 이 유럽인은 물었다: "언제 당신은 정원일을 시작할 셈이요?" "그림이 보이면요." 분석도 마찬가지다. 우선 모든 새로운 정신세계의 그림이 그려져야만 한다[프로이트, 1985].

이전 논문에서(Ekstein, 1985), 나는 경계성의 개념을 다루었다. 그때 나는 경계성 환자가 우리에게 새로운 치료 방법을 강제한다고 제안했다. 정신증적 상태와 경계성 적응과 신경증적 적응 사이를 오고 가는 환자는 마치 자신과 여정을 함께 하는 분석가에게 정신증적 퇴행의 땅에 붙잡히지 않으면서 하나의 심리적 영토에서 다른 영토로 여행할 수 있는 내면의 여권을 얻게 해달라고 요구한다. 그런 후에야 그는 일차 과정 사고와 이차 과정 사고 사이에 다리를 놓을 수 있게 된다. 우리의 과제는 그러한 환자를 따라가주는 것이다. 정신분석적 대화의 시간들을 축어적으로 나타내고, 자유 연상의 과정과 전이의 발달, 저항, 그리고 그 과정에 빛을 던지고자 하는 분석가의 해석적 시도를 활용하면서 말이다. 그렇게 해서, 우리는 환자가 자신의 내면 세계의 주인이 되고, 심리적 여권을 가진 사람으로, 경계를 오고 가도록 돕는 것이다. 나의 시도는 독자들이 환자뿐만 아니라 치료자도 이해할 수 있도록 오고 가는 치료과정을 강조하려는 것이다. 치료자는 통찰로 이끌어 지기도 하지만, 공감으로는 해결이 어려운 역전이 문제에 의해 잘못 이끌어 지기도 한다. 치료자는 환자의 내면 속에 살지만, 일종의 퇴행으로 이끌리기도 한다. 이 퇴행은 치료적 자아가 아닌 역전이에 의해 생겨나는데, 역전이는 환자가 자신과 자신의 세계와 분석을 다루는 성격적 방식에 적응하도록 돕기보다는 치료적 저항에 부딪히게 만든다. 독자는 자신을 이러한 환자의 딜레마와 동일시할 수도 있고 도우려는 치료자의 시도와 동일시할 수도 있다. 즉, 자신을 환자의 자리에 놓을 수도 있고, 치료자나 혹은 치료자의 수퍼바이저의 위치에 놓을 수도 있다. 나는 이 자료를 탐구해 들어갈수록, 스스로 이 세가지 위치와 동일시하려고 애쓸 것이며 그렇게 해서 안나 프로이트(1936)의 오랜 충고를 따를 것이다. 그녀는 분석가가 이드와 초자아와 자아 사이에 동일한 간격을 유지하도록 최선을 다해야 한다고 말했다. 이제 이러한 충고를 분석가가 얼마나 잘 따르려고 했는지, 다시 말해 이드, 초자아, 자아 사이에서 무게중심이 지속적으로 변하는 환자를 어떻게 다루려고 했는지 지켜보도록 하자. 분석가는 안전지대에 있지 않으며, 동일거리를 유지하는 정신분석적 상황을 지켜내는 기회가 거의 없어 보인다.

서막

종결과 훈습의 문제를 다루는 이전 글(Ekstein, 1966)에서 나는 분석 과정을 무대 연극과 비교했다. 이제 그 비유를 여러분과도 공유하려고 한다. 나는 여러분이 이에 동참하기를 원하며, 세익스피어의 희곡 무대이기도 한 글로브 극장의 빌리지 그린으로 함께 가보자. 극장 안으로 들어가 의자에 앉기 전에, 우리는 그 앞에서 친구를 기다리며 잠시 휴식을 취하고 있는데, 연극에 나오는 모든 배우들이 도착하는 관객에게 인사를 하는 모습을 보게 된다. 그들은 의상을 갖춰 입고 있어서 몇 배우들의 극중 역할도 알 수 있다. 우리는 아직은 모르지만 이제 경험하게 될 연극의 줄거리를 탐색해 볼 수 있다. 우리는 프로이트로부터 배웠듯이 이제 곧 펼쳐질 환자의 인생 연극, 환자의 내면 무대를 장악하고 있는 내적 대상표상들, 그 모든 배우들의 그림을 우선 그려야 할 필요가 있다.

이제 곧, 환자가 대기실에서 나와 자신의 무대인 정신분석 카우치가 있는 진료실로 들어 오듯이 배우들이 무대로 나가게 된다. 우리는 의자에 앉아서 연극이 시작되기를 기대하며 이제는 관객이 된다.

커튼은 아직 닫혀 있고 좌우의 무대에는 비극과 희극을 대변하는 가면들이 걸려 있다. 우리는 고통스러워 하는 가면과 웃고 있는 가면을 본다. 이는 환자의 삶의 갈등, 그 분열을 보이고, 또 어떤 가면이 외부를 위장하고 있는지, 진단은 무엇인지, 핵심 자기를 나타내고 있는지 어떤지를 모른 채 바라 보고 있다.

내가 진짜 쇼가 시작되기 전 빌리지 그린에서 내 환자를 만났다고 말해야 할 것 같다.

실제로, 벤 밀러박사는 치료가 시작되기 전 몇 번 나를 만났다. 글로브 극장 앞 빌리지 그린에서 만났는지는 분명치 않지만, 또 그렇게 공식적인 치료도 아니었고, 치료상황의 전희도 실은 아니었다.

밀러박사를 안 것은 1979년 내가 그와 그의 가족을 도와 정신분열병을 앓고 있던 청소년 아들을 평가했던 때로 거슬러 오른다. 나는 그 아이를 몇 개월 정도 만났고 치료 프로그램을 시도했지만 밀러박사 가정 상황이 외래 치료를 지속하기가 어렵게 되어서, 결국 동부에 있는 치료센터에 입원해야 했다. 아이는 아버지와 종종 연락을 했지만 밀러 박사와 이혼한 어머니와는 거의 연락을 하지 않았다. 아이와 그의 둘째 부인과도 거의 접촉이 없었다. 나는 밀러 박사를 도울 두 번째 기회가 있었는데, 그의 청소년 딸 문제였다. 그 아이는 어머니와도 아버지와도, 계모와도 살 수가 없었는데, 마침내 동부에서 적응하게 되었다. 처음에는 불안정했지만 나중에는 꽤 잘 사는 것처럼 보였다.

1984년 1월경에 두 자녀가 각자 치료 프로그램으로 보살펴지게 되면서 밀러 박사가 나에게 치료받기를 희망한다는 연락을 해왔다. 그는 그 당시에 절망적이라고 느꼈고 나는 개인적으로 그의 다른 가족을 알고 있다는 점과 빌리지 그린에서도 만난 적이 있어서 그가 겪은 어려움을 알고 있는 상황이었다. 나는 빌리지 그린에서뿐만 아니라 정신분석 무대에서도 그 장면에 나오는 배우들, 즉 밀러 박사 주변 사람들을 잘 알고 있었기에, 그 인물들의 치료자가 된다는 생각을 하게 되었다. 나는 그의 요청을 수용했고 치료는 시작되었다. 처음부터 정신분석이냐, 심층 정신치료냐, 아니면 동조적인 지지치료냐를 두고 어떤 것이 성공적일지 결정하지 못하도록 밀러 박사와의 만남은 일정치 않았다. 심지어 회기 동안 그의 행동은 자신이 하고 싶은 대로 표출되었고, 정신분석 환자라고 그를 진심으로 생각할 수 있을 만한 치료적 상황을 구축하기 어렵게 만들었다.

우선, 그에 관해 몇 가지 말하는 것이 좋겠다. 그는 내가 사는 도시의 꽤 큰 병원에서 일하는 매우 유능하고 실력 있는 심장외과 전문의이다. 그가 치료받으러 왔을 때 상태는 불안과 극도로 힘든 세 번째 결혼생활로 고통 받고 있었다. 그의 불안과 수술실에서의 공포에 동료들은 우려했고, 결혼생활은 카우치에서 자살환상과 더불어 표현되었다. 누워있다가도 자주 일어나 앉곤 했으며, 호출기가 울리면 벌떡 일어나 전화기로 달려갔다. 그럴 때면 사람이 믿을 수 없이 달라지곤 했다. 전화기에 대고 말하는 모습을 보면, 자살 사고로 고통 받으면서 스스로를 역겨워하고 수치스러워하는(전통적인 정신분석에서 얻는 자료와는 달리 일차과정 사고에 더 가깝기 때문에 따라가기 어려운 연상들) 환자가 갑자기 완벽한 의사로 돌변하는 것에 놀라게 된다. 전화에 대응하는 모든 반응은 간호사와 위험한 치료 상황에 대해 말하든, 동료나 그의 환자나 그 가족과 말하든 다 적절했다. 환자가 전화하면서 보인 능력을 평가해볼 때, 그의 치료가 필요하게 된다면 나는 추호의 의심도 없이 그에게 가겠다는 것이 내가 이 상황을 가장 잘 말하는 것이리라. 나는 두 개의 인격을 보았다. 아픈 환자이자 동시에 자신의 전문적 능력을 발전시켜 전문가가 된 사람. 그러나 그것은 자신이 스스로에 대해 갖고 있는 감정이 아니었다. 그는 자신의 일에서도 절망했고, 친구도 없고 또 끔찍한 결혼 생활을 하고 있다고 느끼고 있었다.

어떤 가면을 나는 믿어야 할까? 완벽한 전문가이자 외과의사의 가면인가, 사생활에서 보이는 지골로의 가면인가? 그는 앞뒤로 요동쳤기에 누구도 무엇이 진짜인지 무엇이 가면인지 알지 못했다. 무엇이 방어이며 무엇이 진정한 자기(true self)인가? 나는 그가 이런 양극단을 요동치면서 매 순간 그에게 필요할법한 치료의 종류를 지시한다고 느꼈다.

그의 과거에 대한 몇 가지 사실이 물론 이야기되어야 할 것이다. 그는 매우 부유한 부모와 함께 동부에서 자랐다. 그의 아버지는 의사였고, 어머니는 강한 여성이었는데 그가 어떤 전문적인 혹은 학문적인 업적을 얻든 개의치 않았고 부유한 여성과 결혼할 수 있는 정도의 전문직이면 된다고 지속적으로 그에게 설교하였다. 그는 의사나 변호사가 되려고 했다. 그는 어디든 대학을 가려고 했다. 중요한 것은 오직 부유한 여성을 만날 기회를 얻는 일이었다. 어머니 자신은 남편이 그녀가 생각하는 삶의 기준을 채워주지 않아서 불만이었다. 그것을 보상해 주어야 할 대상이 이제 그의 아들, 밀러 박사에게로 옮겨졌다. 그는 어머니가 이기도록 허락했고 그로 인해 고통을 당했다. 젊은 시절 그의 열망은 비싼 차를 몰고, 요트를 타고, 부유한 사람들과 활동을 함께 하는 것이었다. 그러나 동시에 그는 자신의 마음이 가는 대로 여자를 선택할 수 없다는 것, 엄청난 부자에 잘사는 부모가 있다는 이유만으로 그녀가 어떤 사람이든 사랑할 수 있는 그런 여성을 선택해야 한다는 사실에 고통스러워 했다. 그는 지골로의 위치에서 부자여자를 얻는 것과 자기 인생의 의미 있는 어떤 것을 성취한다는 것, 즉 독립을 이루고 과학과 의학에 공헌하고자 하는 소원 사이에서 괴로워했다.

그 당시 지골로로서 그는 성공적이었다. 그는 가장 부유한 집안에 속하는 부모를 둔 여성과 결혼하였다. 그녀는 그의 어머니처럼 그에게 힘을 행사했고, 돈뿐만 아니라 성생활에서도 그에게 선생역할을 했다. 불행하게도 그녀는 그를 완전히 지배했고, 네 자녀(둘은 앞에서 언급했고 다른 두 아들은 대학에 다님)를 두었음에도 결혼 생활을 유지할 수 없었다.

결국 이혼으로 끝이 났고 끝없는 법적 투쟁에 휘말렸으며 그는 도저히 이길 수가 없었다. 이혼은 그와 부인과 그들의 부모 사이에 적대감을 쌓았고, 그는 용서를 빌고 결혼을 유지하라는 가족의 지속적인 요구에 직면해야 했다. 아이들은 돈이 있는 곳으로 갔고, 앞에서 언급한 딸만

이 도망쳐서 그와 살고 싶어 했다. 딸도 어머니가 다른 여성과 동성애적 관계를 갖는 것을 견딜 수 없었다. 두 번째 결혼도 비슷하게 부유한 여성과 했다. 세 번째 결혼도 같은 형태의 결혼이었으며 우리에게는 이 결혼관계가 관심사이다. 그의 동료들은 그를 항상 부유한 여성만 찾고 이런 여성에 기대 살거나 그 친족의 돈에 기대는 사람으로 생각했다. 그도 이런 것에서 자신을 떼어놓고 싶었지만, 부유한 사돈으로부터 경제적인 지원을 바라는 어머니와 여동생과 모든 가족의 압박에 시달려야 했다. 그러나 그는 "달러가 많을수록 더 좋다."는 일종의 현대판 도착증인, 손에 닿는 것은 모두 황금으로 변하게 했던 미다스 왕이 되기 보다는, 불안에 쫓기고 일할 때면 식은 땀이 흐르고, 자살 사고에 싸여 있었다. 그것이 그가 처한 상황이었고, 친구도 없이, 깊은 불안과 우울한 상태에 빠져서, 부를 갈망하면서도 더 깊은 곳에서는 자기 인생의 주인이 되고 싶어 했다.

이제 우리는 그의 사회 생활과 내면 세계의 배우들을 만났던 빌리지 그린에서 분석의 무대인 진료실로 갈 준비가 되었다. 세익스피어의 말을 바꿔보면, "모든 정신분석은 단지 한 편의 연극이며 우리는 오직 배우일 뿐이다." 전이가 발달되는 동안, 그가 자신의 내면의 삶에서 서로 다른 두 사람 가운데 환자의 역을 맡게 될 때, 우리는 그와 함께 이제 연극 속으로 들어가는 것이다. 이제 이런 치료시간들 중 그에게 지골로와 자기 실현의 과제 사이의 충돌을 불러일으킨 전환점의 기회에 대해 검토해 보자. 부유한 여성들을 찾아 헤메다 결국 그들의 수동적인 희생물이 되는 그런 남자, 즉 지골로가 그의 진짜 성격인가? 아니면, 유아기적 위치에서 벗어나 끊임없이 독립적이고 성숙한 자기를 향해 싸워나갈 수 있는 재능 있는 의사가 그의 진짜 성격일까? 내면의 어린 아이가 영원히 그의 아버지로 남을 것인가? 아니면, 그가 어른의 역할을 획득할 수 있을 것인가?

비극의 첫 부분

분석이 시작될 때, 이 절망적인 남성은 자살사고와 우울과 깊은 불안, 그리고 수술실에서 식은 땀을 흘리는 문제에 사로잡혀 있었고, 지골로의 위치에서 도망쳐서 자신을 구하고 싶어했다. 여러 시간 동안, 그는 도서관에서 연구하고, 강의하러 가고, 끝없이 시신해부를 하며 병원해부실에서 시간을 보냈고, 심장을 연구하고, 자신의 연구하는 동맥과 정맥, 관상동맥 치환술에서 완벽하려고 노력했으며, 새 힘과 새 정보를 얻고, 자신감과 지식을 유지하려고 애를 쓰는 모습이 보였다. 또한 그것은 결혼 생활과 부유한 삶과 끝없는 유혹으로부터 그를 멀리하게 했다. 서서히, 그가 분석 작업에 동화되고 분석가에 의해 지지 받게 되면서, 이러한 유혹들을 견뎌 나갔다. 예를 들면, 장인어른이 모든 가족과 친구들을 지중해 크루즈 여행으로 초대했을 때, 처음에는 함께 가겠다고 약속했다. 높은 사람들과 권력자들을 만나고 싶었고 즐거운 경험도 하고 싶었다. 그러나, 마지막 순간에, 일하고 싶은 마음에 움직여져서, 난관을 극복할 수 있었다. 전이가 발전하면서 증가된 힘이 그로 하여금 여행을 취소하고 그 여행의 일부만 갈 수 있을 것 같다고 말하게 만들었다. 그는 분석을 계속하고 싶어했고 외과의사로서의 일을 정말 열심히 하고 싶어했다. 그와 부인 사이의 끝날 줄 모르는 싸움은 지속되었다. 아니 그 이상이었다. 두 사람 모두 각자 첫 번째 결혼에서의 자녀가 있었다. 부인, 글로리아 리치는 남편 없이 아이들을 키웠는데, 첫 번째 남편이 심한 우울증으로 자살했던 것이다. 그녀는 최선을 다해서 두 딸과 가능한 많은 시간을 보내길 원했다. 그도 또한 그의 아이들에게 좋은 아버지가 되고 싶었고, 캐논에 있는 새 집에서 아이들이 평안하길 바랬다. 그러나 갈등은 시작되었다. 글로리아는 그녀가 위협을 느끼는 아픈 아들이 집에 오는 것을 원하지 않았다. 그의 자녀들이 집에 오면, 남편에게 사용을 허락한 자신의 집에서의 특권을 그 아이들이 오용한다고 생각했다. 때때로, 그녀의 부친은 가족을 위해 배를 전세내서 다양한 크루즈 여행에 가족을 초대했다. 밀러 박사는 항상 가고 싶었지만 동시에 일을 계속 하고 싶은 마음, 동료인 마틴을 기쁘게 해주고 또 환자들에게도 최선을 다하고 분석도 지속하고 싶은 마음과 씨름했다. 글로리아는 방해하고 싶어했고 그들이 함께 있는 것에 분석이 장해물이 된다고 생각했다. 또한, 그에게는 정신분석보다는 약물이나 집단 정신치료, 아니면 둘 다가 더 도움이 될 거라고 느꼈다. 그녀는 그가 잘못된 도움을 받고 있어서 분석을 그만둬야 한다고 생각했고, 할 수 있으면 방해하려고 했다. 결혼 상담을 다행히도 분석가인 동료에게서 받고 있어서 그 상황을 알 수 있었다. 그 동료는 분석에서 이루어졌던 작업을 훼손시키지 않았다. 그럼에도 불구하고 분석이 지속되면서 가족 구성원들마다 너무나 많은 행동화가 따랐고, 나는 종종 런던 대공습이 있던 2차 세계대전 시기에 런던에 살던 내 분석가 동료들처럼 느꼈다. 나는 거의 믿기 어려운 위치에 놓여 있었다. 외부 갈등이 삶도, 어떤 형태의 안전감도, 숙고할 어떤 기회나 능력도 위협할 때면 내적 갈등에 머무르려고 애를 썼다. 때로는 싸움이 너무 나빠져서 아내는 그에게 집을 떠나라고 요구했고 한 두 번은 그녀 스스로 집을 떠나 밤새 다른 곳에 가있기도 했다. 종종 그도 호텔을 잡거나 해변으로 가곤 했고, 나중에는 바닷가 근처의 작은 아파트를 빌리게 되었고 결혼 생활은 이제 끝이 나는 것처럼 보였다. 하지만 그는 또한 좋은 날이 올 것이라는 바램과 부인을 향한 사랑을 믿었다. 그래도 싸움은 멈출 것 같지 않았다. 그녀는 그가 성적 흥미가 없다고 불평했고, 화가 나서는 그의 얼굴을 피가 나도록 할퀴어서 누가 봐도 알 수 있는 흉터가 남기도 했으며, 그를 경멸하듯이 그의 몸과 성기에 침을 뱉었다. 싸움은 그의 내면에서도 계속 되었는데 바로 무시당하는 지골로의 이미지와 훌륭한 의사가 되는 자랑스러운 남자의 이미지 사이에서였다. 전체 치료 상황은 진료실, 즉 카우치에서 이동하여 외부 세계로 움직이는 듯 보였다. 갑자기 연극의 휴식시간에 모두가 빌리지 그린 밖으로 나가서 다음 행위를 기다리는 그런 무대인, 흥미로운 드라마를 생각할 수 있을까? 하지만, 배우들이 또 나타나서 드라마와 연극의 피터지는 싸움이 실제 행동으로 보여지는 순간이 올까?

나는 세익스피어의 연극에서 베르트 브레히트의 연극으로 옮겨갈 것이다. 그는 관객이 참여해서 극의 내용을 거리에서 실행하기를 원했다.

그러나 바로 그 때에 공격적 행동은 그 행동의 의미를 이해하는 통찰로 변해 갔다.

그 치료 시간의 축어 부분은 분석적 사건을 생생하게 만든다.

밀러 박사는 그 시간에 절망적이고 우울하였다. 그가 말하는 모든 것마다 자책이었고, 처벌적인 초자아의 음성이자, 절망의 목소리, 자기-경멸의 소리였다. 분석가는 경멸의 음성을 억제하지 않고 환자가 자기를 비난하는 것이 위장된 통찰임을 볼 수 있도록 노력했다. 자기-비난은 한 편으로는 통찰을 위해 도움이 되었지만, 다른 한 편으로는 통찰을 억압하려 하고, 그것을 무력감과 절망감, 그리고 분석가에 대항하는 싸움으로 대치하려는 또 다른 자기-비난이었다. 그것은 마치 분석가가 자신을 도울 수 없고, 그래서 지지의 원천인 어머니와 아내와 사돈의 돈과 지골로의 삶으로 돌아가기 위해서라면 무엇이든 하겠다고 말하는 것과 같다. 그 치료 시간의 부분은 다음에 이어진다.

밀러박사 : 루디(역주; 분석가인 Rudolf Ekstein을 부르는 애칭), 당신도 알다시피, 내가 여기를 떠난 후 한 가지 내 생애 흥미로운 일이고 또 내 진료에서 비교적 실패했던 것과 가장 관계가 있다고 느꼈던 한가지는 내 진료의 기초를 다지기 위해 일반적인 의뢰 패턴을 벗어나야 한다는 생각이었죠. 그리고 내 인생 어느 때도 의미 있는 관계가 지속되지 않았다는 것이죠. 만났던 사람들이 있지만, 나는 한 번도, 지금 나는 중학교와 고등 학교 때를 말하는 거예요, 대학 때는 한 명의 친구도 없었어요. 아주 잠시 룸메이트와 친했지만 그 후에는 각자의 길로 갔죠. 음, 의과 대학에서는, 친구가 없었어요. 레지던트 때도 없었어요.

분 석 가 : 그것이 당신의 바램이었나요? 아니면 우정을 갈망했지만 발전시킬 수 없었다고 생각하나요?

밀러박사 : 내 생각엔 내가 하고 있는 것 말고 다른 것을 원하는 일에 있어서나 내 세계를 넘어서는 세상에 있고 싶어하는 면에서 내가 너무 공격적이었죠. 그리고 나는 오직 부분적으로만 정말 내 세계에 있으면서 그 너머를 보고 있었죠. 때론 내가 이야기할 때, 이 방이나 아님 무언가를 돌아보면서 말하죠. 글로리아에게 돌아가기로 결정한 진짜 이유는 내가 떠난다는 것 때문에 글로리아가 정말 괴로워해서였어요. 내가 말한 모든 것, 그건 모두 그녀의 잘못이고, 일부 그녀 탓이라고 가정해보죠. 어쨌든 그녀는 다소 신경질적이에요. 하지만, 내가 관심을 갖는 한 가지는 내 인생에 반복된 패턴이 있다면 그것은 내 가족에게든, 가족 밖에서든, 첫 번째 결혼에서도, 레지던트 할 때

나, 고교시절이나 어느 누구와도 관계를 맺을 수 없었다는 점입니다. 거기에 조금이라도 정당한 사유를 붙일 수 있다면 난 당신에게 온갖 이유를 댈 수 있어요.

분 석 가 : 하지만 어쨌든 당신이 친구를 만들지 않았다는 것이 사실이라는 점을 말씀하시는 거지요?

밀러박사 : 그렇죠.

분 석 가 : 내 생각에는 잠시 동안이지만 다른 사람들이 필요로 해서 함께 있었던 사람도 있는 것 같은데요.

밀러박사 : 아니에요, 그렇지 않아요, 루디.

분 석 가 : 당신의 더 깊은 목적은 무엇이었나요?

밀러박사 : 내 깊은 목적은 그러니까 사회적 신분이 올라가는 것과 그리고…

분 석 가 : 당신의 말은 친구를 단지 이용해서 올라가려고…?

밀러박사 : 어디든지 오르려고 했죠. 무슨 말인지 아시겠어요?

분 석 가 : 알겠어요. 확실히 알아요.

밀러박사 : 맞아요. 난 항상 누군가를 이용해서 사다리를 타고 올랐죠. 그러니까, 그들을 이용해서, 그들을 제거하고, 또 다음 사람에게로 갔죠. 나는 어떤 것도 누군가를 위해서 진정으로 한 적이 없는 것 같아요. 물론 그 사람에게 어떤 것도 받기를 기대하지도 않았어요. 괜찮은 배당이죠.

분 석 가 : 다른 말로 하면, 당신은 누군가와 친해지려고 하지만, 그것은 친구가 필요해서가 아니고 단지 사다리의 한 조각이기 때문이라는 말이군요.

밀러박사 : 당연하죠. 그리고…

분 석 가 : 하지만 그 끝은 어디죠? 당신도 알다시피, 내 말은, 얼마나 그 사다리가 높을 수 있을까요?

밀러박사 : 글쎄요, 마흔 여덟쯤 되면 사람들은 아무 것도 가진 것은 없지만 아주 피상적인 관계는 갖게 되겠죠. 만일 내가 혼자거나 혼자이기를 좋아하는 사람이라면 다를 것 같아요. 하지만 그건 정말 내가 아니에요. 나는 사람들과 즐기기도 하지만, 내 생각에 나는 매우 공격적으로…

분 석 가 : 그러나 분명하게 마음속의 목적은 그들을 이용하는 거죠.

밀러박사 : 분명해요.

분 석 가 : 그것이 바로 당신이 전에 사람을 이용하는 것이 일종의 콤플렉스라고 불렀던 거군요. 그러니까 부유한 여성이나 부유한 위치에 다가가는 것에 대해 말할 때, 다른 편에선 매우 이상한 일이 일어난다는, 즉, 어떻게 다른 사람을 이용하는 사람이 지골로가 될 수 있는가 하는 거죠? 내 말은 미국의 강력한 대통령을 생각할 수 있다는 거에

요. 그는 자기 주변 사람들을 정치적 야망을 위해 이용한다고 알고 있잖아요. 그렇지만, 그는 지골로가 아니죠. 이 두 번째 부분이 저는 이해가 안됩니다. 어떻게 이것이 맞아떨어지는지.

밀러박사 : 글쎄요, 나는 내 자신의 어떤 부드러운 면을 찾고자 우정을 얻고 싶었어요. 그래서 나는 다른 사람들의 성취를 이용할 수 있었고 쉽게 편안할 수 있었죠. 어느 정도는 내 동료, 마틴과의 관계에서 그런 점이 기초가 되었다고 생각해요. 부분적으로는 그의 업적에 대한 내 존경도 있었죠. 하지만 나는 행복했어야만 했다는 생각이 들어요. 나는 그렇게 행복하지 않았어요. 그러니까 진짜 요점은, 글로리아가 내게 느낀 좌절감이 계속 반복되었다는 거죠. 아무리 글로리아가 한 일이 잘못이라 해도, 포기해야 할 정도라도 말입니다. 내가 정말 염려하는 것은 다섯 살부터 마흔 여덟까지 아무런 인간관계가 없었다는 것이에요.

분 석 가 : 다른 사람을 이용하는 것은 제외하고.

밀러박사 : 맞아요. 누구든지, 그 때마다 내가 이용하는 누군가가 있어요.

분 석 가 : 당신에게 유용한 사람.

밀러박사 : 나는 정말로 어느 누구와도 관계가 없어요. 내 동료 마틴과도 1월이면 헤어지게 될 거에요. 내 생각에 지금까지…

분 석 가 : 그를 이용한 햇수군요.

밀러박사 : 그를 오랫동안 이용했어요. 심지어 이렇게 말할 수도 있겠네요. 누군가 나를 거의 필요로 하지 않을 때, 심지어 나와 함께 계속 일하고 싶다는 것을 알더라도, 나는 정말로 그 사람과의 관계를 끊을 거라는 거죠. 음, 하지만 더 중요한 것은, 내가 고등학교 시절에 기억나는 건데, 나는 부자가 아닌 여자애들이나 남자애들과 함께 있는 것을 겁내곤 했어요. 왜냐하면 나는 오르고 싶었으니까요. 나는 한 번도 내가 무엇을 하고 있는지 알지 못했어요. 나를 높여줄 만한 사람이 누가 있는지 찾아 헤매는 게 전부였어요.

분 석 가 : 무엇을 향해서요?

밀러박사 : 진짜 바람둥이가 되는 것을 향해서요. 내 진짜 목표는 매우 부유한 사람과 결혼하는 것이었고 가업을 물려 받는 것이었어요.

분 석 가 : 그래서 그렇게 했군요.

밀러박사 : 예, 정말요.

분 석 가 : 그래서 당신이 되었던 것은…

밀러박사 : 아니에요. 나는 돈이 많은 사업가가 되고 싶었어요. 정말. 그리고 내가 누군가의 사업을 이어받는다면 말 그대로 사람들에게 영향을 줄 수 있고, 좋은 인상을 줄 수 있다고

생각했어요. 또 사람들은 내가 한 일을 알 것이고 내가 그들을 또한 돌봐 줄 테니까요. 그리고 그들이 가진 것을 얻을 수도 있고. 내가 사기꾼이었으면 바랬던 것 같아요. 훔치고 싶었어요. 훔치는 게 두려웠지만 정말 내가 하고 싶었던 일이었다고 생각해요.

분 석 가 : 일종의 합법적인 방식으로 사업을 하고 또 돈을 더 많이 벌고.

밀러박사 : 그렇죠. 화이트 컬러 사기꾼이죠. 흥미로운 점은 내가 윤리적이거나 도덕적이지 않는 어떤 일을 하는 사람에 대해서 아주 많이 비난한다는 점이에요. 그런데 나의 근본적인 열망은 속이고 훔치는 거죠.

분 석 가 : 그러면 이 모든 것에도 불구하고, 의사라는 전문직으로, 심장 외과의가 되도록 당신을몰아 간 것이 무엇인가요?

밀러박사 : 부유한 여자와 결혼할 수 있기 위해서요. 그녀의 가업을 잇고 싶어서죠. 그건 정말 진짜입니다. 그래서..

분 석 가 : 그러니까 그녀를 사로잡기 위한 단지 여흥이었다는 건가요?

밀러박사 : 맞아요.

분 석 가 : 그렇게 해서 돈도 얻게 되고요.

밀러박사 : 물론이죠. 사실은, 내가 수지와 결혼했을 때 우리는 의과 대학에서 만났어요. 나는 정말 학교를 그만두고 법대로 가고 싶었어요. 하지만 리치몬드 가에서 나를 받아주지 않을 까봐 두려웠어요. 그들은 의사를 원했고, 그 때 수지의 남동생이 자살을 했는데, 나는 이제 그들이 내게 집안 사업을 이어 받으라고 요청하겠다고 생각했죠. 정말 행운이었죠. 나는 그녀의 동생을 시샘했었기에 정말 놀랐어요. 그가 스스로 자신을 죽여서 집 밖으로 나간 거니까요. 그리고 나는 정말, 이제는 리치몬드 재단의 수장이 될 거라고 생각했어요. 신문을 읽어서 알지만 가족 중의 한 사람이나 다른 사람, 아니면 사돈이 그 수장이었으니까요. 내가 이제 그 조직의 최고가 될 것이라고 생각했죠. 꿈이 실현되는 것 같았어요. 내 인생의 과업이었으니까요. 그런데 그게 실행되지 않자 끔찍하게 실망했어요. 그리고 수지에게, 또 리치몬드 가에 극도로 화가 났었죠. 나는 그 당시에도 내 인생에서 의사가 된다는 것을 생각도 안 했어요. 그보다 더한 것은, 루디, 내가 고등학교때는 고등학생이 된다는 생각도 하지 않았다는 거에요.

분 석 가 : 그러니까 당신이 정말 말하고 싶은 것은 학생이 되거나 의사가 되는 것은 거의 위장이나 마찬가지였군요.

밀러박사 : 위장이었어요. 내 말은 정말 그랬다는 겁니다. 그건 잠재 의식에 있는 것 이상이었어요, 루디. 어머니와 나는 공개적으로 그런 이야기를 했으니까요.

분 석 가 : 당신 어머니가 그것에 대해 공개적으로 말했다는 건가요?

밀러박사 : 그렇다니까요.

분 석 가 : 하지만 당신은 어머니에게 대항하기 시작했고, 사람들을 이용하는 지골로가 되고 싶은 소원에도 불구하고, 유능한 의사가 되었어요. 새로운 길을 밟아 나가는 그런, 말하자면..

밀러박사 : 루디, 당신이 말하는 것에 동의하지 않아요. 이제 사실대로 말할 수 있어요. 당신도 알다시피, 나는 Ralph Greenson의 책을 기억해요. 그가 말했죠. 누군가 "진짜"라고 말할 때, "진짜"가 아니라고. 내가 생각하는 방식으로는, 나는 한 번도 의사를 고려한 적이 없어요. 그 이유를 말할게요. 음, 나는 항상 환자에게 해를 입힐까 두려워했어요. 항상 나보다 나은 사람들이 있다고 느꼈고, 나는 잘못된 전문가라고 생각했어요. 하지만 우연히 나는 의사가 된 것을 좋아해요.

분 석 가 : 그것에 대해서 자주 말했어요.

밀러박사 : 맞아요.

분 석 가 : 당신이 잘못된 전문가라고 느끼는 것 외에 내가 말하고 싶은 것은 당신은 그렇게 했다는 거에요. 위장이라고 하지만, 당신은 적어도 나와 분석하면서는, 시체를 연구하려고 보관실로 내려갔고, 심장을 연구했고, 책을 읽었어요. 어떻게 그런 일이 갑자기 일어난 거죠? 당신이 느끼고 생각하는 나머지 것들과는 많은 모순이 있어요.

밀러박사 : 글쎄요, 내가 그곳에 간 것은 내가 무능하다고 정말 느껴서였어요. 거기 갔을 때, 내가 무능하다고 느낀 많은 영역들이 감소되었어요. 심장에 대해 정말 많은 것을 더 알게 되었죠. 나는 여전히 심장을 수술하는 일에 매력 있다고 생각해요. 하지만, 루디, 무능하다는 나의 두려움은 정당화된 것이라고 말해야겠군요. 나는 그렇지 않아요... 변덕쟁이라고 말하려는 것인 줄 나도 알아요. 나는 아니에요. 꾸준한 점도 있어요…

분 석 가 : 아뇨. 나는 변덕쟁이를 말하는 것이 아니에요. 두 위치 사이에서 갈등하는 것에 대해 말하는 겁니다. '나는 무능한 지골로에요. 나는 단지 위장한 의사입니다, 하지만…'

밀러박사 : 오, 아니, 아니, 아니, 아니에요. 잠깐만요. 당신은 오해하고 있어요. 내가 20대에 시작할 때, 나는 위장한 의사였어요. 그것을 약속할 수 있어요.

분 석 가 : 알겠어요.

밀러박사 : 그러니까…

분 석 가 : 분명해요.

밀러박사 : 분명해요. 내게는 적어도 분명해요. 내 근본적인 목표는 리치몬드 재단의 수장이 되는 거였어요. 그것이 내 목표였어요. 그리고 수지의 동생이 자살했을 때, 내 목표가 실현되었다고 생각했어요. 나는 정신과에도 관심이 많았지만, 리치몬드 가문은 정신과의사를 싫어했기 때문에 외과를 계속했어요. 나는 언젠가는 외과를 그만두려고 정

말 생각했어요. 그리고 급성 복통을 연구하는 일이 재미있었고 그렇게 어렵지도 않았어요. 외과의사가 되는 데 그렇게 영리할 필요도 없어요. 내가 정말 의사가 되었다고 깨닫기 시작한 것은 정말 훨씬 후에요. 실은, 외과 레지던트 중반에 그만두고 사업에 뛰어들 뻔 했었죠. 당신을 만나러 왔을 때, 내게 남은 유일한 것은 외과였고, 그 때는 진짜 외과의사가 아니었어요. 나는 어떤 종류의 진료도 하지 않았고, 마틴에게 기생하며 살고 있었어요. 이제 곧 정비될 것이고, 나의 위장도 끝이 날 거에요. 그 때는 내가 이 모든 일을 했을 때이고, 무능하다는 두려움은 이제 더 이상 정당화되지 않는다고 느껴요. 지금은 지적으로 내 일을 잘 해가고 있다고 정말 느껴요.

분 석 가 : 내가 말하고 싶은 점은 두 가지 소원 사이의 갈등이 서서히 일어났다는 거에요. 하나는, 나는 어머니가 원하기 때문에 부유한 여성과 함께 하기 위해서 위장을 사용한다. 다른 하나는 의사의 위장에서 벗어난다는 것이죠. 일종의 속임수였는데 갑자기 유능해지려는 열망으로 바뀌었다는 점이에요. 그리고 지금은 전문가로서 유능해지고 싶은 한 남자와 리치몬드 재단을 이어 받고 싶어하는 다른 사람, 그 둘이 서로 갈등하고 있어요.

밀러박사 : 그래요. 그 말이 맞을지도 몰라요. 하지만 나는 그렇게 보지 않아요. 그 갈등은 내가 해결했다고 느끼고 있어요. 그리고 내가 의사가 된 것을 좋아한다는 생각에 편안하구요. 아시겠어요? 그리고 또 내 교육도 완전하게 채워지는 시점에 도달해서 진료를 시작할 만큼 유능하다는 생각에 편안해요.

분 석 가 : 그러면 당신의 과거에서 남겨진 게 뭐가 있나요?

밀러박사 : 내가 분석의 마지막 시기에 정말 중요하다고 여기는 것은, 의사로서 진료를 잘 하지 못하도록 방해하는 것이 나의 유능함에 대한 타인의 평가가 아니라는 점이에요. 나는 진료를 잘 하는 의사가 될 거라고 생각하죠. 내가 썼던 위장은 매우 잘 되어서 심지어 내가 심장이 어떻게 생겼는지 몰랐을 때에도, 사람들은 실제의 나보다 나를 더 똑똑하게 생각했어요. 사람들은 내가 젠체하고 그들보다 위에 있다고 느꼈고, 내게 환자를 보내지 않아도 될 만큼 내가 부유하다고 생각했어요. 하지만 부유한 상속녀와 결혼하고 의사로서도 매우 성공한 정말 수많은 의사들이 있잖아요, 루디, 그러니까 그건 정말 구차한 변명이에요. 내 일생에 한 일이라고는 친구관계를 만들지 않았다는 거에요. 근본적으로, 대부분의 사람들이 나를 싫어한다고 말하는 건 틀리지 않아요. 그들은 나를 불편해 해요. 사람들은 내가 공격적이거나 우쭐해 한다고 느끼죠. 남의 말은 듣지도 않고, 말을 많이 하는 편이거든요.

분 석 가 : 내게 말해 보세요. 그들이 자신들을 단지 이용하려는 오랜 무의식의 열망을 감지하게 된다면 친구를 맺는 일이 불가능할까요?

밀러박사 : 글쎄요, 그렇지는 않다고 봐요. 그건 문제의 일부분이에요. 많은 시간 동안 그들을 이용하지 않으려는 노력이 필요하겠죠. 내가 글로리아에게 돌아갔던 이유 중 하나도 정말 솔직하게 말해서 글로리아와 나 사이의 중대한 문제는 내가 개인적으로 내 직업에 대해 가진 좌절감과 내가 가진 것이나 이루지 못한 것에 대한 좌절과 관계가 있다는 거예요. 나는 금요일에 의자에 앉아서 혼자 곰곰 생각했어요. 만약 내가 심장수술에서 성공하고 내가 하고 싶은 진료를 하게 된다면, 글로리아가 나를 흥분하게 만들겠죠. 그러나 그 일들이 그렇게 되지는 않을 거라고 생각해요. 나는 그녀가 칭찬을 하든 그렇지 않든 그다지 개의치 않을 거예요. 루디, 나는 아주 잘 알고 있어요. 회진할 때, 나에게 의뢰하지 않은 동료 의사들은 내가 유능하지 않다고 생각해서가 아니에요. 나를 좋아하지 않고, 나를 편하게 생각하지 않아서예요. 나를 한 식구로 여기지 않아요, 많은 의사들이 속물인지 아시죠? 실력 있는 의사가 그렇게 좋은 사람은 아닌 것 같아요.

분 석 가 : 왜 그들이 당신을 좋아하지 않는다고 생각하나요?

밀러박사 : 그들은 내가 자기들을 이용하고 있다고 느끼는 것 같아요.

분 석 가 : 무슨 말이죠?

밀러박사 : 내가 사람들을 이용하고 이용했다는 것을 그들이 안다는 말이죠.

분 석 가 : 그렇다면 그것이 극복해야 할 문제이군요.

밀러박사 : 글쎄요. 한가지 내가 이해할 필요가 있다고 생각해요. 내가 말하는 것이 맞는지 모르겠어요. 당신은 내가 무슨 말하는지 아나요? 내 말은 그러니까, 내 나이에 있는 사람이 한 명의 친구도 없다는 것은 이상하다는 거죠. 정말 이상한 일이에요.

분 석 가 : 오직 얕게 아는 지인들만 있죠.

밀러박사 : 맞아요.

분 석 가 : 그게 우정으로 변할 지도 모르지만 지금은 아니군요.

밀러박사 : 맞아요. 그러니까, 그 차이가 무엇을 말하는지 안다는 말이에요. 당신도 내가 말하는 것을 이해하겠죠. 인사를 나누는 정도의 친분이 있는 사람들이 없는 건 아니에요. 하지만 없는 것은… 나도 이해해요. 글로리아처럼 다양한 집단의 사람들을 알고 그들을 친구라 여기지만 진정한 우정관계는 없는 사람들이 있죠. 하지만, 글로리아는 그녀 인생에 매우 특별한 한 두 명의 사람이 있어요. 나는 아무도 없어요. 우정이라 할 만한 가장 가까운 사람은 마틴이에요. 그건 매우 특별한 경우라고 생각해요.

분 석 가 : 당신에겐 두 번째 아버지 같은 존재죠.

밀러박사 : 맞아요. 그 외에는 함께 이야기할 만큼, 함께 있으면 편안한, 생각을 나눌 그런 가까운 관계는 없다는 게 이상한 일이죠. 내가 하버드를 다닐 때도 기억해요. 아무도 없었

어요. 내 딸은 하버드에서 몇 친구들을 사귀었죠. 나는 아무도 없었어요. 한 사람도.

분 석 가 : 당신은 항상 외부적 성공을 위해 싸우죠. 당신의 어머니의 요구를 채우고자 애쓴다는 말이에요. 아버지가 아닌.

밀러박사 : 그래요. 하버드에서의 모든 시간들은, 그곳에서 일어나는 일에 관여하기 보다는, 내가 했던 것은 오직 어떻게 하면 부유한 여자를 만날 수 있느냐였어요. 그 사업, 내가 물려 받을 사업말이에요. 내가 한 모든 일은 내 일과는 동떨어졌어요. 지금처럼 글로리아에게 말했어요. 우리는 12월에 하와이에서 있을 이번 '근로자 복리' 모임에 여행을 가야한다구요. 사람들도 만날 수 있고 그들과 친해질 수도 있으니까 나는 가고 싶어요. 나는 그 사람들이 나와 관계를 맺고 싶어하기 때문에 그들을 이용한다는 의미에서도 그래요. 하지만 다른 이유도 있어요. 함께 일하는 사람들과 섞이고 싶어요. 그들의 위에 있다고 느끼지 않고 그들과 어울리고 싶어요. 그리고 '근로자 보상' 모임도 즐기고도 싶고, 어쩌면 그것이 지적으로 내가 할 수 있는 모든 거에요. 나는 단지 무엇에 속하고 싶고 인생을 조금이라도 맛보고 싶어요.

분 석 가 : 무엇이 당신에게 방해가 되나요? 아시다시피 어떤 사람들에겐 이것이 어렵지 않은 일처럼 생각 될텐데요.

밀러박사 : 글쎄요, 루디, 나를 방해하는 건 내 인생 전반에 걸쳐 나는 엄청난 부자가 되고 싶었고, 갑부층의 일부가 되고 싶다는 거죠. 내가 가진 것에 한 번도 만족하지 못했고 다른 사람들이 가진 것을 원했어요. 지금 당신이 내게 질문했던 것처럼, 내가 결혼 생활을 수습하려고 이 여행을 계획하는 걸까요? 아니, 아니에요. 내가 좀 지쳐있기 때문에 여행을 하려는 거에요. 나는 항상 운전하고 이것 저것 구경하는 것을 좋아했거든요. 남서부의 그 지역을 가본 적이 없어요. 나는 떠나고 싶고, 이것이 내 파트너가 일을 하는 동안, 내가 없어도 돈을 벌게 되는 마지막 여행이에요. 이제 1월 1일이 되면, 우리는 각자 길로 가요. 이번 여행은 여행자체로 즐기고 싶어요. 잠시 일을 멈출 준비가 되었어요. 내 앞에 놓인 것을 보고 있다고 생각해요. 나는 긴 여행을 할 거에요. 사업 여행이죠. '근로자 복지' 행사를 위해 일 주일 동안 12월 26일에 가게 될 거에요. 3월 첫 주에는 의료 친목 모임으로 여행이 잡혀있어요. 나는 동료들과 섞이고 싶어요. 그들이 단지 나와 관계해 주기를 바래서라기 보다는 이제는 그 그룹의 일원이 되고 싶은 거죠. 그들과 어울리고 싶고, 그들과 함께 하고 싶어요. 그런 다음에 집에 와서 일 주일 머물 겁니다. 또 사람들이 참가하는 하와이에서의 심장연구 모임에도 가고 싶어요. 그들은 내가 논문을 발표하기를 한 것은 아니지만 나는 그들과 대화하고 싶고, 만나고 싶어요. 지금은 어쨌든 휴식을 취하기 위해 이번 여행을 하려는 겁니다. 정말 길고 지치게 만든 한 해였어요.

분 석 가 : 휴가를 다녀온 후에는 무엇을 이루고 싶은 가요?

밀러박사 : 쉬고 나서는, 루디, 본격적으로 일을 하고 싶어요. 수술도 하고, 심장 연구도 계속 하구요. 당신도 알다시피, 내 마음이 다소 지쳐있어요, 감정적으로는 아니지만, 조금은 나무도 보고 싶고 잠시라도 신선한 공기를 쐬고 싶어요. 내가 하고 싶은 것은 똑같아요. 그 이상으로 나는 정말 이제는 정말, 정말 심장에 매진하고 싶어요. 내가 하고 싶은 게 두 가지 있어요. 내 일에 집중하고 싶고, 수술실에서 가서 땀을 흘리고 싶어요. 당신도 알잖아요. 의사들이 자기가 수술을 어떻게 했고 수술하면서 얼마나 땀을 흘렸는지 말하는 것을 당신도 들어 봤을 겁니다. 나도 그렇게 땀을 흘리고 싶어요. 또 다른 한 가지 내가 하고 싶은 것은 친구관계를 단지 만들고만 싶은 게 아니라, 의사 친구들을 만나서 그들을 알고 싶은 겁니다. 그들을 알고 싶어요. 그 모임의 일원이 되고 싶어요. 그런 적이 한 번도 없거든요. 내가 속한 세계에 사는 것을 두려워하고 싶지 않아요. 부자가 되어야만 한다고 느끼고 싶지도 않구요. 내 세계에서 살고 싶어요. 그리고 이해하는 데 좀 더 시간을 쓰고 싶어요. 이 시점에서 내 임상 경험을 쌓아 나가는 것보다 더 중요한 것은 내가 그 일을 지금 해냈다는 것입니다. 임상경험도 발전시켜 나가야 하죠. 그렇게 발전시킬 지식이 없을까 두려웠어요. 지금 내게 진짜 문제는 사람들과 관계하는 일입니다. 내 인생의 문제이기도 하죠.

분 석 가 : 그래요. 그 문제에는 결혼 생활도 포함되어 있지요.

밀러박사 : 그렇지요. 하지만 나는 결혼 상태를 일반적 문제의 한 증상으로 봐요. 무슨 말인지 알죠, 루디?

분 석 가 : 알아요, 나도 분명히 이해합니다. 그러니까 부인을 단지 이용하는 거죠. 그녀의 친구가되어 주는 대신에.

밀러박사 : 정확해요. 다른 말로 하면, 결혼관계의 친밀함 때문에 그녀의 감정은 일반적 우정 관계에서 느끼는 것보다 강렬한 겁니다. 감정이 과대해지는 거죠.

분 석 가 : 부인은 소외되고 이용당한다고 느낄 것 같아요.

밀러박사 : 가까이 다가오는 사람들이 하는 말이 바로 그거에요. 무슨 말인지 이해하시죠, 루디?

분 석 가 : 그래요. 소외되고 이용당한다.

밀러박사 : 바로 그겁니다. 내가 비록 여기 와있지만 당신이 하는 일이 틀릴 수도 있다고 말하고, 신경증적이라고 지적하면서 그 모든 타당한 이유를 댈 수 있을 거에요. 하지만, 다른 면도 있죠. 아내가 말하는 내용은 그 감정이 더 크다는 것만 빼고는 다른 사람들이 나에 대해 말하는 것과 같다는 겁니다. 더 큰 감정이라는 것이 그녀 입장에서는 좌절감일 수 있어요. 나는 그야말로 사람들을 이용하게 만드는 것이 무엇인지 알고 싶다는 느낌이 있어요. 하지만 나는 또 매우 퍼주는 사람이기도 해요. 그래서 이게

참 양가적인 상황이죠. 무슨 말인지 아시죠, 루디? 내가 이용하고 또 이용하는 것만은 아니라는 겁니다. 나는 열심히 일해요. 당신도 열심히 일하고 있다면, 왜 굳이 다른 사람을 그렇게 이용하겠어요? 내가 정말 생각하는 것은…

분 석 가 : 사람들을 이용해야만 하는 사람이 지골로겠죠. 자신의 전문가적 야망을 알고 있는 유능한 의사라면 그럴 필요가 없으니까요.

밀러박사 : 맞아요. 그리고 내가 사람들을 이용했다는 부분은 나의 무능감과 성공하지 못한 것에 대한 좌절이었다고 나는 생각해요. 아니, 하나는 다른 하나의 원인이니까 이것은 악순환이에요. 계속 돌고 돌아요. 무슨 말인지 아시죠, 루디? 고등학교 때 처음 선거에 나와서 학급반장으로 선출되었는데 그 때 모인 우리 반 학생들은 출신 중학교가 서로 달랐어요. 나를 아는 사람들에 의해 선출된 적이 한 번도 없었거든요. 한 번도. 나는 선생님들과는 친하게 지냈지만 선거에서 이긴 적은 없어요. 하버드에 들어 갔을 때, 면접을 봤고 내가 1학년 대표로 선출될 거라는 걸 알았어요. 그리고 그렇게 되었죠. 하지만 나는 직책을 맡을 수가 없었어요. 거기에는 뭔가…

분 석 가 : 일종의 어떤 부자에게는 지목을 받지만 부자가 아닌 사람들에게는 뽑히지 않는 것.

밀러박사 : 꼭 그렇지는 않아요. 항상 나의 첫인상은, 사람들이 내게 받는 첫인상은 지적이다, 매력적이다, 영리하다, 자기가 하는 일이 뭔지 잘 안다, 말도 잘한다, 최고다, 항상 그랬죠. 하지만 나를 알게 되면 좋아하지 않았어요. 나는 정말 허풍이 많았다고 느꼈어요.

분 석 가 : 당신 자신의 목적을 위해서지, 친구관계를 위한 것은 아닌 것 같군요.

밀러박사 : 맞아요. 나는 사람들을 이용했죠.

분 석 가 : 그러나 그 이후에 갈등이 찾아왔군요. 사람들을 이용할 지, 아니면 사람들에게 공헌할 지 사이의 내적인 갈등 말이에요.

밀러박사 : 맞아요. 글로리아와의 관계에서도 같은 갈등이었던 것 같아요. 그녀와의 관계에서 문제가 되었던 부분이 다른 모든 사람들과의 관계에서도 동일한 문제라고 느끼고 있어요. 이제 그것이 분석이 되어야 하겠죠.

분 석 가 : 그것이 분석의 일이죠.

밀러박사 : 그래요.

분 석 가 : 당신이 진정한 사랑과 진짜 우정의 관계를 맺고 싶어 하면서도 한편으로는 글로리아가 이용당하고 오용되고 있다고 느끼게 할만큼 당신이 그녀에게 한 것은 무엇일까요.

밀러박사 : 루디, 당신도 알다시피, 내가 이전 삶에서 우정을 키우지 않았던 곳에서, 나는 정말 사람들을 이용하려고 했죠. 이제는, 이렇게 생각해요. 내가 글로리아를 처음 만났을 때 그녀를 이용하고 싶어했던 것은 당연해요. 하지만, 내가 당신에게 와서, 그것을 역

전시키려고 정말 노력했어요. 그렇게 하니까 내가 그녀에게 잘해준다고 느꼈나 봐요. 하지만 나는 글로리아를 이용해서 나를 위해 딸을 돕도록, 또 아들을 돕도록 했죠. 많은 것을 말입니다. 내가 루디, 당신에게 말해야만 하겠어요. 나는 결혼 생활에 관심이 그렇게 없어요. 당신이 나를 아는 천 명의 사람들을, 아니 백 명의 사람들, 오십 명, 열 명, 세 명, 다섯 명, 몇 명이라도, 보내준다면, 내가 바보인지, 인재인지, 천재인지 물어 볼 거에요. 그들은 내가 천재라고 하겠죠. 당신이 그 사람들에게 내가 말을 잘 하냐고 물으면, 그들은 또 내가 말을 잘 한다고 할 테고. 그들에게 매력적이냐고 물으면, 매력적이라고 할거에요. 당신이 그들에게 내가 좋은 친구냐고 물으면, 그 사람들은 "아니"라고 하겠죠. 또 내가 이용자냐고 물으면, "그래"라고 할 테죠. 글로리아도 포함돼요. 나를 아는 모든 사람이 포함돼요. 이제는, 나도 오랫동안 내가 이용자였다고 생각해요. 그렇지 않으려고 노력한다고 생각하지만. 그리고 서서히 극복하고 있다고 생각해요. 내 문제의 많은 부분은 아직 사람들과 관계 맺는 법을 모른다는 것이죠. 글로리아가 말했어요. "당신은 사람들이 당신을 아주 많이 좋아해주기를 바라기 때문에 강한 모습을 보여주려해요. 그러나 피곤해지면 그들을 놓아버린다구요. 당신은 단지 당신이 될 수 없나요? 사람들은 당신을 좋아할 거에요. 그들이 혹시라도 싫어할 까봐 당신이 두려워하는 거에요." 내가 그렇게 했기 때문에 그녀가 말하는 걸 알 수 있어요.

분 석 가 : 그럴지도 모르겠네요. 사람이 너무 자신만을 사랑하면 다른 사람들을 사랑할 수 없죠. 사람이 단지 돈이나 차 같이 자신만의 목표만 있다면, 다른 사람들을 사랑할 수 없겠죠. 자기애와 사랑하는 능력 사이의 갈등 같은 것이군요. 대상이 없는 자기, 사람이 없는 자기 말이에요. (긴 침묵)

밀러박사 : 내게는 그것이 내 인생에서 가장 큰 약점이에요, 바로 지금도.

분 석 가 : 당신이 이 점을 진지하게 다루고 변화시키려는 모습으로 보입니다.

밀러박사 : 내게 이 문제는 가장 중요해요.

분 석 가 : 당신이 할 수 있을 지 궁금한 거군요.

밀러박사 : 아니요. 내가 마음에 결정을 내리면 할 수 있다고 생각해요.

분 석 가 : 당신의 가슴과 영혼으로. 마음 만으로는 하지 못하죠. 왜냐하면 그것은 계산이 되니까요. (매우 긴 침묵) . . . 여기에 당신의 진정한 과제가 있군요.

밀러박사 : 재밌군요, 루디. 작년인가 내가 침대에 누워서 혼자 생각하는데, 내가 앞으로 나아가는데 집중하기 위해 감정을 피하고 싶었던 많은 사람들이 있었어요. 돌아보면, 내 인생의 지위에서 볼 때 내가 누구와 결혼했든 같은 것을 성취했을 것이란 걸 분명히 알고 있어요. 나는 빚이 많았고 살기 위해 돈을 벌어야만 했기 때문이에요. 하지만 내

가 하는 일에 있어서는 누구와 결혼하든 그건 아무런 차이가 없었을 거에요. 나는 정말로 가업을 물려 받을 수 있는 배우자와 결혼해야 한다고 생각했어요. 그러나 의대에 가서 내가 어릴 때부터 좋아했던 사람과 결혼했어도 물질적으로 얼마든지 좋아질 수 있었어요. 더 나아질 수도 있었고, 더 즐거운 삶을 살 수 있었을 거예요. 그렇게 살지 못한 것에 대한 굉장히 화가나요. 하지만, 내가 그렇게 살 지 못한다는 것을 알고 있으니까 지금 할 말은 없어요. 무슨 말인 지 알죠, 루디? 그러니까…

분 석 가 : 그건 마치 당신이 과거에는 그것을 표현하기 위해 거칠게 말하면 탐욕에 의해 이끌렸던 것처럼 보이네요. 그리고 사랑과 유능함으로 이끌리고 싶은 거구요.

밀러박사 : 맞아요. 그냥 괜찮다고 느끼고 싶어요. 루디, 나는 글로리아를 떠나는 것은, 솔직히 말해 그녀가 더 이상 내게 특별히 유용한 기능을 하지 않는다는 것을 발견해서라고 생각해요.

분 석 가 : 다르게 말하면, 그녀가 그런 탐욕과 사랑에 봉사하지 않는다는 말이군요. 한동안은 그렇게 중요하지 않았구요.

밀러박사 : 그렇죠. 그래서 그녀 없이도 잘 지낼 수 있어요.

분 석 가 : 그러면 사랑도 지지도 없이 있게 되는 군요.

밀러박사 : 그래요. 그래도 내가 본 건, 글로리아도 얼마나 절망적으로 불행한지를 본 것이죠. 내가 놓친 것은 지금 치료를 받으면서 보니까 내가 그녀를 제대로 이해하지 않은 것 같아요. 하지만 나는 그녀와 결혼했고, 그녀도 나와의 결혼을 선택했죠. 우리는 다 잘 살 수 있는 사람들이었죠. 그리고, 내가 벤츠 차를 팔아야 했을 때 그들이 아무런 도움을 주지 않았던 것이 날 화나게 한 것에 대해 조금은 생각해야 했어요.

분 석 가 : 그래요. 하지만 그것은 예전의 당신 모습이죠.

밀러박사 : 맞아요. 그러나 내게 많은 분노를 일으켰어요.

분 석 가 : 그것은 그녀의 사랑과 관심을 움직일 수 있는 새로운 당신의 모습은 아니죠.

밀러박사 : 맞아요. 내가 진심으로 사람들을 이용하기를 멈추고 싶다면 . . . 그럴지도 모르죠.

분 석 가 : 시간이 다가오는 군요.

밀러박사 : 시간이 다가오고 있어요. 글로리아에 대한 내 분노가 그녀가 나를 허락하지 않았고 내가 원하는 것을 주지 않았다는 것에 대한 분노 때문이었다고 생각하고 있어요. 나는 일해야만 했죠. 무슨 말인지 이해하시죠?

분 석 가 : 이해해요. 낡은 자기는 잠시 동안은 승리의 위험에 놓여있고 새로운 자기는 지게 되었을 지 모르죠.

밀러박사 : 갑작스러운 일이죠. 제가 말했잖아요. 잠깐만요, 잠깐만요, 뭔가가 있어요, 익숙한 노래를 들었어요. 나는 그녀 없이 살 수 있고, 그녀는 아니에요, 나는 혼다를 몰고 있

는데, 운전을 그렇게 많이 할 수는 없었어요. 해변가에 한 장소를 발견했고, 그녀 없이 거기에 머물 수 있어요, 이 일을 할 수 있어요, 그 일을 하는데 글로리아가 필요하지 않아요. 어쩜, 잠깐요, 그녀는 나의 몇 친구들에게 친절할 수는 있어요, 친절하게 뭐든 하죠. 갑자기, 나는 혼자 생각했어요, 내게는 친구가 아무도 없었다는 걸요. 내 관계는 항상 여기 글로리아와 가고 있는 것처럼 끝나버렸죠. 어떻게 이게 가능할까요? 내가 글로리아의 친구가 되고 내가 그녀의 친구가 되고, 그게 다른 영역으로 쉽게 표현하면요? 무슨 말인지 아시겠어요, 루디?

분 석 가 : 그건 지골로의 무덤이겠군요.

밀러박사 : 바로 그거에요. 그게 바로 갑자기 내 머리에 들어온 생각이에요. 내가 글로리아의 친구가 될 수 있고 글로리아가 나에 대해 모든 다른 사람이 그런 것처럼 느낀다면, 내가 그녀 주변을 맴돌 수 있다면 나는 다른 사람들 주변을 맴돌 수 있죠. 그 차이는 지금이나 예전이나 내가 "실패자"임을 포기하는 거죠. 반드시 실패를 생각할 필요가 없어요. 실패자라고 느끼지도 않아요. 하지만 내가 부자가 되려 한다면 걱정하겠죠. 그렇죠? 부자가 되는 것, 내가 할 수 있는 일에서요.

분 석 가 : 당신은 외적인 부유함보다는 내적 부유함에 대해 말할 수 있게 되었군요.

밀러박사 : 지금 내가 하고 싶은 것은 글로리아가 내 친구가 된다면, 다른 의사들이 내 친구가 된다면, 내 내면은 바깥만큼 풍성해질 지 모른다는 것, 그것이 가능할 수 있다면, 나는 진정으로 하는 거에요. 다시, 랄프 그린슨이 한 말처럼, 우리가 "정말로", 라고 말하면 그건 거짓말이에요, 정말로 그렇다고 말할건 없으니까요.

분 석 가 : 당신이 그의 말을 기억해서 기쁘군요.

밀러박사 : 내가 그 말을 뚜렷이 기억하는 건 내가 "진정으로"라고 말할 때면 항상 나를 괴롭혔거든요. 하지만 놀랍게도, 지금 내가 관심있는 것은 적어도, 내 목표는, 내가 그런 이용자로서 성공적이었고, 적어도 내가 어떤 관계를 맺는 일에 더 행복하지는 않았다는 것이 궁금해요. 그랬다면, 나는 재정적으로 성공하겠죠. 훌륭해요. 하지만 지금은 이미 재정적인 성공의 신화는 포기했어요. 나는 성공하고 싶어요, 행복에 있어서.

분 석 가 : 음, "당신과 함께 하라"는 말 외에 무슨 말을 할 수 있을까요?

밀러박사 : 음, 글로리아가 이 부분에서 훌륭한 실험이었다고 나는 정말 느끼고 그건 당신도 알다시피 흥미로운 일입니다. 그녀는 옳았고, 상처를 줬고, 과장되었어요. 하지만 과장되었던 것은 글로리아 때문에, 일어난 모든 일 때문일지 몰라요.

분 석 가 : 아마도 그녀가 당신을 바른 길로 자극했던 거겠죠.

밀러박사 : 그럴지 몰라요. 그러나 나는 또한 진정으로 그 도전을 볼 수 있었죠, 직접적으로 관련된 내 분석에서 나는 글로리아와 또 그녀와 겪은 문제, 그 핵심 문제가 너무도 유

사하다는 것을 보게 되었고, 나는 관심을 갖게 되었는데…

분 석 가 : 그것은 단지 과거의 반복이죠, 하지만 이제는 우리가 다른 결말을 원한다는 겁니다. 내일 만나지요.

밀러박사 : 오전 9시에요.

우리는 이 세션에서 자기 비난으로부터 통찰로, 절망적인 자기-파괴적 무력감에서 행동으로 옮겨가는 것을 보았다. 우리가 이것을 적응이라고 부를 수 있을까? 아니면, 반복이라고 말해야 하는가, 반복 강박인가?

그가 상황을 돌볼 수 있다는 것을 증명해 주는 생각들이 있다. 그의 인생에서 일이 잘 돌아가고, 가족 전체 사람들을 다 초대해서 그의 부담으로 하와이로 가는 것처럼 말이다. 그는 가족들에게 돌봄을 받기를 바라지 않고 자신이 돌볼 수 있다고 말하려 하는가? 자신의 커리어를 쌓아 올려 줄 모임인 그 여행을 통해서 동료들과 진지한 만남을 하려 하는가? 그가 어디에선가 언급했던 것처럼, 장인이 그 여행경비를 대리라는, 언젠가 자신의 생일에 그에게 그의 아들 대학 비용을 지불하느라 포기해야 했던 비싼 차를 줄 것이라는 희망이 여전히 있는가? 아니면, 정말 그는 그럴 마음인가? 여전히 지골로의 환상에 빠져 있는가, 아니면 전환점에 대해 우리가 말할 수 있겠는가? 분석가의 작업이 위험해지는 가능성은 그가 지골로냐 유능한 의사이냐 사이의 싸움에서 유혹을 받을 수 있다는 점이다. 하지만 그가 정말 그것을 피할 수 있을까? 그가 분석가와 동일시하고, 이제는 둘이서 그가 진정으로 원하는 것에 대해 함께 인식했다는 하나의 목표를 향해 작업해 나가는 작업 동맹에 의지하는 것이 사실이 아닌가? 그가 그런 목표를 원하는가? 아니면, 퇴행해서 모친의 젖가슴, 부유한 여성의 황금, 이런 것이 그의 어머니가 그토록 그가 친숙해지길 바랬던 그런 종류의 삶을 가능케 할 그런 날로 돌아갈 것인가? 그는 어머니를 만족시킬 수 없었던 약한 아버지와 동일시 할 것인가? 그는 장인을 그와 그의 꿈과 그의 기대를 만족시켜 줄 사람으로서 바라볼 것인가? 아니면, 분석의 작업과 자신을 동일시 할 것인가? 말하자면, 지골로를 묻을 것인가, 어린 시절을 묻어 버리고 앞으로 나아갈 것인가?

비극의 두 번째 파트

몇 주 후 밀러박사는 새로운 곤경에 처했다. 그의 외부적 비극은 끝나지 않았고 이런 비극에 대한 그의 내면의 반응은 분석적 작업을 새로운 국면으로 몰아 갔다. 그는 어머니와의 문제를 분석적 작업의 목표로 얼마간 바라볼 수 있어 보였다. 분석이 시작될 때, 그는 모친과 떨어지려 했고, 독립적이 되어서, 혼자 살고자 했다. 자신을 지골로가 되게 하려는 영향력에서 벗어나고

자 했다. 그는 자신의 삶을 부유하고 아름답게 할 돈, 엄청난 부자의 삶, 여유 있는 삶을 가능케 하는 돈을 채워야만 했었다. 그는 모친과 매우 잘 결합되어 있는 것처럼 보였다. 그가 원했던 것을 분명히 하고, 약간의 거리를 필요로 했지만, 그는 또한 모친의 사랑을 원했다. 지골로로서가 아니라, 성공한 의사로서, 부유한 여성도 필요 없고, 도움을 줄 수 있는 그런 사람으로 말이다. 그는 이제 팔순이 되는 어머니에게 더 좋은 아파트를 약속했다. 어머니는 이에 좋아하면서 센트럴 파크가 내려다 보이는 5번가로 이사를 했다. 하지만 새로운 문제가 있었다. 어머니는 심장에 심각한 문제가 있어서 그는 과거에 매우 자주 그랬던 것처럼 어머니에 대해 겁을 먹기 시작했다. 어머니를 없애고 싶은 것인가? 그녀가 죽기를 바라는가? 아니면 어머니 상태를 현실적으로 걱정하는 것인가? 어머니는 죽을 지도 모르고, 그를 필요로 할 수도 있다. 그는 어머니의 사랑과 인정을 바라고, 그의 변화를 수용해주기를 원했다. 또한 그는 자신 인생의 다른 모든 사람들로부터도, 장인, 아내 글로리아, 아이들, 친구들, 동료들, 그들에게서도 그런 것을 바라고 있다. 그는 더 이상 행운을 좇는 사람이고 싶지 않다. 그는 세상이 자신이 달라졌음을 확신할 지 궁금했다. 아니, 그 자신은 스스로 달라졌음을 확신할 수 있을까? 아니면, 오직 내 기대, 분석가의 기대에 맞추려 했던가? 그것들이 진정 그의 기대일까? 나와 동일시할 수 있을까? 아니면, 여전히 자신이 경멸하는 젠 체하는 사람인가?

치료시간은 돈, 황금, 수입, 그가 그만큼 벌 수 있을지에 대한 의문, 이런 것으로 채워졌다. 그가 매달 수입이 2만불이고 매년 20만불 정도지만 부자로서의 삶, 지골로의 삶을 사는 의사가 되는 예산에는 미치지 못하다는 것을 우리는 알게 되었다. 다음은 이후 회기에서 진행된 대화의 일부이다.

밀러박사 : 오, 루디, 내가 내일 여행을 가게 될 것 같아요. 그러니까, 다음 월요일에 받을 거라고 생각되지만, 시간을 채우지 못하게 되면 그냥 저에게 치료비를 청구하세요. 내일 전 떠날 겁니다. 내일 떠날 거라구요.

분 석 가 : 음, 채우도록 해보지요.

밀러박사 : 못할 수도 있을 거에요. 알다시피, 루디, 내가 문제를 해결했다고 생각해요. 나는 대체로 내 자신에게 정말 화가 나있어요. 한 해 내내 당신에게 말해왔던 것을 알겠지만, 얼마나 열심히 일했는지, 지금 완전히 파산상태에요. 봉급을 받지 못했어요. 루디, 나는 매우 잘 된 수술을 했기 때문에 쉽게 일 년에 5만불에서 6만불은 더 보험회사에서 받을 거라고 생각하고 새 차를 샀어요. 나는 이사진들 중 한 사람의 부인의 거의 망가진 심장을 수술했고 매우 잘 되었죠. 한 달을 기다렸는데, 여전히 잘 지냈고, 그래서 나는 이 새 차를 샀던 겁니다. 예쁜 차들을 좋아하고 또 차 타는 것을 즐기니까요. 그 차를 팔았을 때 나는 $14,000을 손해봤어요. 나는 정말 살기 위해 현

금이 절대적으로 필요했어요. 나는 $34,000 미만으로 살았어요. 내 파트너에게 말했죠. 여기와서 당신에게 말했던 게 기억나요. 나는 그에게 오피스 비용의 얼마라도 나를 도와줄 수 있는지 물었죠. 그 때 막 재정적으로 바닥이었어요. 그리고 글로리아가 재정적 지원도 끊었죠. 나는 뼈 빠지게 일만 했는데 완전히 빈털터리가 되었죠. 지난 24시간 동안 내게 일어났던 일은 환상적입니다. 첫 째로, 나는 집에 갔고 글로리아와 나는 이야기를 했어요. 이렇게 말했죠. 나는 정말 떠나고 싶다고. 당신 딸도 이제 괜찮아질 거라고.. 이러쿵, 저러쿵, 같이 떠나자고. 그리고 이렇게 말했어요. 루디가 내게 우리의 결혼 생활을 고쳐보려고 떠나는 거냐고 물어서 흥미롭다고 했어요. 내가 그에게 말했죠. 나는 단지 지쳤을 뿐이라고.

분 석 가 : 당신이 그녀에게 말한 거죠. . .

밀러박사 : 내가 그녀에게 말했죠. 단지, 당신한테도 말했지만, 난 지쳤고, 나무도 보고 신선한 공기도 맛보고 싶다는 거였죠. 나는 단지 그것을 원했어요. 우리의 결혼이 어떻든지, 그냥 여행을 가서 당신이 없는 것보다는 함께 더 여행을 즐기고 싶다고 했죠. 그러니까 글로리아가 그랬어요. 자신은 은행에 돈이 많은 것을 아니까 자신이 그 여행을 위해 내 계좌에 자기 돈을 좀 넣어 주겠다고 말입니다. 그래서 내가 글로리아에게 말했죠. . . 그녀는 이러더군요. 자신이 $5,000이나 $6,000을 넣어주겠다고. 나는 당신이 원하는 대로 하라고 했어요. 정말 상관없다고 했죠. 그녀는 내 계좌에 $5,000을, 아니 $6,000을 넣을 거라고 말했어요. 나는 그것에 대해 생각하면서 저녁을 함께 준비했어요. 그리고 글로리아에게 말했죠. 당신이 상관없다면, 그렇게 안하는게 좋겠다구요. 그녀는, 왜, 돈이 뭐가 문제냐고 하더군요. 나는 정말 끔찍하게 열심히 일했고 잠시 떠나고 싶다고 했죠. 누구도 나처럼 그렇게 일할 수 있을 지 믿지 못하겠고 아무도 그렇게 못할 거라고 했어요. 이제 나는 떠날 것이고 12월에 하와이로 떠납니다. 3월, 3월 초에는 베일로 떠납니다. 3월 말에는 다른 모임이 있어서 하와이로 돌아갈 거구요. 나는 정말 가고 싶어요. 당신이 지적했던 것 한 가지는 . . .

분 석 가 : 당신은 비싼 것을 원한다?

밀러박사 : 맞아요. 당신이 내게 지적했던 한 가지는 내가 한 번도 가진 적이 없다는 것, 어떤 것도 하지 않고, 당신과 싸우지도 않고, 나는 단지 당신에게 말할 뿐이죠.

분 석 가 : 그녀에게는 말했죠?

밀러박사 : 그녀에게는요. 당신을 이번 여행에 함께 가도록 당신이 허락해 주면 정말 좋을 거에요. 내가 그 비용을 감당할 수 없다는 것 때문에 말도 안되지만요. 그게 당신이 말했던 것이죠. 그녀가 내가 이것 저것 사기를 바란다고 말하더군요. 나는 그랬죠, 글로리아, 당신이 내 계좌에 돈을 넣지 않기를 바란다고. 어떤 점에서 우리가 전체 생활

계획을 다시 짜기를 바란다면, 여기 앉아서, 지금 당장은 아니라도, 모든 것을 그냥 내버려 둘 수 있다고 했죠. 그리고 나는 당신과 이 문제로 싸우고 싶지 않다고 말했어요. 당신이 그렇게 할 이유가 있다고 해도, 나는 그러지 않기를 바란다고 했어요. 좋다고. 그리고 그녀는 물었죠. 자기가 이것 저것 뭐라도 사고 싶으면 어떻게 할거냐고. 나는 당신이 뭐든 사고 싶으면 수표를 몇 장 가져가라고 말했죠. 당신도 알잖아요. 나는 단지 운전을 해서 시골길을 보고 싶다고 생각하니까요. 당신이 뭐든 집을 위해서 사고 싶으면 돈을 좀 가져가는 게 좋을 거라고 했어요. 서로 따로 수표를 갖고 가는 거죠. 나는 오늘 진료실로 가요. 매우 흥미로운 건 진료실에 가면서 한 여성이 내게 말했어요. 밀러박사님, 당신은 나를 모르지만, 나는 미세스 맥케리입니다. 당신은 내 어머니의 생명을 살리셨어요. 너무 훌륭합니다. 이제 나는 진료실에 있어요. 내 비서에게 나는 3-4주 전쯤에, 당신한테도 말했던 걸로 생각하는데, 지난 해 내 지출을 분석해 놓으라고 요청을 했죠. 왜냐하면, 마틴과 내가 분리하려고 하니까 내가 진짜 얼마나 버는지도 알고 싶어서였죠. 내가 버는 것 그대로 유지하고 싶지는 않아요. 나는 마틴과 케이스들에 대해서 내 돈을 나누려는 게 아니에요, 단지 무슨 수술을 했는지, 어떤 환자들을 보았는지 알려고 한 겁니다. 내 일의 대부분은 자문의뢰, 뭐 그런거에요. 그렇게 돈이 되는 수술은 없죠. 더 벌 수도 있었지만 나는 수술할 케이스들을 매우 선별해서 체계를 세우고 싶었기 때문에 그렇게 선택했죠. 내가 한 달에 번 수입은, 루디, $21,000이었어요. 알겠어요? 그건 정말 많은 액수의 돈이잖아요.

분 석 가 : 얼마라구요?

밀러박사 : 한 달에 $21,000요.

분 석 가 : 그거에 10을 곱하면, 약 $200,000 되는 군요.

밀러박사 : 그보다 더 많죠.

분 석 가 : 기억하나요. 어제 내가 말했는데, 단지 10을 곱하는 것.

밀러박사 : 그녀가 나를 보면서 말했어요. 세상에, 수술도 거의 없고, 돈도 많지 않다고. 내가 그랬죠. 병원으로서는 기본은 된다고. 좋다고 했어요. 그녀에게 정기적인 업무와는 별도로 돈을 조금 주었어요. 그리고 나는 떠났죠. 내가 오해하고 있었다는 것 때문에 정말 미칠 것 같았어요. 하지만 일 년 전 7월에 마틴과 나는 헤어지고 그 때 나는 당신과 분석을 하고 있었죠. 수술도 많이 했어요. 나는 그 한 달에 $40,000에서 $50,000은 받았어야 했어요. 당신도 어떻게 그렇게 되는지 알잖아요. 수술하면 하루에 정말 힘들게 일하죠. 마틴이 돌아 와서 매우 화를 냈어요. 내가 그를 속였다고 생각했나 봐요. 그 문제를 당신과 논의했던 게 기억나요. 나는 말했죠. 이봐, 마틴, 나는 당신의 파트너인 것이 좋았어, 물론이지, 나는 속이지 않았어. 어이가 없군. 내

가 했던 모든 일은 긴 시간이상 이었어. 우연히도 나는 번외 수술을 몇 번 더 했으니까. 파트너로 다시 일하기를 원한다면, 다시 돈을 돌려 주겠어. 내가 당신 없는 동안 번 돈을 받을 수 있을 거야, 우리 그냥 그 돈을 공통 계좌에 넣기로 하지. 그는 이렇게 말했어요. 오, 그거 정말 좋겠다고. 하지만 지난 8-9개월 넘게, 마틴은 집에 있는 시간 이상으로 나가 있었어요. 지난 달은 집에 있었죠. 최근에는 수술을 많이 했어요. 나는 그를 도와서 많은 수술을 했죠. 차를 살 그 당시에, 루디, 나는 마틴에게 말했어요. 이렇게 말했죠. 이봐 난 그걸 이해 못하겠어. 나는 바쁘고 돈은 없어. 진료실 비용을 좀 당신이 도와줄 수 있을까? 안되겠어, 나는 조금도 그렇게 하고 싶지 않아. 분명히, 그는 당신도 알다시피 오랜 시간 나가있느라고 수술을 하지 않았어요. 내가 그 차를 팔았을 때, 루디, 나는 $14,000의 손실이 있었고, 살아 갈 돈이 없었어요. 도대체 일이 어떻게 돌아 가는 건지 내겐 미스터리였어요. 내가 느꼈던 것은, 마치, 내가 오해할 수는 있어요. 마틴은 자기 하려던 것을 결정했고, 사실 마틴은 나를 오랫동안 도왔죠. 내 편에서 의도적이었든 아니든, 나는 그렇게 많이 성처받지는 않았어요. 의식하든 의식하지 않든 그는 단지 쉬려고 마음을 먹었다고 생각해요. 그는 자기 건강을 걱정했거든요, 그건…

분 석 가 : 기분전환을 위해서.

밀러박사 : 기분전환을 위해서죠. 하지만 난 그가 적절한 선을 넘었다고 생각해요. 한 사람이 한 달에 $20,000이상 진료실 청구서를 받아 들고 차를 파느라 $14,000의 손실을 보아야 하는 상황에서 파트너는 떠나서 자기 집이나 지으려 하고 또 뭔가…팜 스프링으로 휴가를 즐긴다는 거, 그건 매우 불쾌합니다. 그리고 내 생각엔. . .

분 석 가 : 그가 당신에게 얹혀 사는 지골로가 된 거네요.

밀러박사 : 지금 그는 굉장히 훌륭한 의사에요. 내가 그렇게 말하기는 어렵지만. 내가 틀렸다고 확신해요. 이렇게 말해야겠군요. 그게 나를 정말 괴롭히는 것이라고 생각한 한 방식이라고. 내가 그에게 이 문제를 이야기 했을 때, 그는 내게 이렇게 말하더군요. 내가 결혼 생활을 좀 더 잘 했다면, 어떤 재정적 어려움도 없었을 거라고. 나는 말했죠, 무슨 뜻이냐고? 그가 말했죠. 그러니까 당신 부인은 매우 부자고, 돈을 버는 데 무슨 차이가 있냐고? 그래서 나는 그가 정말 느끼고 있는 것이 그렇다는 걸 알았죠. 마틴은 내게 돈에 있어서 내 어머니의 많은 부분을 떠올렸어요. 그는 자기 아이들이 모두 부유한 사람들과 결혼하기를 원했던 겁니다. 그들 모두 그렇진 않았죠. 하지만 그에게는 훌륭한 바이올리니스트인 아들이 하나 있는데, 발레를 하는 여자친구가 있다는 걸 알고 마틴은 굉장히 화가났죠. 일 주일 뒤 결국 그 애는 매우 부유한 여자와 약혼을 했어요. 아시겠어요? 그것을 그는 오랫동안 알았던 겁니다. 내 생각에 마틴의 마

음 속에는 솔직히 이런 생각이 있었을 거에요. 내가 내 처가 쪽 사람들과 잘 못 지낸 탓이라고, 그가 내게 말했죠. 내가 첫 번째 결혼을 전부 잘못 다뤘다고, 만약 내가 처가 쪽 사람들을 적절하게만 잘 대했어도. . .

분 석 가 : 그 사람들이 지불을 했을 지도. . .

밀러박사 : 그들이 지불했을 테고 그렇게 되었겠죠.

분 석 가 : 빚을 지는 대신에 그들의 비위를 맞춰야 했겠군요.

밀러박사 : 당신에게 말해야겠어요. 우습죠, 나는 오늘 집에 가서 글로리아를 몇 분 동안 봤는데. . .

분 석 가 : 무슨 말인지. . .

밀러박사 : 글로리아를 몇 분 동안 봤어요. 그리고 이제 나는 이해한다고 말했어요. 그리고 내가 방금 당신한테 말한 것을 그녀에게 말했어요. 왜냐하면 글로리아는, 내 말은 글로리아는 대범해요. 그녀는 이렇게 말했어요. 당신은 이게 나에게 정말 힘들었다고 생각지 않나요. 또 이렇게 말했어요. 당신이 얼마나 바빴는지 나는 알아요. 나는 당신이 일하는 것을 지켜봐 왔으니까요. 또 이러더군요. 하지만 당신은 이 일이 내게 정말 힘들다는 것을 알고 있죠. 내가 당신 계좌에 돈을 좀 넣도록 허락해주기를 바래요. 내가 말했어요, 글로리아. 나는 정말 당신의 돈을 원하지 않아요. 또 말했어요. 만약 우리가 우연히도 어떤 게임을 하게 된다면, 여기 우리가 살고자 하는 방법이 있어요, 나는 한 달에 $20,000이상 돈을 벌어요. 내 생각엔 다음 해에는 한 달에 $30,000도 벌게 될 거에요. 나는 수술을 거의 하지 않아요. 이건 거의 모두 병원 진료에요. 당신과 내가 뭔가 하고자 결정한다면, 앉아서 그대로 하고 싶어요. 뒤죽박죽이 되게 하고 싶지 않아요. 당신이 내게 주는 돈으로 당신과의 여행경비를 쓰고 싶지 않아요. 하지만 난 지금, 적어도 일이 어떻게 돌아가는지 알고 있어요. 이건 정말 미친 짓이에요. 정말 화가 나요. 내 어머니에게 느끼곤 했던 화를 마틴에게도 느껴요. 솔직히 말해 내가 느낀 것은. . .

분 석 가 : 당신의 어머니에게 느꼈던 것은 그녀가 당신을 돈을 쫓아 가도록 착취했다는 것, 마틴이 당신을 착취해서 집을 사고 여행을 가고, 당신은 일에 엉덩이를 붙이고 있는 동안 말이죠.

밀러박사 : 맞아요. 나한테 결혼 생활을 잘 다룬다면, 돈에 대해 걱정할 필요가 없다고 말하면서.

분 석 가 : 그래요, 그런 말을 그에게서 들을 필요가 없죠.

밀러박사 : 맞아요. 하지만 나는 그가 아주 뛰어난 외과의사인 것을 알아요. 당신도 알다시피, 루디, 당신에게 말할 것이 있어요. 이게 나에게 잘못이라는 것을 알지만, 글로리아가 정말 바보같고 부적절하다고 느끼고 있어요. 나는 모든 사람에게 불평하고 비난하고

있는 것 같군요. 여기서 난 엉덩이를 붙이고 일만 하고 있고, 우리 사이엔 분명 문제가 있어요. 재정에 대해 얘기가 된 상태에서 갑자기 틀어져버렸어요. 글로리아가 이번 주에 계속해서 끔찍하다며 진료실의 문제가 다 자기 때문이라고 생각된대요. 나는 말했어요. 글로리아, 나는 이 진료실이 필요했고 이건 내 파트너와 나 사이의 문제에요. 그리고 이 진료실은 아무 문제가 없어요. 문제 없이 사무실을 지원할 수 있었으리라 생각해요. 하지만 루디, 내가 했던 것은, 그리고 글로리아가 정말 책임을 져야 할 것은, 단지 내가 그녀의 친구를 고용해서 진료실 인테리어를 맡기는데 $10,000을 썼다는 것 외에도, 내가 글로리아에게 진료실의 일부를 월세로 사용하도록 했다는 거죠. 우리가 동의한 재정사용에 있어서 내가 한 일이 많이 있어요. 마틴과도 그래요. 나는 마틴이 영원히 살 거라고 생각지 않으니까, 그가 빈둥거리든 신경쓰지 않고 단지 진료하고 싶기 때문에 엉덩이에 땀나도록 일했어요. 그런데, 모두가 이걸 뒤집어 놔요. 내가 발견했던 것은, 루디, . . . (긴 침묵)

분 석 가 : 내가 맞는 지 모르겠지만, 당신이 말하려는 것은 항상 한 방향의 파트너쉽이란건가요?

밀러박사 : 항상 그래요.

분 석 가 : 당신이 이용했다고 느끼든지 혹은 당신이 이용당했다고 느끼든지 둘 중 하나죠.

밀러박사 : 글쎄요, 말하기 어렵군요, 왜냐하면. . . 칭찬이. . .

분 석 가 : 그렇지 않다는 것을 이해해요, 하지만 우리가 이야기 하고 있는 것은. . .

밀러박사 : 왜냐하면 내가 느꼈던 것은 내가 그를 이용하고 있었다는 것인지. . .

분 석 가 : 처음에 당신은 당신의 부인과 처가 식구들을 이용하고 있다고 느꼈죠. 그런 다음, 당신의 무의식에서 부인의 압박을 받고, 새로운 분배에 굴복했죠. 그리고 이제는 저녁 식사로 $400을 지불하도록 요청받았죠. 그와도 똑같이요. 처음에 당신은 그를 이용했고 그 다음에는 느끼게 되었죠. 지금도 느끼고 있고, 그 남자가 빈둥거리면서 돌아서버린다고.

밀러박사 : 글쎄요. 루디, 내가 느낀 것은, 내가 가장 흥미를 갖는 것은 어제 당신에게 말했죠, 내가 완전한 실패자인 것처럼 느껴진다고. 그리고. . .

분 석 가 : 당신이 열심히 일했음에도 불구하고, 또 당신이 그들의 삶을 살려주면서 얻은 많은 긍정적은 말들에도 불구하고.

밀러박사 : 맞아요. 어쨌든. 완전한 실패자에요. 그리고 이제 나는 보고 있어요. 갑작스럽게, 내 앞에 은행통장을 갖게 되었죠. 그리고 내가 보게 된 것은 뭔가 다른 것이었죠. 글로리아는 내가 분노를 숨긴다고 말해요. 당신도 내게 그런 언급을 했죠. 내게는 분노가, 많은 사람들을 향한 분노가 있는 것 같아요. 내가 했던 것, 내 자신에게 느꼈던 것, 그건 전적으로 가치없는 것이었어요. 그리고 빌어먹을 나는 거의 죽은 거나 다름

없어요.

분 석 가 : 어제 당신이 말했던 것처럼. . .

밀러박사 : 나는 죽을 것 같았어요. . .

분 석 가 : 살아 있다는 것이 가치 있는 일인가요?

밀러박사 : 글쎄요. 나는 더 이상 싸울 힘이 없기 때문이겠죠. 그리고 갑자기 그들이 내게 이 것을 보여주었을 때 내 편에서는 이건 편집증이라고 밖에 말할 수 없겠네요. 하지만 나는 궁금해요, 마틴이 지난 7월에 여행에서 돌아왔을 때, 내 말은 3개월 전이 아니라, 15개월 전을 말하는 건데, 그가 그렇게 결정했다면, 그가 이 파트너십을 깨뜨린 사람이니까, 그가 돌아 와서 같이 하기를 원한 이유를 모르겠어요. 만약 그가 결정하지 않았다면 어땠을까. 잠깐만요, 지금 밀러는 잘 하고 있어요. 나는 이런 부분을 바래요. 그리고 나는 $14,000을 손해 본 것 때문에 너무, 너무 화가 났어요. 이제 돈을 빌려서 살아야 하니까요. 하지만 그보다 더한 것은, 내게 흥미로운 일은 그 이유에요. 그 문제가 전적으로 내 자신이 한 일이 아니었다는 것을 아는 대신에, 나는. . .

분 석 가 : 그건 일종의 흥미로운 싸움이군요, 그렇지 않나요. 당신과 이 모든 사람들 사이를 오고 가는, 또한 당신이 어제 말했던 질문으로 돌아가는 것이기도 하고, 어떻게 내게 친구가 하나도 없을까. 나는 착취당했다고 느끼고 그들은 자기들이 착취당했다고 느끼기 때문일까. 진정한 싸움이죠. 물론 당신 내면의 싸움이죠. 어제는 우울했는데 오늘은 한 달에 $20,000의 수입이 생기네요. 일 년이면 $200,000이상을 벌게 되는 거고. 내가 어제 당신에게 말했던 것처럼.

밀러박사 : 하지만 루디, 나는 한 달에 $1,500에서 $2,000사이에서 살아야만 해요. 이건 끔찍한 일이죠. 그래요.

분 석 가 : 다른 말로 하면, 12개월에 $200,000을 벌어서 $24,000로 산다는 말이군요.

밀러박사 : 정말 끔찍해요. 끔찍해. 하지만 내게 흥미로운 건, 루디, 내가 죽은 것처럼 느꼈다는 겁니다. 내가 무가치하다고 느꼈다는 거에요.

분 석 가 : 어떻게 그 믿음과 사실이 아닌, 가끔 일어나는 생각 사이에서 왔다 갔다 하게 되는지. 나는 열심히 일했고, 돈도 벌었고, 아는 것도 많고, 사람들은 그에 대해 매우 긍정적으로 말해요. 그런데 나는 다시 나락으로 떨어지고 말아요. 정말 가치 없는 존재라고 말하면서. 어제 내가 언급했던 것과 같아요. 자신을 무가치하다고 생각하는 지골로와 돈이 어떻게 없어지는지도 모르는 능력 있는 의사 사이를 끊임없이 오가는 싸움이죠. 그리고 당신은 또 다시 누군가 돈을 당신에게 주어야만 하는 그런 위치로 돌아가게 되는 거지요.

밀러박사 : 하지만 루디, 나는 이 모든 일에 너무 지쳤어요. 나는 여행을 떠나야만 해요. 하지만

정말 나는 막 어떤 막바지에 다다른 것 같아요. 나는 막 이렇게 생각했죠, 좋아, 내가 진짜 벌어 들인 것을 보는 게 좋겠어, 왜냐하면 어쩌면. . .

분 석 가 : 어쩌면 뭐죠?

밀러박사 : 어쩌면 이제 정말 끝나버린 거죠. 내 말은 결국 내가 훌륭한 명성을 가진 이 남자와 여전히 파트너가 된다면, 그는 정말, 정말 유능한 외과의사거든요. . .

분 석 가 : 나는 이런 생각을 합니다, 그가 정말 끝난 것일까 아니면 이제 진정한 성공으로 가는 길을 시작한 것일까. 때로는 당신도 이런 식으로 말했죠. 이런 점이 흥미로워요, 한 면은 항상 이겨요. 그리곤 희망, 내면의 수용과, 절망 사이에서 마음이 흔들린다는 거지요.

밀러박사 : 절망이란 건 내게 있어서, 루디, 충분히 흥미로워요, 항상 돈 문제와 관련이 있어요.

분 석 가 : 알아요. 당신이 이렇게 말했던 게 생각나나요? 당신은 새 계좌를 가졌고 돈이 들어 올 것 같아서 굉장한 희망을 가졌죠, 자신을 위해 벤츠 차도 구입하고, 그렇지 않나요? 하지만 이틀이 지나서, 이렇게 말합니다, 세상에, 나는 그렇게 할 수 없어, 결국 차를 팔아야만 했고 $14,000을 손해 봤죠. 이렇게 당신을 미치게 만드는 데에 어떤 것이 있다는 것을 알고 있지요. 또 있어요, 성공적인 의사가 되는 것과 부유한 여자에게서 부스러기돈을 받아 살아야 하는 그런 남자 사이를 오고 가도록 하는 것이 무엇인지. . .(침묵). 정말 혼돈스럽죠. . .(침묵). 이런 것이 당신에게 무슨 생각을 하게 하나요?

이것은 밀러박사가 현실을 고려하고, 자신의 진정한 열망을 깨닫고, 예산 안에서 살아가도록 서서히 변화해가는 드라마틱한 이야기이다. 물론, 나는 단지 예산의 재정적 부분만 언급하는 것이 아니라, 감정적인 예산도 말하는 것이다.

이것은 그가 해 낸 흥미로운 변화이다. 우리는 양 쪽 면을 다 보게 된다. 그는 이제 자신이 줄 수 있다는 것, 자신이 하와이 여행 경비를 댈 수 있다는 것을 가족들에게 확신시켜야 한다, 하지만, 내적으로 그는 장인어른이 그를 도와주기를 바라고 있다. 그는 아직도 받고 싶어하는 지골로를 제거하지 못했다는 것 때문에 스스로에 대해 깊이 실망하고 있다, 그러면서도 진심으로 그는 다른 사람들을 돕고, 또 주는 사람이 되려는 시도를 하고 있다.

물론 여기에는 치료자가 어느 쪽에도 편을 들지 않으면서 내적 싸움이라는 용어로 해석을 해주는 문제가 있다. 이런 유형의 환자에게 잘 해낼 수 있을까? 내가 내 축어기록을 다시 읽으면서, 나는 그 점을 볼 수 있었다. 이 환자는 내게서 자신이 필요로 하는 이미지를 창조해 낼 수 있는 모든 것을 하고 있다. 나는 양심의 반대편이었음에 틀림없다. 나는 부유한 여성, 황금으로 만들어진 여성과 결혼하기를 기대하는 어머니와 같지는 않았지만, 나는 그가 황금으로 된 사람들이 아닌, 심장이 있는 사람들과 함께 살기를 원한다면 미다스 왕이 될 수는 없음을 일깨워 준 사람이었던 것이다. 마치 내가 서서히 그를 도와 안티-미다스 콤플렉스와 동일시 하게 한 것처럼 보인다. 첨언하자면, 연봉과 부자가 되는 것에 많은 가치를 부여하는 우리의 문화 속에서 이런 일이 정신분석가들에게 결코 쉬운 일은 아니다. 공감과 더 많은 이해를 허용하는 역전이의 이런 측면들, 비밀스럽게는 환자의 병리와 동일시하는 그런 역전이의 측면들, 그리고 그 사이의 딜레마와 싸워나가는 것을 토의하는 일은 흥미로운 주제이다.

지금은 그가 말 그대로 어머니를 곧 잃을지도 모른다는 문제와 싸워나가는 시점에 있다. 그는 이 문제가 자신이 싸워나가야 하는 문제라고 믿고 있다. 그가 글로리아와 진정한 파트너가 다시 될 수 있을지도 모르는 시점이기도 하다. 그녀의 성이 아직은 "리치"가 아니지만 말이다. 그가 미워했던 어머니의 그 부분, 자신을 지골로가 되라고 요구했던 것을 묻어야만 한다. 한편 자신을 의사로서, 유능하고 자신과 타인을 돌볼 수 있는 사람으로 인정해주는 어머니의 부분을 기억하고 싶어한다. 그 확실한 증거를 갖고 싶어한다.

내가 이 비극의 마지막 부분을 써야 한다면, 나는 비극이 아니라 행복한 결말이 있는 희극으로 쓸 수 있기를 바랬다. 그렇다면, 행복한 결말, 성공적인 종결이 일어 났을까?

에필로그

프로이트(1937)는 그의 후기 저작인 "끝이 있는 분석과 끝이 없는 분석"에서 정신분석의 결과에 대해 다소 회의적으로 기술하였다.

그러나 우리는 또한 저항이 전이로 나타나든 아니든 그 형태가 중요하지 않다는 점을 배우게 된다. 결정적인 점은 저항이 변화가 일어나는 것을 막는다는 것이다 - 즉 모든 것은 그대로 남아 있다. 우리는 종종 남근선망과 남성성의 항거로써 우리가 문제의 핵심에 도달했다는 인상을 받게 된다. 그래서 우리의 분석작업은 이제 결론에 도달했다고. 어쩌면 이것이 사실일지 모른다. 심리적 영역에서는. 생물학적 특성이 실은 그 밑의 핵심 역할을 하고 있는 것이다. 여성성에 대한 거부는 생물학적 사실, 즉 성의 엄청난 수수께끼일 수 있다.[1] 분석적 치료에서 이런 요소를 완전히 이해하는 일에 성공할 지 여부는 말하기가 어렵다. 우리는 단지 분석되는 사람에게 모든 가능한 용기를 주어 그에 대한 자신의 태도를 재점검하고 변경하게 해준다는 확신을 가지고 스스로를 위안할 수 있을 뿐이다[pp.252-253].

주

1 우리는 "남성성 항거"라는 용어를 남성이 거부하는 것이 그의 수동적인 태도 - 여성성의 사회적 측면이라고 불릴지도 모르는 것 - 라고 가정하는 것으로 잘못 이해해서는 안 된다. 이런 견해는 쉽게 증명될 수 있는 관찰로 반박된다 - 즉 그런 남성들은 종종 가학적인 태도를 보인다 - 여성들을 향한 결부를 말해주는 상태로서. 그들이 거부하는 것은 일반적인 의미에서 수동성이 아니라 남성을 향한 수동성이다. 다른 말로 하면, "남성성 항거"는 실은 거세 불안에 다름 아니다(남성에서의 성적 "결부" 상태는 프로이트가 그의 논문 "처녀성의 터부"[1918a]에서 언급했다. Standard Edition, 11, 194.)

저항이 변하도록, 지골로에서 성인으로 나아가는 일이 진정 완전하게 일어날 수 있을 지 궁금해 하는 것은 당연하다. 아니, 정말 우리는 문제의 핵심에 도달할 것인가, 그래서 우리의 분석적 행위가 결론에 이를 수 있을 것인가? 내 환자를 예로 들면, 지금은 자신의 치료를 몇 달 안에 끝낼 수 있다고 말하고 있다. 내가 그에게 수동적으로 남아 있으라고 강요할 수 있을까? 전에 다른 누군가와 5년 간의 분석을 받았던 것처럼 영원히 나와 함께 있으라고 강요할 수 있을까? 아니면, 어머니와 부인이 마침내는 그에게 자신이 원하는 것을 하게 하도록 바라는 것처럼 자도 그에게 양보할 것인가?

"끝이 있는 분석과 끝이 없는 분석"(프로이트, 1937)의 주석에는 성의 놀라운 수수께끼를 언급하며 이렇게 말하고 있다:

우리는 본질적으로 피학적 태도를 다루고 있는가? 그를 옭아매는 멍에, 그것이 젖가슴의 영원한 약속과 연결된 여성이든 황금이든, 그러한 멍에로부터 벗어날 수 없는 한 외과의사에게서 보여지는 태도 말이다.

그리고 우리는 어쩌면 자신에게 말해야 한다, 한 번 더 프로이트(1930)를 인용하면: "우리는 오직 우리가 분석 받은 사람에게 가능한 모든 용기를 주어서 그에 대한 자신의 태도를 재점검하고 변경하도록 해주었다는 확신을 가지고 우리 자신을 위로할 수 있을 뿐이다."

우리는 회의적인가 아니면 희망적인가? 내가 이 환자와의 작업을 지속하는 동안, 나는 그 어느 쪽에도 서고 싶지 않다. 그 대신에, 내 작업을 특징짓는 그렇게 바라는 나의 분석적 태도에 최선을 다하고 싶다. 많은 분석가들은 자신이 하고 있는 일이 무엇인지 안다고 늘 확신하고, 또 철학자 데카르트의 말을 인용할 지 모른다: "생각한다, 그러므로 나는 존재한다(Cogito ergo sum)." 내가 이 철학자의 말을 바꿔본다면 내 자신의 존재에 대해 이렇게 말하고 싶다: "의심한다, 그러므로 나는 존재한다(Dubito ergo sum)." 나는 스스로 의심하도록 허용하고 그래서 나는 있는 것이다. 이제 결론에 도달하는데, 프로이트(1930)를 한 번 더 인용하려 한다. "문명화와 불만족"에서 프로이트는 이렇게 말했다:

인간에 대한 운명적 질문은 문화적 발달이 인간의 공격성과 자기파괴성의 본능에 의해 공공의 삶을 파괴시키고 있는 것을 극복할 수 있을 것인가의 여부와 그 정도라고 보여진다. 이런 점에서 정확하게 현대는 특별한 관심을 받을 가치가 있을 지 모른다. 인간은 자연의 힘의 도움으로 마지막 한 사람까지 없애버리는 일에 아무 어려움이 없게 되는 정도까지 자연의 힘을 통제할 수 있게 되었다. 인간은 이것을 알고 있고, 이로 인해 쉬지 못하고 불행하며 불안한 상태의 상당부분을 직면하게 되었다. 그리고 이제 두 개의 "하늘의 힘들"(p.133)의 두 번째인 영원한 에로스(Eros)가 또 다른 동등한 불멸의 적과 싸워나가도록 노력을 다할 것이라고 기대되어진다. 하지만 누가 어느 정도의 성공으로 어떤 결과를 낳을 지 예측할 수 있겠는가[p.151]

후기

이 논문의 초고를 마친 후 몇 달이 더 지났다. 밀러박사는 여전히 나와 치료 중에 있고, 어쩌면 종결 시기가 다가왔는지 모른다. 불확실함이 가득하지만 또한 새롭고 현실적인 희망으로 가득 차있다. 내가 이 모든 것을 다르게 했어야 했을까? 이 글을 쭉 훑어 보면서 나는 얼마나 배웠는가? 나는 지금 치료자의 역전이 문제에 대해 말하고 있을 뿐만 아니라 환자와 치료자 사이의 과정을 더 잘 이해하는 데 필요한 과학적 호기심에 대해서도 말하고 있다. 또한, 교육목적이나, 동료간의 의사소통의 목적을 위해 다른 환자들에게 유용할 수 있는 전문적 지식을 얻어 서로 자신의 작업에 도움을 얻고 자신의 날카로운 통찰도 깊어지기를 바란다.

밀러박사가 내게 치료 받으러 왔을 당시와 그 이후 오래도록, 그는 자살과 끝없이 자신의 직업과 개인적인 삶이 파괴될 것이라는 생각에 머물렀다. 그의 현재의 임상적 문제인, 불안과 우울증 발작은 지난 날의 미약한 그림자와 같이 남아있다. 그 때의 시간은 절박한 파괴로 가득했었다. 내가 초고의 에필로그를 다시 읽으면서 발견한 것은 내가 그렇게 회의적이지는 않았다는 점이다. 나는 더 이상 타나토스와 에로스 사이의 끝없는 싸움에 대해 생각하지 않는다. 대신에, 나는 새로운 균형감, 더 이상 지골로를 원하지 않고, 부유한 여성과 장인에게 의존하지 않는 한 남자, 자신의 의학 분야에서 유능성을 발휘하는 전문가의 모습을 발견한다. 내가 보고 있는 것은 진정한 사랑의 파트너십을 발달시킬 수 있다고 확신하는 남자를, 즉 부유한 가족을 배경으로 둔 여성에게 의존할 필요가 없기에 상호 존중의 관계를 발전시킬 수 있다고 확신하는 그런 남자이다. 그는 자신의 안전한 수입, 자신의 전문성에 의존할 수 있다. 더 이상 그가 자신의 일에서 벗어나 있는 동안 세계 여행을 하기 위해 돈을 지불해 주려는 유혹에 넘어갈 필요가 없다. 그는 자신의 불안, 그 엄청난 두려움과, 자신의 전문성을 위협하는 식은 땀과 신체 증상이 의사로서의 일에서 도망쳐 게으른 부자의 쾌락을 바라고 부에 대한 자신의 의존성을 강화하는 데에서 비롯된 것임을 인식할 수 있다.

미래가 어떨지, 이 새로운 남자, 유능한 남성에게 부인이 적응하도록 하기 위해 무엇을 할 수 있을 지는 여전히 불확실하다. 우리는 그의 내면의 삶뿐만 아니라 그가 직면하고 있는 현실도 다룬다.

이런 점들은 종결 시기에 다루어 지고 있다. 그는 내가 자신의 삶을 구했다고 느낀다. 내가 그의 어머니가 그에게 바랬던 그런 종류의 보호자의 복제이다. 때로는 그가 일어서서 비난하고 내게 화를 내지만, 그는 의존성에서 자율성으로 움직이는 남자가 되었다. 그와 동시에 그는 자신의 사랑의 능력에 대해, 결혼 생활을 유지할 능력이 있는지, 또 친구관계와 전문적인 관계를 유지할 능력이 있는지에 대해서도 의심하고 있다.

최근에 그는 동부로 돌아와서 옛집을 방문했다. 아직은 원 가족이 소유했던 집이었다. 얕은 기억으로는 그 집은 초라해서 친구들에게 보여주고 싶지 않았던 곳이었다. 그는 어머니가 아버지를 비난했던 것, 그가 멋진 집을 제공하지 않았다고 불평하고, 아들이 그런 훌륭한 제공자를 발견하기를 희망하면서 더 잘하기를 바랬던 것도 기억했다. 집을 돌아 보면서 사진첩도 다시 보면서 실제로는 집이 아름답다는 것을 발견했다. 그가 왜곡했던 과거의 기억에 결코 비유할 수 없었다. 과거는 갑자기 다르게 보이는 것 같았다. 아버지의 사진은 새롭게 훨씬 향상된 모습으로 나타났다. 재구성된 과정을 파헤치다 보면 과거의 억압된 외상적 기억뿐만 아니라 억압했던 긍정적인 면들, 어머니의 기대에 맞춰 사느라고 부인했던 좋은 면들도 발견될 것이다. 나는 잠시 구약 성서의 요셉을 생각했다. 처음에는 아버지가 선택했지만, 형제들에 의해 거절당하고, 마침내는 제공자로서의 요셉이 되었던 이야기. 이 남자는 이제 자신의 첫 번째 결혼에서 낳은 아이들을 부양해야 한다. 그들은 모두 학생들이고 앞으로 더 성공하게 될 것이다. 그 중 하나는 비록 첫 번째 결혼의 위험한 산물인 양 여전히 보이는 정신분열병 환자이지만 말이다. 때때로 그는 쉽게 그의 재정에 도움을 주었던 처가 식구들에게 화를 내기도 했다. 때로는 그 분노를 일로 돌려서, 자신이 더 이상 도움이 필요치 않은 존재임을 보여주려 했고, 자신의 빚도 스스로 갚을 것이고, 분석 비용도 자신이 댈 것이라고 했다. 자신의 새로운 진정한 자율성으로의 전환을 보이는 증거로서.

이것은 끝나지 않는 연극, 끝나지 않은 작업의 일부이다. 나는 세익스피어의 희곡을 보면서 리허설을 방해하고, 다른 대화와 다른 결말을 생각하려 했던 몇몇 배우들을 떠올린다. 나는 독자들이 내 희곡에 들어와서 여기 저기서 그것을 방해하고 또 다른 대화를 떠올리며, 다른 해석적 언어와 회복과 새로움의 과정에 다른 방식으로 참여하기를 바란다.

해석하는 일은 환자의 자료에 빛을 던지는 일이다. 하지만 그 빛이 우리를 눈멀게 해서는 안 된다. 그 자료의 측면들을 볼 수 없을 만큼 강렬해서는 안 된다. 연극의 세밀한 측면들과 대화를 이해할 수 없을 만큼 강해서는 안 된다. 해석(die Deutung)은 환자를 향한 것일 뿐 아니라, 우리 자신을 향한 것이기도 하다. 해석은 환자에게 빛을 제공할 뿐만 아니라, 우리에게도 마찬가지다. 우리는 환자의 말에 귀를 기울이기도 하지만, 우리 자신에게도 귀를 기울여야 하기 때문이다. 아마도 환자의 말을 듣는 세 번째 귀와 우리 자신의 해석을 듣는 네 번째 귀가 필요할 지 모른다. 그 해석은 큰 소리로 표현되기도 하지만, 우리 자신에게만 알려지기도 한다. 우리는 분석 과정을 따라가며 치료적인 대화를 듣기 때문이다. 얼마나 대단한 과제인가! 내가 만약 환자의 말에만 너무 귀 기울이면, 내 자신의 소리는 들을 수 없다. 내가 너무 내 자신에게 귀 기울이면, 환자의 소리를 듣지 못한다. 이런 불안정한 균형이 쉽지는 않지만 우리가 추구해야 할 균형이다. 그럴 때 우리는 새로운 진실로, 새로운 통찰로, 더 나은 치료의 방법으로 다가설 것이다. 우리가 우리의 실수에서 기꺼이 배우고자 한다면.

22장

스크린, 분열, 틀 그리고 열쇠: 어느 전능한 남성의 분석

Vann Spruiell, M.D.

서론

최고의 재능을 가진 성공한 젊은 교수가 몇 년 전 나를 만나러 왔다. 그는 자신의 학문분야에서 존경의 정점에 이르지 못했다는 생각 때문에 제정신이 아니었다. 나는 정신적 스크린과 스크린치기라는 메타포의 임상적이며 이론적인 가치를 묘사하기 위해 길고도 성공적이었던 분석작업 중 있었던 한 예화를 사용할 것이다. 이 두 가지 메타포는 몇몇 다른 메타포와 어느 정도는 일치되는 면이 있다. 이런 메타포로는 자아의 변경, 분열과 분열하기, 몇 가지 정신적 기능들을 다른 것들로부터 병적으로 격리 또는 분리하기, "원시적 방어 기제," 마음속 경계의 변경, 자기와 대상표상 사이의 구분이 발달하지 못한 것 – 아니면 이러한 표상의 재융합refusion이 있으며, 주로 분석은 가능하나 더 와해된 환자들을 묘사할 때 사용되는 것들이다.

이런 메타포들을 놓치지만 않는다면 유익한 면이 있다. 언급된 각각의 메타포는 마음의 내적 활동 또는 기능을 나타낸다. 이러한 기능들 대부분은 경험될 수 없고, 된다고 해도 왜곡되거나 변경된 형태로만 가능하다. 하지만 사람들은 스크린과 같은 것들 – 검은 벽, 베일, 무(無), 커튼, 공(空), 또는 스크린 그 자체 – 을 상상한다. 때로는 스크린 저편에 있을 듯한 그림자나 형상을 "보는 것"도 가능하다. 때로는 석벽처럼 불투명하고 단단한 것도 있다. 이 모든 것이 위험한 충동과 소망과 환상과 감정이 의식에 등록되지 않도록 완벽히 차단하거나, 걸러서 왜곡하고 변장시켜버리는 무의식의 자아-초자아 기능의 표상, 또는 부분 표상이다. 스크린이라는 기능적 분리가 없다면, 이러한 요소들 간의 갈등은 위험을 초래하거나 다른 동기들(불가피함과 도덕적 요구의 인식 같은)과 부딪히는 것으로 보일지 모른다. 갈등은 어떤 식으로든 타협되어야 하며, 심지어 거의 와해되고 무너지기 직전의 상태에서 절박하게 벗어나고자 하는 행동조차도 복잡한 원인의 산물이다. 참을 수 없을 정도까지 가버린 불안과 우울(또는 해방될 수 없는 성적 흥분)은 불안정성의 즉각적 위험신호가 된다(Freud, 1923a, 1925; Waelder, 1936; Brenner, 1982).

모두가 아는 것처럼 메타포는 간접적으로 말한다. 위에 언급된 메타포들은 마음의 본성에 대해 정확한 의미를 전달하지는 못한다. 쟁점이 되는 것은 이러한 중복된 메타포들이 한 가지 중요한 공통점을 갖고 있다는 것이다. 즉, 병리를 정의한다는 점이다. 각각의 병리가 만성화되면, 정신 기능 및 체계들 사이의 소통이 일시적 혹은 지속적으로 분리된다. 이러한 분리로 인해 체계들간의 완충작용은 흔들리고, 다른 영향도 일어난다. 프로이트가 그의 마지막 구조 이론에서 언급한(Freud, 1923a; Arlow and Brenner, 1964; Loewald, 1971a; Spruiell, 1990) 정신분석에 대한 유기체적 접근으로 보면, 모든 것은 연결되어 있고, 모든 체계는 완충의 역할을 하거나 아니면 각각 다른 체계들에 영향을 준다.

이와 같이 정신병리는 정확히 동일하지는 않지만 생리학적 병리와 유사하다. 체계간의 또한 체계내의 소통은 기능적으로 방해를 받고, 기능의 새로운 방향이 찾아져야 한다. 정신병리의 경우 이러한 방해는 일시적일 수 있다. 외적 적응의 엄청난 손해를 보면서도 내적 적응의 복잡한 목적을 위해 이러한 기능적 방해를 창조해 낸다. 이러한 방해요소는 "꼼짝할 수 없이" 되어 버린 타협형성의 부분으로서, 타협의 만성적 조직과 통합의 형태로 남겨질 지 모른다.

환자에 대한 예비적 언급

논의할 남자는 노벨상을 타는 것이 비밀스런 최우선의 야망인 사람으로, 평균적인 기준으로는 의심할 여지 없이 성공한 사람이지만 그것으로 충분치 않았다. 그러나 그는 그의 비밀스런 야망이 성취될 가능성을 의심하기 시작했다. 그가 치료를 찾았을 때, 아마도 정확하게 그의 미래전체가 위협받는다고 믿게 되었던 때였다. 그가 다른 사람들과의 내적 및 외적 관계의 자기애적 측면에서 볼 때, 그는 마치 자신이 전능한 것처럼 행동했고, 그를 이상화한 사람들에게는 그렇게 보이기도 했다. 전능감은 깊은 야망이 손에 잡힐 듯한 결과로 성취되는 것과 관련 있었지만 대개는 비극적 결말이 된다. 친밀한 대상 관계의 측면에서도 그는 동떨어져있다고 느꼈지만, 이러한 타인으로부터의 격리를 그는 대개 위장할 수 있었다. 마치 유리나 플라스틱으로 된 벽이나 스크린 같은 것이 그 자신과 그가 사랑하거나 미워하고 싶은 사람들 사이에 서있다고 생각했다.

이 기나긴 분석의 기록은 부분적으로는 분석 중에, 또 부분적으로는 끝나자 마자 작성되었고, 실은 20년도 훨씬 전에 된 것이다.[1] 1973년 햄스테드 병원에서 발표되었고 그 이후 다른 곳에서도 발표되었다. 프레젠테이션의 목적은 다양했지만, 내용은 변하지 않았다. 원래는 이 증례를 전능감이 비상하는 모습에 중점을 두고자 사용했다. 소소한 듯 보이는 좌절에도 이러한 전능감

주

1 어떤 정신분석 보고서는 합리적인 타당성 기준을 만족시키고 나는 그러한 보고서를 존경한다. 그러나 이 보고서는 그런 노력을 기울이지는 않았다. 많은 부분이 생략되었다. 이 글의 목적은 단지 다른 분석가들의 경험과 공명하고자 하는 바램으로 특별한 관점만 간략히 설명하려는 것이다.

은 무력하게 낙하하는 끔찍한 환상으로 바뀔 수 있었다. 미래를 점치는 듯한 상상 속에서, "죽음보다 더 나쁜 일"이 일어날 것이었다. Annie Reich(1960b)는 커다란 풍선처럼 부풀어 올랐다가도 단 한 번 바늘에 찔리면 무너져 버릴 수 있는 그런 자기애적 사람들이 보이는 취약한 자존감에 대해 이야기했다. 같은 비유가 내 환자의 전능감에도 적용할 수 있을 것이다.

나는 같은 예를 이후에도 사용해서 유사한 환자들에게 부딪힐 수 있는 전이와 역전이 반응의 어려운 점을 보고했다. 그리고 여전히 다른 상황에서도 이 자료를 사용해서 강력한 성장과 강력한 창조성의 무너짐에 대해 묘사했다.

이 자료는 과거에는 출간될 수 없었지만, 제약이 더 이상 적용되지 않게 되었다. 이 남성을 이해하는데 전혀 중요하지 않은 몇 가지 사실들이 변경되었다. 이 증례가 위에 언급된 여러 관점을 여전히 보여주지만, 지금 나는 과거에는 경시된 동료들의 세 논문에 나타난 관점에 특히 관련 지어보고 싶고, 부분적으로는 분석의 "시야를 넓힌" 다른 저자들의 글에도 적용시켜 보고 싶다(특히 이 주제에 관한 Weinshel의 논문을 참고하라).

기본적으로, 과학자인 내 환자는 Ralph Greenson이 "스크린 방어, 스크린 갈구, 그리고 스크린 동일성에 관하여"(1958a)라는 글에서 설명한 많은 특징들을 보여준다. 하지만 다른 식으로 본다면 내 환자는 Helen Tartakoff(1966)가 "우리 문화에 나타난 정상 인격과 노벨상 콤플렉스"라는 글에서 언급한 환자들의 전형일 수도 있을 것 같다. 마지막으로 이 기록은 Paul Pruyser의 고전적 논문인(다른 논문들에 비해서는 경시된 논문), "무엇이 '분열'에서 분열되는 것인가?" (1975)에서 우리의 관심을 끄는 몇 가지 딜레마도 언급되었다.

임상 자료를 제시한 후에는 Greenson과 Tartakoff와 Pruyser가 전개한 논점으로 돌아가서 Winnicott, Annie Reich, Helen Deutch, 몇몇 Kleinian 저자들, 대상관계 이론가들 그리고 자기 심리학자들이 전개한 관점과 비교를 할 것이다. 또한 나의 주장도 덧붙일 것이다.

임상 증례

7년이라는 긴 시간 동안 나는 노벨상을 수상할 실제적인 기회를 가졌던 적이 있는(이 기회가 얼마나 큰지 객관적으로는 잘 모르겠지만) 뛰어나고 독특한 한 과학자와 분석작업을 했다. 그는 전능한 환상과 병행하여, 자기 분야의 추론들을 개념화하는 뛰어난 능력을 가지고 있었다.

서른 둘에 자기 분야에서는 결코 자신이 두드러지지 못할 것이라고 속으로 확신하게 되었고, 이런 비참한 결론에 맞서 스스로 싸워나갔다. 하지만 결국 분석만이 그의 희망이라고 결론지었고, 그가 자신의 능력을 과장하고 있다고 믿지 않고 자신의 길을 방해하는 뭔가 알 수 없는 원인이 있을 것이라고 생각했다. 다행스럽게도 이러한 방해물이 외부세계에 있다고 믿기보다는 자신 안에 있다고 생각한다는 점이었다. 그래서 정신분석으로 내면의 불완전함이 다소 없어질지는 모른다고 여겼다. 그가 생각하기에 오직 자신의 일이 자신을 괴롭히지만 또 자신의 일만이 중요했다. 물론 그가 전문적으로는 매우 존경 받는다는 것을 알고는 있지만, 그것이 별로 그에게는 자신이 실패자라는 은밀한 확실성에 위로가 되지는 않았다. 그의 인생에서 다른 부분들은, 결혼과 아이들을 포함해서 "전적으로 만족스러운" 것이었다.

나는 그가 분석을 감당할 수 있을지 처음엔 의심스러웠다. 하지만 감당할 수 없는 환멸이 그의 내면에서 계속 자라고 있다는 것만은 믿기 어렵지 않았다. 잠깐의 우울증을 겪기보다는 오히려 그는 남들이 자기애적이라고 간주하는 자신의 성격적 측면의 피할 수 없는 전반적인 실패에 직면했다. 단지 자신의 과학적 업적만이 아니라 그의 총체적인 미래가 모두 말 그대로 혼란에 빠져버린 듯 보였다. 정말 우연히 그가 노벨상을 받았더라도 결과는 달라지지 않았을 것이다. 그러나 다른 무수히 많은 강점이 있었으며, 그는 용감하고 심지가 있는 남성이었다.

그 교수는 큰 키에 다소 살이 있는 체격이었다. 옷은 헝클어지고, 셔츠는 해어졌으며, 타이는 느슨해져 있었다. 서른 둘보다 더 나이가 들어 보였지만, 더 젊었을 때는 미남이었을 것이다. 우리가 만나기 전에, 나는 교수로서의 그의 명성을 익히 들었고, 독특한 사람이라고 생각했다. 발음은 영국식 꾸밈이 살짝 들어가 "학구적"이었다. 남쪽 해안지역의 가난하고 시골스러운 분위기는 흔적도 찾아볼 수 없었다. 위트와 유머가 있었지만, 유머는 지극히 냉소적이고, 아이러니는 조금도 담고 있지 않았으며, 신랄한 풍자도 없고, 따스하지도 않았다. 자신을 향한 유머는 한 번도 없었고, 항상 타인을 향한 것이었다.

책도 폭넓게 읽고, 미술과 클래식을 즐겼다. 그의 마음은 놀랄 만큼 창의적이었고, "기분 좋은" 날에는 그의 사고가 근원적이면서도 분명 매력이 넘쳤다. "기분 나쁜" 날에는 "바닥을 친" 상태가 되어 지겨워했다.

그의 이야기를 더 하려면 내가 수필가 자격이라도 받아야겠지만, 나는 그렇게 순서적으로 카테고리에 맞게 조직적으로 이야기를 전달하지는 않을 것이다. 분석 중반기에 나타난 흥미로운 환상 하나가 이전과 이후에 일어난 사건을 구성하는데 사용될 것이다. 이 사건은 피분석가의 동기와 성격과 갈등과 환상과 전이의 일부분들이 꿈같이 집약된 형태를 띠었다. 이 부분은 또한 분석기간 동안 다른 시기에도 나타났다. 만성적인 전이와 역전이 현상이 지속되었지만, 해가 더해지면서 천천히 조금씩 변화되었다. 분석에서 결론을 내리는 시기 동안 이런 현상은 드라마틱하게 변했다. 물론 그런 현상들은 서서히 모아졌고, 점차적으로 수정되었으며, 전체 분석작업의 주요부분을 구성하고 있긴 하였지만, 마지막에 발달적 재구성은 남겨놓을 것이었다.

거의 4년 동안은 분석이 삐걱거리듯 느리게, 때로는 혼란스럽고, 절망적인 듯 진행되었다. 이렇듯 좌절스러운 작업은 뒤에 더 자세히 설명하겠다. 하지만 어떤 이유에서인지, 심지어 지금도 부분적으로만 이해되는 일인데, 우리 둘 다 분석을 중단해야겠다고 심각하게 생각한 적은 없다는 것이다. 분석은 점진적으로 이해 가능한 작업이 되어가는 듯 보였다. 4년째가 되기 전, 환자는 중요한 것을 충격적으로 이해하게 되었다. 그의 충격은 나를 놀라게 했다. 그의 통찰은 너무도 분명해서 나는 그가 이미 그것을 알고 있었다고 가정했다. 그러니까 단지 그는 치료시간 동안 그에게 일어난 모든 것을 말하는 척만 했다는 말이다. 그는 확신 있게 주장하기를, 자신은 스스로 매우 중요한 환상들과 충동들을 붙잡고 있었다는 것을 "알았지만 몰랐다"고 했다.

언제나 비슷하게 그는 정기적으로 하나의 연상에서 다른 연상으로 옮겨갔는데-그 주제를 자신이 바꾸고 있다는 것을 "알고 있지만 모르고 있었다." 대개는 그도, 나도 빠진 연결점을 확인할 수 없었다. 프로이트는 그런 방식이 강박적 사고의 특징이라고 강조했다(1909c). 프로이트가 말하기로는, 억압된 것은 - 그리고 여기서 그는 낡고 넓은 개념으로, 모든 다른 방어들과 동일하게 억압에 대해 말하고 있는데 - 내용(content)이 아니라 연결(connections)이라는 것이다.

물론 나도 어떤 보편적이고 "필수적인" 환상들이 나타나지는 않았다고 알고 있지만, 그런 빠짐을 순수하게 억압에 의한 것이라고 이해했다(나중에는, 여러 "방어 기제들" 중 하나라고 생각했지만). 그리고 그 환자가 결과적으로 자신에게 "그래요 ? 하지만 나는 이미 그것을 알고 있었어요. 단지 당신에게 말하지 않았던 거예요"라고 말하고 있는 것을 모른 채, 나는 그런 점들을 그런 식으로 해석했던 것이다.

이러한 부정확한 해석에도 불구하고 교수는 마침내 4년간의 분석을 받은 후, 결론에 도달했다. 즉 그는 의식적으로는 "굴복하기로", 자신의 환상(그것들이 무엇이든 간에)을 받아들이기로, 또한 아무런 검열도 없이 언어적으로 그것을 탐색하기로 결정했다. 그러나 그렇게 하려고 시도했을 때, 그는 또한 내면의 고통이 강렬하게 된다는 것을 경험하기 시작했다. 환상의 내용이 그를 반드시 괴롭혔던 것은 아니었으며 - 위험한 감정이 의식선상에 가까워 진다는 것과 결국 알게 된다는 것이 그러했다. 감정은 "자유롭게 흘렀고(free-floating)," 그 감정이 어떤 것과도 연결되지 않았다고 그는 말했다. 끔찍한 감정은 불안과, 죽을 것 같은 느낌과 파괴되는 악령의 감정과 같았다.

한 편으로 그는 감정과 환상이 점차적으로 연결되고 있다고 주장했다. 때로는 자위를 동반했던 대부분의 환상은 적어도 외부에서 바라볼 때는 분명하게 "부드러워"졌다. 환상은 선명한 이미지 없이는 정의되기 어려웠다. 또한 계속해서 변화되었다. 표면상으로는 동성애적 포옹과 상호 자위를 나타냈다. 그 때는 누가 무엇을 누구에게 했는지 나에게도, 내 생각에는 그에게도 분명하지 않았다. 심지어 그의 파트너가 누군지도 불명확했다. 지적으로는, 아마도 그는 그 파트너가 나라고 "생각했을"지 모른다.

깨어나는 꿈

다른 도시에서 과학발표를 위해 분석을 잠시 떠나 있던 어느 아침, 그는 택시를 오랫동안 타다가 깜박 잠이 들게 되었다. 정신은 헤메고 있는 듯 했지만, 자신이 나의 남근을 빨고 있는 뚜렷한 상상이 의식에 헤엄쳐 들어오는 듯할 때 살짝 깨기 시작했다. 그는 속으로 따스함을 느꼈을 뿐, 성적으로는 약간만 흥분했고 익숙진 않지만 부끄럽지 않은 친밀감을 의식했다. 그는 입안을 가득 채우는 감각적으로 뚜렷이 발기한 남근을 느낄 수 있었다. 그의 입술은 강력하게 예민해졌다. 그러나 곧 갑자기 평화로운 느낌이 들어오면서, 그 환상에 통제력을 상실했다. 순식간에 남근은 엄청난 크기로 자라났다. 괴물로 변한 남근은 남자의 팔뚝만큼 커지면서 그의 위까지 곧장 식도를 타고 쑤셔 박혔다. 마치 입과 목구멍, 아니 식도가 하나인 듯 보였다. 하나의 관이 위까지 이어졌다. 거대한 남근은 특징 없이 비어있었다. 그것은 따스하게 안으로 파고 들었다. 그 순간에 그는 남근과 하나가 되었다고 느꼈다. 구별은 사라졌다. 시간은 흘렀다. 모든 것은 순식간이었다.

강렬하게 소름 끼치는 경험은 그가 생각하기에 몇 초간 지속되었다. 나중에 설명하기가 정말 어려웠다. 오르가슴과도 비슷하지만, 그는 실제로 오르가슴을 겪지 않았다고 말했다. 하지만 절정감과는 다르게 어떤 "외부폭발"이라기 보다는 "내부폭발"(그의 말로)과 같았다. 어느 부위에 느껴지는 쾌감이 아니었다. 그러나 분명히 "실제"인 것처럼 보였다. 동시에 그는 공포로 가득 차서 놀라기도 했다. "맞는 말을 찾을 수 없었어요"라고 그는 말했다. "그것에 대해 무슨 말로 당신이나 나에게 설명할 수 있을 지 방법이 없어요."

택시 안에서 그는 운전수가 놀랄 만큼 몸을 떨었다. 그는 차에서 내려 오래도록 걸으며 그 경험을 받아들이려고 애를 썼다. 그는 내게 전화를 걸어야만 할 지 고민했다. 전에는 이토록 혼란 속에 전화를 건 적이 없었기에 마음을 가라앉힌 후 걸지 않기로 결심했다. 초저녁 약속 시간까지 그는 외적으로는 침착한 듯 보였지만 내적으로는 여전히 깊이 떨고 있었다. "내가 미쳐버린 줄 알았어요, 그런데 정말 내가 기억하는 한 가장 실제적인 느낌이었어요." "실제적 느낌"이란 "이성적인 느낌"을 의미하는 것이었다. 그는 다소 축소된 형태지만 이 느낌을 설명하면서 카우치에서도 느끼고 있었다. 나는 어떤 해석도 할 필요를 느끼지 못했고 심지어 어떤 말도 하지 않았다. 그는 이렇게 나와 함께 할 수 있다는 것과 내가 이해해 준다는 것으로 충분하다고 말했다. 나는 내가 얼마나 이해했는지 확신하진 못하지만 어떤 경고는 느끼지 않았다.

그 경험이 무엇을 의미하는 것일까? 점차적으로 작업을 해나가면서, 그것은 중요한 의미를 갖게 되었다. 그것은 스크린 환상이었고, 프로이트가 연상의 "마디점nodal points"(Freud 1900)이라 부른 교차로와 같은 여러 수준에서의 연상의 상호 작용이었다. 그러나 그것은 또한 그 자체로 스크린이었다. 특히 그것은 기억될만한 꿈과 같았고, 구멍 뚫린 스크린 기억이 지속되는 것과 같았으며, 또 다른 스크린을 만들어 냈다. 우리가 수 개월에 걸쳐 알게 된 것처럼, 다양한 의미가 또 다른 의미를 스크린하고 있었고, 돌아가며, 여전히 다른 의미들을 가렸다. 드러내고 감추고, 베일 위에 또 베일이 있는 것과 같았다.

환자는 그 환상과 연관된 환상들을 분석하고 또 분석하였다. 우리는 수백 번의 회기 동안 분석 작업을 함께 하면서 쌓아 둔 여러 전의식의 기억창고에서 시작했다. 꿈과 환상, 그로부터 깨어나는 것은 이전에는 중요하게 여기지 않았던 과거 기억에 대한 연상과 새로운 연상을 자극했다. 우리의 합쳐진 기억창고는 더욱 풍성해지기 시작했다.

맥락의 이해

다시 반복하자면, 교수의 환상은 분석에서 잠시 벗어난 시점에서 돌아오는 동안 의식에서 요동을 쳤다. 그 환상은 분석가와 사랑스럽게, 신체적으로 재결합하는 강렬한 소망과 함께, 그의 남근을 빠는 것으로 시작되었다. 잘 알려진 임상 이론으로 이 상황의 개요를 설명해 볼 수 있다. 저항을 부분적으로 분석하고 완화되게 한 초기 작업의 결과로 그는 동성애적 환상을 별로 두려워하지 않게 되었다. 그러나 택시 안에서의 그 구불거리는 침습의 경험 한 가운데에서, 그는 말할 수 없이 통제력을 잃었던 것이다. 이 때 드러난 불안은 유아기적 환상속에서 문자 그대로 함입과 합체라는 퇴행상태로 이끌었다. 처음에는 일종의 빈 남근에, 다음에는 더 뚜렷한 모성적인 어떤 것, 유방, 거대하고 침습적인 유방이 그의 위 속으로 들어가 합쳐지는 것이었다. 남근-유방 그리고 위는 제 각각이 되었지만, 다른 현실들, 해변가에 내리는 비처럼 외적 현실이 침범했다. 택시와 운전기사의 즉시성의 형태로, 분석가의 기억 형태로, 또 광기의 두려움 형태로. 그는 "현실"에 "깨어 났다."

임상 과정을 요약하기 전에, 이 남자에 대한 몇 가지 전체적인 성격 특징을 언급할 것이다. 재능과 평정과 인내와 위트가 강하게 섞이면 분석가들은 주의해야 한다. 분석가는 자신들이 불한당을 다루고 있는 게 아닌가 의아해하며 인위적으로 보이는 화려함에 주의하는 것도 안심하지 못한다. 이러한 특질들이 내 환자를 분석의 영역보다는 다른 곳에서 두드러지게 했다. 그의 명성에 더해서, 마치 광고라도 하듯 생각 될 정도로 말이다. 작은 도시에서는 학문적인 "성격 특징"에 대해 못 들은 척하는 것은 불가능하다.

이미 대학원 학생일 때, 그는 몇 가지 작지만 가치 있는 과학적 성과를 처음 이루어 냈다. 교수가 되자, 젊은 대학원생들은 그와 가까워지려고 했다. 그러나 그들 대부분이 얼마 가지 않아서 달아나 버렸다. 학생들의 도망은 그를 당황하게 했고 상처를 주었다. 그는 또한 오래도록 대부분의 동료 교수들에게도 인기가 없었다. 동료들은 그를 동떨어져서 오만하게 굴고 통제하는 사람으로, 한 마디로 말해 밉살스럽게 보았다.

그를 가까이서 알게 된 사람들은 그가 과학에 거의 종교적인 헌신을 하고 있음을 보고 놀란다. 동시에 그들은 그가 사람에 대한 근본적인 무관심을 보이는 것을 알게 된다. 몇 명의 친하지 않은 동료들은 그가 놀라 당황할 만큼 많은 것을 말한다. 이것은 그가 "알지만 모르는" 또 다른 것이다. 그러나 놀랍게도 그에게 충성적인 소수의 동료도 있었다. 그는 이상화에 자신을 굴복시켰고 어떻게 대해도 그를 이상화하는 사람도 있었다. 소수의 제자에게만 그는 일상적 행복이 하찮다고 털어 놓았다. "공허하거나" 또는 "죽은" 감정들이 전적으로 그를 두렵게 하지는 않았다. 지적으로는, 항상 자살을 "일어날 수 있는 합리적인 인생의 선택"이라고 여겼다.

신체적으로는 튼튼해 보이는 이 남자는 통상 다른 사람들에게 용감하게 보였고, 또 지적으로는 꽤 용감했다. 실제로는 오히려 신체적 대결이나 어떤 종류의 고통도 극도로 두려워하였다. 그는 역공포적이지도 않았고, 오히려 의식적으로 그의 두려움을 과장되게 표현했다. 공포는 수치스럽고 사내답지 못한 것이었다. 이런 식으로 아래 언급될 다른 사람들 사이에서 볼 때, 그는 Greenson이 묘사했던 환자들과는 달랐다.

그가 분석을 찾고 계속했던 이유는 주술적 의미에서 주사위를 던져보는 것과 같았다. 마치 그리스 영웅이 싸울 운명에 놓인 것처럼. 때로 그는 자신을 영웅처럼 느꼈다. 그러나 목적이 없다는 모호한 감정과 통합의 결여는 그가 다른 사람을 받아들이는 것보다 훨씬 더 두려운 것이었다. 그가 이미 실패했다는, 아니 미래에 실패할 지 모른다는 비밀스런 믿음, 자신은 정말은 위대한 인물이 아니라는 생각, 사실 자신은 사기꾼과 같다는 생각은 그를 참을 수 없게 만들었다.

정신분석이 자신에게 노벨상의 기회를 줄 지 모르고, 그렇게 해서 그에게 통합감을 가져다 줄 수 있을 것이라는 실낱 같은 희망은 점차 사라져갔다. 그러나 그는 궁극적인 실패에 자신을 일치시킬 수 없었다. 그는 "현실에 적응할" 의도가 없다고 말하였다. 그 말의 의미는, 그가 말했고 또 그의 말을 내가 믿는다면, 자살을 평범함보다 더 선호하겠다는 것이다.

그에게는 덜 중요하지만 그래도 오랫동안 생각해 온 것은 자신이 두 아이들 외에는 다른 사람을 사랑할 수 없다는 인식이었다. 그 예외가 굉장히 중요하다고 나는 믿는다. 최소한 더 확장될 수 있는 하나의 발판은 될 수 있기 때문이다. 그는 자신과 타인의 감정에 접촉하기를 갈망했지만 자동적으로 그것을 통제하려는 저항할 수 없는 필요를 느꼈다. 그러나 냉정함이 반드시 친밀하지 않은 접촉에 적용할 수 있는 것은 아니다. 떨어져서 보면 안전성의 위치에서 그는 종종 절묘하게 예민해지고 진정 천재적으로 보이는 온정과 기술을 보여 주었다.

다른 사람에 대해, 심지어 자신에게도 그는 이방인처럼 느꼈다. 예를 들어 그는 거의 성적 절정감의 해방된 느낌을 느껴보지 못했다. 그는 "무감각"이 싫었고 폭발할 듯 터지는 것을 원했다. 자위 환상이 종종, 청소년기의 동성애적 소원처럼, 발달이 안되고 억제된 가학-피학적 환상을 포함한다는 사실에 그는 우려하고 있었다. 한 번도 이것을 행동으로 표현(enact)한 적은 없었고, 이런 소원과 환상들이 너무나 기이하고 이해할 수 없어 보였기 때문에 그는 의식적으로 그렇게 할 것이라고 염려하는 것 같지는 않았다. 하지만 그는 이런 환상들을 비밀스럽고 끔찍한 불완전성으로 여겼다.

자부심이 강한 남자로서, 그는 다른 사람이 그의 가면 뒤의 모습을 보게 하는 것에 심한 굴욕감을 느꼈다. 그러나 그는 용감했고 마침내 분석에서 언어적으로 그런 것들을 기꺼이 표현하게 되었다. 그렇게 해서 내가 알게 된 것은 그가 스스로 완전함을 추구할 뿐만 아니라, 자연의 법칙을 숙달하고 싶은 소원은 어렵게 위장시킨 전 우주를 통제하는 환상을 나타낸다는 것이었다. 그는 과학적 운동의 일부가 되고, 과학이라는 종교가 자신에게 실제하며 그 제자 중 하나라고 느꼈다. 그것은 언젠가는 물질의 숙달을 얻을 뿐 아니라 현대의 모든 도덕 체계는 구식이 될 것이라는 종교적 믿음이었다. 타인에 대한 신뢰를 안심하고 판단한 후에는, 이런 것들을 이야기할 때 가장 자신감이 넘쳐 보였다. 그는 상기된 듯 빛났다. 내가 그의 가치들을 간결하게 언급하면서 그 중요성을 인정할 때 외에는, 그 가치들에 대해 설명을 한다거나 그 기능을 해석하지는 않았다. 이후에 그가 스스로 그것들을 해석했다.

다른 한 편으로 화려함과 상상의 자유처럼 보이는 것 밑에는 반드시 경직된 정신적 조직화가 있었다. 그의 성격이 비록 강박적인 수준에서 우세하게 조직화된 듯 보였지만, 나는 그것을 "불안정한" 그리고 "전반적인" 것으로 특징지었다. 그것은 "미온적인" 그리고 "꼼꼼한" 것도 아니고, 실행과 취소에 의해 끊임없이 괴롭힘 당하는 것도 아니다. 오르가슴으로 해방된다고 거의 느낄 수 없는 것처럼, 그는 정당한 분노 외에는 다른 강렬한 감정이 튀어나오게 허용할 수 없었다. 그는 자기-인식의 느낌을 피할 수 없었고 대부분의 사람들이 웃거나 우는 때에도 단조로움을 피할 수 없었다.

분석 후반부에, 그는 자기 신체의(이전에는 거의 무시했었던) 사적인 부위(정말, 비밀스런 부위)에 대한 인식을 회복하면서, 자신의 가장 수치스러운 소원을 경험했다. 그는 몇 번의 실험적인 관장을 스스로 했는데, 그것은 의식적으로 학교 다닐 때 엄마가 자주 반복해서 주입했던 경험을 다시 하려는 시도였다. 때로는 그렇게 사적인 치욕의 순간에 스스로 구토를 유발하기도 했다. 구토한 후에 그는 발작적으로 흐느꼈다. 어린 시절 이후로는 다른 때에는 울어본 적이 없었다. 분석이 끝나가면서 그는 내 앞에서 슬픔을 경험할 수 있었다.

공공의 행위와 사적인 생각 속에서, 그는 "특별함"을 드러내었는데 평범한 사람을 지배하는 평범한 규칙과 도덕을 초월하는 권리에 대한 믿음을 보였다. 동시에 모순적이게도 자신이 이해 못하는 변경할 수 없는 내면의 규칙과 결합되어 있다는 어둡고 떨리는 두려움을 경험했다. 그는 실패한 파우스트였다.

몇 번의 미심쩍은 연구실험을 포함해서 삐딱한 행실에 사로잡히지 않으려고 노력했지만, 그는 타인에 대한 염려나 내면의 금지 때문이 아니라 직업과 명성에 미치는 외적 위협에 의해 제

약을 받았다. 다소 변경시킨 실험들은 사소한 것이었다. 그는 절차를 무시했고; 어느 정도는 동료들도 착취했다.

분석과정 요약

분석은 7년 넘게 주 4회에서 5회씩 지속되었다. 기법은 "고전적"이었다 - 지금 적절해 보이는 것보다 더 "고전적"이었다(비록 그가 나를 어쨌든 분명히 용납했지만). 첫 몇 달 동안은 꿈과 환상과 일시적인 전이 반응들이 흩뿌리듯 몇 차례씩 일어났다. 그것들은 분명하게 오이디푸스적인 성향이었다. 그는 자신이 읽은 것에 기초해서 스스로 이런 점들을 해석했다. 이러한 자료와 "해석"은 의식 수준에서 명확하게 방어적인 태도임이 분명했다. 그 자료들이 가진 정서적 요소가 무엇이든지 그건 의식하지 못하는 영역이었다. 나를 만족시킬 만한 분석적 표면은 빈 껍질뿐이었다. 그는 나를 낚아서 미루게 하고, 멀리 있게 하고, 사라지게 하려 했다.

대부분의 시간을 그는 참을 수 없을 만큼 "예의 바르고" 협조적이고 충성스러우며 심지어 느끼하기까지 했다. 하지만 다른 요소는 보통의 모습을 보였다 - 무자비하고, 경멸적이며, 지적으로 오만한 말들에 유머와 위트의 구두점을 찍는 것. 종종 예의 바름의 표면적 스크린은 완전히 무너져 내렸다. 그런 뒤 그는 스스로 말하기를, 빈정댐과 모순이 뒤섞이고 엄청난 오만함으로(나는 그의 말을 정확하게 인용하지 못하지만 그의 말을 희화하지도 않는다), "성숙의 부담에 따르는 회한"과 함께 조롱과 적대감을 덮어버리려고 애를 썼다. 또한 내 편에서 할 어떤 말에도 주의를 두지 않았다. 그가 회한이라고 불렀던 것은, 말하자면, 두려움이었다. 통제력이야말로 가장 중요한 생존 방식이었다.

처음 3년 동안, 나의 분석적 개입은 거의 전적으로 "분석적 틀을 정하는"(Spruiell, 1983, 1984) 것에 두었고 저항이 일어나면 때때로 해석해 주는 식이었다(내가 그런 저항들을 이해했다고 생각할 때). "분석적 틀을 정하는 것"이 의미하는 것은, 분석적 자세를 잃지 않으면서, 환자가 분석적 상황이 분명하게 확립되지 않게 방해하려고 무의식적으로 재빠르게 시도하려는 것에 분석가가 대처하는 것이다. 그는 모든 것에 대해 특별한 합의를 원했다. 치료비와 지불방식과 시간에 대한 합의뿐 아니라 "너무도 비밀스러운" 정보는 생략한다든가, 또 어떤 과학적 의무는 정말 중요하기 때문에 "한 명의 불쌍하고 덜 중요한 개인"에게 주어진 분석적 요구사항에 의해 무시되어서는 안 된다는 신념에 대해서도 합의를 요구했다. 그는 마치 그런 합의사항들이 나의 요식적 행위의 전부인 양 매일 이러한 필요한 사항들과 부딪혔다. 이런 점들이 저항으로 다뤄질 수 없기에 그는 결코 자신의 요구를 밀어붙이지 않았지만, 매 경우 결과적으로는 그가 의식적인 이해 없이 순응했다는 것은 분명했다. 최소한 오랫동안 이것은 진실이었다. 그렇지 않았다면 저항을 해석해서 그의 내면세계 전체를 어떻게 저항하는지 환자에게 보여줄 방법을 찾으려 했을 것이다. 주요 저항들 중 하나는 일상적인 것이었다. 그는 외적으로 나와 분석을 저항하는 것에 대해 생각하고 싶어했다. 이렇게 저항을 외재화하려는 시도는 마침내 사라졌고, 처음에 기대했던 것과 달리, 그는 항상 해왔던 것보다 더 충동적으로 행동하지는 않았다. 사회병질적 양상은 특히 의식의 검열을 포기하기로 결정한 후에는(대부분의 환자들보다 더 지속적으로 그 결정을 유지했다) 관심의 원천이 되지는 않았다. 이후로 나는 부분적으로 외재화된 양심이 되었다.

그러나 그는 계속 민감해 하고 쉽게 당황해 했다. 한번은 내가 나르시시즘(1966a, 1968)에 대한 Kohut의 초기 글들을 읽기 전, 그가 준 선물을 일종의 뇌물처럼 해석해 주었다. 그 해석은 맞았지만 미숙한 것이었고 이 사실은 일시적인 역전이 반응과 관련 있었다. 내 환자는 그 상처를 수 년간 간직했고, 내가 그 이유를 이해하는 데에도 수 년이 필요했다.

분석 작업의 가장 어두운 부분처럼 보이는 기간 동안, 한 3-4년 사이에, 연상들 사이의 "격차"가 훨씬 더 자주 발생했다. 그는 자유 연상을 비교적 짧게 해 나가면서, 꿈도 자신이 분석해서 가져왔고, 환상도 마찬가지였다. 일련의 연상은 "심리적 감각"을 만들어 냈다. 예외적으로 그는 소소한 적개심의 분출과 명확하지 않은 불안과 우울에서는 감정을 인식하지 못했다. 연속적인 연상이 조각나면 당황스러웠다. 분석적 상호작용은 갑작스럽게 중단되기도 했고 그가 말하는 "죽은 상태"의 시기로 대치되거나, 그도 나도 이전의 연상과 연결시킬 수 없는 다른 분석 상황으로 대치되어 버리곤 했다. 종종 "중단되거나" 또는 "끝나버리는" 일이 한 번의 회기에서도 일어났다. 더 자주는 한 회기가 다음 회기와 아무런 연결이 없는 것처럼 보일 때가 있었다.

어떤 이는 이것을 기계의 결함처럼 사고 장애의 증거로 간주할 지 모르겠다. 나는 그러한 단절을 역동적으로 관련이 있는 것으로, 적어도 잠재적으로 이해될 수 있고 변경될 수 있는 기능적인 분리라고 보았고 지금도 그렇게 본다. 그렇지만 너무나 자주 나는 그것을 이해할 수 없었다. 분명히 전이적 성향을 띤 자료가 나타났다가 사라졌고, 다른 전이들로 대치되었다. 때로는 다소 오이디푸스적 또는 전-오이디푸스적 전이로 보이는 것에 대해 약간의 저항을 암시하면서 해석을 시도했다. 이러한 침범은 억지로 성심껏 관심을 가져주는 환자의 태도와 만나거나 흥분해서 비난하는 것과 만나곤 했다. 어떤 반응도 분석작업의 목적에 맞을 수 없었다.

그는 오이디푸스 시기에서 모든 전-오이디푸스 시기를 지나는 수준들 사이를 쉽게 "내려가는" 것처럼 보였고, 이런 변경이 가능한 원인을 추측하는 일이 내게는 가능하지 않았다. 이런 점을 지적하기 앞서, 어떤 개입도 이것을 이해할 수 없을 듯 보였다. "변경하기"와 "내려가기"의 결과는 혼돈이었다. 그가 모든 것을 깨닫게 된다면 그는 참을 수 있겠지만, 그 혼돈은 특히 나를 괴롭혔다. 나의 "괴로움"은 그 때 당시 다른 비교적 어려운 환자들과 이미 익숙해졌던 그런 반응으로 이르게 만들었다. 한 편으로 나는 스스로를 의심하면서 내가 어떻게 이 분석을 이끌고 나갈지 의문이었고, 더 어려운 어떤 분석도 해나갈 수 있을지, 어떤 것도 내가 알고 있는지 의문이 들었다. 그 시기에 심지어 나는 잠시나마 마치 내가 그런 환자를 분석하려고 시도하는 것이 사기를 치는 것처럼 느끼기도 했다. 지금은 나의 이런 반응을 타인에 의해 의도된 결과로, 특히 Kleinian과 Bionian 저자들이 말하는 투사적 동일시와 비슷한 것으로 보고 있다.

이런 의문에도 불구하고 일관된 무엇인가가 있었다면 그것은 우리 사이의 안정된 결합의 성장이라는 점이었다. 나는 성인으로서 가까운 접촉을 유지할 수 있었던 첫 번째 사람이 되었던 것이다. 이 고통 받는 남자가 어떤 분명한 정신신경적, 또는 강박-우울의 성격적 문제보다 더 복잡한 문제를 가지고 있다는 것을 시작부터 나는 알고 있었다. 또한 나는 몇 번의 시도 끝에 저항에 반하는 내용을 해석하는 것이 대체로 소용없었다는 것을 이해했다. 하지만 무의식적 기제에 대한 수많은 추론은 가능했다. 이 환자는 억압, 이지화, 격리, 전치, 취소의 정신내적 활동을 포함하는 방어적 패턴을 사용했을 뿐만 아니라, 부인과 부정의 특정형태도 사용했다.

특정 연상들 사이의 연결을 "억압하는" 강박적 능력과 함께, 이 환자는 또한 다른 사람의 내적 세계에 전적으로 상응하지 않으면서 외적 현실을 대변하는 내적 세계를 명백히 가지고 있다. 그는 특정 종류의 사회적 상황(넓은 의미에서의 사회)을 정의하는 한가지 틀로부터 자신이 그렇게 하고 있다는 것을 인식하지 않은 채 다른 틀로 옮겨갈 수도 있다. 다른 사람에게는 동료 관계로 인식되는 상호작용이 그에게는 한 명의 권위자와 복종자 사이의 어느 하나가 된다거나, 비밀스럽게 그 자신과 다른 위험한 경쟁자 사이의 하나가 된다는 의미처럼 보였다. 그가 언어적으로 재현(reenact)하고 있을 지 모르는 하나의 틀 안에서, 그는 다양한 추상적 수준들이나 열쇠들(Spruiell, 1983)사이를, 가장 높은 수준의 이성적 사고로부터 어린아이가 몸으로 표현하는 가장 유치한 언어에 이르기까지 어리둥절할 만큼 옮겨 다녔다. 예를 들면 어떤 사람이 동료 관계의 틀에서 주어진 상황을 보고 있는데 상대방은 스스로 위험스럽고 경쟁적인 상상속의 형제와 맞붙고 있다고 생각하는 셈이다. 나는 이러한 상호 관계들이 정신증적 사고를 반영하지 않는다고 강조해야겠다. 이런 관계들은 작고 잘 인식되지 않은 "오해"를 나타냈다. 내 환자는 그에게 기대되는 것이 무엇인지 알았고 부적절하게 행동한 적이 없었다.

대체적으로 그는 다양한 열쇠들과 개념상의 위계적 수준들 사이에 아무런 연결을 볼 수 없었다. 그가 한 틀에서 다른 틀 사이를 옮겨 다니는 것과 두 가지 틀이 양립할 수 없다는 것을 알게 되어도, 그는 두 가지 사이의 유사성과 차이점을 부인했고 그 의미도 무시했다. 심지어는 이런 불협화음, 서로 상응할 수 없는 틀이나 열쇠들을 인식했을 때에도, 그는 새로운 통찰을 위해 그런 점들을 활용하는 것을 할 수 없었다. 보다 창의적인 사람이라면 그렇게 했을 것이다.

"오해"라는 말보다도, 다양한 틀(단순히 두 개가 아닌) 내에서 그가 현실에 대해 갖는 가정(그의 "서민 철학")은 종종 기본적인 방식에서는 서로 모순되었다. 그는 이러한 모순된 현실에 대한 견해를 수 년 동안 한 치도 인정할 수도, 하지도 않았다. 그가 마침내 할 수 있게 되었을 때, 잠시 동안 그는 자신이 "미쳤다"라고 생각했다. 우리가 분열이라는 단어를 사용했었는지 기억나지 않는다. 내 생각에는 우리가 "생각하는 방식의 변화"에 대해서 이야기했고, 그가 그것을 인식했을 때 처음에는 그것을 "막 일어난 것"으로, 이후에는 자신을 보호하기 위해 사용한 방식으로 "소유하게"되었다고 가정했다.

변화하는 대상관련 전이는 똑같이 변화하는 자기애적 전이를 포함하고 있었다. 대상으로서의 내가 지워지는 "죽은 상태"의 시기는 제쳐두고, 환자는 결국 나를 순수하게 방어적인 방식이라기보다는 마치 진실인 듯 나를 이상화했다. 그는 자신의 놀라운 점들을 반영하기 위해 나를 일종의 변경 자아(alter ego)로 이용했다. 이러한 상호 관계라면 쉽게 이 환자를 Kohut이 초기에 가설을 세운(1971) 자기애성 인격의 하나로 진단 내릴 수 있을 것이다. 그러나 이 환자의 공격성, 분노, 그리고 전능감의 측면은 단순히 자기애적 손상의 반영은 아닌 것 같았다.

나는 이런 자기애적 현상(Spruiell, 1975)을 그 당시에는 해석하지 않았고, 다만 지속적으로 그 현상에 대한 방어-오만, 냉소, 거리감 등은 해석하였다. 이런 방어는 자신의 충동에 대한 두려움을 덮어주었다. 후에, 그는 이런 방어가 나를 향한 그리고 나로부터의 애정을 바라는 두려움을 덮고 있다는 사실을 알 수 있게 되었다.

마지막 3년간의 분석은 "깨끗이 마무리하는 작업"이었다고 말할 수 있다. 사실상 분석은 더욱 살아있고 이해할 만한 것이 되어 갔다. 하지만 동시에 전-오이디푸스기의 그리고 핵심이 되는 오이디푸스기 "해소"가 분석되어 감에 따라 분석은 더 거칠고 외적으로는 고통스러워 졌다. 그것은 자신이 오이디푸스기 딜레마를 완벽하게 "싸워 이겼다"는 강렬한 무의식적 환상과 함께 따르는 엄청난 양의 부인(denial)이었다. 나와 "핵심적" 관계를 형성했기 때문에, 더 이상 나를 살인적으로 미워했다는 사실도 피할 수 없었다. 특히 가학-피학적 환상은 생생하고 파괴적인 충동에 녹아났고 새롭고 분명한 방식으로 드러났다. 그러나 그 환상들이 행동으로 옮겨지지는 않았다. 조절과 점령과 굴복, 그리고 환상적 힘의 대결과 같은 문제가 회기들을 채웠지만, 거기에 국한되기만 했다.

이러한 대결이 마지막 위기, 즉 분석의 두 번째 마디점을 세웠다. 우리 둘 다 마침내 익숙하게 된 것은, 그에게 분석자체를 파괴시킴으로써 나를 문자 그대로 파괴시키고 해를 입히고자 하는 정신증적 필요가 있음을 알아차린 것이다. 반복적으로 "궁지에 빠진" 후에야, 우리는 소위 말해서 분석 작업을 가까스로 유지하게 되었고, 하나의 대상을 사랑하고 파괴하려는 필요(Winnicot, 1965)가 동시에 존재한다는 것을, 우리는 모두 전능하지 않음을 알게 된 것이다. 나는 첫 번째 마디점이 있은 후의 작업이 두 번째도 가능하게 했음을 믿는다. 이 두 번째 시기는 침입자를 소멸시키려는 집약된 오이디푸스기 그리고 전-오이디푸스기 노력의 "현실성"을 회피하려는, 닫아 버리려는, "변수들"을 세우려는 또 다른 유혹이 여전히 존재함을 나타내었다. 때로는 이것이 진정 필요하지만, 항상 그런 것은 아니다.

발달사적 관점

분석이 깊어가면서 알게 된 것과 어쩌면 결코 알 수 없는 것을 포함하여 자세한 개인사의 개요를 좀더 정확하게 확인하는 일이 가능하게 된다. 적어도 좀 더 신뢰할 만하고 그럴듯한 재구성이 가능해진다. 개인사의 "진실"이상은 결코 다가갈 수 없겠지만, 특히 다른 분석가들에 의한 재구성 및 증거들과 비교하고 협력한다면 한 명의 분석가와 한 명의 피분석가가 동의하는 "서술적 진실"이상으로는 점점 더 다가갈 수 있다.

내 환자의 초기 유아기 발달에 있어서 알려진 것은 어떤 것도 없다. 그는 자신이 행복하고 조용한 아기였다고 했고, 사진들은 그것을 확인해 주는 듯 보였다. 초기의 "사실들"을 모른다고 해도, 나는 수집된 꿈과 환상, 그리고 유사한 환자들에서 발달적으로 알려진 것들을 기초해서 어떤 절망적인 사건이 인생의 초기에 일어났지 않았을까 의심하게 되었다. 또한 원초경에 가까이 오래도록 노출되었던 추론적 증거들이 강력했고, 강한 항문기 고착이 시작되었으며, 부정적 오이디푸스 배열(negative oedipal disposition)이 강력해졌다.

그는 유일한 아이였고, 가족농장에서 태어났다. 이웃 농장들처럼 그곳도 점차 그 가치가 줄어들고 있었다. 한 살 반이 되었을 때, 어머니가 중병에 걸리게 되었다. 그 병이 무엇인지 그에게 미친 영향에 대해서도 밝혀진 적이 없지만, 그는 어머니가 몇 주에서 몇 달간 멀리 가게 되었다는 것은 알았다. 마치 두꺼운 커튼처럼 하나의 스크린이 이러한 가족 비밀에 드리워져 있었다. 그 비밀이 무엇이었든지, 내 환자는 어머니가 정신병에 걸렸다고 짐작했고, 어머니와의 분리는 그의 첫 번째 큰 상실이었다.

그러나 전해 내려오는 그의 가족이야기는 다른 방식으로 풍부했다. 거기에는 유아기 시기에 조숙했던 그의 이야기가 많이 들어 있었다. 예를 들면 네 번째 생일에 즈음해서 그가 스스로 책을 읽을 수 있었다고 기억했다. 그가 성장하면서 자신의 천재성이 감정적으로 결핍된 가족을 결속시키고 방향을 잡아 주는 역할을 했다고 이해하게 되었다.

그의 부모는 서로 상대도 하지 않았다. 어머니는 겉으로는 아들을 제외하고 모든 사람에게 무관심했다. 마치 그를 위해서만 사는 것 같았다. 그는 그렇게 믿었지만 아직 어려서 그녀의 차가운 증오심을 인지할 수 없었던 것이었다. 그 쓰디쓴 괴로움은 뜨거운 야망으로 대체되었다. 하지만 그것은 내용 없는 야망과 같았다. 그녀의 아들은 막연히 영광을 누릴 운명이었다. 아버지는 귀중한 아들이 나아가기 위해서라면 어떤 것도 서슴지 않았다. 젊은 남자로써 그 안에는 지식적 영감이 가득했지만, 성격적 문제와 외부 환경의 조합은 그를 비천한 유산인 겨우겨우 만족할 만한 가족 농장에 머무르게 만들었다.

아버지가 제공한 이미지는 오랫동안 비탄과 더러움으로 남아 있었다. 술이 깨었을 때는 회피적이고 유순하다가, 일 년에 수 차례씩 술독에 빠질 때면 분노에 차서 공격적인 행동을 보였다.

그는 거의 실패한 남자였다. 폭력성과 함께 나타나는 광란의 주기적 음주행동은 아들에게는 하나의 규칙처럼 받아 들여졌고, 사춘기 전까지는 의식적으로 이해되지 않았다. 그가 열세 살이 되었을 때 아버지는 짧게 병을 앓다 죽었다. 장례식에서도, 그 이후에도 슬픔은 표현되지 않았다.

그의 무의식적 환상이 반복하게 되는 것은 전-오이디푸스기와 오이디푸스기 사이에서 고착되었던 것을 시사했다. 택시 안에서 그가 경험했던 의식적 환상은 그런 무의식적 환상의 변형이었다. 새로운 기억은 없었지만, 새로운 의미와 중요성이 부여되었기 때문에 모든 의식되는 것들은 어떤 것이든 분석에서 처음으로 언급되었다. 환자의 전기는 분석이 성공하기만 하면 전형적인 일이지만, 그 과정 속에서 변화가 되었다. 예를 들자면 처음에 그는 아버지를 말 그대로 "아무것도 아닌", 단지 끔찍한 짐처럼 생각했다. 한참 후에 우리는 어머니가 아프기 전후에 아버지가 수많은 모성역할을 맡아왔음을 알게 되었다. 그러나 어머니가 돌아온 후에는, 분명 아들을 다시 얻으려고 싸웠다. 그녀는 이겼고 아버지는 패했다. 그 패배로 인해 아들은 새로운 상실, 두 번째 상실을 겪었고 아버지도 그랬다. 둘 다 그들의 상실을 묻어두어야 했다.

그런 싸움과 상실에 대해 기억하고 또 부분적으로 재구성하는 과정에서, 우리는 대부분의 사람들이 이상하다고 여길 정도까지 아이가 제멋대로 되었음을 알게 되다. 기분에 따라 부모침실에 들어가는(그가 생각하기에 대개는 아버지를 대신해서) 것, 먹고 싶은 것을 먹고 싶을 때, 원하기만 하면 마루 위에서도 어디에서든 먹을 수 있는 것은 그의 특권이었다. 집에서, 또 그 어디에서도 뭐든지 깨뜨리고 어떤 것도 할 수 있었다. 이런 포악함은 분노발작으로 강화되었고 그것은 항상 통했다. 부모는 그의 절대적인 하인이었고 그의 제국의 호위병들이었다. 그는 Mahler(1949)가 말한 "끔찍한 응석받이"와 같았다.

그가 학교에 가야 할 때에도 그와 같았다. 처음으로 학교에서 그는 완전히 통제 불가능한, 파괴적인, 비타협적인 존재가 되었다. 그는 침착해질 수 없었고, 어머니는 몇 일 동안 교내에 머물러 있어야 했다. 학교생활은 가족의 삶의 한 부분을 대체했고, 그는 세 번째 상실을 겪었다. 그때 갑자기 그는 변화되었는데, 우리가 전혀 모르는 이유 때문인 것 같았다. 소음은 잔잔해졌고, 극단적인 반항은 유순한 순종으로 바뀌었다. 안배우려고 몸부림치던 모습은 선생님이 가르치는 것은 무엇이든 끝없이 수용하는 태도로 변했다. 몇 선생님은 그를 총애했다. 그러나 나이가 들어서, 그는 시골의 선생님들이 자신을 따스하게 대했다는 것을 의심했다. 그는 선생님들이 다른 아이들에게 보였던 개인적인 보살핌과 같은 것을 경험하지 않았다. 부인할 수 없는 재능이 순종과 결합하자 그는 무적의 존재가 되었지만, 사람들이 자신을 정말 좋아하는지 확신할 수 없었다.

아버지의 대체물로 역할 했던 남자로 말하자면, 그는 그 누구와도 친밀하게 되지 못하는 것 같았다. 나는 이런 외형적 결핍이 궁금했다. 어떤 남자 선생님도, 코치도, 삼촌도, 목사도, 스카우트 단장도 그의 영웅이 되지 않았다. 이상화된 어른과 관련 있는 기억들은 스크린 뒤로 숨어버려서 결코 발견되지 않는다는 것은 가능하다. 하지만 우리가 알 수 있는 것은 후기 잠복기와 초기 청소년기에 보인 뚜렷한 환상이고, 엄청난 독서에 자극 받아서 스스로 상상의 남성적 우상을 만들었다는 점이다.

나중에 그의 아이들을 자신의 이상의 일부로 만들었지만, 나에게는 이해가 안되는 일이다. 아이들은 전이 용어로 말해서 그렇게 우세하게, 독립적인(그래서 위험한) 대상도 그 자신의 자기애적 표현이라고도 보여지지 않았다. 내 지식으로는 아이들은 그가 자기를 의식하지 않고 처음으로 친밀감을 느낄 수 있는 첫 번째 생명체였다. 그런 일이 일어나지 않았다면 그는 분석을 받을 수도 없었을 것이라고 나는 믿는다.

분석이 잘 되어 가면서 전이 환상들을 분석한 결과, 그는 다른 더 초기의 기억들 사이의 연결을 하게 되었다. 이 기억들은 가장 중요한 비밀들 사이에 있었다. 그는 기억의 조각들이 모이지 않은 채로, 초기에는 이런 기억을 무시했다. 어머니는 그에게 성적으로 분명하고 직접적인 관심을 보였던 것이다. 잠복기를 지나면서 그녀는 그에게 자주 관장을 했고, 그 때마다 그만하라고 울며 매달리는 그를 비웃듯이 웃고 "야단했다." 두 살 언저리의 삶은 화장실 주변에서 그 광경과 냄새와 행위들의 반복이었다. 또한 어머니가 변기에 앉아 있는 모습도 자주 보았고, 그녀의 음모가 어떤지도 알았으며, 변기에 앉을 때 자신의 성기는 숨기고 그녀처럼 앉는 것을 흉내 내었다. 그가 숨기는 모습을 어머니가 지켜보면 마치 어머니가 자신의 성기를 숨기는 것에 주의를 환기시켰듯이 숨기기 놀이를 했다.

여러 차례 어머니는 흥분해서는 둘 만의 비밀을 지키라고 수없이 경고하면서 뒷마당에 휴식 공간을 두고 그와 함께 누드로 일광욕을 즐겼다. 그곳에도 물론 길고 멋진 욕조가 있었고, 어머니는 그를 데리고 가서 타월로 목욕을 시키면서 그가 소리지르고 울며 빌기 시작할 때까지 세게 문질렀다. 그녀가 잘 안 씻는다고 그를 "야단할" 때면 그의 피부는 붉어져 있었다. 그녀는 한 팔로 그를 꽉 붙잡았다. 그는 더러웠다. 그녀는 그에게 벗겨진 때를 보였고, 그는 그것을 "보았지만" 볼 수가 없었다. 이것은 마치 프로이트의 모친이 그녀의 손을 함께 비비면서 실제로는 죽은 피부인 때를 보이면서 인간의 죽을 운명을 설명한 그런 잘못된 방식과 같았다. 프로이트는 무언가를 볼 수 있었다면, 내 환자는 그것을 상상해야 했다.

한 번은 분석 회기에서, 스크린의 시각적 이미지가 처음으로 완벽하게 검게 나타났는데, 질감은 띠고 있었다. 그것은 타올이 되었고 그는 카우치에서 몇 분간 참을 수 없을 정도의 불안한 감정을 경험했다. 후에 그는 자신이 참을 수 없었던 이유가 아주 세게 문질러지는 피학적 경험을 원해서였음을 깨달았다. 그는 내가 그렇게 해주기를 원했다. 그리고 그가 생각하기에(또한 "생각하지 않았던")타월에 묻은 때의 선명한 기억이라는 것이 환각이었음을 깨달아야 했다. 작지만 깔끔하게 치워진 집에서는 타월에 때가 있을 수 없었던 것이다. 그리고 모친이 정면에서 벌거벗고 있는 모습을 보지 않을 수 없었다. 그는 모친의 음모와 엉덩이를 기억했고, 그녀의 등 또한 스크린이었다. 특정 비밀이 지켜지기만 한다면 모든 것이 괜찮았다. 선택적으로 몇 가지 기억이 불확실한 것은 충분히 있는 일이고, 극단적인 경우는 Shengold(1989)가 영혼 살해범의 희생자들에서 묘사하고 있다.

잠복기 직전과 직후 같은 시기 동안, 아버지가 술에 빠져 지낼 때 어머니는 대놓고 아들을 남편의 증오스러운 관심에 대항하는 그녀의 "방패막이"로 사용했다. 그녀는 자신의 아들을 위장되지도 않은 유혹으로 또 공포스러운 위협으로 지배했는데, 예를들면, 아버지가 침실에서 어머니를 누르고 붙잡고 상처를 주었다거나, 이러다가는 점점 "미쳐서" 다음 크리스마스가 오기 전에 죽게 될 것이라는 내용들이었다.

구순기와 항문기 고착으로의 퇴행, 그 때의 자기애적 기능, 그리고 따라오는 환상들을 포함하는 극단적인 타협형성에서의 추론이 전이에서 명확해지는 것처럼, 환자의 거세 불안의 강도도 전이에서 명료해졌다. 가장 잘 지켜진 비밀 환상은 "성공적인" 근친상간에 대한 것이었다. 모친과의 명백한 근친상간적 관계는 더 깊은 환상들을 숨기고 있었는데 – 택시 안에서의 기이한 환상만큼이나 "실질적"이지만 참을 수 없는 얼어붙는 듯한 충동인 어린 소년과 어른 사이의 근친상간 환상이었다. 궁극적으로 거세되어 전이 속에서 탐욕스러운 아버지에게 바쳐지는 소망이었다.

감정 상태를 격리하고 주어진 재능을 사용할 수 있는 능력이 아마도 그를 더 심한 혼란으로부터 구해주었는지 모른다. 이런 일은 매우 강박적인 환자들에서 흔히 나타난다. 생산성은 충분히 보상되고도 남음이 있었다. 그가 오이디푸스 싸움에서 "이겼다"는 신화를 가졌던 것도 놀랍지 않다. 그 "승리"는 청소년기에 부분적으로 피루스왕(역주: 패배나 다름없는 승리를 거둔 왕)처럼 변했지만, 모든 것은 마법 같은 노벨상만 수상하면 구해질 지 모르는 것이었다. 그의 가슴에서 생명체처럼 살아 있는 것 같이 느껴지는 악마에 대한 처절한 두려움 때문에, 미래의 과학자는 모친의 무덤을 "뚫어져라 보며" 그녀의 유혹과 위협 속으로 들어가 자신을 보호했던 것이다. 그는 마침내 어머니가 자신을 전혀 사랑하지 않은 괴물이었다고 결론 내리게 되었다. 그러나 여전히 그는 어머니가 아버지로부터 자신을 구해줄 것을 믿었고 자신을 위해 일생을 살았다고 생각했다. 이것이 진실이라면 그녀는 동시에 아버지의 사랑으로부터도 그를 구했던 것이다.

부친은 인생 후반에 아버지로서의 역할을 포기한 채, 점차 두드러진 분노표출은 줄었지만 더 우울해지고 무관심해졌다. 이상하게도 부친의 분노폭발만이 "실질적"인 것으로 기억되었는데 – 분석작업이 훨씬 이전의 가까움을 대체할 만한 필요한 거리를 둘 수 있게 되고 나서였다. 그 후 종결시기에 전이라는 매개를 통해 슬픔이 솟구쳐 올랐다. 아버지의 장례식 후 경험한 완전한 공허함이 네 번째 상실을 뒤덮었다. 친숙한 방식으로 다뤄진 또 하나의 상실이었다.

상실들은 서로 집약되어서 종이조각들을 쌓아 놓은 것처럼 되더니 못난 공처럼 뭉쳐졌다.[2] 그

주

2 Milton Horowitz, M.D.가 1986년 10월 아스펜에서 열린 Center for Advanced Psychoanalytic Studies 모임에서 사용한 메타포임.–발달 수준을 분석할 때 쓰는 익숙하지만 잘못 쓰인 메타포임: 양파의 껍질을 하나씩 채워나가는 것.

의 상실들은 거의 정신병적인 경향을 강화시켜 개인적인 세계를 재구성하였다. 내 환자는 정말 자신의 영혼을 과학에 바친 것이다.

초기 사춘기 때는 도시 근교에 살면서 제법 큰, 소위 말해 "보통 남자"가 되어 갔다. 때로는 운동에서 리더가 되기도 했다. 그의 기억에서 그것이 유일한 활동이었다. 그는 책과 화학 방정식과 실험에 몰두했고, 이 모든 것은 그에게 "실질적"인 것으로 보였다. 한 가지 그렇게 보였던 것이 더 있었는데 – 그가 어머니에게 세운 "증오의 벽"이었다. 그는 그녀를 정중하게 대했지만, 그가 아는 한 고요한 증오가 그가 느낀 전부였다.

대학원에 진학하기 전에, 그는 "서류상 완벽해" 보이면서 어머니와는 조금도 닮지 않은 한 여성과 결혼하면서 어머니를 노골적으로 무시하게 되었다. 그는 아내를 사랑하고 싶었지만 그럴 수 없었다. "언젠가는 그럴 날이 오겠지"라고 그는 희망했다. 때로 아내는 그가 성적으로 기계적이라고 불평했고 이 말이 그를 미친 듯이 자극해서 부인을 만족시키려고 끝없는 노력을 하게 만들었다. 하지만 대부분에 있어서 아내는 안정적이고 지지적이었으며, 말없고 수줍은 듯 보였지만 천재라고 불리는 남자와 결혼한 것에 자부심을 느꼈다. 아내는 드러내놓고 분노하지는 않았지만 그의 인생에 유일하게 정서적으로 살아있는 존재는 일과 두 아이임을 알고 있었다. 그 둘만을 사랑스러워했지만, 놀랍게도 그녀는 잘 적응해 나갔다.

그는 여자들에게는 매력적인 남자였고 혼외 여자관계를 가질 많은 기회가 있었지만, 한 번도 그런 적은 없었다. 분석이 종결되는 동안 그는 부인에 대한 애정을 발견하고 표현하기 시작했다. 애정이 늘 있었다고 해도 스크린 뒤에 숨겨져 있었고, 이 감정이 전적으로 새로운 경험인지 여부도 그는 알지 못했다.

증례 토의

마침내 나는 이 환자의 삶에 대한 임상적인 이해에 도달했는데, 그것은 적어도 유아기 이후에 발달한 것으로 보였다. 하지만 임상적인 이해를 맞춰 가는 데는 많은 시간이 필요했다. 또한 그런 이해가 이론적인 가정과 개념이 통합된 세트와 관련되어 조금씩 나눠진 것이라고 이해하는 데도 긴 시간이 필요했다. 초기 몇 달에 대한 조사는 의미 없어 보였다. 모친의 냉정함과 거리감에도 불구하고 그녀의 모성적 돌봄의 질이 어떤지는 알려진 것이 없다. 어쩌면 적절했을 지도 모르고 아버지가 대부분을 제공했을지도 모른다.

분명한 것은 첫 돌이 지난 후 – 아마도 두 돌째 중반쯤 시작해서 – 이 환자는 위에 언급한 네 가지 주요한 이별을 경험했다.

이러한 상실들은 그의 연상 속에 집약되어 있었고, 초기 아동기 때 유아적 소망에 현저히 탐닉했던 기억으로 선명해 졌다. 부모의 리비도적(또한 공격적인) 흥미가 집중됨으로써 생겨난 끔찍한 응석받이는(Mahler, 1949) 자기애의 초기 양식과 자기존중감의 초기 조절에 고착을 가져왔고, 무엇보다도 18개월 무렵부터 시작되는 "전능감이 꽃피는 시기" (Mahler, Pine, and Bergman, 1975;Spruiell, 1975)가 완화되고 조절되는 것에도 실패하게 되었다. 부모 중 한 명이 사라지는 두려운 가능성은 전-오이디푸스기, 오이디푸스기, 후-오이디푸스기 삼각 관계의 갈등을 심화시켰고, 오이디푸스 환상에 대한 긍정적 및 부정적 조직화(positive and negative oedipal organizations)가 거의 균형을 이루게 만들었다.

이별은 의심할 여지 없이 강렬하고 지속적인 탐욕을 자극했다. 전능감은 유아적 굶주림과 짝이 된 절호의 기회들과 함께 대단한 힘을 만들어 냈다. 그 힘은 열광적으로 구순기와 항문기와 성기기의 흥분과 관련된 감정들을 제공했고, 유혹하는 근친상간적 성기와 가학피학적 교환에 의해 절정에 이르렀다.

모친에 의한 명백한 유혹만큼이나 중요한 것은 우울했던 술 취한 아버지의 지속적인 후퇴였다. 환자가 분방한 초기 청소년기라는 새로운 세상을 접할 때 부친이 사망하면서 그런 후퇴는 정점에 이르렀다. 부친사망 이후에 그가 모친으로부터도 물러난 것은 후기 청소년기 동안이었다. 그는 과학이라는 우주 속에서 더 높은 "집합적 대체물"을 숭배하는(또한 숭배 받기도 하는) 자기 만족적인 환상의 오만으로 빠져들었다. 그 세계에서 그는 적어도 모든 힘을 공유하였던 것이다(여기서 "공유한다"는 것은 그에게는 공허한 단어임을 명심하자.).

만성적인 거세 불안의 강도는, 부정적 그리고 긍정적 오이디푸스 조직이라는 용어로 말하면, 외적으로는 "정상"이라고 보여지지만 내적으로는 "해결"의 기이한 극단이라 볼 수 있었다(다양한 기능 또는 타협 형성의 원칙에 따르면[Waelder, 1936;Brenner, 1982]). 불안과 죄책감, 진정한 만족의 결핍이란 면에서 치러진 대가는 정말 극심했고 병적이었다. 그 대가는 "과도한" 전이의 희생과 "과도한" 고통이라는 의미에서 양적으로 병적이었다. 또한 마음의 하부조직 간의 소통에서 오래도록 추론된 것을 의미한다는 차원에서 질적으로 병적이었다. 심리적으로 아픈 사람이 건강하다는 사람과 근본적으로 다르지는 않다. 그러나 양적인 면에서 극단적 수준에 다다르면 외부 적응에 질적인 문제를 주게 된다(Freud, 1900, 1937).

나는 프로이트의 마지막 구조이론(Freud, 1923a; Loewald, 1971a)의 다른 이름인, 마음의 유기체 이론을 이런 과정들이 의미하고 있다고 생각한다. 그 이론은 상호작용(과정)에서의 기능과 구조 및 하부구조의 개념을 모두 포함한다.

분석작업을 하는 분석가는 자주 이렇게 추론적 방식으로 사고하지는 않는다. 오히려 수용적 태도에 머물면서 자신의 생각이 붙잡을 수 있을 만큼 자유롭게 떠돌도록 내버려둔다. 엄격하게 논리적이거나 합리적 사고를 하면서 치료적 상호교환을 이해하려고 "너무 애쓰지" 않는다. 분석가는 가능한 한 많은 변수들이 자유롭게 작용하도록 두고 본다. 상호작용을 관찰하고, 환상에 주의를 기울이며, 다양한 결정과 기능을 의식한다. 또한 정신내적 저항을, 특히 전이에 대한 것을 집어내고, 무엇보다도 놓친 것이 무엇인지 찾아 다닌다. 분석가는 없는 듯 보이는 "있어야 할 환상들"을 찾고, 외부의 삶과 전이와 과거 사이를 연결 짓지 못하는 것도 발견한다. 그렇게 하면 때로는 게슈탈트(Gestalten)가 노력하지 않고도, 이면에서 "솟아나는" 듯 보인다.

이런 식의 사고형태를 "비선형적"이라고 부른다. 이 말은 수학적 메타포이지만, 환원적이고 매우 조직화된 사고방식인 "고도의 합리성"과는 달리 인식과 연상의 패턴을 가능케 한다. 이러한 정신적 사고방식에 대해 이론적으로는 생각할 수도 있고, 또 그래야 하지만, 어떤 사람에게는 느슨하고 "어렴풋하게" 보일지 모른다. 그러나 이 방식은 분석가에게는 자유연상과 비슷하다. "비선형적" 방식에 관한 이론은 구조나 기능이라는 더 추론적인 방식보다는 임상적 관찰에 좀 더 유용하다.

그럼에도 불구하고 추론적인 방식도 또한 정신분석 상황과 밀접하게 연관되어 있다. 그것이 중요한 이유는 때로는 사고방식 내에 좀 더 "주관적인" 마음의 상태에서 이동해서 좀 더 "객관적인" 관점으로 "선형적"이라 불리는 사고 형태로 바뀔 수 있기 때문이다. 일련의 추론적인 "짤막한 묘사들"은 갈등과 측정된 강도, 표상, 동일화 이런 것들로 경계 지워진 구조를 구분 짓게 할 수 있다. 추론적 견해는 마음의 그림을 통합하도록 돕고, 다른 환자들과 비교할 수 있는 추론적 관점을 제공한다(Friedman, 1988).

유기체 이론의 두 파트인, 상호관계의 과정과 구조의 설명은 모두 필요하다. 둘 모두 정신분석 이론을 그 자체로 하나의 실체를 만들어, 임상실제를 위한 대부분의 원칙들을 이끌어 낸다. 동시에 이론은 임상 경험에서부터 많은 부분이 도출된다. 둘은 대개(정확하지는 않지만) 동일하다. 각각은 상대를 필요로 하며, 하나가 변하면 다른 하나도 변화가 필요하다(Spruiell, 1990).

이런 용어들로 내 환자의 경우를 형식적으로 요약하는 일은 어렵지 않다. 이 환자에 대한 그런 요약이 다소 냉혹해 보인다는 점을 언급하는 게 더 중요하다. 분석 작업에서 어쩔 수 없이 상대적인 자율적 상태보다는 장해들에 관심이 대부분 기울어지게 된다. 내 환자의 심한 정신병리는 몇 가지 방식으로 완충되었다. 유아기적 소망과 공포와 갈등만이 스크린 되었던 것은 아니다 스크린의 "반대 편"은 유연하게 말하자면 타인과 관계를 맺는 능력이 훨씬 "정상적"이고 "현실적"이라는 점이다. 그는 탁월한 교육과 분명한 교수로서의 결과물로 세련되게 연마한 내적 훈련에 기댈 수 있었다. 그는 비범할 만큼 영리했다. 깊은 심미적 즐거움도 누릴 줄 알았다(정신분석은 이러한 능력들에 대해 조금도 알지 못한다.). 친밀감을 위협하는 것만 없었다면 그는 다른 인간존재의 소망과 문제와 열정을 간파할 수도 있었다. 정말 중요한 것은 그가 자신의 아이들을 사랑하고 아내를 감당하는 능력이 있었다는 점이다. 이 모든 것이 적어도 발달의 진보된 수준으로 가는 발판이 되었다. 마지막으로 그에게는 정신분석을 추구할 만한 강한 의지(이 또한 정신분석은 잘 모르는 주제다)도 있었다. 그는 위험요인이 없었던 것은 아니지만, 분석과정을 인내해 나갔다. 그의 분석이 치료적으로 깊은 효과가 있었다면, 치료적 관계 안에서 자신이 전적으로 자기-충만적이며 그의 의지와 재능이 강력하며 저항할 수 없는 천재성을 가졌다는 스크린 환상이 재활성화 되어야만 했다. 그런 스크린 환상 너머에는 그가 다른 사람(결과적으로 그의 "집합적 대체물"인 과학으로 표상되는)과 친밀함을 유지할 수 있고 성공적으로 제 3자를 지워버렸다는 무의식적 환상이 있었다. 이것이 그의 가장 근본적인 무의식적 "현실"이었다. 이 밖에 있다면 살인과 죽음을 뜻했다.

그는 기적적으로 살아남아 있었다. 하지만 분석은 노벨상을 낳지 못했고, 분석과 분석가는 그 자체로 침입과 위협이 되었다.

전혀 다른 정신병리가 한 가지라도 공통점을 가질 만한 정신내적 특징이 있는가? 나는 대상 표상과 자기 표상이 지속적으로 방해를 주는 정신내적 이별 - 간격을 암시해왔다. 이는 내적으로는 경험적 현상과 큰 희생을 치른 타협형성을 반영하는 구조적 왜곡에서, 외적으로는 그의 대상 관계 문제를 통해서 나타난다.

모든 것이 그가 다른 사람들과 어울릴 수 없고, 동료들과 협응해서 일할 수 없었음을 보여준다. 그가 신뢰할 만한 분석적 관계를 발전시키는 데에도 수년이 걸렸다. 이런 관계는 분석적 틀 안에서 "놀 수 있을" 만큼 감정의 안전성을 충분히 갖고 자신의 삶에서 타인의 틀을 언어적으로 재현하게 되는 일을 가능케 했다. 이 때에 가서야 우리는 뚜렷하게 놓친(억압된, 부인된, 부정된) 전이에 대해 그가 스크린으로 경험했던 저항을 확인하고 해석할 수 있었다. 이것은 택시 안에서의 몽환적인 경험이 놀랍게 변화되도록 했고, 이후에는 성공적으로 분석도 하게 되었다.

어떤 분석이라도 상대적인 성공 이상일 수 있다. 파괴적인 공격성의 증거들을 직면하는 방법을 써야 하는 어떤 분석도 매우 제한적일 수 밖에 없다. 내 환자에게 분석에서 처음으로 가장 긴 부분에서의 진보는 자신이 그간 의식적으로 상상했던 것보다 훨씬 위험한 경험을 가능하게 했다. 바로 전능감에 의해 더욱 위험성을 띠었던 정말 참을 수 없는(그에게도 나에게도) 어린 시절의 살인적 충동을 생생하게 경험했다는 것이다. 이 격렬한 시기 동안에, 나는 그에게 더 이상 한 사람이 아닌 듯 보였다. 그에게 나는 말 그대로 해치고 싶은 강렬한 소망으로 채워진 정신증적 전이의 한 부분이었다(Bird, 1972). 우리 둘 다 견디어 낸 후에 그는 진정 성공적인 분석적 결과를 이룰 수 있었다.

"완전하게 성공적인 분석"은 인간이 거룩해 질 수 있다는 식의 위험한 신화에 불과하다. 그는 영웅적 신화보다는 자신의 실제 이야기를 맛볼 수 있게 되었고 자신의 뛰어난 명성과 가족의 삶을 즐길 수 있게 되었지만, 여전히 의식적인 거리감, 놀 줄 모르는 것, 자신에게 유머가 없는 것 등은 남아 있었다.

스크린, 틀, 경계, 분열 그리고 막

Ralph Greenson의 1958년 논문인, "스크린 방어, 스크린 갈망, 스크린 정체성에 관하여"는 현대 문헌에서 거의 인용되지 않는다. 원래는 "스크린 추구에 있어서의 성격"인데, 이 제목이 더 기억할 만할지는 모르겠지만, 선택된 제목만큼 묘사적이지는 않다. 이 논문의 핵심은 스크린 메타포를 단지 추구나 욕구로만 보지는 않는다는 것이다.

Greenson이 묘사한 환자들과 여기에 그려진 환자는 구조적, 경제적, 개인사적 수준에서 대부분 질적으로 유사한 성격을 가졌다.Greenson의 분석은 길고 어려웠지만, 그렇게 격렬하게 묘사되었다는 인상을 받지는 않는다. 그러나 내 환자의 분석은 마지막 일 이년 동안 매우 격렬했다. Greenson은 특히 새로운 진단적 실체를 서술하려고 하지 않았고 하나의 증후군으로 설명했다. 내 환자는 이러한 특질들을 가지고 있었지만 그가 가진 사명감이나 권력에 대한 집착, 대상 관계 어려움과 같은 영역에서는 다른 문제를 가지고 있었다.

Greenson의 논문은 자기애라는 주제에 신선한 관점을 제공했고 지금도 제공한다. 주요 흐름인 구조이론과 욕동이론의 관점에서 쓰여졌고, 정신분석 이론을 근본적으로 변경하지 않으면서 자기애에 접근하고 있기 때문에 특히 중요하다. 그토록 아름답게 집약되고 다층적으로 묘사된 것을 보면 내가 더 압축할 수도 없는 일이다. 사람들에게 그의 논문을 읽어보라고 권하는 것이 더 낫다.

하지만 짤막하게 요약하면, 그는 분류적으로 봐서 히스테리아와 우울이 조합된 환자들을 묘사했다(비록 우울이 신경증적 우울과 충동 장애가 혼합된 것으로 드러났지만). 이런 환자들은 여과적 목적을 가진 "정신적 스크린"이라는 위장을 통해 보호와 만족을 중심으로 자신의 삶을 조직한다.

스크린은 물론 처음에는 기억에 관해서 사용이 되었지만, 이후에는 정서, 파생물의 공급, 기분을 숨기거나 위장하는 것, "스크린 동일시", 성격 구조에서의 기능, 경제적이고 역동적인 기능에서도 볼 수 있다. 스크린은 숨길 뿐만 아니라 속이기도 한다. "일상적 언어로 보면 스크린이라는 단어는 감추다, 거르다, 위장하다의 의미가 있다"(Greenson, 1958, p.248). 따라서 스크린은 증상이며, 다양한 기능의 산물이고(Waelder, 1936), 타협 형성의 예이다(Brenner, 1982). 방어를 극대화하고, 고통은 최소화하며, 숨겨진 만족감을 제공한다.

모든 사람들이 스크린 형성을 사용하지만, 묘사된 환자들은 정신적 균형감을 유지하려는 노력으로 매우 광범위하게 스크린을 사용한다. 마음의 주요 부분을 자신으로부터 또한 타인으로부터 위장하려고 스크린을 사용하는 것 이상으로, 이들은 끝없이 새로운 경험들과 감각에 대해 잠시라도 완화시키려는 갈망을 갖는다. 그래서 곧바로 새로운 스크린으로 돌아선다. 흔한 특징은 역공포적 반응으로 가는 경향이다. 이런 사람들은 지적이며, 외적 삶에서도 성공적이고, 재능있고, 호감이 가며, 감수성 있고, 잘 동기화 되어있다. 사람들이 기대하는 것 이상으로 더 낙천적이기도 하다. 훨씬 뚜렷이 위장된 우울도 있다.

그들은 정신분석 작업을 다소 쉽게 이해하고, 스크린의 미로인 듯 보이는 것의 좌절에도 불구하고 분석을 지속한다. 새로운 스크린의 추구는 많은 부분 분석의 동기를 제공한다. 그러나 이런 환자들은 스크린을 뚫거나 찢어 내리는 것과 같이 그 안에 무효화시키는 힘도 가지고 있다. 자신의 분석을 복잡하게 하는 것은 그들이 대상에게 갖는 놀라운 갈망이다. "그들은 자신의 공격성이 대상을 다치게 하지 않았다는 사실을 입증할 목격자로서의 대상을 필요로 한다. 또한 그들은 본능적 활동을 허락해줄 목격자들을 이용한다. 나아가 그 대상은 그들에게 대상에 대한 불안을 뒤늦게라도 지배할 기회를 제공한다. 스크린을 갈망하는 환자들은 자신의 불안을 리비도화하고, 이런 목적으로 대상을 또한 필요로 한다."(pp.254-255)

내 환자는 그가 더 혼란된 사람이라는 사실 외에는 Greenson이 언급한 특성의 대부분을 보여 주었다. 특히 그의 야망은 Greenson의 환자들보다 훨씬 멀리 나아갔다. 사실상 내 피분석가는 Helen Tartakoff의 고전적인 1966년 논문인, "우리 문화에서의 정상인격과 노벨 상 콤플렉스"에서의 원형이라 할 수 있다. 특별한 자기애적 문제가 있는 부모들, 특히 아름답고 재능있는 아이가 있는 경우는 더욱, 자신의 아이를 통해 최고의 상을 받는 전능한 환상을 만족시키려는 그런 부모를 자극하는 현대의 문화적 영향에 대해 그녀는 묘사했다. 너무나 자주, 그런 아이들이 부모의 야망을 만족시켜야 한다고 느끼고 또 스스로 그렇게 할 수 있다고 믿는다. 가장 탁월한 과학적 성취는 그야말로 노벨상이다. 그러한 잘못된, 과대한, 전능한 환상을 낳는 역동적이고 경제적인 발달에 대한 Tartakoff의 묘사는 능숙하다.

다른 용어 및 메타포들

Greenson이 언급한 비교적 덜 혼돈스러운 환자들과 Tartakoff가 말한 "전능한" 환자들, 또 여기 묘사된 환자는 치료적 분석의 "확장된 시야"를 형성한다. 그러나 분석은 가능하지만 심히 혼돈스러운 더 많은 환자들은 정리된 집단을 만들지 못한다(Abend, Porder, and Willick, 1983). 진단적 구분은 명확하지 않고 그 범위는 신경증적 성격에서부터 혹독한 초자아를 가지고 타인과 자기애적인 병리적 관계를 맺는 환자에 이르기까지 넓다.

Greenson의 피분석가들을 "자리매김"해보면, Annie Reich(1953, 1960b)가 묘사한 자기애적 환자들과 거의 동일한 것 같다. 그들은 Helen Deutch의 "가장성(as-if)" 인격(1942)이나, 자기 심리학자와 대상 관계 이론가들이 "경계성 인격"이라고 언급한 많은 환자들만큼은 와해되지 않았다. 그들은 Greenacre(1958)가 말한 사기꾼과 좀 닮았지만, 그들에 비하면 내 환자는 훨씬 더 조직화되고 분석가능한 환자였다.

나는 Greenson, Tartakoff, Reich, 그리고 나 자신이 언급한 환자들이 Arlow가 말한 성격적 도착(1972)과 유사한 어떤 중요한 특성이 있다고 생각한다. Chasseguet-Schmirgel(1983)은 현실을 병리적으로 변경시키는 것은 필연적으로 성격상 도착적 성향과 만나게 된다고 본다. 이러한 성향이란 성기와 변을 상징적으로 동일하게 보는 것과 더불어, 세대와 성별 간의 성적 구분을 하지 않는 것을 말한다. Greenacre(1957)는 성적 발달 시기들(그 시기를 정의할 수 있다면, 공격적인 시기들이라고 덧붙일 수 있다.) 간에 경계가 모호하면서 매우 창조적인 많은 환자들을 묘사했다. 마지막으로, 논의되고 있는 환자들은 Winnicot(1965)이 말한 분석 가능한 분열성 인격과 유사한 어떤 특성을 가지고 있다.

분열하기(Splitting)

나는 "스크린"과 "스크린치기"보다 더 잘 알려진 다른 한 쌍의 흔한 메타포는 사용해 본 적이 없다. 있다면 "분열"과 "분열하기"이다. 프로이트(1923a, 1927, 1940[1938])는 자아가 조직적으로 "스스로 분열하기"를 포함해서 그 자체를 변경시킬 수 있다고 믿었다. Kohut(1971)은 인격의 "수직적 분열"을 말했다. Klein 학파 분석가들은 분열을 근원적으로 이중 본능 이론의 기둥이라고 언급했다. 어떤 저자들은 이 단어를 양가감정대신 사용한다. Kernberg(1967) 등은 "경계성 병리"와 연관 있다고 보는 "원시적 방어"를 언급할 때 이 말을 사용한다.

이 메타포들이 생겨나는 임상 상황의 존재를 의심하는 것은 아니다. 그보다는 그 말들이 체험적으로 너무 오해하기 쉽다는 점이다. 한 고전적 논문에서, Paul Pruyser(1975)는 Charcot, Janet, Breuer, 프로이트로부터 분열과 분열하기라는 용어가 발달 심리와 정신분열, 분열성 현상, 그리고 성도착과 신경증에 관해서 사용된 것을 연구했다. 그는 Fairban과 다른 대상 관계 이론에서 사용하는 이 용어를 취해 자기, 부분-자기, 대상, "원시적 방어", 그리고 Kleinian과 Bionian 이론가들이 공간적 메타포(분열될 수 있는 실체로서, 요약되거나 그렇지 않거나, 포함하거나 포함되거나, 삽입되거나…..) 라고 한 다양한 사용들에 대해 설명했다. 무엇보다도 Pruyser는 무엇이 분열하기를 초래하는지 궁금해 했다. 전체로서의 자아가 하는 일인가? 아니면 그 안의 어떤 매개자가 하는 일인가? Pruyser는 분열이라는 공간적 메타포는 - 그것의 조직상의 자료적 모호함으로 - 이해를 차단하고, 다른 탐구도 멈추게 하고, 결국 잘못된 방향으로 이끈다고 믿었다.

몇몇 발달 연구가들이 바라는 것처럼, 마음이 전체적 실체로서 미리 형성되었다는 구식 사고방식으로 돌아가야만 하는가? 우리가 가정한다면, 전체적 실체의 부분이었던 정신 기능들은 실제적으로(상대적이라든가 기능적이라기 보다는) 각각 분리되고 서로 소통이 차단되는 것이라는 임상 관찰을 말 그대로 수용하는 셈이다. 프로이트의 생각은 다른 가능성을 제시한다. 즉 전체 마음은 부분들로부터 모아지고, 이 부분들은 중립적 그물망처럼 관련 지어지고 점차 분화되어 간다는 생각이다. 그렇게 해서 프로이트는 더 초기의 고정 시기로의 퇴행을 강조했다. 퇴행은 하나의 발달 시기에서 다른 시기로 이동한다는 표시인 것이다. 이런 관점은 우리로 하여금 독성이나 자료의 신경손상은 제쳐두고라도, 분석 가능한 환자들이 대부분의 정신병리가 그들 자신이 구성한 것이고 자신의 변경에 의한 것임을 이해할 수 있게 된다는 점을 보게 해 준다.

내 환자의 마음은 기능적으로 여러 방식으로 나뉘었고, 자주 그 부분들이 서로 간에 갈등을 겪었다. 이런 갈등은 부인과 부정의 형태로 더 많은 분리를 필요로 했다. 한 체계에서 모든 것은 필연적인 갈등들과 그 관계들의 타협에 의존한다. 스크린이라는 메타포는 내적 구성, 이동성, 여과, 왜곡, 완전한 위장, 그리고 취소되는 능력을 함축한다. 다른 메타포들은 다른 분석가들에게도 그렇듯이 내게도 불변성과 기계적 불멸성을 너무도 많이 의미한다.

그러나 "충분히 괜찮은(good-enough)" 분석이라면, 전체성과 내적 자유와 선택의 증가라는 측면은 분석적 상황이라는 보호 속에 발달하게 된다.

창조성의 이탈

Greenson의 환자들은(1958a) 더 와해된 환자들에게서 종종 보이는 아동기의 발달적 경험을 했다. 그는 왜 그들이 삶을 그렇게 잘 살아갈 수 있었는지 – 상대적으로 말해서 분석 받기 전에도 – 에 대해 추측해 보았다. 그의 잠정적 해답은 고통스러운 경험의 심각성에도 불구하고 그 환자들은 또한 만족할 많은 기회가 있었다는 점이었다.

같은 질문을 내 환자의 경우에도 적용할 수 있고, 같은 가능한 답이 주어진다. 다른 게 있다면, 내 환자는 Greenson이나 Reich의 환자들보다 발달하면서 훨씬 나쁜 시기가 있었고, 훨씬 위험한 정신병리를 갖고 있었다. 그도 많은 만족의 경험을 가졌지만, 어떤 것은 병리적 상태를 완화시키기보다는 위협적이고 상처가 되는 것이었다.

Greenacre(1957, 1958, 1969)는 한 개인이 창조적이 되는 다섯 가지 조건을 제시했다. (1) 인식의 적절한 영역들에 대한 뚜렷한 민감성의 소유; (2) "게슈탈트(gestalt)에 대한 놀라운 감각"을 의미하는, 생각이나 이미지를 연결하는 특별한 능력; (3) 자신의 신체 상태에 대한 반응성을 의미하는, 뛰어난 공감능력; (4) 무생물적 대상이나 동물을 의인화하는 아이 같은 감수성; (5) "적당한 감각운동 발달"이 그 조건이다.

Greenacre는 게슈탈트를 구성하는 뛰어난 능력을 포함해서 내적으로 타고난 재능이 있을 것이라고 추정했다. 내 환자의 경우 역시 같은 추정을 하게 했는데, 그는 또한 "과학이라는 세계와 사랑에 빠질 수" 있는 사람이기도 했다. Greenacre의 창조적인 환자들처럼, 그도 발달의 단계에서 경계가 "모호하거나" 불분명한 뭔가 잘못된 경험을 했다. 그들의 스토리에서 극심한 이별의 경험이 무수히 많았던 것처럼, 내 피분석가도 마찬가지였다. Greenacre의 환자들은 특별한 만족의 시기가 있었지만, 내가 아는 한, 천재를 알아보고는 후기 아동기와 청소년기에 그것을 더 발전시키도록 도와주는 멘토의 형태는 나중에서야 있었다. 내 환자의 근친상간적 만족은 재능이나 천재성의 발견과는 아무 상관이 없었다.

과학자인 내 환자는 매일 보는 친숙한 방식에서는 창조적이었지만, 스스로 그래야 한다고 간절히 믿은 만큼 천재일 수는 없었다. 그는 작은 틈새를 바라보면서 전체 시야를 유지하는 능력이 없었다. 그는 본래의 게슈탈트를 비어 있는 스크린으로 상상 속에서 투영시키는 것도 하지 못했다. 그는 스크린의 공백 자체를 너무도 필요로 했다. 그에게는 전체의 시야를 갖는 것이 내 생각에 너무 위험한 일이었다.

따라서 가히 혁명적이라 할만한 창조자들의 발달 스토리에 대한 우리의 추측과 내 환자의 차이는 엄청나다. 그의 만족이라는 것은 모친의 성적인 역할 속에서 상처일 수 밖에 없었다. 그는 이런 모든 연상들을 새롭게 연결 지을 "필요"가 없었다. 오히려 그것들을 분리해야 했다. 어떤 사람들은 상상 속의 환상으로 도움을 얻을 수 있지만, 그는 위험만을 발견했다. 거기에는 관련된 중요성의 차이가 있다. 즉 대부분의 "스크린 환자들"은 역공포적 경향이 있는 반면, 내 환자는 그렇지 않았다. 그는 대개 단어에 대한 문제 자체는 고심했지만, 불확실해 보이는 주요 행동은 피하려고 했다. 그래서 한 가지 성격적 특질은 변하지 않았다. 변화의 부족은 자신의 직업에 완전히 몰두하지 못하게 하는 내적 조직이 지속되고 있음을 시사했다. 그는 특정 종류의 불안한 자기-인식을 결코 버리지 못했고, 스스로를 유머의 대상으로 볼 수도 없었다. 자신의 삶의 비극은 인정했지만, 희극적 요소는 그렇게 할 수 없었다.

실제로 그는 교수로서 대부분의 사람들이 그렇게 되기를 희망하는 것보다 더 많이 성취했고, 마침내는 자신을 자랑스러워할 수 있게 되었다.

요약

이 글의 첫 번째 목적은 하나 이상의 정신적 현실들이 사라지는 것처럼 보이지만 실제로는 다른 것에 의해 무의식적으로는 스크린되는 어떤 의식적 인식의 변경이라는 광범위한 사용을 논의하는 것이다(Greenson, 1958a). 이러한 현상은 기나긴 성공적 분석의 일부분으로 묘사된다. 이 분석은 Tartakoff(1966)가 말한 환자들과 매우 유사한 "전능한 성격"을 가진 재능있고 자기애적인 사람을 대상으로 통상의 "표준적" 방식으로 행해졌다. 따라서 이 글의 두 번째 목적은 표준적인 정신분석 기법이 사용되었을 때 나타나는 전능감의 현상을 묘사하는 것이다. 이 것은 세 번째 목적으로 이어지는데, 프로이트의 마지막 구조 이론은 말 그대로 과정과 구조의 설명을 아우르는 유기체 이론을 말한다. 이런 관점에서, 정신분석 이론과 실제는 밀접하게 연결되어 있다. 모든 것은 모든 것에 영향을 주고 서로 연결되어 있다. 네 번째 목적은 다양한 종류의 "방어기제"와 "분열"의 메타포들이 스크린의 메타포보다 체험적으로는 덜 사용되고 또 너무 많은 잘못된 메타포적 방식을 가져온다는 주장을 하려는 것이다. 스크린 메타포는 임상관찰과 기저에 깔린 선험적이고 유기체적인 사건과 밀접하게 관련되어 있다. 따라서 유연성이 있고, 구성되기도 하고 제거되기도 하며, 부분적으로 여과되거나, 왜곡되거나, 전체적으로 불명확하기 때문에, 분석 동안에 최소한 추론적으로 판별될 수 있다. 스크린의 체험적 사용은 어떻게, 언제, 어떤 목적때문에, 다시 말해, 특정한 타협 형성의 어떤 목표때문에 정신이 서로 분리된 듯 보이는 독립된 영역으로 스스로를 나누는 것처럼 보이는 것인지를 연구하는데 매우 유용하다. 마지막으로, 나는 특정 종류의 창조성에 대한 필수적인 선례를 담았다(Greenacre, 1969;Spruiell, 1977).

참고문헌

Aarons, Z. A. (1962), Indications for analysis and problems of analyzability. *Psychoanal. Quart.*, 31:514–531.

——— (1965), On analytic goals and criteria for termination. *Bull. Phila. Assn. Psychoanal.*, 15:97–109.

Abend, S., Porder, M., & Willick, M. (1983), Borderline Patients: Psychoanalytic Perspectives. *The Kris Study Group of the New York Psychoanalytic Institute*, Monogr. 7. New York: International Universities Press.

Abraham, K. (1919), A particular form of neurotic resistance against the psychoanalytic method. In: *Selected Papers on Psychoanalysis*. London: Hogarth Press, 1927, pp. 303–311.

Abrams, S. (1974), The meaning of "nothing." *Psychoanal. Quart.*, 43:115.

——— (1987), The psychoanalytic process: A schematic model. *Internat. J. Psycho-Anal.*, 58:441–452.

Aiza, V., Cesarman, F., & Gonzalez, A. (1966), Discussion of Rangell's An overview of the ending of an analysis. In: *Psychoanalysis in the Americas*, ed. R. E. Litman. New York: International Universities Press, pp. 166–167.

Alexander, F., & French, T. M. (1946), *Psychoanalytic Therapy*. New York: Ronald Press.

Alvarez de Toledo, L. C., Grinberg, L., & Langer, M. (1966), Termination of training analysis. In: *Psychoanalysis in the Americas*, ed. R. E. Litman. New York: International Universities Press, pp. 174–192.

Angel, K. (1971), On analyzability and narcissistic transference disturbances. *Psychoanal. Quart.*, 40:264–276.

Anzieu, D. (1987), Some alteration of the ego which makes analysis interminable. *Internat. J. Psycho-Anal.,* 68:9–19.
Appelbaum, A. (1972), A critical reexamination of the concept "motivation for change" in psychoanalytic treatment. *Internat. J. Psycho-Anal.,* 53:51–59.
Appelbaum, S. A. (1973), Psychological mindedness: Word, concept, and essence. *Internat. J. Psycho-Anal.,* 54:35–46.
Arlow, J. A. (1953), Masturbation and symptom formation. *J. Amer. Psychoanal. Assn.,* 1:45–58.
——— (1972), Character perversion. In: *Currents in Psychoanalysis,* ed. I. Marcus. New York: International Universities Press.
——— (1979), The genesis of interpretations. *J. Amer. Psychoanal. Assn.,* 27(Suppl.):263–288.
——— (1987), The dynamics of interpretation. *Psychoanal. Quart.,* 66:68–87.
——— Brenner, C. (1964), *Psychoanalytic Concepts and the Structural Theory.* New York: International Universities Press.
Asch, S. S. (1976), Varieties of negative therapeutic reaction and problems of technique. *J. Amer. Psychoanal. Assn.,* 24:383–407.
Atwood, G., & Stolorow, R. (1984), *Structures of Subjectivity: Explorations in Psychoanalytic Phenomenology.* Hillsdale, NJ: Analytic Press.
Bacal, H. (1985), Optimal responsiveness and the therapeutic process. In: *Progress in Self Psychology,* ed. A. Goldberg. New York: Guilford Press, pp. 202–227.
Bachrach, H., & Leaff, L. (1978), "Analyzability": A systematic review of the clinical and quantitative literature. *J. Amer. Psychoanal. Assn.,* 26:881–920.
Balint, M. (1936), The final goal of psycho-analytic treatment. *Internat. J. Psycho-Anal.,* 17:206–216.
——— (1950), Changing therapeutical aims and techniques in psycho-analysis. *Internat. J. Psycho-Anal.,* 31:117–124.
——— (1968), *The Basic Fault: Therapeutic Aspects of Regression.* London: Tavistock.
Benedek, T. (1955), A contribution to the problem of termination of training analysis. *J. Amer. Psychoanal. Assn.,* 3:615–629.
Berenstein, I. (1987), Analysis terminable and interminable: Fifty years on. *Internat. J. Psycho-Anal.,* 68:21–35.
Bergmann, M. S. (1988), On the fate of the intrapsychic image of the psychoanalyst after termination of the analysis. *The Psychoanalytic Study of the Child,* 43:137–153. New Haven, CT: Yale University Press.
Berman, L. (1949), Countertransference and attitudes of the analyst in the therapeutic process. *Psychiatry,* 12:159–166.
Bernfeld, S. (1932), Der Begriff der "Deutung" in der psychoanalyse. *Zeitschrift f. Angewandte Psychologie,* 42:448.
Bion, W. R. (1970), *Attention and Interpretation: A Scientific Approach to Insight in Psycho-Analysis and Groups.* New York: Basic Books.
Bird, B. (1957), A specific peculiarity of acting out. *J. Amer. Psychoanal. Assn.,* 5:630–647.
——— (1972), Notes on transference: Universal phenomenon and hardest part of analysis. *J. Amer. Psychoanal. Assn.,* 20:267–301.
Blum, H. P. (1976), Acting out, the psychoanalytic process, and interpretation. *Annual of Psychoanalysis,* 4:163–184. New York: International Universities Press.

——— (1977), The prototype of preoedipal reconstruction. *J. Amer. Psychoanal. Assn.*, 25:757–786.
——— (1987), Analysis terminable and interminable: A half century retrospective. *Internat. J. Psycho-Anal.*, 68:37–48.
——— (1989), The concept of termination and the evolution of psychoanalytic thought. *J. Amer. Psychoanal. Assn.*, 37:275–295.
Boesky, D. (1982), Acting out: A reconsideration of the concept. *Internat. J. Psycho-Anal.*, 63:39–55.
——— (1989), The questions and curiosity of the analyst. *J. Amer. Psychoanal. Assn.*, 37:579–604.
Bonaparte, M., Freud, A., & Kris, E., eds. (1954), Letter #61, Draft L. In: *The Origins of Psycho-Analysis: Letters to Fliess by Sigmund Freud*. New York: Basic Books.
Bornstein, M. (1983), Values and neutrality in psychoanalysis. *Psychoanal. Inq.*, 3:547–550.
Brandchaft, B. (1988), A case of intractable depression. In: *Learning from Kohut: Progress in Self Psychology*, Vol. 4, ed. A. Goldberg. Hillsdale, NJ: Analytic Press.
——— Stolorow, R. (1984), The borderline concept: Pathological character or iatrogenic myth? In: *Empathy*, Vol. 2, ed. J. Lichtenberg, M. Bernstein, & D. Silver. Hillsdale, NJ: Analytic Press, pp. 333–357.
——— ——— (1989), Varieties of therapeutic alliance. Paper presented before Los Angeles and Southern California Psychoanalytic Societies, March 17, 1989.
Brenner, C. (1973), *An Elementary Textbook of Psychoanalysis*. New York: International Universities Press.
——— (1976), *Psychoanalytic Technique and Psychic Conflict*. New York: International Universities Press.
——— (1977), Working alliance, therapeutic alliance, and transference. *J. Amer. Psychoanal. Assn.*, 37(Suppl.):137–157.
——— (1982), *The Mind in Conflict*. New York: International Universities Press.
——— (1987), Working through: 1914–1984. *Psychoanal. Quart.*, 56:88–108.
Breuer, J., & Freud, S. (1893–1895), Studies on Hysteria. *Standard Edition*, 2:vii–309. London: Hogarth Press, 1955.
Brodsky, B. (1967), Working through: Its widening scope and some aspects of its metapsychology. *Psychoanal. Quart.*, 36:485–496.
Buhler, C. (1962), Goals of life and therapy. *Amer. J. Psychoanal.*, 22:153–175.
Burgner, M. (1988), Analytic work with adolescents: Terminable and interminable. *Internat. J. Psycho-Anal.*, 69:179–188.
Calef, V., & Weinshel, E. M. (1983), A note on consummation and termination. *J. Amer. Psychoanal. Assn.*, 24:425–436.
Chasseguet-Smirgel, J. (1983), Perversion and the universal law. *Internat. Rev. Psychoanal.*, 10:293–301.
Cohen, J., & Kinston, W. (in press), Understanding failures and catastrophes in psycho-analysis. *Internat. J. Psycho-Anal.*
Coltrera, J. T. (1980), Truth from genetic illusion. The transference and the fate of the infantile neurosis. In: *Psychoanalytic Explorations of Technique*, ed. H. Blum. New York: International Universities Press, pp. 289–314.
Cooper, A. M. (1986), Some limitations on therapeutic effectiveness: The "burnout syndrome" in psychoanalysis. *Psychoanal. Quart.*, 55:576–598.

De Simone Gaburri, G. (1985), On termination of the analysis. *Internat. J. Psycho-Anal.*, 12:461–468.

Deutsch, H. (1942), Some forms of emotional disturbance and their relation to schizophrenia. *Psychoanal. Quart.*, 11:301–321.

Dewald, P. A. (1972), The clinical assessment of structural change. *J. Amer. Psychoanal. Assn.*, 20:302–324.

——— (1972), *The Psychoanalytic Process*. New York: Basic Books.

——— (1976), Transference regression and real experience in the psychoanalytic process. *Psychoanal. Quart.*, 45:213–230.

——— (1982), The clinical importance of the termination phase. *Psychoanal. Inq.*, 2:441–461.

Eidelberg, L. (1945), A contribution to the study of the masturbation fantasy. *Internat. J. Psycho-Anal.*, 26:127–137.

Eissler, K. R. (1953), The effect of the structure of the ego on psychoanalytic technique. *J. Amer. Psychoanal. Assn.*, 1:104–141.

Ekstein, R. (1965), Working through and termination of analysis. *J. Amer. Psychoanal. Assn.*, 13:57–78.

——— (1966), Termination of analysis and working through. In: *Psychoanalysis in the Americas*, ed. R. E. Litman. New York: International Universities Press, pp. 217–237.

——— (1979), Further thoughts concerning the nature of the interpretive process. *S. Freud Hse. Bull.*, 3:12–19.

——— (1980), Robert Waelder's criteria of interpretation (1939) revisited. *J. Phil. Assn. Psychoanal.*, 7:113–128.

——— (1985), Fundamental concepts: Prolegomena to the study of the languages of psychoanalysis and psychotherapy. In: *New Ideas in Psychoanalysis*, ed. C. Settlage & R. Brockbank. Hillsdale, NJ: Analytic Press, pp. 56–67.

——— (1987), Reflections on the meanings of "borderline": Between metaphor and concept. In: *The Borderline Patient*, ed. Grotstein, Solomon, & Lang. Hillsdale, NJ: Analytic Press, pp. 95–104.

——— Wallerstein, J. (1954), Observations on the psychology of borderline and psychotic children. *The Psychoanalytic Study of the Child*, 9:344–369. New York: International Universities Press.

Erard, R. (1983), New wine in old skins: A reappraisal of the concept "acting out." *Internat. Rev. Psychoanal.*, 10:63–73.

Erikson, E. H. (1950), *Childhood and Society*. New York: W. W. Norton.

Fenichel, O. (1941), *Problems of Psychoanalytic Technique*. Albany: Psychoanalytic Quarterly.

——— (1945a), Neurotic acting out. *Collected Papers of Otto Fenichel*, 2:296–304. New York: W. W. Norton, 1954.

——— (1945b), *The Psychoanalytic Theory of Neurosis*. New York: W. W. Norton.

Ferenczi, S. (1926), *The Theory and Technique of Psychoanalysis*. London: Hogarth Press.

——— Rank, O. (1925), *The Development of Psychoanalysis*. New York: Nervous and Mental Disease Publishing.

Firestein, S. K. (1974), Termination of psychoanalysis of adults: A review of the literature. *J. Amer. Psychoanal. Assn.*, 22:873–894.

——— (1978), *Termination in Psychoanalysis*. New York: International Universities Press.

——— (1982), Termination of psychoanalysis: Theoretical, clinical, and pedagogic considerations. *Psychoanal. Inq.*, 2:473–497.

Fleming, J. (1972), Early object deprivation and transference phenomena. *Psychoanal. Quart.*, 41:23–49.

Fliess, R. (1942), The metapsychology of the analyst. *Psychoanal. Quart.*, 11:211–227.

——— (1953), Countertransference and counteridentification. *J. Amer. Psychoanal. Assn.*, 1:268–284.

Freud, A. (1936), *The Ego and the Mechanisms of Defense*. New York: International Universities Press, 1966.

——— (1949), Certain types and stages of social maladjustment. In: *Searchlights on Delinquency*, ed. K. R. Eissler. New York: International Universities Press, pp. 193–204.

——— (1954a), Problems of technique in adult analysis. *Bull. Phila. Assn. Psychoanal.*, 4:44–69.

——— (1954b), The widening scope of indications for psychoanalysis. Discussion. *J. Amer. Psychoanal. Assn.*, 2:607–620.

——— (1965), Diagnostic skills and their growth in psychoanalysis. *Internat. J. Psycho-Anal.*, 46:30–38.

——— (1966), *Normality and Pathology in Childhood: Assessments of Development*. New York: International Universities Press.

——— (1969a), Research at the Hampstead Child Therapy Clinic and other papers. *Writings*, 5. New York: International Universities Press.

——— (1969b), Difficulties in the path of psychoanalysis: A confrontation of past with present viewpoints. *Writings*, 7:124–156. New York: International Universities Press, 1971.

——— (1970a), Problems of termination in child analysis. *Writings*, 7:3–21. New York: International Universities Press, 1971.

——— (1970b), The symptomatology of childhood: A preliminary attempt at classification. *Writings*, 7:157–188. New York: International Universities Press, 1971.

Freud, S. (1900),The Interpretation of Dreams. *Standard Edition*, 4 & 5. London: Hogarth Press, 1953.

——— (1905a), Fragment of an analysis of a case of hysteria. *Standard Edition*, 7:116–117. London: Hogarth Press, 1953.

——— (1905b), Three essays on the theory of sexuality. *Standard Edition*, 7:125–245. London: Hogarth Press, 1953.

——— (1905c), On psychotherapy. *Standard Edition*, 7:257–268. London: Hogarth Press, 1953.

——— (1908), Hysterical phantasies and their relation to bisexuality. *Standard Edition*, 9:155–166. London: Hogarth Press, 1959.

——— (1909a), Family romances. *Standard Edition*, 9:235–241. London: Hogarth Press, 1959.

——— (1909b), Analysis of a phobia in a five year-old boy. *Standard Edition*, 10:3–149. London: Hogarth Press, 1955.

——— (1909c), Notes upon a case of obsessional neurosis. *Standard Edition*, 10:155–318. London: Hogarth Press, 1955.

——— (1910a), The future prospects of psycho-analytic therapy. *Standard Edition*, 11:139–151. London: Hogarth Press, 1957.

——— (1910b), A special type of choice of object made by men. *Standard Edition*, 11:163–176. London: Hogarth Press, 1957.
——— (1910c), *Three Contributions to the Theory of Sex*. New York: Nervous and Mental Disease Publishing Co.
——— (1910d), The future prospects of psychoanalytic therapy. In: *Collected Papers of Sigmund Freud*, Vol. 2. New York: Basic Books, 1959.
——— (1911), The handling of dream interpretation in psycho-analysis. *Standard Edition*, 12:91–96. London: Hogarth Press, 1958.
——— (1912a), The dynamics of transference. *Standard Edition*, 12:98–108. London: Hogarth Press, 1958.
——— (1912b), Contributions to a discussion on masturbation. *Standard Edition*, 12:239–255. London: Hogarth Press, 1958.
——— (1913), On beginning the treatment. *Standard Edition*, 12:121–144. London: Hogarth Press, 1958.
——— (1914), Remembering, repeating, and working through. *Standard Edition*, 12:145–157. London: Hogarth Press, 1958.
——— (1915[1914]), Observations on transference love. *Standard Edition*, 12:157–171. London: Hogarth Press, 1958.
——— (1916), Some character types met with in psychoanalytic work. *Standard Edition*, 14:309–333. London: Hogarth Press, 1957.
——— (1916–1917), Introductory Lectures on Psycho-Analysis. *Standard Edition*, 15 & 16. London: Hogarth Press, 1963.
——— (1917a), Mourning and melancholia. *Standard Edition*, 14:237–258. London: Hogarth Press, 1957.
——— (1917b), A metapsychological supplement to the theory of dreams. *Standard Edition*, 17:222–235. London: Hogarth Press, 1957.
——— (1918a), The taboo of virginity. *Standard Edition*, 11:191–208. London: Hogarth Press, 1957.
——— (1918b), From the history of an infantile neurosis. *Standard Edition*, 17:1–122. London: Hogarth Press, 1955.
——— (1919), Lines of advance in psychoanalytic therapy. *Standard Edition*, 17:159–168. London: Hogarth Press, 1955.
——— (1920), Beyond the pleasure principle. *Standard Edition*, 18:7–64. London: Hogarth Press, 1955.
——— (1923[1922]), Two encyclopedia articles. (A) Psychoanalysis. *Standard Edition*, 18:233–254. London: Hogarth Press, 1955.
——— (1923a), The ego and the id. *Standard Edition*, 19:12–66. London: Hogarth Press, 1961.
——— (1923b), Remarks on the theory and practice of dream-interpretation. *Standard Edition*, 19:109–121. London: Hogarth Press, 1961.
——— (1924), The dissolution of the Oedipus complex. *Standard Edition*, 19:173–179. London: Hogarth Press, 1961.
——— (1925), Some additional notes on dream interpretation as a whole. *Standard Edition*, 19:127–138. London: Hogarth Press, 1961.
——— (1926a), Inhibitions, symptoms, and anxiety. *Standard Edition*, 20:87–174. London: Hogarth Press, 1959.
——— (1926b), The question of lay analysis. *Standard Edition*, 20:177–258. London: Hogarth Press, 1959.

——— (1927), Fetishism. *Standard Edition*, 21:152–157. London: Hogarth Press, 1961.
——— (1930), Civilization and its discontents. *Standard Edition*, 21:57–145. London: Hogarth Press, 1961.
——— (1933[1932]), New Introductory Lectures on Psycho-Analysis. *Standard Edition*, 22:1–182. London: Hogarth Press, 1964.
——— (1937), Analysis terminable and interminable. *Standard Edition*, 23:209–253. London: Hogarth Press, 1964.
——— (1938), Moses and Monotheism. *Standard Edition*, 23:1–137. London: Hogarth Press, 1964.
——— (1940[1938]), Splitting of the ego in the process of defense. *Standard Edition*, 23:275–278. London: Hogarth Press, 1964.
——— (1985), Quoted by Princess Maria Bonaparte in her unpublished journals—as mentioned by Daniel Goleman: Freud's Mind: New Details revealed in Documents, *New York Times*, Sept. 12, 1985.
Friedman, L. (1985), Towards a comprehensive theory of treatment. *Psychoanal. Inq.*, 5:589–600.
——— (1988), *The Anatomy of Psychotherapy*. Hillsdale, NJ: Analytic Press.
Furman, E. (1982), Mothers have to be there to be left. *The Psychoanalytic Study of the Child*, 37:15–28. New Haven, CT: Yale University Press.
Gardiner, M. (1983), *Code Name "Mary."* New Haven, CT: Yale University Press.
Gaskill, H. S. (1980), The closing phase of the psychoanalytic treatment of adults and the goals of psychoanalysis: "The myth of perfectibility." *Internat. J. Psycho-Anal.*, 61:11–23.
Gedo,J. (1979), *Beyond Interpretation*. New York: International Universities Press.
——— Coldberg, A. (1973), *Models of the Mind*. Chicago: University of Chicago Press.
Gill, M. M. (1954), Psychoanalysis and exploratory psychotherapy. *J. Amer. Psychoanal. Assn.*, 2:771–797.
——— (1982), The Analysis of Transference: Theory and Technique, Vol. I. *Psychological Issues*, Monogr. 53. New York: International Universities Press.
——— Hoffman, I. Z. (1982), The Analysis of Transference, Vol. II: Studies of Nine Audio-recorded Psychoanalytic Sessions. *Psychological Issues*, Monogr. 54. New York: International Universities Press.
——— Newman, R., & Redlich, F. (1954), *The Initial Interview in Psychiatric Practice*. New York: International Universities Press.
Gitelson, M. (1952), The emotional position of the analyst in the psycho-analytic situation. *Internat. J. Psycho-Anal.*, 33:1–10.
——— (1962), The curative factors in psychoanalysis. The first phase of psychoanalysis. *Internat. J. Psycho-Anal.*, 43:194–205.
——— (1963), On the present scientific and social position of psychoanalysis. In: *Psychoanalysis: Science and Profession*, ed. M. Gitelson. New York: International Universities Press, 1973, pp. 342–359.
Glenn, J. (1978),General principles of child analysis. In: *Child Analysis and Therapy*, ed. J. Glenn. New York: Jason Aronson, pp. 29–66.
Glover, E. (1954), The indications for psychoanalysis. *J. Ment. Sci.*, 100:393–401.
——— (1955), *The Technique of Psychoanalysis*. New York: International Universities Press.

Goldberg, A. (1988), *A Fresh Look at Psychoanalysis*. Hillsdale, NJ: Analytic Press.

——— Marcus, D. (1985), "Natural termination": Some comments on ending analysis without setting a date. *Psychoanal. Quart.*, 54:46–65.

Gray, P. (1973), Psychoanalytic technique and the ego's capacity for viewing intrapsychic conflict. *J. Amer. Psychoanal. Assn.*, 21:474–494.

——— (1982), "Developmental lag" in the evolution of technique for psychoanalysis of neurotic conflict. *J. Amer. Psychoanal. Assn.*, 30:621–655.

——— (1986), On helping analysands observe intrapsychic activity. In: *Psychoanalysis: The Science of Mental Conflict: Essays in Honor of Charles Brenner*, ed. A. Richards & M. Willick. Hillsdale, NJ: Analytic Press, pp. 245–262.

——— (1987), On the technique of analysis of the superego: An introduction. *Psychoanal. Quart.*, 56:130–154.

Greenacre, P. (1950), General problems of acting out. In: *Trauma, Growth and Personality*. New York: W. W. Norton, 1952, pp. 224–226.

——— (1952), The prepuberty trauma in girls. In: *Trauma, Growth and Personality*. New York: W. W. Norton, pp. 204–223.

——— (1954), The role of transference: Practical considerations in relation to psychoanalytic therapy. *J. Amer. Psychoanal. Assn.*, 2:671–684.

——— (1956), Re-evaluation of the process of working through. *Internat. J. Psycho-Anal.*, 37:439–444.

——— (1957), The childhood of the artist: Libidinal phase development and giftedness. *The Psychoanalytic Study of the Child*, 12:47–72. New York: International Universities Press.

——— (1958), The family romance of the artist. *The Psychoanalytic Study of the Child*, 13:9–36. New York: International Universities Press.

——— (1966), Problems of over-idealization of the analyst and of analysis: Their manifestations in the transference and countertransference relationship. *The Psychoanalytic Study of the Child*, 21:193–212. New York: International Universities Press.

——— (1969), The fetish and the transitional object. *The Psychoanalytic Study of the Child*, 24:144–164. New York: International Universities Press.

Greenson, R. R. (1953), On boredom. In: *Explorations in Psychoanalysis*. New York: International Universities Press, 1978, pp. 45–60.

——— (1955), Forepleasure: Its use for defensive purposes. *J. Amer. Psychoanal. Assn.*, 3:244–254.

——— (1958a), On screen defenses, screen hunger, and screen identity. *J. Amer. Psychoanal. Assn.*, 6:242–262.

——— (1958b), Variations in classical psychoanalytic technique. *Internat. J. Psycho-Anal.*, 39:200–201.

——— (1959), Phobia, anxiety, and depression. *J. Amer. Psychoanal. Assn.*, 7:663–674.

——— (1960), Empathy and its vicissitudes. In: *Explorations in Psychoanalysis*. New York: International Universities Press, 1978, pp. 147–162.

——— (1961), On the silence and sounds of the analytic hour. In: *Explorations in Psychoanalysis*. New York: International Universities Press, 1978, pp. 163–169.

——— (1965a), The working alliance and the transference neurosis. *Psychoanal. Quart.*, 34:155–389.

——— (1965b), The problem of working through. In: *Drives, Affects, Behavior*, Vol.

2, ed. M. Schur. New York: International Universities Press, pp. 277–314.
——— (1966), Discussion of Parres' and Ramirez' Termination of analysis. In: *Psychoanalysis in the Americas,* ed. R. E. Litman. New York: International Universities Press, pp. 263–266.
——— (1967), *The Technique and Practice of Psychoanalysis,* Vol. 1. New York: International Universities Press.
——— (1968a), Disidentifying from mother: Its special importance for the boy. In: *Explorations in Psychoanalysis.* New York: International Universities Press, 1978, pp. 305–312.
——— (1968b), The use of dream sequences for detecting errors of technique: A clinical study. In: *Explorations in Psychoanalysis.* New York: International Universities Press, 1978, pp. 313–331.
——— (1969), The origin and fate of new ideas in psychoanalysis. *Internat. J. Psycho-Anal.,* 50:503–515.
——— (1970), The exceptional position of the dream in psychoanalytic practice. In: *Explorations in Psychoanalysis.* New York: International Universities Press, 1978, pp. 387–414.
——— (1972), Beyond transference and interpretation. *Internat. J. Psycho-Anal.,* 53:213–217.
——— (1974a), Loving, hating, and indifference toward the patient. In: *Explorations in Psychoanalysis.* New York: International Universities Press, 1978, pp. 508–518.
——— (1974b), On transitional objects and transference. In: *Between Reality and Fantasy: Transitional Objects and Phenomena,* ed. S. Grolnick & L. Barkin. New York: Jason Aronson, 1978, pp. 203–210.
——— (1974c), Transference: Freud or Klein. In: *Explorations in Psychoanalysis.* New York: International Universities Press, 1978, pp. 519–540.
——— (1978), *Explorations in Psychoanalysis.* New York: International Universities Press.
——— Wexler, M. (1969), The non-transference relationship in the psychoanalytic situation. *Internat. J. Psycho-Anal.,* 50:27–39.
——— ——— (1970), Discussion of 'The non-transference relationship in the psychoanalytic situation.' *Internat. J. Psycho-Anal.,* 51:143–150.
Greenspan, S., & Cullander, C. (1973), A systematic methodological assessment of the personality—its application to the problem of analyzability. *J. Amer. Psychoanal. Assn.,* 21:303–328.
Grinberg, L. (1980), The closing phase of the psychoanalytic treatment of adults and the goals of psychoanalysis: "The search for truth about one's self." *Internat. J. Psycho-Anal.,* 61:25–37.
Grinstein, A. (1983), *Freud's Rules of Dream Interpretation.* New York: International Universities Press.
Grossman, W. (1989), Hierarchies, boundaries, and representation in a Freudian model of mental organization. The Maurice Friend Lecture, Psychoanalytic Association of New York, October 12, 1989.
Guttman, I. K., & Guttman, S., eds. (1987), Robert Waelder on psychoanalytic technique: Five lectures. *Psychoanal. Quart.,* 56:1–67.
Hanly, C., & Masson, J. (1976), A critical examination of the new narcissism. *Internat. J. Psycho-Anal.,* 57:49–70.

Hartmann, H. (1955), Notes on the theory of sublimation. In: *Essays on Ego Psychology*. New York: International Universities Press, 1964, pp. 113–141.
——— Kris, E. (1945), The genetic approach in psychoanalysis. *The Psychoanalytic Study of the Child*, 1:11–30. New York: International Universities Press.
——— ——— Lowenstein, R. M. (1946), Comments on the formation of psychic structure. *The Psychoanalytic Study of the Child*, 2:11–38. New York: International Universities Press.
Heimann, P. (1950), On counter-transference. *Internat. J. Psycho-Anal.*, 35:163–168.
Hoffer, A. (1985), Toward a definition of psychoanalytic neutrality. *J. Amer. Psychoanal. Assn.*, 33:771–795.
Holzman, P., & Schlesinger, H. (1972), On becoming a hospitalized psychiatric patient. *Bull. Menn. Clinic*, 36:383–406.
Huxster, H., Lower, R., & Escoll, P. (1975), Some pitfalls in the assessment of analyzability in a psychoanalytic clinic. *J. Amer. Psychoanal. Assn.*, 23:90–106.
Izner, S. (1959), On the appearance of primal scene content in dreams. *J. Amer. Psychoanal. Assn.*, 7:317–328.
Jacobson, E. (1954), Transference problems in the psychoanalytic treatment of severely depressive patients. *J. Amer. Psychoanal. Assn.*, 2:595–606.
James, M. (1960), Premature ego development. *Internat. J. Psycho-Anal.*, 41:288–294.
Jones, E. (1955), *The Life and Work of Sigmund Freud*, Vol. 2. New York: Basic Books.
Kantrowitz, J. L., Katz, A. L., & Paolitto, F. (1990), Follow-up of psychoanalysis five to ten years after termination: Stability of change. *J. Amer. Psychoanal. Assn.*, 38:471–496.
——— Singer, J. G., & Knapp, P. H. (1975), Methodology of prospective study of suitability for psychoanalysis: The role of psychological tests. *Psychoanal. Quart.*, 44:371–391.
Karush, A. (1967), Working through. *Psychoanal. Quart.*, 36:497–531.
Keiser, S. (1969), Superior intelligence: Its contribution to neurosogenesis. *J. Amer. Psychoanal. Assn.*, 17:452–473.
Kennedy, H. (1971), Problems in reconstruction in child analysis. *The Psychoanalytic Study of the Child*, 26:386–402. Chicago: Quadrangle.
Kernberg, O. (1967), Borderline personality organization. *J. Amer. Psychoanal. Assn.*, 15:641–685.
——— (1972), Early ego integration and object relations. *Ann. N.Y. Acad. Sci.*, 192:233–247.
——— (1974), Further contributions to the treatment of narcissistic personalities. *Internat. J. Psycho-Anal.*, 55:215–240.
——— (1975), *Borderline Conditions and Pathological Narcissism*. New York: Jason Aronson.
——— (1976), Technical considerations in the treatment of borderline personality organization. *J. Amer. Psychoanal. Assn.*, 30:795–829.
——— (1983), Object relations theory and character analysis. *J. Amer. Psychoanal. Assn.*, 31(Suppl.):247–272.
——— (1988), Object relations theory in clinical practice. *Psychoanal. Quart.*, 57:481–504.
——— Burstein, E., Coyne, L., Appelbaum, A., Horwitz, L., & Voth, H. (1972), Psychotherapy and psychoanalysis. *Bull. Menn. Clinic*, 36:3–277.

Kinston, W., & Cohen, J. (1988), Primal repression and other states of mind. *Scand. Psychoanal. Rev.*, 11:81–105.
Klauber, J. (1972), On the relationship of transference and interpretation in psychoanalytic therapy. *Internat. J. Psycho-Anal.*, 53:385–392.
Klein, M. (1957), *Envy and Gratitude*. London: Tavistock.
——— (1975), *Love, Guilt and Reparation*. New York: Basic Books.
Knapp, P., Levin, S., McCarter, R., Wermer, H., & Zetzel, E. (1960), Suitability for psychoanalysis. A review of 100 supervised analytic cases. *Psychoanal. Quart.*, 29:459–477.
Knight, R. P. (1941–1942), Evaluation of the results of psychoanalytic therapy. *Amer. J. Psychiatry*, 98:434–446.
——— (1952), An evaluation of psychotherapeutic techniques. In: *Psychoanalytic Psychiatry and Psychology*, ed. R. P. Knight & C. R. Friedman. New York: International Universities Press, 1954, pp. 65–76.
——— (1953), Borderline states. In: *Psychoanalytic Psychiatry and Psychology*, ed. R. P. Knight & C. R. Friedman. New York: International Universities Press, 1954, pp. 97–109.
Kohut, H. (1959), Introspection, empathy and psychoanalysis. *J. Amer. Psychoanal. Assn.*, 7:459–483.
——— (1966a), Discussion of Alvarez de Toledo, Grinberg, and Langer's Termination of training analysis. In: *Psychoanalysis in the Americas*, ed. R. E. Litman. New York: International Universities Press, pp. 193–204.
——— (1966b), Forms and transformations of narcissism. *J. Amer. Psychoanal. Assn.*, 14:243–272.
——— (1968), The psychoanalytic treatment of narcissistic personality disorders. *The Psychoanalytic Study of the Child*, 23:86–113. New York: International Universities Press.
——— (1971), *The Analysis of the Self*. New York: International Universities Press.
——— (1977), *The Restoration of the Self*. New York: International Universities Press.
——— (1980), Summarizing reflections. In: *Advances in Self Psychology*, ed. A. Goldberg. New York: International Universities Press, pp. 473–554.
——— (1984), *How Does Analysis Cure*? Chicago: University of Chicago Press.
Kramer, M. K. (1959), On the continuation of the analytic process after psychoanalysis (a self observation). *Internat. J. Psycho-Anal.*, 40:17–25.
Kramer, S., & Byerly, L. J. (1978), Technique of psychoanalysis of the latency child. In: *Child Analysis and Therapy*, ed. J. Glenn. New York: Jason Aronson, pp. 205–236.
Kris, E. (1951), Some comments and observations on early auto-erotic activities. *The Psychoanalytic Study of the Child*, 6:95–117. New York: International Universities Press.
——— (1952), *Psychoanalytic Explorations in Art*. New York: International Universities Press.
——— (1956a), On some vicissitudes of insight in psycho-analysis. *Internat. J. Psycho-Anal.*, 37:445–455.
——— (1956b), The recovery of childhood memories in psychoanalysis. In: *The Selected Papers of Ernst Kris*. New Haven, CT: Yale University Press, 1975, pp. 301–340.
Kubie, L. (1948), Instincts and homeostasis. *Psychosom. Med.*, 10:15–30.

Laforgue, R. (1934), Resistance at the conclusion of analytic treatment. *Internat. J. Psycho-Anal.*, 15:419–434.

Lampl-de Groot, J. (1950), On masturbation and its influence on general development. *The Psychoanalytic Study of the Child*, 5. New York: International Universities Press.

——— (1967), *Man and Mind*. New York: International Universities Press.

Langs, R. (1973), *The Technique of Psychoanalytic Psychotherapy*, Vols. 1 & 2. New York: Jason Aronson.

——— (1976), Acting out. In: *The Therapeutic Interaction*, Vol. 2. New York: Jason Aronson, pp. 73–90.

Leider, R. (1983), Analytic neutrality: A historical review. *Psychoanal. Inq.*, 3:665–674.

Levy, S. (1987), Therapeutic strategy and psychoanalytic technique. *J. Amer. Psychoanal. Assn.*, 35:447–466.

——— Inderbitzin, L. (1990), The analytic surface and the theory of technique. *J. Amer. Psychoanal. Assn.*, 38:371–391.

Lewin, B. D. (1948), The nature of reality, the meaning of nothing, with an addendum on concentration. *Psychoanal. Quart.*, 17:524–526.

——— (1950), *The Psychoanalysis of Elation*. New York: W. W. Norton.

Lichtenberg, J. D. (1983a), The influence of values and value judgments on the psychoanalytic encounter. *Psychoanal. Inq.*, 3:647–664.

——— (1983b), *Psychoanalysis and Infant Research*. Hillsdale, NJ: Analytic Press.

——— (1989), *Psychoanalysis and Motivation*. Hillsdale, NJ: Analytic Press.

Limentani, A. (1972), The assessment of analyzability. A major hazard in selection for psychoanalysis. *Internat. J. Psycho-Anal.*, 53:351–361.

Lipton, S. D. (1961), The last hour. *J. Amer. Psychoanal. Assn.*, 9:325–330.

——— (1977), The advantages of Freud's technique as shown in his analysis of the Rat Man. *Internat. J. Psycho-Anal.*, 58:255–273.

Little, M. (1951), Counter-transference and the patient's response to it. *Internat. J. Psycho-Anal.*, 32:32–40.

Loewald, H. (1960), On the therapeutic action of psychoanalysis. *Internat. J. Psycho-Anal.*, 41:16–33.

——— (1971a), On motivation and instinct theory. *The Psychoanalytic Study of the Child*, 26:91–128. New York: International Universities Press.

——— (1971b), The transference neurosis: Comments on the concept and the phenomenon. In: *Papers on Psychoanalysis*. New Haven, CT: Yale University Press, 1980, pp. 302–314.

——— (1973), Comments on some instinctual manifestations of superego formation. *Annual of Psychoanalysis*, 1:104–116. New York: International Universities Press.

——— (1980), *Papers on Psychoanalysis*. New Haven, CT: Yale University Press.

Lower, R., Escoll, P., & Huxster, H. (1973), Bases for judgment of analyzability. *J. Amer. Psychoanal. Assn.*, 20:610–621.

Luborsky, L., Crits-Christoph, P., Mintz, J., & Auerbach, A. (1988), *Who Will Benefit from Psychotherapy*? New York: Basic Books.

MacDougall, J., & Lebovice, S. (1969), *Dialogue with Sammy*. London: Hogarth Press.

Mahler, M. (1949), Les "enfantes terribles." In: *Searchlights on Delinquency*, ed. K. R. Eissler. New York: International Universities Press.

——— Furer, M. (1968), *On Human Symbiosis and the Vicissitudes of Individuation.* New York: International Universities Press.
——— Pine, F., & Bergman, A. (1975), *The Psychological Birth of the Human Infant.* New York: Basic Books.
Masterson, J. F. (1981), *The Narcissistic and Borderline Disorders.* New York: Brunner/Mazel.
McLaughlin, J. T. (1981), Transference, psychic reality, and countertransference. *Psychoanal. Quart.,* 50:639–664.
——— (1987), The play of transference: Some reflections on enactment in the psychoanalytic situation. *J. Amer. Psychoanal. Assn.,* 35:557–582.
——— (1988), The analyst's insights. *Psychoanal. Quart.,* 57:370–389.
Modell, A. H. (1976), "The holding environment" and the therapeutic action of psychoanalysis. *J. Amer. Psychoanal. Assn.,* 24:285–308.
——— (1984), *Psychoanalysis in a New Context.* New York: International Universities Press.
——— (1988), The centrality of the psychoanalytic setting and the changing aims of treatment: A perspective from a theory of object relations. *Psychoanal. Quart.,* 57:577–596.
Nemiroff, R. A., Sugarman, A., & Robbins, A. (in press), *On Loving, Hating and Living Well: The Public Psychoanalytic Lectures of Ralph R. Greenson, M.D.* Madison, CT: International Universities Press.
Norman, H. F., Blacker, K. H., Oremland, J. D., & Barrett, W. G. (1976), The fate of the transference neurosis after termination of a satisfactory analysis. *J. Amer. Psychoanal. Assn.,* 24:471–498.
Novey, S. (1962), The principle of "working through" in psychoanalysis. *J. Amer. Psychoanal. Assn.,* 10:658–676.
Novick, J. (1980), Negative therapeutic motivation and negative therapeutic alliance. *The Psychoanalytic Study of the Child,* 35:299–320. New Haven, CT: Yale University Press.
——— (1982), Termination: Themes and issues. *Psychoanal. Inq.,* 2:329–365.
——— (1988), The timing of termination. *Internat. Rev. Psychoanal.,* 14:307–318.
——— (1990a), Some comments on termination in child, adolescent and adult psychoanalysis. *The Psychoanalytic Study of the Child,* 45:419–436. New Haven, CT: Yale University Press.
——— (1990b), The significance of adolescent analysis for work with adults. In: *The Significance of Child and Adolescent Analysis for Work with Adults,* ed. S. Dowling. Madison, CT: International Universities Press, pp. 81–94.
——— Novick, K. K. (1991), Some comments on masochism and the delusion of omnipotence. *J. Amer. Psychoanal. Assn.,* 39:307–331.
Novick, K. K., & Novick, J. (1987), The essence of masochism. *The Psychoanalytic Study of the Child,* 42:353–384. New Haven, CT: Yale University Press.
Oremland, J. D. (1972), The fate of the transference after the psychoanalysis. Paper presented at fall meetings of the American Psychoanalytic Association, New York.
——— Blacker, K. H., & Norman, H. F. (1975), Incompleteness in "successful psychoanalyses": A follow-up study. *J. Amer. Psychoanal. Assn.,* 23:819–844.
Orr, D. W. (1954), Transference and countertransference: A historical survey. *J. Amer. Psychoanal. Assn.,* 2:621–670.

O'Shaughnessy, E. (1983), Words and working through. *Internat. J. Psycho-Anal.*, 64:281–290.
Panel (1960), Indications and contraindications for psychoanalytic treatment, reported by S. Guttman. *J. Amer. Psychoanal. Assn.*, 23:90–105.
——— (1968), The assessment of change resulting from psychoanalytic treatment, reported by J. S. Beigler. *Bull. Phila. Assn. Psychoanal.*, 18:95–100.
——— (1969), Problems of termination in the analysis of adults, reported by S. K. Firestein. *J. Amer. Psychoanal. Assn.*, 17:222–237.
——— (1973), On the fate of transference after the termination of analysis, reported by H. T. Hurn. *J. Amer. Psychoanal. Assn.*, 21:182–192.
——— (1974), The fate of the transference neurosis after analysis, reported by A. Balkoura. *J. Amer. Psychoanal. Assn.*, 22:895–903.
Paniagua, C. (1985), A methodological approach to surface material. *Internat. Rev. Psychoanal.*, 12:311–325.
Parens, H. (1979), *The Development of Aggression in Early Childhood*. New York: Jason Aronson.
Pedder, J. R. (1988), Termination reconsidered. *Internat. J. Psycho-Anal.*, 69:495–505.
Peterfreund, E. (1983), *The Process of Psychoanalytic Therapy*. Hillsdale, NJ: Analytic Press.
Pfeffer, A. Z. (1959), A procedure for evaluating the results of psychoanalysis: A preliminary report. *J. Amer. Psychoanal. Assn.*, 7:418–444.
——— (1961), Follow-up study of a satisfactory analysis. *J. Amer. Psychoanal. Assn.*, 9:698–718.
——— (1963), The meaning of the analyst after analysis: A contribution to the theory of therapeutic results. *J. Amer. Psychoanal. Assn.*, 11:229–244.
Poland, W. S. (1984), On the analyst's neutrality. *J. Amer. Psychoanal. Assn.*, 32:283–299.
——— (1986), Insight and the analytic dyad. *Psychoanal. Quart.*, 57:341–369.
Pruyser, P. (1975), What splits in "splitting"?: A scrutiny of the concept of splitting in psychoanalysis and psychiatry. *Bull. Menn. Clinic*, 39:1–46.
Pusey, D. D., trans. (1907), *The Confessions of St. Augustine*. London: Dent.
Rado, S. (1925), The economic principles in psychoanalytic technique. *Internat. J. Psycho-Anal.*, 6:35–44.
Rangell, L. (1959), The nature of conversion in hysteria. *J. Amer. Psychoanal. Assn.*, 7:632–662.
——— (1966), An overview of the ending of an analysis. In: *Psychoanalysis in the Americas*, ed. R. E. Litman. New York: International Universities Press, pp. 141–165.
——— (1968), A point of view on acting out. *Internat. J. Psycho-Anal.*, 49:195–201.
——— (1980), Contemporary issues in the theory of therapy. In: *Psychoanalytic Explorations of Technique*, ed. H. Blum. New York: International Universities Press, pp. 81–112.
——— (1987), A core process in psychoanalytic treatment. *Psychoanal. Quart.*, 56:222–246.
Rapaport, D. (1967), *The Collected Papers of David Rapaport*, ed. M. M. Gill. New York: Basic Books.

——— Gill, M. M., & Schafer, R. (1968), *Diagnostic Psychological Testing*, ed. R. Holt. New York: International Universities Press.
Reich, A. (1950), On the termination of analysis. In: *Psychoanalytic Contributions*. New York: International Universities Press, 1978, pp. 121–135.
——— (1951a), The discussion of 1912 on masturbation and our present day views. *The Psychoanalytic Study of the Child*, 6:80–94. New York: International Universities Press.
——— (1951b), On countertransference. *Internat. J. Psycho-Anal.*, 32:25–31.
——— (1953), Narcissistic object choice in women. *J. Amer. Psychoanal. Assn.*, 1:22–44.
——— (1960a), Further remarks on countertransference. *Internat. J. Psycho-Anal.*, 41:389–395.
——— (1960b), Pathologic forms of self-esteem regulation. *The Psychoanalytic Study of the Child*, 15:215–232. New York: International Universities Press.
Reich, W. (1949), *Character Analysis*. New York: Noonday Press.
Ritvo, S. (1974), Current status of the concept of the infantile neurosis. *The Psychoanalytic Study of the Child*, 29:159–181. New York: International Universities Press.
Rosenfeld, H. (1965), *Psychotic States: A Psychoanalytic Approach*. London: Hogarth Press.
——— (1966), The need of some patients to act out during analysis. *Psychoanal. Forum*, 1:19–29.
Sander, L. W. (1980), New knowledge about the infant from current research: Implications for psychoanalysis. *J. Amer. Psychoanal. Assn.*, 28:181–198.
——— (1983), To begin with: Reflections on ontogeny. In: *Reflections on Self Psychology*, ed. J. Lichtenberg & S. Kaplan. Hillsdale, NJ: Analytic Press, pp. 85–104.
Sandler, J. (1960a), The background of safety. *Internat. J. Psycho-Anal.*, 41:352–365.
——— (1960b), On the concept of superego. *The Psychoanalytic Study of the Child*, 15:128–162. New York: International Universities Press.
——— (1976), Countertransference and role-responsiveness. *Internat. Rev. Psychoanal.*, 3:43–48.
Saul, L. J. (1972), *Psychodynamically Based Psychotherapy*. New York: Science House.
Schafer, R. (1983), *The Analytic Attitude*. New York: Basic Books.
Schlesinger, H. J. (1973), Interaction of dynamic and reality factors in the diagnostic testing interview. *Bull. Menn. Clinic*, 37:495–517.
——— (1985), Some ingredients of effective interpretation. Plenary Address, Fall Meeting, American Psychoanalytic Association, December 20, 1985.
——— (1988), Historical overview of the mode of therapeutic action of psychoanalytic psychotherapy. In: *The Therapeutic Action of Psychoanalytic Psychotherapy*, ed. A. Rothstein. Madison, CT: International Universities Press.
Schlessinger, N., & Robbins, F. P. (1974), Assessment and follow-up in psychoanalysis. *J. Amer. Psychoanal. Assn.*, 22:542–567.
——— ——— (1975), The psychoanalytic process: Recurrent patterns of conflict and changes in ego function. *J. Amer. Psychoanal. Assn.*, 23:761–782.
——— ——— (1983), *A Developmental View of the Psychoanalytic Process:*

Follow-up Studies and Their Consequences. New York: International Universities Press.
Schur, M. (1960), Phylogenesis and ontogenesis of affect and structure formation and the phenomenon of repetition compulsion. *Internat. J. Psycho-Anal.*, 41:275–287.
——— (1966), *The Id and the Regulatory Principles of Mental Functioning*. New York: International Universities Press.
Schwaber, E. (1983), Psychoanalytic listening and psychic reality. *Internat. J. Psycho-Anal.*, 10:379-392.
Searles, H. F. (1965), *Collected Papers on Schizophrenia and Related Subjects*. New York: International Universities Press.
——— (1986), *My Work with Borderline Patients*. Northvale, NJ: Jason Aronson.
Sedler, M. J. (1983), Freud's concept of working through. *Psychoanal. Quart.*, 52:73–98.
Segal, H. (1973), *Introduction to the Work of Melanie Klein*. London: Hogarth Press.
——— (1981), *The Work of Hanna Segal*. New York: Jason Aronson.
——— (1985), The Klein-Bion model. In: *Models of the Mind*, ed. A. Rothstein. New York: International Universities Press.
Shane, M. (1979), The developmental approach to working through in the analytic process. *Internat. J. Psycho-Anal.*, 60:375–382.
——— (1980), Countertransference and the developmental orientation and approach. *Psychoanal. & Contemp. Thought*, 3:195–212.
——— Shane, E. (1982), Psychoanalytic theories of aggression. *Psychoanal. Inq.*, 2:263–281.
——— ——— (1983), The strands of aggression: A confluence of data. *Psychoanal. Inq.*, 4:263–281.
——— ——— (1984), The end phase of analysis: Indicators, functions and tasks of termination. *J. Amer. Psychoanal. Assn.*, 32:739–772.
——— ——— (1989), The opening phase: A developmental perspective. In: *On Beginning An Analysis*, ed. T. J. Jacobs & A. Rothstein. Madison, CT: International Universities Press.
Shapiro, T. (1984), On neutrality. *J. Amer. Psychoanal. Assn.*, 32:269–282.
Sharpe, E. F. (1930), The technique of psychoanalysis. In: *Collected Papers on Psychoanalysis*. London: Hogarth Press, 1950, pp. 9–106.
——— (1947), The psychoanalyst. In: *Collected Papers on Psychoanalysis*. London: Hogarth Press, 1950, pp. 109–122.
——— (1950), *Collected Papers on Psycho-Analysis*. New York: Brunner/Mazel.
Shengold, L. (1974), More about the meaning of "nothing." *Psychoanal. Quart.*, 43:116–119.
——— (1989), *Soul Murder*. New Haven, CT: Yale University Press.
Shevrin, H., & Shectman, F. (1973), The diagnostic process in psychiatric evaluations. *Bull. Menn. Clinic*, 37:451–494.
Spence, D. (1982), *Narrative Truth and Historical Truth*. New York: W. W. Norton.
Spruiell, V. (1974), Theories of the treatment of narcissistic personalities. *J. Amer. Psychoanal. Assn.*, 22:268–278.
——— (1975), Three strands of narcissism. *Psychoanal. Quart.*, 44:577–595.
——— (1977), Creativity: Psychoanalytic studies. In: *Encyclopedia of Psychiatry, Psychology, and Neurology*, Vol. 3, ed. B. Wolman. New York: Aesculapius, pp. 437–440.

——— (1983), Rules and frames of the psychoanalytic situation. *Psychoanal. Quart.*, 52:1-33.
——— (1984), The analyst at work. *Internat. J. Psycho-Anal.*, 65:13-30.
——— (1990), The analytic situation: Sheltered freedom. Presented at the Freud Lecture of the Psychoanalytic Association of New York, May 21, 1990.
Stein, J. (1981), The unobjectionable part of the transference. *J. Amer. Psychoanal. Assn.*, 29:869-892.
Sterba, R. F. (1934), The fate of the ego in analytic therapy. *Internat. J. Psycho-Anal.*, 15:117-126.
——— (1940), Aggression in the rescue fantasy. *Psychoanal. Quart.*, 9:505-508.
Stern, D. N. (1985), *The Interpersonal World of the Infant*. New York: Basic Books.
Stern, M. (1968), Fear of death and neurosis. *J. Amer. Psychoanal. Assn.*, 16:3-31.
Stewart, W. A. (1963), An inquiry into the concept of working through. *J. Amer. Psychoanal. Assn.*, 11:474-499.
Stoller, R. J. (1979), *Sexual Excitement*. New York: Pantheon.
Stolorow, R., Brandchaft, B., & Atwood, G. (1987), *Psychoanalytic Treatment: An Intersubjective Approach*. Hillsdale, NJ: Analytic Press.
Stone, L. (1954), The widening scope of indications for psychoanalysis. *J. Amer. Psychoanal. Assn.*, 2:567-594.
——— (1961), *The Psychoanalytic Situation*. New York: International Universities Press.
——— (1973), On resistance to the psychoanalytic process. Some thoughts on its nature and motivations. *Psychoanal. & Contemp. Sci.*, 2:42-76.
Strachey, J. (1934), The nature of the therapeutic action of psychoanalysis. *Internat. J. Psycho-Anal.*, 15:127-159.
Szasz, T. S. (1956), The experience of the analyst. *J. Amer. Psychoanal. Assn.*, 4:197-229
Tartakoff, H. (1966), The normal personality in our culture and the Nobel Prize complex. In: *Psychoanalysis—A General Psychology: Essays in Honor of Heinz Hartmann*, ed. R. Loewenstein, L. Newman, M. Schur, & A. Solnit. New York: International Universities Press.
Tausk, V. (1912), On masturbation. In: *The Psychoanalytic Study of the Child*, 6:61-79. New York: International Universities Press, 1951.
Ticho, E. A. (1966), Discussion of Rangell's An overview of the ending of an analysis. In: *Psychoanalysis in the Americas*, ed. R. E. Litman. New York: International Universities Press, pp. 171-173.
——— (1972), Termination of psychoanalysis: Treatment goals, life goals. *Psychoanal. Quart.*, 41:315-332.
Ticho, G. R. (1967), On self-analysis. *Internat. J. Psycho-Anal.*, 48:308-318.
Tower, L. E. (1956), Countertransference. *J. Amer. Psychoanal. Assn.*, 4:224-256.
Tyson, P., & Tyson, R. L. (1990), *Psychoanalytic Theories of Development: An Integration*. New Haven, CT: Yale University Press.
Tyson, R. L., & Sandler, J. (1971), Problems in the selection of patients for psychoanalysis: Comments on the application of the concepts "indications," "suitability," and "analyzability." *Brit. J. Med. Psychol.*, 44:211-228.
Valenstein, A. F. (1983), Working through and resistance to change: Insight and the action system. *J. Amer. Psychoanal. Assn.*, 31(Suppl.):353-373.
Volkan, V. (1987), *Six Steps in the Treatment of Borderline Personality Organization*. New York: Jason Aronson.

Waelder, R. (1936), The principle of multiple function. In: *Psychoanalysis: Observation, Theory, Application*, ed. S. Guttman. New York: International Universities Press, 1976.

——— (1939), Criteria of interpretation. In: *Psychoanalysis: Observation, Theory, Application*, ed. S. Guttman. New York: International Universities Press, 1976.

Waldhorn, H. F. (1960), Assessment of analyzability: Technical and theoretical observations. *Psychoanal. Quart.*, 29:478–506.

——— (1967), *Indications for Psychoanalysis and the Place of the Dream in Clinical Psychoanalysis*. New York: International Universities Press.

Wallerstein, R. S. (1964), The role of prediction in theory building in psychoanalysis. *J. Amer. Psychoanal. Assn.*, 12:675–691.

——— (1965), The goals of psychoanalysis: A survey of analytic viewpoints. *J. Amer. Psychoanal. Assn.*, 13:748–770.

——— (1986), *Forty-Two Lives in Treatment: A Study of Psychoanalysis and Psychotherapy*. New York: Guilford Press.

——— (1988), Psychoanalysis and psychotherapy: Relative roles reconsidered. *Annual of Psychoanalysis*, 16:129–151. Madison, CT: International Universities Press.

——— (1989), Psychoanalysis and psychotherapy. An historical perspective. *Internat. J. Psycho-Anal.*, 70:563–591.

Weigert, E. (1955), Special problems in connection with termination of training analysis. *J. Amer. Psychoanal. Assn.*, 3:630–640.

Weinshel, E. (1988), The many borders of borderline: On the virtues of modesty in psychoanalytic diagnosis. *Psychoanal. Inq.*, 8:333–352.

——— (1990), How wide is the widening scope of psychoanalysis and how solid is its structural model? Some concerns and observations. *J. Amer. Psychoanal. Assn.*, 38:275–296.

Weiss, J., & Sampson, H. (1986), *The Psychoanalytic Process: Theory, Clinical Observations and Empirical Research*. New York: Guilford Press.

Windholz, E. (1955), Problems of termination of the training analysis. *J. Amer. Psychoanal. Assn.*, 3:641–650.

Winnicott, D. W. (1949), Hate and the countertransference. *Internat. J. Psycho-Anal.*, 30:69–74.

——— (1953), Transitional objects and transitional phenomena. *Internat. J. Psycho-Anal.*, 34:89–97.

——— (1955), Metapsychological and clinical aspects of regression within the psycho-analytical set-up. In: *Collected Papers: Through Paediatrics to Psycho-Analysis*. New York: Basic Books, 1958, pp. 278–294.

——— (1958), *Collected Papers: Through Paediatrics to Psycho-Analysis*. New York: Basic Books.

——— (1963), The development of the capacity for concern. *Bull. Menn. Clinic*, 27:167–176.

——— (1965), *The Maturational Processes and the Facilitating Environment: Studies in the Theory of Emotional Development*. New York: International Universities Press.

Wolf, E. (1983), Aspects of neutrality. *Psychoanal. Inq.*, 3:675–689.

Wolff, P. H. (1966), The Causes, Controls and Organization of Behavior in the Neonate. *Psychological Issues*, Vol. 5, No. 1, Monogr. 7. New York: International Universities Press.

Zeligs, M. (1957), Acting in. *J. Amer. Psychoanal. Assn.*, 5:685–706.
Zetzel, E. R. (1956), Current concepts of transference. *Internat. J. Psycho-Anal.*, 37:369–376.
——— (1966), The analytic situation. In: *Psychoanalysis in the Americas*, ed. R. E. Litman. New York: International Universities Press, pp. 86–106.
——— (1968), The so-called good hysteric. *Internat. J. Psycho-Anal.*, 49:256–260.

정통 정신분석의 기법과 실제

제 2 권

초판인쇄일	2011년 12월 20일
초판발행일	2011년 12월 30일
저 자	Ralph R. Greenson
역 자	이만홍 • 김수정 • 박지은 • 이정혜 • 이태영
펴 낸 이	오 무 근
펴 낸 곳	도서출판 **하나의학사**
주 소	서울시 종로구 홍파동 13-4 한솔빌딩 1층
출판등록	제300-2011-21호(1988. 4. 1)
전 화	**(02)730-2555, 2556**
팩 스	**(02)730-2557**
이 메 일	**hanampc@yahoo.co.kr**

정가 **28,000**원

◆저자와의 합의로 인지 생략

◆잘못된 책은 구입처에서 교환하여 드립니다.

ISBN 978-89-92141- 82-6 93510